国家卫生健康委员会"十四五"规划教材

全国高等学校教材

供本科护理学类专业用

生理学

第 5 版

主　编　唐四元

副主编　曲丽辉　邢德刚　赵艳芝

编　者（以姓氏笔画为序）

邢德刚（广东药科大学基础医学院）　　金宏波（哈尔滨医科大学）

曲丽辉（广州医科大学基础医学院）　　赵　薇（黑龙江中医药大学）

伍庆华（江西中医药大学）　　　　　　赵艳芝（首都医科大学）

刘　伟（中南大学湘雅护理学院）　　　钟　静（广西中医药大学）

刘重斌（湖州师范学院医学院）　　　　姚齐颖（大连医科大学）

李　晨（长治医学院）　　　　　　　　徐　丽（莆田学院基础医学院）

李　翔（湖南师范大学医学院）　　　　徐爱丽（滨州医学院）

吴惠文（山西医科大学汾阳学院）　　　唐四元（中南大学湘雅护理学院）

张　爽（吉林大学护理学院）　　　　　韩　莹（南京医科大学）

张石在（鄂尔多斯应用技术学院医学系）　薛明明（内蒙古医科大学）

欧阳新平（南华大学衡阳医学院）

人民卫生出版社

·北 京·

图书在版编目（CIP）数据

生理学 / 唐四元主编 . —5 版 . —北京：人民卫
生出版社，2022.7（2024.10重印）
ISBN 978-7-117-33256-9

Ⅰ.①生…　Ⅱ.①唐…　Ⅲ.①人体生理学 —医学院校
—教材　Ⅳ.①R33

中国版本图书馆 CIP 数据核字（2022）第 107575 号

人卫智网	www.ipmph.com	医学教育、学术、考试、健康， 购书智慧智能综合服务平台
人卫官网	www.pmph.com	人卫官方资讯发布平台

生　理　学
Shenglixue
第 5 版

主　　编：唐四元
出版发行：人民卫生出版社（中继线 010-59780011）
地　　址：北京市朝阳区潘家园南里 19 号
邮　　编：100021
E - mail：pmph @ pmph.com
购书热线：010-59787592　010-59787584　010-65264830
印　　刷：人卫印务（北京）有限公司
经　　销：新华书店
开　　本：850×1168　1/16　印张：24
字　　数：710 千字
版　　次：2002 年 8 月第 1 版　　2022 年 7 月第 5 版
印　　次：2024 年 10 月第 6 次印刷
标准书号：ISBN 978-7-117-33256-9
定　　价：89.00 元
打击盗版举报电话：010-59787491　E-mail：WQ @ pmph.com
质量问题联系电话：010-59787234　E-mail：zhiliang @ pmph.com
数字融合服务电话：4001118166　E-mail：zengzhi @ pmph.com

第七轮修订说明

2020 年 9 月国务院办公厅印发《关于加快医学教育创新发展的指导意见》(国办发〔2020〕34 号),提出以新理念谋划医学发展、以新定位推进医学教育发展、以新内涵强化医学生培养、以新医科统领医学教育创新,并明确提出"加强护理专业人才培养,构建理论、实践教学与临床护理实际有效衔接的课程体系,加快建设高水平'双师型'护理教师队伍,提升学生的评判性思维和临床实践能力。"为更好地适应新时期医学教育改革发展要求,培养能够满足人民健康需求的高素质护理人才,在"十四五"期间做好护理学类专业教材的顶层设计和规划出版工作,人民卫生出版社成立了第五届全国高等学校护理学类专业教材评审委员会。人民卫生出版社在国家卫生健康委员会、教育部等的领导下,在教育部高等学校护理学类专业教学指导委员会的指导和参与下,在第六轮规划教材建设的基础上,经过深入调研和充分论证,全面启动第七轮规划教材的修订工作,并明确了在对原有教材品种优化的基础上,新增《护理临床综合思维训练》《护理信息学》《护理学专业创新创业与就业指导》等教材,在新医科背景下,更好地服务于护理教育事业和护理专业人才培养。

根据教育部《关于加快建设高水平本科教育 全面提高人才培养能力的意见》等文件要求以及人民卫生出版社对本轮教材的规划,第五届全国高等学校护理学类专业教材评审委员会确定本轮教材修订的指导思想为:立足立德树人,渗透课程思政理念;紧扣培养目标,建设护理"干细胞"教材;突出新时代护理教育理念,服务护理人才培养;深化融合理念,打造新时代融合教材。

本轮教材的编写原则如下:

1. **坚持"三基五性"** 教材编写坚持"三基五性"的原则。"三基":基本知识、基本理论、基本技能;"五性":思想性、科学性、先进性、启发性、适用性。

2. **体现专业特色** 护理学类专业特色体现在专业思想、专业知识、专业工作方法和技能上。教材编写体现对"人"的整体护理观,体现"以病人为中心"的优质护理指导思想,并在教材中加强对学生人文素质的培养,引领学生将预防疾病、解除病痛和维护群众健康作为自己的职业责任。

3. **把握传承与创新** 修订教材在对原有教材的体系、编写体裁及优点进行继承的同时,结合上一轮教材调研的反馈意见,进一步修订和完善,并紧随学科发展,及时更新已有定论的新知识及实践发展成果,使教材更加贴近实际教学需求。同时,对于新增教材,能体现教育教学改革的先进理念,满足新时代护理人才培养在知识结构更新和综合能力提升等方面的需求。

4. **强调整体优化** 教材的编写在保证单本教材的系统和全面的同时,更强调全套教材的体系性和整体性。各教材之间有序衔接、有机联系,注重多学科内容的融合,避免遗漏和不必要的重复。

5. 结合理论与实践 针对护理学科实践性强的特点,教材在强调理论知识的同时注重对实践应用的思考,通过引入案例与问题的编写形式,强化理论知识与护理实践的联系,利于培养学生应用知识、分析问题、解决问题的综合能力。

6. 推进融合创新 全套教材均为融合教材,通过扫描二维码形式,获取丰富的数字内容,增强教材的纸数融合性,增强线上与线下学习的联动性,增强教材育人育才的效果,打造具有新时代特色的本科护理学类专业融合教材。

全套教材共 59 种,均为国家卫生健康委员会"十四五"规划教材。

唐四元，医学博士，临床医学博士后，二级教授，国务院政府特殊津贴专家，博士研究生及博士后导师，中南大学湘雅护理学院院长。美国犹他大学访问学者；教育部高等学校护理学类专业教学指导委员会委员；教育部护理学类专业认证工作委员会副主任委员；国务院学位委员会第八届学科评议组成员、护理学组秘书长；国家虚拟仿真实验教学创新联盟医学领域工作委员会副主任委员、护理学组组长；国家虚拟仿真实验教学创新联盟医学领域护理学专业委员会主任委员；教育部高等学校护理学类实践实训教育工作组副组长；第五届全国高等学校护理学类专业教材评审委员会副主任委员。

研究方向：社区慢性病预防与管理。发表学术论文 280 余篇，其中 120 余篇被 SCI 期刊收录；主持国家自然科学基金项目 3 项，湖南省重点项目 1 项，商务部项目 1 项，湖南省自然科学基金等 20 余项，主持横向课题多项，进校科研经费 2 000 多万元；获湖南省科技进步奖一等奖 1 项、三等奖 1 项，获湖南省自然科学奖二等奖 1 项、三等奖 2 项，获湖南省医学科技奖二等奖 1 项、三等奖 2 项，获湖南省教学成果奖二等奖 1 项；获国家专利 17 个，其中国内发明专利 3 个，国际发明专利 2 个；负责国家精品课程 3 门。主编人民卫生出版社本科护理学类专业第二、三、四版《生理学》等规划教材 7 部。

曲丽辉,生理学博士,药理学博士后,广州医科大学基础医学院生理学教授,中华医学会行为医学分会青年委员。

从事生理学教学和科研工作18年,主要研究方向为神经系统疾病发病机制和肺动脉高压神经调节机制的研究。主持科研项目11项,发表学术论文50余篇,获科技奖励8项。参与编写教材13部(其中副主编5部),发表教研论文7篇,主持教研课题2项,获教研奖励3项。获校级以上荣誉称号11项。

邢德刚,博士,教授,广东药科大学生理学系主任,广东省生理学会常务理事,广东省省级一流课程负责人。

从事生理学教学和科研工作28年,主要科研方向为胃肠动力学。主持或参与国家自然科学基金和广东省科学研究项目10余项。主持完成省级教学改革项目3项,校级教改项目多项。发表学术论文40余篇,主编及参编教材20余部。

赵艳芝,副教授,现任首都医科大学燕京医学院副院长,临床医学专业负责人、生理学课程负责人。北京市高等教育实验室研究会理事。

从事生理学和医学机能学教学23年,研究方向为心血管和生殖生理。主持和参与教育部、国家自然科学基金委员会、北京市自然科学基金委员会、北京市教委课题5项,发表论文30余篇,主编、副主编教材7部,参编教材3部。获北京市教育教学成果奖1项,全国高等学校现代远程教育优秀案例奖1项。

教材的修订以提高质量为根本,在内容、结构、形式上精益求精。本教材修订工作紧扣本科护理学教育培养目标,充分体现专业特色,进一步突出"三基五性",即突出基本知识、基本理论、基本技能以及教材的思想性、科学性、先进性、启发性、适用性。本版教材增加了临床案例,引导学生应用所学的生理学知识去解答临床问题,从机制机理方面去理解一些临床护理操作,进一步培养临床思维,以更好地适应日后的护理工作。

本教材与第四版相比,内容作了适当更新。例如,各章加入了"导入情境与思考";第二章在动作电位的产生和机制中增加了组织兴奋性的变化;第三章删除了血液系统疾病相关知识,重新梳理了内容构架;第六章适当减少肠道菌群微生物学内容,增加肝脏功能内容,做到点面结合;第七章修订了学习目标,增加了外周温度感受器和中枢温度感受器的相关图片,修订了测定基础代谢率的具体条件;第九章文字稿部分改动约 40 处,更新了插图;第十章把原来第一节的内容重新整排为两节,使之层次清楚、重点突出,内容由浅入深、由点到面、层层递进;第十二章修改和更新了雌激素、孕激素的生理作用等。另外,在第四版教材的基础上,本教材进一步丰富和完善了数字内容。

此次修订得到了各参编单位的大力支持,还得到生理学界同仁的关心和帮助,特别是中南大学湘雅护理学院和哈尔滨医科大学为本教材的编写会和定稿会提供了许多支持,在此一并表示衷心的感谢!

限于水平,本教材缺点、错误仍在所难免,欢迎同仁及读者批评指导。

唐四元
2021 年 12 月

NURSING

目 录

NURSING

第一章

绪 论

01章 数字内容

学 习 目 标

知识目标：

掌握

1. 机体的内环境和稳态。

2. 神经调节、体液调节、自身调节的特点。

3. 正反馈、负反馈、前馈的特点并阐述其意义。

熟悉

刺激与反应、兴奋与抑制、兴奋性的概念及其与阈值的关系。

了解

生理学研究的不同水平和研究方法。

能力目标：

1. 能正确概述生理学的研究对象和任务。

2. 能简述生命的基本特征。

3. 能分析机体功能活动的完整统一性及其与环境的关系。

素质目标：

有运用辩证唯物主义的观点解释生命活动规律的科学精神。

护士 A 毕业参加工作后不久,值晚班时收治一名急诊患者。男性,29 岁,主诉四肢乏力 4h,急查急诊生化,提示血清钾 2.45mmol/L,双上肢肌力 3 级,双下肢肌力 2 级,诊断为重度低钾血症,立即给予心电监护,医生开医嘱行静脉补钾。护士 A 准备将 10ml 的 10% KCl 溶液静脉推注到患者体内,在执行医嘱时讲行核对时,及时发现问题并纠正,遂避免了事故发生。

试根据该案例思考:

1. 钾离子的生理学作用及其代谢特点有哪些?
2. 结合生理学知识,分析若静脉推注可能的后果是什么?
3. 为什么护理专业学生必须熟练掌握生理学知识。

第一节　生理学简介

一、生理学研究的对象和任务

生理学(physiology)是一门研究机体生命活动现象和规律的科学,属于生物科学的一个分支。所谓机体,指的是生物体,是自然界中所有具有生命物体的总称。根据研究内容的不同,生理学在发展过程中又出现了多个分支学科,例如,按研究对象的不同,可分为人体生理学、动物生理学、植物生理学、微生物生理学等。根据研究对象的器官、系统来划分,又出现了循环生理学、神经生理学、消化生理学、呼吸生理学等。

人体生理学是研究人体生理活动及其规律的科学,其研究任务是阐明在正常状态下,人体内各细胞、器官、系统的功能,以及作为一个整体,各部分之间的相互协调并与外界环境相适应过程的规律和机制。随着现代科学技术的进步,生理学与其他学科的交叉研究也在不断发展,尤其是转化医学的产生,使生理学的研究与病理生理学、病理学、生物化学、药理学及各临床学科紧密联系起来。

人体生理学是护理专业的重要理论基石

在现代医学课程体系中,人体生理学是一门重要的基础医学理论课程。当今生理学已经从研究正常生命活动规律和功能活动的内在机制跨越到研究这种活动与疾病发生发展和预防、治疗及护理的内在联系,成为各临床学科开展各项活动及研究的重要理论基石。在护理实践领域中,只有认识了人体正常生理功能之后,护理人员才能对护理对象的生理特性、心理因素和行为方式是否异常作出判断,从而更好地为护理对象提供照护或与医师合作处理护理对象的健康问题,并对护理品质和效果作出正确评价。除此之外,在护理科研领域中,通过对生理学基本理论和方法的学习,不仅可以培养科学的思维方式,对其科学合理地运用则更是发现和解决护理科学问题的重要途径。

二、生理学研究的三个水平

人体的基本结构和功能单位是细胞。不同细胞构成了不同的组织,多种组织相互结合组成了器官和系统,各种器官又相互联系组成了不同的功能系统,它们各司其职,密切联系,相互配合协调,构成了机体生命活动的整体总和。因此,人们要认识生理学,可以从细胞、器官(系统)、整体三个水平上入手。

1. **器官和系统水平** 早期的生理学研究主要对机体器官和系统的功能活动及其调节机制进行研究,从而阐明各器官、系统的活动规律和它们在整体生理功能中所起的作用以及各种因素对它们活动的影响。例如,对血液循环系统的研究,主要围绕心脏如何射血、血液在心血管系统中流动的规律以及影响因素等方面开展;对消化系统的研究,主要围绕食物在口腔、食管、胃、肠的消化过程、方式、规律以及影响因素等方面开展。在临床医疗与护理实践中,医护人员对各种疾病的认识也是以器官和系统的正常生理知识为基础的。

2. **细胞和分子水平** 近年来,随着分子生物学的发展,实验技术突飞猛进,给细胞分子水平的研究带来了广阔的前景。生理活动的物质基础是生物机体,构成机体的最基本结构和功能单位是各种细胞,体内各个器官的功能都是由构成该器官的各个细胞的生理特性决定的,例如肌肉的功能与肌细胞的生理特性分不开,腺体的功能与腺细胞的生理特性分不开。因此,若想深入研究一个器官的功能,需要从细胞的水平上进行。然而,细胞的生理特性又是由构成细胞的各个分子,特别是细胞中各种生物大分子的理化特性及编码基因所决定的。例如,肌细胞发生收缩或舒张,是由于在某些离子浓度改变及酶的作用下肌细胞内若干种特殊蛋白质分子的排列方式发生变化的结果。因此,生理学研究还必须深入到分子水平。

3. **整体水平** 以完整的机体为研究对象,强调各器官、系统之间的相互影响和配合,观察和分析在各种环境条件和生理情况下不同的器官、系统之间互相联系、互相协调,以及完整机体对环境变化发生各种反应的规律。例如,剧烈运动时,在神经、内分泌系统的调节下,心跳加快加强,心排血量增加,而循环系统中的血流量发生重新分配,骨骼肌血流量增多,内脏器官血流量相对减少,消化、泌尿系统功能相对降低。呼吸系统活动增强,呼吸加深加快以满足耗氧量的增加和加快对 CO_2 的清除。人的生理活动具有个体的特点,并且随着个体生存环境的改变而不断发展变化。护理专业的学生在利用护理学方法开展相关研究时,还要充分结合生理学的研究方法。如护理学研究对象多为患者,在研究过程中除了要考虑自然环境、社会环境等因素对研究对象心理状态的影响,还要充分结合机体本身某些生理变量的改变,从而使研究结果减少误差,更加客观。

以上三个水平的研究,它们相互间不是孤立的,而是相互联系和相互补充的。当我们要阐明某一生理功能的机制时,一般需要用多种实验技术从以上三个水平进行研究,并对不同水平的研究结果进行综合分析,才能得出较正确的结论。

基因组学是现代护理学发展的动力

基因组学是对一个生物体所有基因进行集体表征和量化,并研究它们之间的相互关系及对生物体的影响,包括基因与基因之间,基因与自然环境之间,基因与心理、社会因素之间的相互作用。随着基因组学的不断进步,越来越多的护理研究人员与多学科研究团队合作,参与到基因组学研究的各个阶段,包括识别某一慢性疾病的易感基因;完成对这些易感基因的基因筛查,识别高危个体,设计遗传筛查方案,为制定有效的疾病预防和治疗方案提供参考;明确与遗传易感性相关的行为-环境危险因素;开展基于遗传易感性的健康监测等。护理人员熟悉患者、家庭以及社区的需求,掌握生理学的基础知识,并具备基因组学的相关技术和信息,就可以成为基因组学研究转化为临床及护理实践不可或缺的推动者。

三、生理学研究的方法

生理学是一门实验性科学,其知识的积累主要是来自生活实践、实验研究和临床实践。研究生命活动的规律必然要以活着的机体、器官或组织细胞进行实验。由于生物伦理学对实验对象的限制,生理学的研究大多数是在动物(特别是脊椎动物)上进行实验,不能将对机体有害的实验在人类身上进行,只有确证对人体健康无损害时,才可以在志愿者(正常人或病人)身上进行观察。因此,利用动物实验来探讨人体的生理功能及其发生机制是必不可少的。但是,人类也认识到生命伦理的重要性,并订立了实验动物福利法案和"3R"原则(Replacement,Reduction,Refinement)来规范使用动物开展实验的研究行为。

(一)动物实验

动物实验又可分为急性实验和慢性实验。

1. 急性实验　根据研究对象是完整动物或是活体动物标本可分为**在体实验**(experiment in vivo)和**离体实验**(experiment in vitro)两种。

(1)在体实验:是在完整的动物身上进行的,大多数是在麻醉条件下,观察某一器官、系统的功能活动。例如,在家兔颈总动脉插入套管测定动脉血压,刺激减压神经、静脉注射某些药物时观察动脉血压的变化。其优点是保存了被研究器官与其他器官的自然联系和相互作用,便于分析各器官之间的相互影响。但是由于实验是在研究对象有创伤或麻醉的状态下进行的,所得的实验结果仍然不能完全反映正常情况下的生理功能活动。

(2)离体实验:从活着的或刚被处死的动物身上取出所要研究的细胞、组织或器官,将它们置于一个类似于体内的人工环境中,使它们在一定时间内保持其生理功能,以进行实验研究。例如,灌流离体蛙心观察理化因素对心脏活动的影响、电刺激坐骨神经腓肠肌标本观察刺激强度与肌肉收缩反应的关系等。这种方法的优点是排除了无关因素的影响,实验条件易于控制、结果便于分析,但是所获得的结果不能简单等同于或类推到体内的真实情况。

2. 慢性实验　指的是在完整而且清醒的动物身上,在机体保持内环境、外环境处于相对稳定的条件下,进行各种生理实验的方法。如给实验动物实施外科无菌手术制备各种器官的瘘管,以及摘除、破坏或移植某些器官,用来研究该器官的生理功能等。由于这类实验动物存活时间较长,故称为慢性实验。其优点是保存了各器官的自然联系和相互作用,便于观察某一器官在正常情况下的生理功能及其与整体的关系。例如,巴甫洛夫创造的巴氏小胃,用来研究神经系统对胃液的调节。慢性实验的缺点是体内条件太复杂,结果不易分析。

应当指出,生理学的知识大部分是从动物实验中获得的,所以在应用这些生理学知识时,务必要考虑到动物和人之间的差别,不可简单地将动物实验结果套用于人体。同时也应当注意到急性实验和慢性实验所得的结果是有差别的,在解释实验结果时,不能将特定条件下所获得的资料推论为普遍规律。要用辩证唯物主义的理论来指导我们观察问题、分析问题,全面地分析综合所得出的实验结果,才能对人体的生理功能得出正确的认识。

(二)人体实验

由于伦理学的限制,人体实验主要通过人群资料调查和记录,然后将获得的数据进行分析和统计处理,得出正常值及其变化范围,如身高、体重、心率、血压、呼吸频率、体温、尿量、血糖、血细胞数量等。该方法的最大特点是对机体无损伤或损伤非常小。多年来,随着科学技术的发展,我们可以应用心电图、脑电图、超声波、X射线、核磁共振等检测技术,为人体进行各种无创伤性生理功能的研究提供了条件。特别是计算机微电子技术、生物芯片的出现,给人体研究带来了新的手段。在生命伦理学的指导下,研究人员可以更加便捷的对人体活动的基本数据进行收集、分析乃至开展海量数据挖掘,从而获得更加客观详实的生理学资料,为临床医学提供更有指导性的实验依据。

生命体征数据是护理人员经常收集的、也是最基本最重要的资料,具有重要的临床和科研价值。临床上将人体的呼吸、体温、脉搏、血压称为四大体征,它们是维持机体正常活动的支柱,不论哪项异常都会导致严重或致命的疾病。因此,测量的准确与否至关重要。这就要求,护理人员在测量分析时,需要正确合理运用相关的生理学知识,以避免测量失误。例如,在测量呼吸频率时,由于呼吸受意识控制,测量前不必解释,不使患者觉察,以免其紧张,影响测量的准确性。再如,由于人体左右两上臂的血压不相等,相差可达 $10\sim20\text{mmHg}$,在测量血压时,如果测试者是对被测者初次检查,应测量被检查人员的双侧上臂血压,然后以测量血压数值高的那一侧为准。

实验动物学技术在护理学中的应用

在新技术革命推动下的现代医学,给当今护理学注入了新的内涵。它要求护理学不仅要掌握传统的护理技术,还要运用现代实验科学新技术推动护理学发展到新的高度。实验动物学技术的应用便是发展护理学科的重要途径之一。当前实验动物学技术的应用已深入护理学科领域的各个方向。例如,在临床护理实践中,器官移植、肿瘤摘除、血管吻合等难度较大的手术不仅需要掌握熟练的技术,更要求医师护士之间具有默契的配合。因此,直接在患者身上进行手术之前,医师与护士可首先在实验动物身上同台进行各种基本功的训练。在护理研究中,实验动物的应用更加广泛。例如,护理研究人员可以利用实验动物的疾病模型观察不同护理措施对疾病发生发展的影响,从而制定最佳的护理方案。再如,利用实验性观赏动物(宠物)可以开展如孤独老年人等特殊人群心理护理和社会支持方面的研究。

第二节 生命活动的基本特征

通过对各种生物体,包括单细胞生物体以至高等动物基本生命活动的观察和研究,发现生命活动的基本特征主要有新陈代谢、兴奋性、适应性、生物节律、生殖和衰老等。

一、新陈代谢

生物体总是在不断地重新建造自身的结构,同时又在不断地分解自身已衰老的结构。生物体与环境之间不断进行物质交换和能量交换,以实现自我更新的过程称为**新陈代谢**(metabolism)。新陈代谢包含着相伴进行的两个方面:物质代谢和能量代谢。**物质代谢**是指机体生命过程中,物质的合成、分解的过程。**能量代谢**是指伴随物质代谢过程发生的能量的产生、转移、利用等过程。新陈代谢一旦停止,生命也就随之终结。因此,新陈代谢是生命活动最基本的特征。

二、兴奋性

一切有生命活动的细胞、组织所具有对刺激产生反应的能力或特性,称为**兴奋性**(excitability)。它使生物体能对环境的变化产生反应,是生物能够生存的必要条件。

机体生存于一定的环境中,当环境出现变化时,有的能被机体感知并产生反应,这是机体同周围环境保持相互联系的基本前提。例如,人眼看到强光时,瞳孔会立即缩小以避免强光对眼睛的伤害,再如,人的肢体接触到温度很高的物体时,会马上避开以防止受伤,这种作用于机体的内外环境变化,生理学上称为**刺激**(stimulus),机体感受刺激后所发生的一切应答性变化称为**反应**(reaction)。机体内的不同组织细胞对刺激所产生的反应会表现出不同的反应形式,如腺体表现为分泌腺液、肌肉组织表现为收缩和舒张等。反应有两种形式:由相对静止变为活动状态,或者功能活动由弱变强称为**兴奋**(excitation)。而由活动状态变为相对静止,或者功能活动由强变弱称为**抑制**(inhibition)。

并不是所有的刺激均能引起反应,刺激要引起机体或组织细胞发生反应,还必须具备下列三个条件:①足够的刺激强度,任何性质的刺激必须达到足够的强度,才能引起细胞或机体的反应。当一个刺激的其他参数不变时,能刚好引起组织产生反应的最小刺激强度,称为阈强度,简称**阈值**(threshold)。衡量兴奋性高低,通常多用阈值做指标。阈值的大小与兴奋性的高低呈反变关系,组织或细胞产生兴奋所需的阈值越高,说明该组织的兴奋性越低;反之,说明该组织兴奋性越高。②足够的刺激作用时间,作用于细胞或机体的刺激,必须有足够的刺激作用时间才能引起反应。③适宜的强

度 - 时间变化率,强度 - 时间变化率表示单位时间内强度的变化幅度。适宜的强度 - 时间变化率也是刺激产生反应所必须。

肌内注射是护理人员基本的操作技能,也是临床中必不可少的给药方式。在给患者实施肌内注射时,尽量遵循"两快一慢"的原则,即进针和出针速度要快,推药速度尽量缓慢且均匀。这是由于刺激引起的反应与刺激的强度、作用时间及强度 - 时间变化率有关。进针与出针快是为了减少刺激的作用时间,而推药慢且均匀是为了减少强度 - 时间变化率。通过减弱刺激的作用,从而减轻患者的疼痛反应。

三、适应性

当生物体长期生活在某一特定环境中,在环境的影响下,本身可以逐渐形成一种特殊的、适合自身生存的反应方式。机体按环境变化调整自身生理功能的过程称为**适应**。机体根据内外环境变化而调整体内各部分活动使之相协调的能力称为**适应性**(adaptability)。适应分为行为性适应和生理性适应两种。人们通过增减衣着、控制活动量或使用发明的电器创造人工气候环境(如安装空调等)来抵御严寒或酷暑,这是**行为性适应**;长期居住在高原地区的人,其血中红细胞数和血红蛋白含量远远超过平原地区的人,这样就增加了血液携氧的能力,从而克服高原低氧给人体带来的损害,这属于**生理性适应**。

长久刺激与适应的结果可通过基因水平的固化而保留给后代,如长久生活在寒带的人群抗寒能力强,耐热能力差,而长久生活在热带的人群耐热能力强,抗寒能力差。从更长久的生物进化角度来说,那些适应新环境的基因型能留下更多的子代,而不适应环境的基因型只能留下较少的子代,甚至没有子代,即遗传学上的适应性进化。

四、生物节律

生物节律(biological rhythms)是指生物体的功能活动常按一定的时间顺序发生周期性的变化,这种变化具有节律性。生物节律在生物体中普遍存在,是生物体的一个重要的基本特征。人体内的各种功能按频率的高低可分为日节律、月节律和年节律。日节律是体内最重要的生物节律,如人体血压在凌晨 2~3 时处于低谷,此时正为熟睡状态,清醒后,血压逐渐升高,在 8~9 时到达高峰,白天基本处于相对较高的水平,18 时以后血压缓慢下降。月节律如妇女的月经周期。而类似"春困秋乏"这种人体随气候变化而发生的反应则具有年节律的特点。生物节律是生物体经历环境选择和长期变化的结果,它使机体对环境因素的变化能产生更为完善的适应。生物节律的紊乱可导致睡眠障碍、认知能力下降甚至代谢性及免疫性疾病等。

护理人员经常要从患者身上采集血液标本,用于疾病的诊断、治疗效果及康复情况的分析。根据待检测的指标,采血的时间是有严格要求的。这是由于血液中某些成分具有节律性的变化,不同时间取血结果不同。只有遵循血液成分的变化规律,才能正确地指导临床。例如,在做肾上腺激素相关检查时,通常会检测血浆中的皮质醇含量,而皮质醇有昼夜节律变化,清晨最高,午夜最低,因此,单次检测意义不大。目前,临床上多参考上午 8 时,下午 4 时和凌晨 0 时三次取血检测的皮质醇结果来辅助诊断。此外,甲状旁腺激素,心房钠尿肽等也都具有日节律的变化,在进行相关检查时,须严格控制采血时间。

五、生殖

成熟的个体通过无性或有性的繁殖方式产生与自身相似子代个体的能力称为**生殖**(reproduction)。无性生殖是指不经过两性生殖细胞的结合,由母体直接产生新个体的生殖方式,如细菌的分裂生殖,蕨类的孢子生殖等。有性生殖是指由父代和母代个体分别产生有性生殖细胞(如精子和卵细胞),经过两性生殖细胞的结合成为受精卵,再由受精卵发育成为新个体的生殖方式。有性生殖产生的后代中随机组合的基因对物种可能有利,也可能不利,但至少会增加少数个体在难以预料和不断变化的环境中存活的机会,从而增加子代适应自然选择的能力。在自然界中,植物的无性繁殖比较普遍,而高等动物的无性繁殖则比较困难,随着生物克隆技术的不断进步,"克隆羊""克隆猴"相继诞生,也对传统生殖方式和伦理学提出挑战。

六、衰老

衰老(senescence)是指随着时间的进展机体表现出功能活动不断减退、衰弱,直至死亡的过程,具有全身性、进行性、内在性和衰退性的特点。在人体上,随着年龄的增长,人体各组织器官功能发生退行性变化,对内外环境的适应能力逐渐减弱。主要表现为形态变化和生理功能减退。①形态变化。伴随着体内细胞数量的减少及细胞体积的缩小,机体内脏器官和组织也发生萎缩、重量减轻、功能减退,而外形和体形也随之发生改变,如头发变白,牙齿松动脱落,皮肤弹性降低,出现皱纹,驼背,身高逐渐缩短等;②生理功能减退。包括脑细胞功能衰退,神经传导速度降低,反应及运动协调能力减弱;各种感觉功能减退;心肌纤维逐渐萎缩,心脏瓣膜肥厚硬化,血管弹性降低,心血管功能下降;肺容量降低,肺顺应性下降,呼吸功能减退;胃肠黏膜萎缩,消化道平滑肌纤维退化,消化腺功能减退,消化能力降低;肾小球与肾单位逐渐减少,肾脏滤过与重吸收能力降低;内分泌功能低下,激素代谢紊乱,新陈代谢和生殖功能受到重大影响;骨骼肌纤维变细,收缩力减弱,运动能力下降;骨骼中有机物减少,无机成分增多,骨的弹性韧性降低,易骨折等。

> **健康老龄化为护理事业的发展带来新的机遇和挑战**
>
> 世界卫生组织(WHO)把 60 岁以上的老年人口占总人口数的 10% 或者 65 岁以上人口占总人口数 7% 称为老龄化社会。老龄化社会的到来,必然给社会、家庭、医疗保健带来巨大的压力,同时也对老年护理事业带来了新的机遇和挑战。随着健康老龄化战略的提出,老年护理的内涵发生了重大转变:护理对象从个体老年病人扩大到全体老年人,护理内容从老年疾病的临床护理扩大到全体老年人的生理、心理、社会、生活能力和预防保健,工作范围从医院扩展到了社会、社区和家庭。护理模式由"以病人康复为中心的护理模式"转向了"以人的身心健康为中心的护理模式"。

第三节 机体与环境的关系

一、机体与外环境

生理学将机体赖以生存的外界环境称为**外环境**,包括自然环境和社会环境。人与外环境之间存在两个方面的关系。一方面是外环境的变化对人的作用;另一方面是人的活动对外环境的影响。只有这两方面的关系达到良性平衡时,人才能保持正常的生理状态。

自然环境的影响按性质可分为物理因素、化学因素和生物因素。例如,气温、气压、光照、温度等许多理化因素在不断地变化,构成对人体的刺激,引起人体相应的适应性反应。然而人体对自然环境变化的适应能力是有一定限度的,例如气温极度升高或降低,人体都无法适应。但是人类创造的科学技术,能够改造环境,使之适合于自己的需要。

社会环境是影响人体功能的另一个重要方面,社会环境的改变不仅会影响人的躯体健康,更是对心理健康产生极大的影响。人的心理因素包括所有心理活动的运动、变化过程,由于心理因素与社会环境密切相关,因而常称为**社会心理因素**。大量研究表明,不良的心理状态可以导致多种疾病,如心血管疾病、恶性肿瘤、胃肠溃疡、内分泌紊乱等，而疾病又反过来影响人的心理状态。如何通过转变社会环境，改善人们的心理状态以增进人类健康，已成为 21 世纪医学的重要课题。

现代护理学关注社会心理因素对人体的影响

随着科学技术的不断进步，人们对健康与疾病的观念逐渐发生了根本性改变，即人类的健康和疾病相互转化过程不仅受生物学因素影响，而且还与社会心理因素密切相关。现代医学的研究也由单纯的生物模式向生物—心理—社会医学模式转变，其对健康的判断不再仅依据病理、生理和生化等生物学测量指标是否正常作为标准，而将心理状态作为是否健康的重要依据。当今护理学关注社会心理因素对健康与疾病的影响，在完善护理措施，促进病人康复方面发挥了重要的推动作用，极大地促进了现代医学的发展。例如，心理情绪变化可以诱发、加重哮喘，有时也可以缓解哮喘。负性心理因素是导致重症哮喘病人致命的最大风险因子，而哮喘又可导致心理障碍，对病人产生负性心理影响。因此，开展分析不同病人的心理状态及其影响因素，并制定相应个体化心理护理措施的相关研究对于缓解哮喘症状，改善哮喘病人的预后极为重要。再如，产后抑郁障碍的发病率较高，严重危害产妇身心健康及母婴联结，严重者可发生自伤自杀，是一个重大的社会问题。社会心理因素是产后抑郁发生的重要因素，对产后患者的心理护理已成为当今护理学研究的热点。

二、内环境与稳态

人体内的液体总称**体液**（body fluid）。体液总量约占身体重量的 60%，按其分布可分为细胞内液和细胞外液两大类。细胞内的液体称为**细胞内液**（intracellular fluid, ICF），约占体液的 2/3（占体重的 40%）；存在于细胞外的液体，称为**细胞外液**（extracellular fluid, ECF），约占体液的 1/3（占体重的 20%），包括血浆、组织液、淋巴液等。

人体内绝大多数细胞与外界环境没有直接接触，它们的直接生活环境是细胞外液。法国生理学家克劳德·伯纳德首先提出了一个重要的概念，即细胞外液是细胞在体内直接所处的环境，故称之为**内环境**（internal environment），以区别于整个机体所处的外环境。内环境是细胞直接进行新陈代谢的场所，细胞代谢所需要的 O_2 和各种营养物质只能从内环境中摄取，而细胞代谢产生的 CO_2 和代谢终末产物也需要直接排到细胞外液中，然后通过血液循环运输，由呼吸和排泄器官排出体外。这种交换的结果，使机体内环境的各种理化因素包括温度、酸碱度、渗透压、电解质等都维持在一个适宜的相对恒定水平。

生理学上将内环境理化因素保持相对稳定的状态，称为**稳态**（homeostasis），稳态是细胞进行正常生命活动的必要条件。内环境的稳态不是固定不变的静止状态，而是各种理化性质在不断变化中所达到的动态平衡状态。稳态包括两方面的含义，一方面是指细胞外液的理化特性保持相对稳定，不随外环境的变动而明显改变。另一方面是指稳定状态并不是固定不变的，而是在一定范围内不断变化，处于动态平衡之中。例如，自然环境有春夏秋冬的变化，但人的体温总是稳定在 37℃ 左右，变动范围不超过 1℃。临床上通过借助一些必要的检查，判断机体内的相关生理指标是否超过正常变动范围，从而帮助人们对疾病做出正确的诊断。

保持内环境稳态是一个复杂的生理过程，人体的生命活动就是在内环境稳态不断破坏和不断恢复过程中得以进行和保持的动态平衡。如果内环境稳态不能维持，内环境理化条件发生较大变化，超过机体的调节能力，则可导致疾病的发生甚至机体的死亡。例如，临床上的酸中毒，就是内环境的 H^+ 浓度超过正常界限，破坏了内环境的正常酸碱状态，如不迅速纠正将会引起严重后果。因此，稳态是维持机体正常生命活动的必要条件。

在医护人员的临床工作中,补液是多数疾病治疗的重要手段,对维持机体的稳态具有重要作用。因此,只有深刻理解人体在正常(生理)和疾病(病理生理)不同状态下的功能变化,做到具体病情具体分析,才能正确运用补液使机体达到稳态,以治疗甚至挽救病人生命。例如,对于水和钠同时丧失,缺水多于缺钠,血清钠高于正常范围,细胞外液呈高渗状态的高渗性脱水,补液原则通常是"先糖后盐,以糖为主"。而对于水和钠同时缺失,但缺水少于缺钠,血清钠低于正常范围,细胞外液呈低渗状态的低渗性脱水,补液原则则是"先盐后糖,以盐为主"。再如,对于烧伤的病人,尤其是大面积烧伤的病人,在休克代偿期以及休克期最重要的抢救措施就是尽快给病人使用输入速度更快的晶体液以扩充血容量;而对于没有休克症状的烧伤病人,为了减少失水速度,同时预防由于烧伤创面蛋白的大量丢失而可能出现的低蛋白血症,这时可以先用胶体液补充维持血浆胶体渗透压。

第四节 机体生理功能的调节

当机体内环境、外环境发生改变时,体内一些器官、组织的功能会发生相应的调节活动,维持内环境的相对稳定,从而使机体能适应各种不同的内环境、外环境变化,这种过程称为**生理功能的调节**。人体生理功能调节的方式有神经调节、体液调节和自身调节。这三种调节方式是相互配合、密切联系的,但又各有其特点。

一、神经调节

神经调节(nervous regulation)是机体最主要的调节方式,是指神经系统的活动通过神经纤维的联系,对机体各组织、器官和系统的生理功能发挥调节作用。神经调节的基本方式是**反射**(reflex)。所谓反射是在中枢神经系统参与下,机体对内外环境的刺激发生有规律的适应性反应。反射活动的结构基础是**反射弧**(reflex arc),典型的反射弧由感受器、传入神经、神经中枢、传出神经和效应器五个部分组成(图 1-1)。感受器能够感受机体内、外的环境变化,并将这种变化转换成神经信号,通过传入神经纤维传到相应的神经中枢,中枢对传入信号进行分析综合后作出反应,再经传出神经纤维传至效应器,改变后者的活动状态。例如,当叩击股四头肌肌腱时,就刺激了股四头肌中的感受器——肌梭,使肌梭兴奋,通过传入神经纤维将信息传至脊髓,脊髓对传入的神经信息进行分析,然后通过传出神经纤维将兴奋传到效应器,引起股四头肌的收缩,同时股二头肌舒张,完成膝反射。反射是机体重要的调节方式,反射弧中任何一部分被破坏,都会导致反射活动的消失。

图 1-1 反射弧示意图

人类和其他高等动物的反射可分为非条件反射和条件反射。**非条件反射**(unconditioned reflex)是与生俱来的,其反射弧较为固定,其刺激性质与反应之间的因果关系是由种族遗传因素所决定的。例如,人生下来就会哭,有吸吮反射、减压反射、逃避反射、食物入口后刺激口腔内感受器引起的唾液分泌等。**条件反射**(conditioned reflex)是后天获得的,它是建立在非条件反射的基础上,是个体在生活过程中通过学习或训练建立起来的,其刺激性质与反应之间的因果关系是不固定的,灵活可变的,但若不加强化,可逐渐消退。例如,人们谈论美味食品时,虽然没有食物的具体刺激,也会引起唾液分泌。

神经调节的特点是:反应迅速、准确,作用部位局限和作用时间短暂。

暗示是现代护理的重要措施

俄国生理学家巴甫洛夫认为,暗示是人类最简单、最典型的条件反射。心理暗示是指人接受外界或他人的愿望、观念、情绪、判断、态度影响的心理特点,受暗示性是人的心理特性,在医学领域内有无可替代的应用价值。从心理机制上讲,它是一种被主观意愿认可的假设,但这个假设却不一定有根据;由于主观上已肯定了暗示内容的存在,所以人的心理上就会竭尽全力地趋向于这一暗示内容。暗示是当今心理护理中的重要内容,对人的生理和心理都起到巨大的作用。因此,护理人员在对病人躯体进行护理的同时,还要根据病人的心理活动规律和反应特点,采用一系列积极的暗示,去影响患者的感受和认识,改变患者的心理状态和行为,尽可能为患者创造有益于治疗和康复的最佳心理状态。

二、体液调节

体液调节(humoral regulation)是指体内产生的一些特殊化学物质通过体液途径对某些组织或器官的活动进行调节的过程。这一类化学物质主要有:①由内分泌腺或内分泌细胞分泌的**激素**(hormone),如胰岛素、肾上腺素等;②一些组织细胞产生的特殊化学物质,如组胺、5-羟色胺等;③细胞代谢的某些产物,如CO_2、乳酸等。有些化学物质通过血液运输环流全身,作用于远隔器官,发挥其调节作用,这种调节方式称为**远距分泌**(telecrine)调节。例如,胰腺分泌的胰岛素,经过血液运输到各组织器官,促进组织细胞对葡萄糖的摄取和利用,从而降低血糖。某些化学物质可借细胞外液扩散至邻近细胞,从而发挥特定的调节作用,这种调节方式称为**旁分泌**(paracrine)调节。例如,胰腺 α 细胞分泌的胰高血糖素,可刺激胰腺 β 细胞释放胰岛素。另外,还有些细胞分泌的化学物质作用于该细胞本身,这种调节方式称为**自分泌**(autocrine)调节。如胰腺 β 细胞释放的胰岛素能抑制同一细胞进一步释放胰岛素。

一些内分泌腺也直接或间接地受到神经系统的调节,在这种情况下,体液调节便成为神经调节反射弧传出途径的延伸或补充(图1-2),称为**神经-体液调节**(neuro-humoral regulation)。例如,当交感神经兴奋时,它所支配的肾上腺髓质分泌肾上腺素,经血液运输,调节相应器官的功能活动。

图 1-2 神经 - 体液调节示意图

体液调节的特点是:反应较缓慢、作用持续时间较长,作用范围较广泛。

三、自身调节

自身调节(autoregulation)是指组织或器官不依赖于神经和体液调节,而是由其自身特性对内外环境变化产生适应性反应的过程。这种调节方式只存在于少数组织和器官。例如,在一定范围内,心肌纤维被伸展得愈长,其收缩力将随之增加。这一现象在没有神经和体液因素影响下的离体灌流心脏中也同样存在,说明它完全是由心肌自身的特性决定的。又如,在一定范围内,动脉血压降低,脑血管就舒张,血流阻力减小,使脑血流量不致过少;动脉血压升高,则脑血管收缩,血流阻力增加,使脑血流量不致过多。这种反应在去除神经支配和体液因素的影响以后仍然存在。

自身调节是一种比较简单的原始调节方式,其特点是影响范围局限、调节幅度小、灵敏度低,但在维持某些器官功能的稳定中仍有一定的生理意义。

第五节 体内的控制系统

人体内各种生理功能的调节,都可看成是体内各组成部分之间,也就是各种**控制系统**(control system)间的信息传送过程。从控制论的观点分析,控制系统可分为:非自动控制系统、反馈控制系统和前馈控制系统三大类。非自动控制系统是一种"开环"系统。在这样的系统内,控制部分发出的信息影响受控部分,而受控部分的活动不会反过来影响控制部分的活动。这种控制方式对受控部分的活动实际上不能起调节作用。在人体正常生理功能的调节中,这种方式的控制是极少见的。本节主要介绍反馈控制系统和前馈控制系统。

一、反馈控制系统

反馈控制系统是一种"闭环"系统,即控制部分发出信号,指示受控部分活动,而受控部分的活动可被一定的感受装置感受,感受装置再将受控部分的活动情况作为反馈信号送回到控制部分,控制部分可以根据反馈信号来改变自己的活动,调整对受控部分的指令,因而能对受控部分的活动进行调节(图1-3)。可见,在这样的控制系统中,控制部分和受控部分之间形成一个闭环联系。在控制系统中,由受控部分发出的能影响控制部分的信息称为**反馈信息**。受控部分的活动反过来影响控制部分的活动称为**反馈**(feedback)。

图1-3 自动控制系统模式图

根据受控部分对控制部分发生的作用效果不同,可将反馈分为负反馈和正反馈。

(一) 负反馈

负反馈(negative feedback)是指从受控部分发出的反馈信息调整控制部分的活动,从而使输出变量向着与原来相反的方向变化。也就是说,当某种生理活动过强时,通过反馈调控作用可使该生理活动减弱,而当某种生理活动过弱时,又可反过来引起该生理活动增强。例如,脑内的心血管活动中枢通过交感神经和迷走神经控制心脏和血管的活动,使动脉血压维持在一定的水平。当某种原因使心脏活动增强,血管收缩而导致动脉血压高于正常时,动脉压力感受器受到的牵张刺激增强,发放的传入冲动增多,通过传入神经反馈到心血管中枢,心血管中枢的活动就会发生相应的改变,使心脏活动减弱、血管舒张,于是动脉血压回降至正常水平;反之,当某种原因使心脏活动减弱、血管舒张而使动脉血压低于正常时,动脉压力感受器传入中枢的神经冲动立即减少,使心血管中枢活动发生改变,其结果是心脏活动加强,血管收缩,动脉血压回升至正常水平。正常机体内,体温、血糖、pH、渗透压等都是在负反馈控制系统的调节下保持稳定状态的,它对保持机体正常的生理功能活动具有重要意义。

(二) 正反馈

正反馈(positive feedback)是指从受控部分发出的反馈信息,促进控制部分的活动,从而使输出变量向着与原来相同的方向进一步加强。可见,正反馈控制的特性不是维持系统的稳态或平衡,而是破坏原先的平衡状态。分娩过程就是正反馈调节的例子。当临近分娩时,了宫内胎儿发育成熟与母体内激素水平的变化可诱发子宫收缩,子宫收缩导致胎儿头部牵张子宫颈部,宫颈受到牵张可反射性地引起催产素分泌增加,从而进一步加强子宫收缩,转而使子宫颈进一步受到牵张,如此反复,直至胎儿娩出为止。其他如排尿、排便、射精、血液凝固等也都属于正反馈调节。正反馈调节在体内生理调节过程中比较少见,其生理作用是促使某一生理活动过程很快达到高潮并发挥最大效应。

二、前馈控制系统

体内除反馈控制系统外,还有**前馈控制系统**。控制部分在反馈信息尚未到达前已受到纠正信息(前馈信息)的影响,及时纠正其指令可能出现的偏差,这种自动控制形式称为**前馈**(feed-forward)。例如,在寒冷环境中,当体温下降到一定程度时,体温调节中枢受到刺激,使机体的代谢活动增强,产热增加,同时体表皮肤血管收缩,散热减少,体温回升,这属于负反馈调节。但实际上人体的体温是非常恒定的,主要是由于除上述反馈控制外,还有前馈控制的参与,人体可根据气温降低的有关信息,通过视听等感觉器官传递到大脑,大脑发出指令使产热活动增加而散热活动减少。这些产热活动在体温下降之前就已经发生,而不需要等到寒冷刺激使体温下降以后,因此,前馈控制系统可以使机体的反应具有一定的超前性和预见性。

(唐四元 赵 薇)

思 考 题

1. 为什么生理学研究需要在多个层面进行?
2. 机体内环境保持稳态有什么生理意义?
3. 试举例说明正反馈、负反馈及前馈在生理功能活动调节中的意义。

NURSING

第二章

细胞的基本功能

02章 数字内容

学习目标

- 知识目标：

掌握

1. 细胞膜的跨膜物质转运功能。
2. 静息电位和动作电位的概念及产生机制。
3. 神经 - 骨骼肌接头处的兴奋传递机制。
4. 兴奋 - 收缩耦联、骨骼肌的收缩机制。

熟悉

1. 细胞膜液态镶嵌模型学说。
2. 几种跨膜信号转导的方式。
3. 影响骨骼肌收缩的因素。

了解

1. 骨骼肌收缩的外部表现和力学分析。
2. 平滑肌的结构和生理特性。

- 能力目标：

能运用静息电位和动作电位等知识解释生物电与生命活动的关系。

- 素质目标：

1. 通过本章细胞生物电活动相关生理学知识的学习，激发学生对细胞兴奋产生和行使功能活动规律的认识和探究兴趣，培养学生的创新精神，树立终身学习的观念。
2. 通过细胞生物电活动产生机制的学习，解释相关临床应用原理（如：心电图、脑电图等），并能进行相关健康教育和健康指导。
3. 通过分析神经 - 骨骼肌兴奋过程和影响因素，分析临床重症肌无力等现象。

导入情境与思考

小刘,20岁,是某医科大学护理学院在读学生。近来运动后感到极度无力,尤其是在进食大量淀粉类食物后加重。门诊检查血清钾正常(4.5mmol/L),但运动后血清钾明显降低(2.2mmol/L),经补钾治疗后症状缓解。小刘感觉很迷惑。

试根据该案例思考:

1. 为什么低血钾会引起极度肌肉无力?
2. 为什么在进食大量淀粉后症状加重?
3. 血钾增高时对肌肉收缩有何影响?

细胞(cell)是构成人体最基本的结构和功能单位,机体的各种生理功能和生化反应以及其他生命活动都是在细胞及其产物的基础上进行的。只有首先了解细胞的结构和功能,才能对机体各器官、系统及整体的功能活动有所认识。人体内共有细胞约 10^{14} 个,按其功能可分为200余种,每种细胞都分布于特定部位,执行特定的功能。不同细胞都有一些共同的功能活动,本章将介绍细胞的这些具有共性的基本功能,包括细胞的物质转运功能、细胞的信号转导功能、生物电现象和肌细胞的收缩功能。

第一节　细胞膜的结构和物质转运功能

一、细胞膜的结构概述

机体的每个细胞都被一层薄膜所包被,称为**细胞膜**(cell membrane)或**质膜**(plasma membrane),它把细胞内容物与周围环境(主要是细胞外液)分隔开来,使细胞能相对的独立存在。构成细胞膜的化学成分基本相同,主要由脂质、蛋白质组成,此外还有少量的糖类物质。虽然目前还没有一种技术可以直接观察各种化学成分在膜中的排列形式,但 Singer 和 Nicholson 在 1972 年提出的**液态镶嵌模型**(fluid mosaic model)学说一直得到多方面研究结果的支持。这一模型学说的基本内容是:膜以液态的脂质双分子层为基架,其间镶嵌着许多具有不同结构和功能的蛋白质,糖类分子与脂质、蛋白质结合后附在膜的表面(图 2-1)。

脂质双分子层

亲水性基团

膜外侧糖链

蛋白质

疏水性基团

图 2-1　细胞膜的液态镶嵌模型

(一) 脂质双分子层

膜脂质主要由磷脂和胆固醇构成。其中以磷脂类为主,约占膜脂质总量的 70% 以上;其次是胆固醇,约占膜脂质总量的 30%。磷脂和胆固醇都是**双嗜性分子**(amphiphilic molecule),它们在膜中以双分子层形式排列。一端是由磷酸和碱基构成的亲水性极性基团,另一端两条脂肪酸烃链则属疏水性非极性基团。亲水的头端分别朝向膜内和膜外,而疏水的尾端则彼此相对,形成膜内部的疏水区。在正常体温条件下,膜脂质呈液态,因而膜具有流动性。脂质双分子层在热力学上的稳定性和它的流动性,能够说明为何细胞可以承受相当大的张力和外形改变而不致破裂,而且即使膜结构有时发生一些较小的断裂,也可以自动融合而修复,仍保持连续的双分子层的形式。

(二)细胞膜蛋白质

细胞膜的功能主要是通过膜蛋白来实现的。根据膜蛋白在膜上的存在形式,可分为**表面蛋白**(peripheral protein)和**整合蛋白**(integral protein)两大类。表面蛋白占膜蛋白的20%~30%,它们通过肽链中的带电氨基酸残基与脂质的极性基团以静电引力相结合,附着于膜表面,主要是膜的内表面。例如,红细胞膜内表面的骨架蛋白就是一种表面蛋白;整合蛋白占膜蛋白的70%~80%,它们以其肽链一次或反复多次穿越膜的脂质双分子层为特征。与物质跨膜转运功能有关的功能蛋白,如载体、通道和离子泵都属于整合蛋白。

(三)细胞膜糖类

细胞膜所含糖类甚少,主要是一些寡糖和多糖链,它们以共价键的形式和膜脂质或蛋白质结合,形成糖脂和糖蛋白。糖链绝大多数是裸露在膜的外表面。由于这些糖链在化学结构上具有特异性,因而可以作为细胞或所结合蛋白质的特异性的"标志"。例如,人的红细胞ABO血型系统中,红细胞的不同抗原特性就是由结合在膜脂质的鞘氨醇分子上的寡糖链所决定的。

二、细胞膜的物质转运功能

细胞膜主要由脂质双分子层构成,理论上只有脂溶性的物质才能通过细胞膜。但一个进行着新陈代谢的细胞,不断和细胞周围环境进行物质交换,包括各种供能物质、合成细胞新物质的原料、中间代谢产物和终产物、维生素、O_2和CO_2,以及Na^+、K^+、Ca^{2+}离子等。这些物质中,除少数能够直接通过脂质层进出细胞外,大多数物质分子或离子的跨膜转运,都与镶嵌在膜上的各种特殊的蛋白质分子有关。至于一些团块性固态或液态物质的进出细胞(如细胞对异物的吞噬或分泌物的排出),则通过入胞和出胞作用完成。

(一)单纯扩散

单纯扩散(simple diffusion)是指一些脂溶性物质和少数分子量很小的水溶性物质从细胞膜的高浓度一侧向低浓度一侧移动的过程。该过程是一种简单的物理扩散,没有生物学的转运机制参与。扩散的方向和速度取决于物质在膜两侧的浓度差和膜对该物质的通透性,扩散的最终结果是该物质在膜两侧的浓度差消失。细胞膜的基本组成是脂质双分子层,只有脂溶性小分子物质(如O_2、CO_2、N_2、NH_3、乙醇、尿素等)才能以单纯扩散的形式通过细胞膜。

值得指出的是,水分子虽然是极性分子,但它的分子极小、又不带电荷,也能以单纯扩散的方式通过细胞膜,但膜脂质对水的通透性很低,扩散速度很慢。水分子除了以单纯扩散透过细胞膜之外,还可通过**水通道**(water channel)跨膜转运。

(二)易化扩散

易化扩散(facilitated diffusion)是指一些不溶于脂质或在脂质中溶解度很小的物质,在细胞膜结构中特殊蛋白质的协助下,从膜的高浓度一侧向低浓度一侧扩散过程。根据参与蛋白质的不同,易化扩散可分为由载体介导和通道介导两种不同类型:

1. 经载体易化扩散(facilitated diffusion via carrier) 这种易化扩散又称为载体转运,是由细胞膜中的特殊载体蛋白协助完成的。载体蛋白上存在与某物质的结合位点,当在膜的高浓度一侧与某物质结合后,可通过载体蛋白构象变化,使结合位点转向膜的低浓度一侧并与被转运物质解离,从而完成某物质的跨膜转运(图2-2)。葡萄糖、氨基酸顺浓度差的跨膜转运就属于这种类型的易化扩散。这种跨膜转运的特征是:①结构特异性:即每种载体蛋白只能转运某种特定的物质。例如,在同样浓度差的情况下,右旋葡萄糖的跨膜通量大大超过左旋葡萄糖(人体内可利用的糖类都是右旋的);

②饱和现象：在一定范围内，载体转运量一般与膜两侧被转运物质的浓度差成正比。随着膜一侧物质浓度的增加，物质的转运量随之增加。但如果膜一侧的物质浓度增加超过一定限度时，该物质的转运量就不再增加，称为饱和现象。这是由于载体蛋白数目或每一载体分子上的结合位点的数目是有限的，超过了这个限度，载运量不再随溶质浓度增加而增大；③竞争性抑制：如果某一载体对结构类似的 A、B 两种物质都有转运能力，那么 A 物质增加会减弱它对 B 物质的转运能力，这是因为有一定数量的结合位点竞争性地被 A 所占据的结果。

A. 载体蛋白质与被转运物结合；B. 载体蛋白质与被转运物分离。

图 2-2 经载体转运示意图

葡萄糖转运体与糖尿病

葡萄糖转运体（glucose transporter，GLUT）是一类镶嵌在细胞膜上转运葡萄糖的载体蛋白质，广泛分布于体内各种组织。葡萄糖转运体的分布及质量与糖尿病的发生发展具有极为密切的关系。葡萄糖转运体存在于身体各个组织细胞中，24h 不间断从高浓度向低浓度转运葡萄糖的，用以控制人体葡萄糖代谢的平衡，而且在转运过程并不消耗能量。然而，葡萄糖转运体极易受人体内环境变化影响，饮食、运动、心情、服用药品等都可使葡萄糖转运出现转运障碍，进而导致胰岛 β 细胞无法得到有效的营养供给，致使 β 细胞分泌的胰岛素数量和质量降低，胰岛素无法正常和细胞上受体结合，降血糖作用受到影响，血糖升高；而高血糖的环境又会进一步影响 β 细胞葡萄糖转运体的转运，使转运功能进一步缺失，并最终形成恶性循环，最终导致胰岛 β 细胞营养供给缺失，部分细胞衰竭或功能减弱，形成糖尿病。

2. 经通道易化扩散（facilitated diffusion via ion channel） 这种转运又称通道转运。体液中的带电离子，如 Na^+、K^+、Ca^{2+}、Cl^- 等跨膜转运须通过纵贯脂质双分子层的、中央带有亲水性孔道的膜蛋白来实现。这种能使离子跨过膜屏障进行转运的蛋白质孔道称为**离子通道**（ion channel）（图 2-3）。

图 2-3 经通道转运示意图

离子通道的共同特征是：①离子选择性：是指每种通道都对一种或几种离子具有较高的通透能力，而对其他的离子通透性很小或不通透。通道对离子的选择取决于通道开放时该水性孔道的几何大小和孔道壁的带电状况。由于通道有各自的离子选择性，故分别被命名为 Na^+ 通道、K^+ 通道、Ca^{2+} 通道等；②离子转运速度快：每秒钟通过的离子可达 $10^6 \sim 10^8$ 个分子；③离子通道的门控性：在不同的条件下，通道蛋白可处于不同的构型或功能状态，表现为开放或关闭，这种通道的开放或关闭现象称为门控。根据通道门控的控制因素不同，通道可分为 3 类：一是**电压门控通道**（voltage-gated channel），它们在膜去极化到一定电位时开放，因此也称为电压依从性离子通道，如神经元上的 Na^+ 通道（图 2-4A）；二是**化学门控通道**（chemically-gated channel），受膜环境中某些化学物质的影响而开放，这类化学物质主要来自细胞外液，如激素、递质等。例如，肌细胞膜上的各种离子通道（图 2-4B）；三是**机械门控通道**（mechanically-gated channel），当膜的局部受牵拉变形时被激活，如触觉的神经末梢、听觉的毛细胞、血管壁上的内皮细胞以及骨骼肌细胞等都存在这类通道（图 2-4C）。

A. 电压门控通道；B. 化学门控通道；C. 机械门控通道。

图 2-4 离子通道的门控特性示意图

除上述门控离子通道外，还有少数通道总是处于开放状态，外在因素对之无明显影响，这类通道称为**非门控通道**（non gated channel），如神经纤维膜上的钾漏通道等，非门控通道在维持静息膜电位上特别重要。

由于单纯扩散和易化扩散转运物质时，动力来自膜两侧存在的浓度差或电位差所含的势能，不需要细胞代谢提供能量，故将它们称为**被动转运**（passive transport）。膜两侧存在的浓度差、电位差合称为电 - 化学梯度，被动转运是顺电 - 化学梯度将物质进行转运的。

水通道及其发现

科学研究发现细胞膜中存在着一系列物质交换的"城门"，一种"城门"只允许某一种分子出入，人们将这些"城门"称之为细胞膜通道。2000 年，美国科学家彼得·阿格雷成功地拍摄了第一

Note:

张细胞膜水通道蛋白质的高清晰度照片。这一发现揭示了水通道蛋白的结构只允许水分子通过。水通道蛋白具有十分重要的作用。在人的肾脏中,细胞膜蛋白中的水通道蛋白就起着关键的过滤作用,被称为"细胞膜水通道"。彼得·阿格雷因此发现获得了2003年诺贝尔化学奖。

(三) 主动转运

主动转运(active transport)是指细胞通过本身的某种耗能过程,将某种物质的分子或离子由膜的低浓度一侧移向高浓度一侧的过程。物质分子可由高浓度处自动向低浓度处扩散,而分子由低浓度处移向高浓度处则需另行供能,正如滑雪者可由高坡自动下滑,而上坡却需要由人体费力一样。被动转运和主动转运的根本区别即在于此。

主动转运分为两种:原发性主动转运和继发性主动转运,一般所说的主动转运是指原发性主动转运。

1. **原发性主动转运**(primary active transport) 细胞直接利用代谢产生的能量将物质逆浓度差或逆电位差转运的过程称为原发性主动转运。介导这一过程的膜蛋白称为**离子泵**(ion pump)。离子泵可将细胞内的ATP水解为ADP,并利用高能磷酸键储存的能量完成离子的跨膜运动。离子泵由于具有水解ATP的能力,所以也称为ATP酶。在细胞膜的主动转运中研究得最充分,而且对细胞的生存和活动最重要的,是膜对钠和钾离子的主动转运过程。各种细胞的细胞膜上普遍存在着一种**钠-钾泵**(sodium-potassium pump)的结构,简称**钠泵**,也称Na^+-K^+ 依赖式 ATP 酶(Na^+-K^+-ATPase)。其作用是在消耗代谢能的情况下,逆浓度差将细胞内的 3 个 Na^+ 移出膜外,同时把细胞外的 2 个 K^+ 移入膜内,因而保持了膜内高 K^+ 和膜外高 Na^+ 的不均衡离子分布(图 2-5)。Na^+、K^+ 等离子在膜两侧的不均衡分布,是神经和肌肉等组织具有兴奋性的基础。

钠泵消耗的能量占人体细胞新陈代谢所释放能量的20%~30%,某些细胞甚至高达70%用于钠泵的转运,可见钠泵的活动对维持细胞功能的重要性。钠泵活动的生理意义是:①钠泵活动造成的细胞内高 K^+ 是许多代谢过程的必需条件;②钠泵将 Na^+ 排出细胞将减少水分子进入细胞内,对维持细胞的正常体积、渗透压和离子平衡有一定意义;③钠泵活动最重要的在于它能逆浓度差和电位差进行转运,因而建立起一种势能贮备。这种势能是细胞内外 Na^+ 和 K^+ 等顺着浓度差和电位差移动的能量来源。

主动转运是人体重要的物质转运形式,除钠泵外,目前了解较多的还有**钙泵**(calcium pump),也称 Ca^{2+} 依赖式 ATP 酶;H^+-K^+泵(H^+-K^+ 依赖式 ATP 酶)等,这些泵蛋白在分子结构上和钠泵类似,都以直接分解 ATP 为能量来源,将有关离子进行逆浓度差的转运。

2. **继发性主动转运或联合(或协同)转运**(secondary active transport) 是指许多物质在进行主动转运过程中,并不直接消耗能量,而是利用原发性主动转运所形成的离子浓度差而进行的物质逆浓度梯度或电位梯度的跨膜转运方式。继发性主动转运是通过一种称为转运体的膜蛋白进行的。

例如,在完整的在体肾小管和肠黏膜上皮细胞,由于在细胞的基底-外侧膜(或基侧膜,即靠近毛细血管和相邻上皮细胞侧的膜)上有钠泵存在,因而能造成细胞内 Na^+ 浓度经常低于小管液和肠腔液中 Na^+ 浓度的情况,于是 Na^+ 不断由小管液和肠腔液顺浓度差进入细胞,由此释放的势能则用于葡萄糖分子的逆浓度差进入细胞。葡萄糖主动转运所需的能量不是直接来自 ATP 的分解,而是来自膜外 Na^+ 的高势能。但造成这种高势能的钠泵活动是需要分解 ATP 的,因而葡萄糖的主动转运所需的能量还是间接地来自 ATP(图 2-6)。氨基酸的吸收方式与之相似。

A. 钠泵以 2 个 K^+ 内入，3 个 Na^+ 外排的方式进行主动转运，产生正电荷的外向净移动；B. 钠泵分子二级结构，α 亚单位 10 次跨膜，N 端和 C 端都在胞质侧；N 端第 4、5 跨膜段之间形成 1 个大的胞内环，上面有 ATP 磷酸化位点和 ATP 结合位点；Na^+ 结合位点位于胞内环；K^+ 和哇巴因(钠泵的特异性阻断剂)的结合位点分别位于不同的胞外环；β 亚单位 1 次跨膜。

图 2-5 钠泵功能活动及分子结构示意图

图 2-6 葡萄糖和某些氨基酸的继发性主动转运模式图

(四) 出胞和入胞

细胞对一些大分子物质或物质团块,可通过出胞和入胞进行转运。

1. 出胞 出胞(exocytosis)指大分子物质或物质团块排出细胞的过程。出胞主要见于细胞的分泌活动,如内分泌腺把激素分泌到细胞外液中,消化腺细胞分泌消化酶、神经末梢释放神经递质等。细胞的各种蛋白性分泌物先是在粗面内质网上合成,再到高尔基复合体被一层膜性结构所包被,形成分泌囊泡,后者再逐渐移向特定部位的细胞膜内侧,准备分泌或暂时储存。有些细胞的分泌过程是持续进行的,有些则有明显的间断性。分泌过程的最后阶段是:囊泡逐渐向细胞膜内侧移动,最后囊泡膜和细胞膜在某点接触和相互融合,并在融合处出现裂口,将囊泡一次性的排空,而囊泡的膜也就变成了细胞膜的组成部分(图 2-7)。

2. 入胞 入胞(endocytosis)是指大分子物质或某些物质团块进入细胞的过程。如侵入体内的细菌、病毒、异物或血浆中脂蛋白颗粒、大分子营养物质等进入细胞。如果进入细胞的物质是固体物质,称为**吞噬**(phagocytosis);如果进入细胞的物质是液体,称为**吞饮或胞饮**(pinocytosis)。吞噬只发生在一些特殊的细胞,如单核细胞、巨噬细胞、中性粒细胞等;吞饮过程可发生在所有细胞。入胞时,首先是细胞外液中的某些物质与细胞膜接触,引起该处的质膜发生内陷,或伸出伪足包绕异物,再出现膜结构的断离,最后是异物连同包被它的那一部分膜整个地进入细胞质中。液相入胞过程中,有一种通过被转运物质与膜表面的特殊受体蛋白质相互作用而引起的入胞现象,称为**受体介导式胞饮**。受体介导式胞饮是人体内一种重要的入胞形式,许多大分子物质都是这种方式进入细胞的。如以胆固醇为主要成分的血浆低密度脂蛋白颗粒、结合了铁离子的运铁蛋白、结合了维生素 B_{12} 的运输蛋白、多种生长调节因子和胰岛素等一部分多肽类激素、抗体和某些细菌毒素,以及一些病毒(流感病毒和小儿麻痹病毒)等(图 2-8)。

图 2-7　分泌物的出胞过程

①被转运的配体与受体结合
②受体配体复合物移向有被小窝
有被小窝
⑧出胞
③入胞
受体
网格蛋白
④脱去网格蛋白形成吞饮泡
⑦含有受体的循环小泡移向细胞膜
⑤受体配体分离
⑥配体被高尔基体或溶酶体进一步处理
胞内体
细胞内液

图 2-8　受体介导式入胞过程示意图

第二节　细胞的跨膜信号转导功能

人体是由很多细胞组成的有机整体。它要实现自身复杂的功能,又要适应环境的各种变化,细胞之间必须有完善的信息联系,即具有**信号转导**(signal transduction)功能。能在细胞间传递信息的称为信号分子,大约有几百种,如激素、神经递质、细胞因子、气体分子(如 NO)等。信号分子并不需要自身进入它们的靶细胞后才能起作用(一些脂溶性的小分子类固醇激素和甲状腺激素例外,详见第十一章),它们大多数是选择性地同靶细胞膜上具有特异性的受体相结合,再通过跨膜信号传递或跨膜信号转换过程,最后才间接地引起靶细胞膜的电变化或其他细胞内功能的改变。细胞外信息以信号形式传递到膜内,引发细胞相应的功能效应,这一过程称为**跨膜信号转导**(transmembrane signal transduction)。根据膜受体分子结构和信号转导途径不同,跨膜信号转导的方式大体上可以分为 G 蛋白耦联受体介导的信号转导,酶耦联受体介导的信号转导,离子通道受体介导的信号转导等几类。每类通过各自不同的细胞信号分子完成信号转导。

一、G 蛋白耦联受体介导的信号转导

G 蛋白耦联受体(G protein-linked receptor)本身不具备通道结构,也无酶活性。当受体与配体结合使受体活化后,通过一组能与 GTP 结合的称之为 G 蛋白的调节蛋白相互作用来完成信号跨膜转导。

(一) G 蛋白耦联受体信号转导中的信号分子

1. **G 蛋白耦联受体**　G 蛋白耦联受体(也称促代谢型受体)是由一条 7 次穿膜的肽链构成,故也称之为 7 次跨膜受体。其共同的作用特点是它们都通过 G 蛋白的介导,影响某些酶的活性,从而改变细胞内第二信使的浓度,产生特定的生物学功能。如 β 肾上腺素受体、α_2 肾上腺素受体、乙酰胆碱 M 受体、5-羟色胺受体、嗅觉受体、视紫红质以及多数肽类激素的受体等,这类受体总数近 100 种,是最大的受体家族。

2. **G 蛋白**　G 蛋白(G protein)是耦联膜受体和蛋白效应器(酶或离子通道)的膜蛋白。通常呈三聚体,由 α、β、γ 三个亚基组成,其中 α 亚基具有鸟苷酸结合位点和 GTP 酶活性,故 G 蛋白又称**鸟苷酸结合蛋白**(GTP-binding protein)。非活化的 G 蛋白(图 2-9A)在膜内是与受体分离的,其 α 亚基与二磷酸鸟苷(GDP)相结合。当配体与受体结合后,活化的受体与 G 蛋白的 α 亚单位结合并使之构象改变(图 2-9B)。导致 G 蛋白 α 亚基与 GTP 结合并解离出 GDP,进而使三聚体 G 蛋白分成两部分,即 α-GTP 复合物和 β-γ 二聚体(图 2-9C)。它们均可进一步激活下游的效应器(酶或离子通道),产生特定的细胞功能。由于 α 亚单位的 GTP 酶活性,可将 GTP 分解成 GDP(图 2-9D),结合 GDP 的 α 亚基随即与 β-γ 二聚体再次结合成未活化状态的 G 蛋白。上述全部过程如图 2-9 所示。

3. **G 蛋白效应器**　G 蛋白效应器(G protein effector)包括酶和离子通道两类。G 蛋白调控的酶主要有细胞膜内侧面上的**腺苷酸环化酶**(adenylate cyclase,AC)、**磷脂酶 C**(phospholipase C PLC)、**磷酸二酯酶**(phosphodiesterase,PDE)和**磷脂酶 A_2**(phospholipase A_2,PLA$_2$)。这些酶都可催化生成(或分解)第二信使,实现细胞外信息向细胞内的转导。此外,G 蛋白也直接或间接通过第二信使调控离子通道的活动。

4. **第二信使**　第二信使(second messenger)指激素、递质、细胞因子等信号分子作用于细胞膜后产生的细胞内信号分子(通常将作用于细胞膜的信号分子称为第一信使)。较重要的第二信使有:**环-磷酸腺苷**(cyclic adenosine monophosphate,cAMP)、**三磷酸肌醇**(inositol triphosphate,IP$_3$)、**二酰甘油**(diacylglycerol,DG)、**环-磷酸鸟苷**(cyclic guanosine monophosphate,cGMP)和 Ca^{2+} 等。它们调节的靶蛋白主要是各种蛋白激酶和离子通道,产生以靶蛋白构象变化为基础的级联反应和细胞功能改变。

图 2-9 由 G 蛋白耦联受体实现的跨膜信号转导示意图

(二) G 蛋白耦联受体介导的主要信号转导途径

能与受体发生特异性结合的活性物质称为**配体**(ligand)。现已知有 100 多种配体可通过 G 蛋白耦联受体实现跨膜信号转导。众多的配体物质与相应的受体结合后,仅通过为数不多的几条信号转导途径把信息转导到细胞内,引发生物效应。其中较为重要的有以下两条途径:

1. 受体 -G 蛋白 -AC 途径 细胞膜上存在的腺苷酸环化酶(AC),可催化胞质内的 ATP 生成 cAMP。平时 cAMP 的生成与分解保持平衡,使它的浓度在细胞内保持在 $10^{-7}M$ 以下。当细胞外信号物质(配体)作用于靶细胞,可使 cAMP 浓度在几秒钟之内升高几倍。

cAMP 主要通过激活**蛋白激酶** A(protein kinase A,PKA)来实现信号转导。在不同类型的细胞中,PKA 通过使底物蛋白磷酸化而发挥其生物作用。PKA 的底物蛋白不同,因此 cAMP 在不同的靶细胞中具有不同的功能,例如,肝细胞内 cAMP 水平的升高可激活 PKA,PKA 又激活磷酸化酶激酶,后者促使肝糖原分解;在心肌细胞,PKA 可使 Ca^{2+} 通道磷酸化,增加细胞膜上有效的 Ca^{2+} 通道数量,因而增强心肌收缩力;在胃黏膜壁细胞,激活的 PKA 可促进胃酸的分泌。

2. 受体 -G 蛋白 -PLC 途径 许多配体与受体结合后,可经 Gi 家族或 Gq 家族中的某些亚型激活磷脂酶 C(PLC),PLC 可将膜脂质中含量甚少的**二磷酸磷脂酰肌醇**(phosphatidylinositol bisphosphate,PIP_2)迅速水解为两种第二信使物质,即三磷酸肌醇(IP_3)和二酰甘油(DG)。IP_3 是水溶性的小分子物质,它在生成后离开细胞膜,与内质网或肌质网膜上的 IP_3 受体结合。IP_3 受体是一种化学门控的**钙释放通道**(calcium release channel),激活后可导致内质网或肌质网中 Ca^{2+} 的释放和胞质 Ca^{2+} 浓度升高。二酰甘油生成后仍留在细胞膜内,它与膜磷脂中的磷脂酰丝氨酸共同将胞质中的**蛋白激酶** C(protein kinase C,PKC)结合于膜的内面,并使之激活。Ca^{2+} 和 PKC 可进一步作用于信号蛋白或功能蛋白,实现细胞内的信号转导。

二、离子通道受体介导的信号转导

离子通道是镶嵌在细胞膜的脂质双层中贯穿整个膜的大分子蛋白质,其中央形成允许某些离子通过的亲水性孔道。目前已确定体内至少有三种类型的离子通道,可对相应的刺激起反应,完成跨膜信号转导。

(一) 化学门控通道

这类通道是同时具有受体和离子通道功能的蛋白质分子,激活后可引起离子的跨膜流动,故

Note:

也称为促离子型受体。主要分布在肌细胞终板膜和神经细胞的突触后膜中,通道的开闭取决于膜两侧特定的化学性信号。神经 - 骨骼肌接头的信号传递就是离子通道耦联受体介导的信号转导的典型例子。骨骼肌细胞终板膜上的 N 型**乙酰胆碱**(acetylcholine,ACh)受体即是一种离子通道耦联受体。当神经冲动到达神经末梢处时,先是由末梢释放一定数量的 ACh 分子,后者再同肌细胞膜上称为终板(指有细胞膜上同神经末梢相对的那部分膜,其中所含的膜蛋白与一般肌细胞膜不同)处的"受体"相结合,引起终板膜产生电位变化,最后引起整个肌细胞的兴奋和收缩。目前对这类通道蛋白质研究最清楚的就是 N 型乙酰胆碱门控通道,它是由 4 种不同的亚单位组成的 5 聚体蛋白质(图 2-10),每种亚单位都由一种 mRNA 编码,所生成的亚单位在膜结构中通过氢键等非共价键式的相互吸引,形成一个结构为 $\alpha_2\beta\gamma\delta$ 的梅花状通道样结构(图 2-10A 和 B),而其中的两个 α 亚单位正是同两分子 ACh 相结合的部位,这种结合可引起通道结构的开放,使终板膜外高浓度的 Na^+ 内流,和少量的 K^+ 外流产生终板电位,完成了 ACh 这种化学信号的跨膜传递过程。

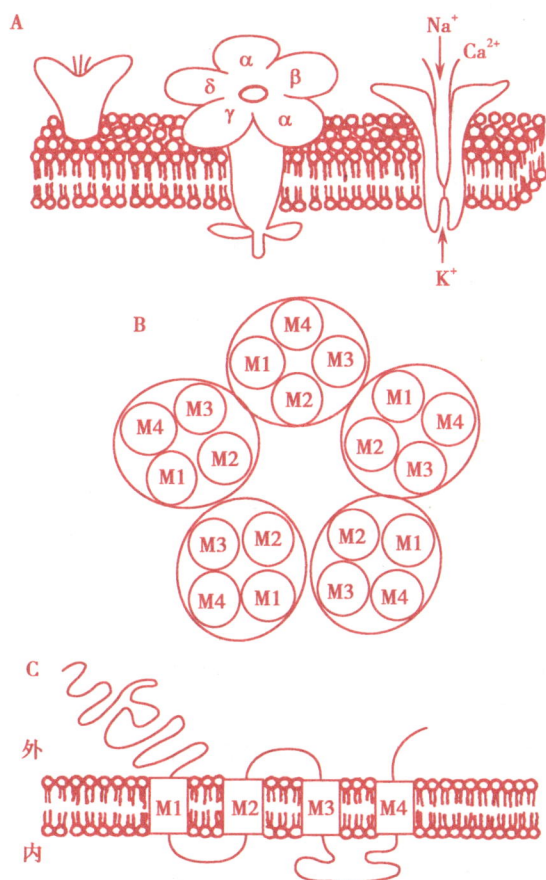

A. N- 型 ACh 门控通道的 5 个亚单位相互吸引,包绕成一个梅花状的通道样结构;
B 和 C. 在跨膜通道结构中,各个亚单位所包含的 4 个 α- 螺旋在通道结构中的位置。

图 2-10　N- 型乙酰胆碱门控通道的分子结构示意图

另外,一些氨基酸类递质,如谷氨酸、门冬氨酸、γ- 氨基丁酸和甘氨酸等,也是通过与 N 型 ACh 门控通道类似的机制影响其靶细胞,其中有些是钙离子通道,有些是氯离子通道。

(二) 电压门控通道

体内很多细胞,如神经细胞和各种肌细胞,在它们的细胞膜中有多种电压门控通道蛋白质,它们可由膜两侧出现的电位改变使通道开放,并由随之出现的跨膜离子流使通道所在膜发生跨膜电位改变。例如,前述的终板膜由 ACh 门控通道开放而出现终板电位时,这个电位改变可使相邻的肌细胞

Note:

膜中的电压门控式 Na⁺ 通道和 K⁺ 通道相继激活（即通道开放），使肌细胞产生动作电位。当动作电位在神经纤维膜和肌细胞膜上传导时，也是由一些电压门控通道被邻近已兴奋的膜的电位变化所激活，结果使这些通道所在的膜也相继出现特有的电变化。由此可见，电压门控通道所起的功能，是一种跨膜信号转换，只不过它们接受的外来刺激信号是电位变化，经过电压门控通道的开闭，引起细胞膜出现新的电变化或其他细胞内功能变化。

（二）机械门控通道

体内存在不少能感受机械性刺激并引致细胞功能改变的细胞。如内耳毛细胞顶部的听毛在受到切应力的作用产生弯曲时，毛细胞会出现短暂的感受器电位，这也是一种跨膜信号转换，即外来机械性信号通过某种结构变化的过程，引起细胞的跨膜电位变化。

三、酶耦联受体介导的信号转导

酶耦联受体是指细胞膜上一些既有受体作用又有酶作用的蛋白质分子。酶耦联受体有多种，其中比较重要的有酪氨酸激酶受体和酪氨酸激酶结合型受体、鸟苷酸环化酶受体、丝氨酸 / 苏氨酸激酶受体等。酶耦联受体既有与信号分子结合的位点，起受体作用，又具有酶的催化作用，通过这种双重作用来完成信号转导功能。这种信号转导称为酶耦联受体介导的信号转导。体内大部分生长因子和一部分胰岛素等肽类激素就是通过这种方式转导的。

四、招募型受体介导的信号转导

招募型受体（recruitment receptor）是单个跨膜受体，受体分子的胞内域没有任何酶的活性，故不能进行生物信号的放大。招募型受体的胞外域一旦与配体结合，其胞内域即可在胞质侧招募激酶或转接蛋白，激活下游不涉及经典第二信使的信号转导通路来完成信号转导，如细胞因子受体介导的 JAK-STAT 信号通路。

五、核受体介导的信号转导

脂溶性配体可直接进入细胞，与胞质受体或核受体结合而发挥作用。核受体信号转导途径细胞内受体分布于胞浆或核内，本质上都是配体调控的转录因子，均在核内启动信号转导并影响基因转录，统称**核受体**（nuclear receptor）。核受体按其结构和功能分为类固醇激素受体家族和甲状腺素受体家族。类固醇激素受体（雌激素受体除外）位于胞浆，与**热休克蛋白**（heat shock protein，HSP）结合存在，处于非活化状态。配体与受体的结合使 HSP 与受体解离，暴露 DNA 结合区。激活的受体二聚化并移入核内，与 DNA 上的**激素反应元件**（hormone response element，HRE）相结合或其他转录因子相互作用，增强或抑制基因的转录。甲状腺素类受体位于核内，不与 HSP 结合，配体与受体结合后，激活受体并以 HRE 调节基因转录。

第三节　细胞的生物电现象

生物体内的电现象是极其普遍而又重要的生命活动，同时生物电又与其他重要的生命活动紧密联系在一起。一切活细胞无论处于静息状态还是活动状态都存在电现象，这种电现象称为**生物电**（bioelectricity）。目前，对健康人和患者进行心电图、脑电图、肌电图，甚至视网膜电图、胃肠电图的检查，已经成为发现、诊断和估量疾病进程的重要手段。人体和各器官的电现象的产生，都以细胞水平的生物电现象为基础的。由于生物电发生在细胞膜两侧，故又称为**跨膜电位**（transmembrane potential），简称**膜电位**（membrane potential，MP）。细胞水平的生物电现象主要有两种表现形式：安静时具有的静息电位和受刺激时产生的动作电位。

一、静息电位及其产生机制

(一) 细胞的静息电位

静息电位(resting potential,RP) 是指细胞处于静息状态时,膜两侧存在的外正内负的电位差。如果规定细胞膜外电位为零,则静息电位表现为膜内电位较膜外为负。不同组织的静息电位不同,大都在 $-10\sim-100mV$。例如骨骼肌细胞的静息电位约 $-90mV$,神经细胞约 $-70mV$,平滑肌细胞约 $-55mV$,红细胞约 $-10mV$。静息电位在大多数细胞是一种稳定的直流电位(一些有自律性的心肌细胞和胃肠道平滑肌细胞例外),只要细胞未受到外来刺激而且保持正常的新陈代谢,静息电位就稳定在某一相对恒定的水平。人们通常把细胞静息时的膜外为正、膜内为负的分极状态称为**极化**(polarization)。当静息电位的数值向膜内负值加大的方向变化时,称为膜的**超极化**(hyperpolarization);相反,如果膜内电位向负值减小的方向变化,称为**去极化**(depolarization);细胞先发生去极化,然后再向正常安静时膜内所处的负值恢复,则称为**复极化**(repolarization)。

(二) 静息电位产生的机制

静息电位实际上仅存在于细胞膜内外表面之间,在膜的外表面有一薄层正离子,内表面有一薄层负离子。形成这种状态的基本原因是带电离子的跨细胞膜转运。静息电位产生原理主要有两个:①细胞内外各种离子的浓度分布不均,即存在浓度差。所有正常生物细胞内的 K^+ 浓度约为细胞外 K^+ 浓度的 30 倍,而细胞外 Na^+ 浓度约为细胞内 Na^+ 浓度的 12 倍,这是 Na^+ 泵活动的结果。在这种情况下,K^+ 必然会有一个向膜外扩散的趋势,而 Na^+ 有一个向膜内扩散趋势(表 2-1);②在不同状态下,细胞膜对各种离子的通透性不同。膜在安静状态下对 K^+ 通透性最大,对 Na^+ 和 Cl^- 少量通透,对大分子的有机负离子(多是蛋白质离子)不通透。那么只有 K^+ 移出膜外,而膜内带负电荷的有机负离子不能随之移出细胞,于是随着 K^+ 移出,出现膜内变负而膜外变得较正的状态。K^+ 的这种外向扩散并不能无限制地进行,这是因为移到膜外的 K^+ 所造成的外正内负的电位差,将对 K^+ 的继续外移起阻碍作用,而且 K^+ 移出的愈多,这种阻碍就会愈大。当浓度差(促使 K^+ 外流的动力)与电位差(阻止 K^+ 外流的阻力)相抗衡时,K^+ 的跨膜净移动停止。于是,由于 K^+ 外流所造成的膜两侧的电位差也稳定于某一数值不变,这种内负外正的电位差称为 K^+ 的平衡电位。根据 Nernst 公式可以精确计算离子平衡电位的数值(式 2-1)。

$$E_X = \frac{RT}{ZF}\ln\frac{[X^+]_o}{[X^+]_i} \tag{式 2-1}$$

式中 R 是通用气体常数,Z 是离子价,F 是法拉第常数,T 是绝对温度;式中只有 $[X^+]_o$ 和 $[X^+]_i$ 是变数,分别代表膜外侧和内侧的离子浓度。如果把有关数值代入(式 2-1),室温以 29.2℃ 计算,再把自然对数化为常用对数,则(式 3-1)可简化为(式 2-2):

$$E_X = \frac{8.31 \times (29.2+273) \times 10^3}{1 \times 96\,500} \times 2.302\,6\lg\frac{[X^+]_o}{[X^+]_i}(mV)$$
$$= 60\lg\frac{[X^+]_o}{[X^+]_i}(mV) \tag{式 2-2}$$

表 2-1 哺乳动物骨骼肌细胞内、外主要离子的浓度 单位:mmol/L

离子	细胞内液离子浓度	细胞外液离子浓度
Na^+	12.0	145.0
K^+	155.0	4.5
Cl^-	4.2	116.0
Ca^{2+}	10^{-4}	1.0
A^-	155.0	0.0

注:表中 Ca^{2+} 浓度为游离 Ca^{2+} 浓度;A^- 代表有机阴离子。

可以由 Nernst 公式计算得到 K^+ 平衡电位的理论数值,而静息电位的实际数值略小于理论数值。例如枪乌贼巨大神经纤维 K^+ 平衡电位的计算数值为 $-87mV$,而它的实测值为 $-77mV$。原因是膜在静息时对 Na^+ 也有一定的通透性(膜对 K^+ 的通透性是 Na^+ 通透性的 10~100 倍),因此,细胞静息时有少量的 Na^+ 逸入细胞内;由于膜外 Na^+ 浓度大于膜内,即使少量的 Na^+ 逸入膜内也会抵消一部分 K^+ 外移造成的膜内负电位。

(三)影响静息电位的主要因素

1. 细胞膜在静息状态时对 K^+ 的通透性,通透性越大静息电位越大。

2. 细胞膜内外 K^+ 的浓度差,浓度差越大静息电位就越大。因此,不同种类动物,以及同一种动物的不同组织的细胞静息电位大小不同。这与实验室在细胞浸浴液中增、减 K^+ 时所测得的结果很接近,这也进一步说明形成静息电位的主要离子是 K^+。

3. 细胞代谢障碍会导致静息电位逐渐减小、甚至消失。当细胞缺血、缺氧或酸中毒时,导致细胞代谢障碍,影响细胞向钠泵提供能量,钠泵不能顺利将细胞内的 Na^+ 泵出,将细胞外的 K^+ 泵回,致使细胞内外 K^+ 的浓度差逐渐减小。

二、动作电位及其产生机制

(一)细胞的动作电位

动作电位(action potential,AP)是指细胞受刺激时在静息电位基础上产生的可扩布的电位变化。动作电位是膜电位的一个连续变化过程,它一旦在细胞膜某一部位产生,就会迅速向四周扩布。动作电位是细胞处于兴奋状态的标志。以神经细胞为例,当神经纤维在安静状况下受到一次短促的阈刺激或阈上刺激时,膜内原来存在的负电位将迅速消失,进而变成正电位,即膜内电位在短时间内可由原来的 -70 变到 $+35mV$ 的水平,构成了动作电位变化曲线的上升支(去极相)。通常将动作电位上升支中零位线以上的部分,称为**超射**(overshoot)。但是,由刺激所引起的这种膜内外电位的倒转只是暂时的,随后,膜电位又迅速复极化恢复至静息电位水平(复极相)。在神经纤维,它一般历时 0.5~2.0ms,在描记的图形上表现为一次短促而尖锐的形似高耸尖锐的山峰样的脉冲变化。人们常把这种构成动作电位主要部分的脉冲样变化,称之为**锋电位**(spike potential)。在锋电位下降支最后恢复到静息电位水平以前,膜电位出现低幅、缓慢的波动,称为**后电位**(after-potential),它包括**负后电位**(Negative after-potential)和**正后电位**(Positive after-potential)。前者指膜电位复极到静息电位水平前维持一段较长时间的去极化,约持续 5~30ms;后者是紧随其后的一段超过静息电位水平的超极化状态,最后才恢复到受刺激前的静息电位水平(图 2-11)。

图 2-11 单一神经纤维的动作电位示意图

（二）动作电位产生机制

前已述及细胞外 Na^+ 的浓度比细胞内高得多，它有从细胞外向细胞内扩散的趋势，但 Na^+ 能否进入细胞是由细胞膜上 Na^+ 通道的状态来控制的。当细胞在受到刺激产生兴奋时，首先是受刺激部位细胞膜上少量的 Na^+ 通道开放，少量 Na^+ 顺浓度差流入细胞，使膜电位减小。当膜电位减小到一定数值（阈电位）时，会引起膜上大量电压门控 Na^+ 通道开放，膜对 Na^+ 通透性的突然增大，Na^+ 在浓度差和电位差（静息时的外正内负）的作用下，使细胞外的 Na^+ 快速、大量内流，细胞内正电荷数迅速增加，造成膜内负电位的迅速消失，继而达到正电位水平，形成膜的去极化和反极化，这就形成了锋电位陡直的上升支。当内流的 Na^+ 在膜内形成的正电位足以阻止 Na^+ 的净移入时为止，膜电位达到一个新的平衡点，这就是 Na^+ 平衡电位。

但是，膜内电位停留在 Na^+ 平衡电位水平的时间极短，随后很快出现了电压门控 Na^+ 通道失活关闭，Na^+ 通透性消失，并伴随出现了电压门控 K^+ 通道开放，K^+ 通透性增大，K^+ 快速外流，膜内电位迅速下降，又恢复到极化状态，亦即出现复极化，造成了锋电位曲线的快速下降支。

细胞每兴奋一次或产生一次动作电位，总有一部分 Na^+ 在去极化时进入膜内，一部分 K^+ 在复极时逸出膜外，但由于离子移动受到各离子的平衡电位的限制，它们的实际进出量是很小的。据估计，神经纤维每兴奋一次，进入膜内的 Na^+ 量大约只能使膜内的 Na^+ 浓度增大约八万分之一，复极时逸出的 K^+ 量也类似这个数量级。即便神经连续多次产生兴奋，短时间内也不大可能明显地改变膜内高 K^+ 和膜外高 Na^+ 这种基本状态，而只要这种不均衡的离子分布还能维持，静息电位就可以维持，新的兴奋就可能再一次产生。细胞膜两侧 K^+、Na^+ 离子的不均衡分布，主要是靠钠泵消耗代谢能建立起来的。钠泵对膜内 Na^+ 浓度增加十分敏感，Na^+ 的轻微增加就能促使钠泵的活动，因此在每次兴奋后的静息期内，钠泵活动都会增强，将兴奋时进入膜内的 Na^+ 泵出，将复极时逸出膜外的 K^+ 泵入，使兴奋前原有的离子分布状态得以恢复。

综上所述，当神经和骨骼肌细胞受刺激而兴奋时，细胞膜上的离子通道被激活而迅速开放，随即又关闭，从而导致 Na^+、K^+ 等先后的移动，形成动作电位的不同组成部分。其过程简述如下：

1. 去极相（即上升支）主要由细胞外 Na^+ 快速内流而产生。Na^+ 内流的动力是膜内、外 Na^+ 的浓度差及静息状态下膜两侧的电位差。Na^+ 内流的条件是细胞膜对 Na^+ 通透性的突然增大。去极相发展的最高水平，即动作电位的幅度相当于静息电位绝对值与 Na^+ 平衡电位绝对值之和。这一过程可被 Na^+ 通道的阻滞剂河豚毒（TTX）所阻断。

2. 复极相（即下降支）主要由细胞内 K^+ 外流而产生。K^+ 外流的动力是膜内、外 K^+ 的浓度差以及反极化状态下的电位差。K^+ 外流的条件是细胞膜对 K^+ 通透性的增加。K^+ 的外流使膜电位由反极化状态恢复到静息电位的水平。K^+ 外流可被 K^+ 通道阻滞剂四乙胺（TEA）所阻断。

3. 复极后膜电位已恢复到静息电位水平，细胞膜对 Na^+、K^+ 的通透性也恢复，但是膜内、外的离子分布尚未恢复。此时细胞内 Na^+ 浓度稍增加，细胞外 K^+ 浓度也增加。这种膜内 Na^+ 增多，膜外 K^+ 增多的状态激活了细胞膜上的钠泵，使之加速运转，将细胞内多余的 Na^+ 运至细胞外，将细胞外多余的 K^+ 摄回细胞内，使细胞膜内外的离子分布恢复到安静时的水平。

膜片钳技术

1976 年，德国马普生物物理研究所 Neher 和 Sakmann 创建了膜片钳技术（patch clamp recording technique）。膜片钳技术是一种以记录通过离子通道的离子电流来反映细胞膜单一的或多个的离子通道分子活动的技术。它和基因克隆技术并驾齐驱，给生命科学研究带来了巨大的前进动力。

膜片钳实验是用一个尖端光洁、直径约 1μm 的玻璃微电极同神经或肌细胞的膜接触而不刺入,然后在微电极另一端开口施加适当的负压,将与电极尖端接触的那一小片膜轻度吸入电极尖端的纤细开口,这样在这小片膜周边与微电极开口处的玻璃边沿之间形成紧密的封接,把吸附在微电极尖端开口处的那一小片膜同其余部分的膜在电学上完全隔离开来。在这种条件下,微电极所记录到的电流变化就只同该膜片中通道分子的功能状态有关(图 2-12)。因此,此片膜内开放所产生的电流流进玻璃吸管,用膜片钳放大器测量此电流强度,就代表离子通道电流。膜片钳技术被称为研究离子通道的"金标准",是研究离子通道的最重要的技术。膜片钳技术已从常规膜片钳技术发展到全自动膜片钳技术,目前已经广泛的用于药物筛选。

因对细胞膜离子通道研究的贡献,Neher 和 Sakmann 获得 1991 年诺贝尔生理学与医学奖。

A. 膜片钳记录方式示意图,FBA- 反馈放大器;B. 从骨骼肌细胞上记录的
由 ACh 激活的单通道电流,通道开放产生向下的内向电流。

图 2-12　膜片钳记录方法和单通道电流

(三) 动作电位的产生条件与阈电位

刺激作用于细胞可以引起动作电位,但不是任何刺激都能触发动作电位。只有当膜内负电位去极化达到某一临界值时,引起细胞膜中大量 Na^+ 通道开放,才能引发一次动作电位。这个能触发动作电位的临界膜电位称为**阈电位**(threshold potential,TP)。因此,静息电位去极化达到阈电位是产生动作电位的必备条件。有人将阈电位形象地称之为燃点。阈电位大约比正常静息电位的绝对值小 10~20mV,例如,神经细胞的静息电位为 –70mV,它的阈电位约为 –55mV(图 2-11)。一般来说,细胞兴奋性的高低与细胞的静息电位和阈电位的差值有关,即差值越大,细胞的兴奋性越低。例如,超极化时静息电位增大,使它与阈电位之间的差距扩大,受刺激时静息电位去极化不容易达到阈电位,所以超极化使细胞的兴奋性下降。

(四) 动作电位的特点

1. 动作电位呈 **"全或无"**（All or none）现象:动作电位一旦产生就达到它的最大值,其变化幅度

不会因刺激的加强而增大。即动作电位要么不产生,要产生就是最大幅度。

2. 不衰减性传播:动作电位一旦在细胞膜的某一部位产生,就会立即向整个细胞膜传导,而它的幅度不会因为传导距离的增加而减小,可迅速扩布到整个细胞膜,直到整个细胞都经历相同的电位变化。在此传导过程中,动作电位的波形和幅度始终保持不变。

3. 脉冲式发放:由于绝对不应期的存在,动作电位不能重合在一起,动作电位之间总有一定的间隔而形成脉冲式图形。

(五) 动作电位的传导

可兴奋细胞的特征之一是它任何一处膜产生的动作电位,都可沿着细胞膜向周围传播,表现为动作电位沿整个细胞膜的传导。

关于兴奋传导的机制,如图 2-13 所示。图 2-13A 为枪乌贼的无髓神经纤维的某一小段。因受到足够强的外加刺激而出现了动作电位,即该处出现了膜两侧电位的暂时性倒转,由静息时的内负外正变为内正外负,但和该段神经相邻接的神经段仍处于安静时的极化状态。由于膜两侧的溶液都是导电的,于是在已兴奋的神经段和与它相邻的未兴奋的神经段之间,将由于电位差的存在而有电荷移动,称为**局部电流**(local current)。它的运动方向是:膜外的正电荷由未兴奋段移向已兴奋段,膜内的正电荷由已兴奋段移向未兴奋段。这样流动的结果,是造成未兴奋段膜内电位升高而膜外电位降低,亦即引起该处膜的去极化(图 2-13B)。这一过程开始时,就相当于电紧张性扩布。根据上述关于兴奋产生的机制的分析,当任何原因使膜的去极化达到阈电位的水平时,都会大量激活该处的 Na^+ 通道而导致动作电位的出现。因此,当局部电流的出现使邻接的未兴奋的膜去极化到阈电位时,也会使该段出现它自己的动作电位。所谓动作电位的传导,实际是已兴奋的膜部分通过局部电流"刺激"了未兴奋的膜部分,使之出现动作电位。这样的过程在膜表面连续进行下去,就表现为兴奋在整个细胞的传导。由于锋电位产生期间电位变化的幅度相当大,因此在单一细胞局部电流的强度超过了引起邻近膜兴奋所必需的阈强度数倍以上,因而以局部电流为基础的传导过程是相当"安全"的,亦即一般不会发生因某处动作电位不足以使邻接的膜产生兴奋而导致传导"阻滞",这一点与一般化学性突触处的兴奋传递有明显的差别。

兴奋传导机制虽然以无髓神经纤维为例,但在其他可兴奋细胞(如骨骼肌细胞)的兴奋传导,基本上遵循同样的机制。有髓神经纤维在轴突外面包有一层相当厚的髓鞘,髓鞘主要成分的脂质是不导电或不允许带电离子通过的,因此只有在髓鞘暂时中断的郎飞结处,轴突膜才能和细胞外液接触,使跨膜离子移动得以进行。因此,当有髓神经纤维受到外加刺激时,动作电位只能在邻近刺激点的郎飞结处产生,而局部电流也就在相邻的郎飞结之间形成。因此,动作电位表现为跨过每一段髓鞘而在相邻郎飞结处相继出现,这称为兴奋的**跳跃式传导**(salutatory conduction)。

跳跃式传导时的兴奋传导速度,比无髓神经纤维或一般细胞的传导速度要快得多。而且由于跳跃式传导时,单位长度内每传导一次兴奋所涉及的跨膜离子运动的总数要少得多,因此它还是一种"节能"的传导方式。看来,神经髓鞘的出现是进化过程中既能增加神经纤维传导速度、又能减少生物能量消耗的一种方式(图 2-13C)。

A、B. 无髓神经纤维;C. 有髓神经纤维。

图 2-13　动作电位在同一细胞上的传导

（六）组织兴奋后兴奋性的变化

组织细胞在产生兴奋后，其兴奋性会出现一系列变化。在兴奋后最初的一段时间，无论施加多大的刺激也不能使它再次兴奋，这段时间称为**绝对不应期**（absolute refractory period，ARP）。处在绝对不应期的细胞，阈刺激无限大，此时的细胞可认为没有兴奋性。绝对不应期后，细胞的兴奋性逐渐恢复，受刺激后可产生兴奋，但刺激强度须大于阈强度，这段时期称为**相对不应期**（relative refractory period，RRP）。相对不应期是组织细胞兴奋性从无到有直至接近正常的一个恢复过程。相对不应期后，有的细胞还会出现兴奋性的轻微变化。首先出现兴奋性的轻度增高，此期称为**超常期**（supernormal period，SNP）；随后又出现兴奋性的轻度降低，此期称为**低常期**（subnormai period）。绝对不应期持续的时间大约相当于锋电位持续的时间，所以锋电位不会发生叠加，而且产生锋电位的最高频率也受到绝对不应期的限制。

三、局部电位及其特性

如前所述，阈下刺激虽不能引起细胞产生可以传导的动作电位，但却能使受刺激局部细胞膜的 Na^+ 通道的少量开放，少量 Na^+ 内流，造成原有静息电位减小，但未达到阈电位水平。由于这种电位变化只局限在受刺激局部范围而不能远传，故被称之为**局部电位**（local potential）。局部电位由于强度较弱，且很快被外流的 K^+ 所抵消，因而不能发展成真正的兴奋或动作电位。图 2-14 就记录了一组这样的实验曲线。说明在阈下刺激的范围内，刺激强度愈强，引起的膜的去极化即局部电位的幅度愈大（由表示静息电位水平的线段上方的各条曲线表示），延续的时间也愈长。只有当局部电位的幅度达到足以达到阈电位水平时，膜的去极化的速度才突然加大，这样局部电位就发展成为动作电位。

a、b 阈下刺激引起的去极化达不到阈电位，只引起局部电位，不能产生动作电位；
c、d 均为阈下刺激，但 d 在 c 引起局部电位时给予，c 和 d 发生时间性总和，
达到阈电位，产生动作电位。

图 2-14　局部兴奋及其总和示意图

局部电位有以下几个基本特性：①不具有动作电位"全或无"的特征，其幅度是随着刺激强度的增大而增大；②只在局部形成向周围逐渐衰减的**电紧张扩布**（Eletrotonic propagation），不能像动作电位一样沿细胞膜进行不衰减的传播；③总和效应，局部电位是可以互相叠加的。当一处产生的局部电位由于电紧张性传播致使邻近膜也出现程度较小的去极化，而该处又因另一刺激也产生了局部电位，虽然两者（当然不一定限于两者）单独出现时都不足以引发一次动作电位，但如果遇到一起时可以叠加起来，有可能达到阈电位而引发一次动作电位，这种现象被称为兴奋的**空间总和**（spatial summation）；局部电位的叠加也可以发生在连续受数个阈下刺激的膜的某一点，亦即当前面刺激引起

的局部电位尚未消失时,与后面刺激引起的局部电位发生叠加,称为**时间总和**(temporal summation)。体内许多部位的电信号都具有上述局部反应的特征,如神经元突触处的突触后电位、肌细胞的终板电位和感受器细胞的感受器电位等。

第四节　肌细胞的收缩功能

人体各种形式的运动,主要是靠肌细胞的收缩活动来完成。肌肉按部位、结构及功能主要分为骨骼肌、心肌和平滑肌三类。不同肌组织在功能和结构上各有特点,但从分子水平来看,各种收缩活动都与细胞内所含的收缩蛋白有关,而且其收缩和舒张过程的控制也有相似之处。骨骼肌是体内最多的组织,约占体重的 40%。在骨和关节的配合下,通过骨骼肌的收缩和舒张,完成人和高等动物的各种躯体运动。本节主要以骨骼肌为例讨论以下内容:①运动神经的兴奋如何传递给骨骼肌细胞而使它产生兴奋;②骨骼肌细胞的兴奋如何引发它收缩;③骨骼肌细胞的收缩机制;④骨骼肌的收缩形式;⑤影响骨骼肌收缩的因素。

一、骨骼肌的兴奋和收缩机制

(一) 骨骼肌神经 - 肌接头处兴奋的传递

1. 骨骼肌神经 - 肌接头处的结构　　如图 2-15 所示,运动神经纤维在到达神经末梢处时先失去髓鞘,末梢部位膨大。在神经末梢中含有大量直径约 50nm 的囊泡,称为突触小泡,一个囊泡内约含有 1 万个**乙酰胆碱**(acetylcholine,ACh)分子。骨骼肌的**神经 - 肌接头**(neuromuscular junction)是由接头前膜、接头间隙、接头后膜(运动终板)三部分组成。接头前膜(是运动神经末梢嵌入肌细胞膜的部位)就是神经轴突的细胞膜;接头后膜又称**终板膜**(endplate membrane),是与接头前膜相对应的肌细胞膜。它较一般的细胞膜厚,并有规律地向细胞内凹陷,形成许多皱褶,增加与接头前膜的接触,有利于兴奋的传递。在接头后膜上有与 ACh 特异结合的 N_2 型乙酰胆碱受体,它们集中分布于皱褶的开口处,是化学门控通道的一部分,属于阳离子通道耦联受体。在终板膜的表面还分布有**胆碱酯酶**(acetylcholinesterase),它可将 ACh 分解为胆碱和乙酸;接头前膜和后膜之间并不直接接触,而是被充满了细胞外液的接头间隙隔开,间隔约 50nm,其中尚含有成分不明的基质。

图 2-15　神经 - 肌接头处的超微结构示意图

2. 骨骼肌神经-肌接头处兴奋的传递过程 传递是指信息由一个细胞传给另一个细胞的过程。骨骼肌神经-肌接头是将运动神经的兴奋(动作电位)传给骨骼肌细胞,故它属于兴奋在细胞间的传递,也是离子通道介导的信号转导的典型例子。

如图 2-16 所示,当神经末梢处有神经冲动传来时,在动作电位造成的局部膜去极化的影响下,该处特有的电压门控式 Ca^{2+} 通道开放,引起细胞间隙液中的 Ca^{2+} 进入轴突末梢,使大量囊泡向接头前膜的内侧面靠近,通过囊泡膜与接头前膜的融合,并在融合处出现裂口,使囊泡中的 ACh 以囊泡为单位倾囊释放入接头间隙,这种形式称为**量子式释放**(quantal release)。据推算,一次动作电位的到达,能使大约 200~300 个囊泡的内容排放,使近 10^7 个 ACh 分子被释放。当 ACh 分子通过接头间隙到达终板膜表面时,立即与终板膜上的 N_2 型乙酰胆碱受体结合,使离子通道开放,允许 Na^+、K^+ 等通过,以 Na^+ 的内流为主,引起终板膜静息电位减小,产生终板膜的去极化,这一电位变化被称为**终板电位**(end-plate potential EPP)。终板电位属于局部电位,由于终板膜处无电压门控钠离子通道,不会产生动作电位。以电紧张性扩布的形式影响终板膜周围的肌细胞膜,与终板膜临近的肌细胞膜与神经轴突的膜性质类似,含电压门控式 Na^+ 通道和 K^+ 通道。因而,由于终板电位的影响使得与终板膜邻接的肌细胞膜的静息电位去极化到该处膜的阈电位水平时,就会引发一次向整个肌细胞膜传导的动作电位,后者再通过"兴奋-收缩耦联",引起肌细胞出现一次机械收缩。

图 2-16 骨骼肌神经-肌接头的结构及其兴奋传递过程示意图

正常情况下,一次神经冲动所释放的 ACh 以及它所引起的终板电位的大小,大约超过引起肌细胞膜动作电位所需阈值的 3~4 倍,因此神经-肌接头处的兴奋传递通常是 1 对 1 的,亦即运动纤维每有一次神经冲动到达末梢,都能"可靠地"使肌细胞兴奋一次,诱发一次收缩。接头传递能保持 1 对 1 的关系,还要靠每一次神经冲动所释放的 ACh 能够在它引起一次肌兴奋后被迅速清除,否则它将持续作用于终板而使终板膜持续去极化,并影响下次到来的神经冲动的效应。ACh 的清除主要靠胆碱酯酶的降解作用来完成,此酶主要分布在接头间隙中和接头后膜上,它们大约可以在 2.0ms 的时间内将一次神经冲动所释放的 ACh 清除掉。

重症肌无力

重症肌无力是一种神经肌肉间传递功能障碍的自身免疫病,主要特征为受累横纹肌稍行活动后即迅速疲乏无力,经休息后肌力有程度不同的恢复。轻者仅累及眼肌,重者可波及全身肌肉,甚至因呼吸肌受累而危及生命。在实验性重症肌无力动物或临床重症肌无力患者的血清中可检测到抗 N_2-ACh 受体的抗体,其含量与疾病的严重程度呈平行关系。将重症肌无力患者的血浆注射给小鼠,可诱发类似重症肌无力的变化。抗 N_2-ACh 受体抗体通过干扰 ACh 与受体的结合;或是加速受体的内吞与破坏,最终导致运动神经末梢释放的 ACh 不能充分与运动终板上的 N_2-ACh 受体结合,使兴奋从神经传递到肌肉的过程发生障碍,从而影响肌肉的收缩。

（二）骨骼肌的兴奋 - 收缩耦联

1. 肌管系统 如图 2-17 所示，肌管系统指包绕在每一条肌原纤维周围的膜性囊管状结构，由来源和功能都不相同的两组独立的管道系统组成。一部分肌管的走行方向和肌原纤维相垂直，称为**横管**（transverse tubule）。它是由肌细胞的表面膜向内凹入而形成。肌原纤维周围还有另一组肌管系统，就是肌质网，它们的走行方向和肌小节平行，称为**纵管**（longitudinal tubule）。纵管系统或肌质网主要包绕每个肌小节的中间部分，这是一些相互沟通的管道，但是在接近肌小节两端的横管时，管腔出现膨大，称为**终池**（terminal cisterna），它使纵管以较大的面积和横管相靠近。每一横管和来自两侧肌小节的终池，构成了**三联管**（Triad）结构（图 2-17）。

横管系统的作用是将肌细胞兴奋时出现在细胞膜上的电变化沿横管膜传入细胞内部；肌质网和终池的作用是通过对钙离子的贮存、释放和再积聚，触发肌小节的收缩和舒张；而三联管结构是把肌细胞膜的电变化和细胞内的收缩过程衔接或耦联起来的关键部位。

图 2-17 骨骼肌细胞的肌原纤维和肌管系统

2. 骨骼肌的兴奋 - 收缩耦联 刺激在引起骨骼肌收缩之前，先在肌细胞膜上引起一个可传导的动作电位，然后才出现肌细胞的收缩反应。将以膜的电变化为特征的兴奋过程和以肌丝的滑行为基础的收缩过程联系起来的过程称为**兴奋 - 收缩耦联**（excitation-contraction coupling）。此耦联包括三个步骤：电兴奋通过横管系统传向肌细胞的深处；三联管结构处的信息传递；肌质网（即纵管系统）对 Ca^{2+} 释放和再聚积。其中，起关键作用的物质是 Ca^{2+}，即耦联因子是 Ca^{2+}。据测定，肌细胞兴奋时肌质中 Ca^{2+} 浓度比安静时高 100 倍之多。这样多的 Ca^{2+} 由何而来？三联体结构处的电变化信息导致终池中 Ca^{2+} 释放的机制是：横管膜上存在一种 L 型的钙通道，肌膜上的动作电位通过横管系统传向肌细胞深处,并激活横管膜和肌膜上的 L 型钙通道,通过电压敏感的肽段位移,导致"拔塞"样的变构作用,激活肌质网上的钙释放通道,使终池中的 Ca^{2+} 进入胞质,触发肌丝滑行。肌质中的 Ca^{2+} 在引发肌丝滑行后,存在于肌质网膜结构中的钙泵开始活动。钙泵逆浓度差将 Ca^{2+} 从肌浆转运到肌质网中,由于肌质中 Ca^{2+} 浓度降低,Ca^{2+} 即与肌钙蛋白解离,引起肌肉舒张。钙泵是一种 Ca^{2+}-Mg^{2+} 依赖的 ATP 酶,占肌质网膜蛋白质总量的 60%,当肌质中 Ca^{2+} 浓度升高时被激活,通过分解 ATP 获得能量,驱动 Ca^{2+} 的逆浓度差转运(图 2-18A)。

在心肌,肌膜的去极化可引起 L 型钙通道开放,经通道内流的 Ca^{2+} 作用于肌质网膜上的钙释放通道,引起 Ca^{2+} 释放,即**钙触发钙释放**(calcium induced calcium release,CICR)(图 2-18B)。

A. 骨骼肌钙释放机制;B. 心肌钙释放机制。

图 2-18 肌质网 Ca^{2+} 释放机制示意图

(三)骨骼肌的收缩机制

目前公认的肌收缩机制是**肌丝滑行理论**(myofilament sliding theory)。其主要内容是:肌肉收缩时虽然在外观上可以看到肌纤维的缩短,但在肌细胞内并无肌丝或它们所含的分子结构的缩短,而是在每一个肌小节内发生了细肌丝向粗肌丝之间的滑行。亦即由 Z 线发出的细肌丝在某种力量的作用下主动向暗带中央移动,结果各相邻的 Z 线都互相靠近,肌小节长度变短,造成整个肌原纤维、肌细胞乃至整块肌肉的收缩。滑行现象最直接的证明是,肌肉收缩时并无暗带长度的变化,而只能看到明带长度的缩短。与此同时,暗带中央 H 带相应地变窄。这说明,细肌丝在肌肉收缩时也没有缩短,只是它们向暗带中央移动,和粗肌丝发生了更大程度的重叠。

1. **肌丝的分子组成和横桥的运动** 粗肌丝主要由肌球蛋白(亦称肌凝蛋白)所组成。一条粗肌丝大约含有 200~300 个肌球蛋白分子,每个肌球蛋白分子呈杆状,杆的一端有两个球形的头。在组成粗肌丝时,各杆状部朝向 M 线而聚合成束,形成粗肌丝的主干,球状部则有规则地裸露在 M 线两侧的粗肌丝主干的表面,形成**横桥**(cross-bridge)(图 2-19)。

现已证明,横桥所具有的生物化学特性对于肌丝的滑行有重要意义。横桥的主要特性有二:一是横桥在一定条件下可以和细肌丝上的肌纤蛋白分子呈可逆性的结合,同时横桥向 M 线方向的扭动,继而出现横桥和细肌丝的解离、复位,然后再同细肌丝上另外的位点结合,出现新的摆动,如此反复,使细肌丝继续向 M 线方向移动;二是横桥具有 ATP 酶的作用,可以分解 ATP 而获得能量,作为横桥摆动和做功的能量来源。

图 2-19　肌节的结构和肌丝的分子组成示意图

细肌丝由三种蛋白质组成,其中 60% 是肌动蛋白(亦称肌纤蛋白)。肌动蛋白与肌丝滑行有直接的关系,故和肌球蛋白一同被称为收缩蛋白。肌动蛋白分子单体呈球状,但它们在细肌丝中聚合成双螺旋状,成为细肌丝的主干。细肌丝中还有另外两种蛋白质,它们不直接参与肌丝间的相互作用,但可影响和控制收缩蛋白之间的相互作用,故称为调节蛋白。其中一种是原肌球蛋白,也呈双螺旋结构,在细肌丝中与肌动蛋白双螺旋并行,在肌肉安静时原肌球蛋白的位置正好在肌动蛋白和横桥之间,这就起到了阻碍两者相互结合的作用;另一种调节蛋白称为肌钙蛋白,肌钙蛋白在细肌丝上不直接和肌动蛋白分子相连接,而只是以一定的间隔出现在原肌球蛋白的双螺旋结构之上。肌钙蛋白的分子呈球形,含有亚单位 C、亚单位 T 和亚单位 I 三个亚单位。亚单位 C 中有一些带双负电荷的结合位点,因而对肌浆中的 Ca^{2+} 有很大的亲和力;亚单位 T 的作用是把整个肌钙蛋白分子结合在原肌球蛋白上;亚单位 I 的作用是在亚单位 C 与 Ca^{2+} 结合时,把信息传递给原肌球蛋白,引起后者的分子构象发生改变,解除它对肌动蛋白和横桥相互结合的阻碍作用(图 2-19)。

2. 肌丝滑行的基本过程　当肌细胞上的动作电位引起肌浆中 Ca^{2+} 浓度升高时,作为 Ca^{2+} 受体的肌钙蛋白结合了足够数量的 Ca^{2+},这就引起了肌钙蛋白分子构象的某些改变,这种改变"传递"给了原肌球蛋白,使后者的构象也发生某些改变,其结果是使原肌球蛋白的双螺旋结构发生了某种扭转,这就把安静时阻止肌动蛋白和横桥相互结合的阻碍因素除去,出现了两者的结合。在横桥与肌动蛋白的结合、摆动、解离、复位和再结合、再摆动构成的横桥循环过程中,使细肌丝不断向暗带中央移动。与此相伴随的是 ATP 的分解消耗和化学能向机械能的转换,完成了肌肉的收缩(图 2-20)。上述横桥与肌动蛋白的结合、摆动、解离、复位和再结合的过程,称为**横桥周期**(cross-bridge cycling),周期的长短决定肌肉的缩短速度。

(四)骨骼肌的收缩形式

1. 等长收缩和等张收缩　肌肉收缩过程中仅有张力的增加而长度不变的收缩形式称为**等长收缩**(isometric contraction);肌肉收缩时张力不变而长度缩短的收缩形式称为**等张收缩**(isotonic contraction)。在整体内骨骼肌收缩,既改变长度又增加张力,属于混合型。

Note:

A. 肌舒张；B. 肌收缩。

图 2-20　肌丝滑行机制示意图

2. 单收缩和强直收缩　在肌肉收缩实验时，骨骼肌受到一次有效刺激，引起肌肉一次迅速地收缩和舒张，称为**单收缩**（twitch）。收缩过程分潜伏期、收缩期、舒张期三个时期。若肌肉受到连续的有效刺激时，当刺激频率达到一定程度时，引起肌肉收缩的融合而出现强而持续的收缩，称为**强直收缩**（tetanus）。在刺激频率不同时，强直收缩的表现不同。当后一刺激落在前一次收缩的舒张期内产生的收缩称为**不完全强直收缩**（incomplete tetanus）；后一刺激落在前一次收缩的收缩期内而产生的收缩称为**完全强直收缩**（complete tetanus）。正常机体中，骨骼肌的收缩几乎全部属于完全强直收缩（图 2-21）。

A. 单收缩；B. 强直收缩。

图 2-21　刺激频率对骨骼肌收缩的影响

（五）影响骨骼肌收缩的主要因素

影响肌肉收缩的主要因素有三个，即前负荷、后负荷和肌肉本身的功能状态（即肌肉收缩能力）。前负荷和后负荷是外部作用于骨骼肌的力，而肌肉收缩能力则是骨骼肌自身内在的功能状态。

1. 前负荷　肌肉在收缩之前所承受的负荷，称为**前负荷**（preload）。前负荷使肌肉在收缩前就处于某种程度的被拉长状态，使它具有一定的长度，这称为**初长度**。在离体肌肉实验中，保持其他条件不变,改变前负荷,观察肌肉收缩张力的变化情况,可得到两者的关系曲线,称为长度 - 张力曲线(图 2-22)。由曲线可知,当肌肉前负荷逐渐增大时,它每次收缩所产生的主动张力也相应地增大,但在前负荷超过某一限度后,再增加前负荷反而会使主动张力越来越小,以致最后下降到零。这种使肌肉收缩时产生最大张力的前负荷或初长度,称为**最适前负荷或最适初长度**(optimal initial length)。

骨骼肌在体内所处的自然长度,大致相当于它们的最适初长度。这时细肌丝和粗肌丝重叠的程度处于最理想状态,收缩时起作用的横桥数量达到最多,因而能出现最有效的收缩。当肌小节初长度小于或超过最适初长度时,起作用的横桥数目都减少,收缩效果减弱。

2. 后负荷 肌肉收缩过程中所承受的负荷称为**后负荷**(afterload)。它是肌肉收缩的阻力。如果将同一块肌肉在不同后负荷条件下所产生的张力和它的缩短速度绘成坐标曲线,可得到图 2-23 所示的肌张力 - 速度曲线。

图 2-22 不同初长度时粗、细肌丝重合程度和产生张力的关系示意图

图 2-23 肌的张力 - 速度关系曲线

其中,改变后负荷对肌肉产生张力(横坐标)和缩短速度(左侧纵坐标)相互关系的影响,称为张力 - 速度关系曲线(曲线 1),由此曲线可以算出不同后负荷时的输出功率(右侧纵坐标),组成了曲线 2。

由曲线可知,曲线与横坐标相交的一点,肌肉完全不能缩短,但张力却达到最大;曲线与纵坐标相交的一点,肌肉产生的张力为零,但缩短速度达最大。在两个极端之间,曲线呈双曲线形式,说明肌肉收缩所产生的张力与缩短速度呈反比关系。该曲线还反映了后负荷过大时,肌肉完全不收缩,缩短速度也为零,不利于作功;后负荷过小时(后负荷理论上为零),可以得到该肌肉在当时的功能状态下的最大收缩速度,但这时因无张力,肌肉并不做功,亦无功率输出。因此,在其他因素不变时,只有后负荷相当于最大张力的 30% 左右时,肌肉的输出功率最大。

3. 肌肉收缩能力 肌肉收缩能力(contractility)是指与前负荷和后负荷无关的肌肉本身的内在特性。肌肉的这种内在的收缩特性与多种因素有关,如兴奋 - 收缩耦联期间胞质中 Ca^{2+} 的水平、横桥的 ATP 酶活性、细胞内各种功能蛋白及亚型的表达水平等。体内许多神经递质、体液因素、疾病时的病理变化以及一些药物大都通过调节肌肉的收缩能力来改变肌肉的收缩效能的。例如,缺氧、酸中毒,以及其他原因引起的兴奋 - 收缩耦联、肌蛋白质或横桥功能特性的改变,都可能降低肌肉收缩的效果;而钙离子、咖啡因、肾上腺素等体液因素则可能通过影响肌的收缩机制而提高肌肉的收缩

Note:

效果。

二、平滑肌的收缩功能

平滑肌细胞是呼吸道、消化道、血管、泌尿和生殖等器官的主要组织成分,平滑肌属于非随意肌,与骨骼肌相比,平滑肌有以下结构和功能特点:

1. **平滑肌的分类**　平滑肌分为**单个单位平滑肌**(singe-unit smooth muscle)和**多单位平滑肌**(multiunit smooth muscle)。单个单位平滑肌又称内脏平滑肌(visceral smooth muscle),如小血管、消化道、输尿管和子宫等器官的平滑肌,肌细胞间有缝隙连接,便于生物电活动的迅速传布,使肌细胞能够协同工作。这类平滑肌大都具有**自动节律性或自律性**(autorhythmicity),可产生自发和有节律性的收缩活动。多单位平滑肌主要包括睫状肌、虹膜、竖毛肌以及气道和大血管等,肌细胞之间没有缝隙连接,常独立工作,这类平滑肌没有自律性,其收缩活动受交感和副交感神经的支配。

2. **平滑肌的结构特点**　平滑肌细胞呈细长纺锤形,其肌管系统不发达。肌细胞中细肌丝明显多于粗肌丝,粗细肌丝保持互相平行和有序的排列,但无肌节结构,故不显横纹。平滑肌细胞的功能结构是致密体和附着于细胞膜的致密斑,平滑肌细胞内的中间丝,则把致密体和致密斑连接起来,形成细胞的结构网架。

3. **收缩的启动因素**　平滑肌细胞中发动收缩的 Ca^{2+} 来源主要有三个:其一,经因动作电位去极化而开放的电压门控的 Ca^{2+} 通道由细胞外内流而来;其二,经配体门控的 Ca^{2+} 通道由细胞外内流而来,这类通道可由激素或神经递质 - 膜受体 -G 蛋白途径激活;其三,激素或神经激素 - 膜受体 -G 蛋白 - 磷脂酶 C-IP$_3$ 的信号途径促使肌质网中的 Ca^{2+} 释放。

4. **平滑肌细胞兴奋 - 收缩耦联特点**　当胞内 Ca^{2+} 增加时,Ca^{2+} 不是与肌钙蛋白结合,而是与钙调蛋白结合成复合物,使**肌球蛋白轻链激酶**(myosin light chain kinase,MLCK)活化,活化的 MLCK 使肌球蛋白发生磷酸化,进而与细肌丝结合产生收缩;当胞内 Ca^{2+} 减少时,肌球蛋白被**肌球蛋白轻链磷酸酶**(myosin light chain phosphatase,MLCP)去磷酸化,与横桥解离,致肌肉舒张。

(刘重斌　赵 薇)

思 考 题

1. 试述细胞跨膜物质转运的方式和特点。
2. 简述钠泵的概念、功能和生理意义。
3. 试述静息电位和动作电位产生机制。
4. 比较局部电位和动作电位的区别。
5. 简述神经 - 肌肉接头处兴奋传递过程。
6. 肌肉收缩的主要影响因素有哪些?

NURSING

第三章

血 液

03章 数字内容

学习目标

● 知识目标：

掌握

1. 血细胞比容、血量、血浆渗透压的概念及其意义。

2. 红细胞的数量、功能和生理特性及其生成与调节过程。

3. 生理性止血的概念及其过程。

4. 血液凝固的概念及其基本过程和特点。

5. ABO 血型的分型、抗原和抗体以及血型鉴定过程。

6. 交叉配血试验及输血原则。

熟悉

1. 血液系统的组成。

2. 血液的组成、理化特性和免疫学特性及其功能。

3. 白细胞的数量，概述其功能。

4. 血小板的数量、特性及功能。

5. 生理性抗凝系统组成及意义。

了解

1. 纤维蛋白的溶解抗纤溶系统的组成及功能。

2. ABO 血型的遗传与分布。

3. 血细胞产生的部位、过程及生理性调节。

4. Rh 血型的分型和特点及其临床意义。

● 能力目标：

1. 能根据血液的理化性质，分析总结临床上输液的原则及注意事项。

2. 能应用所学的血细胞及其功能特点，解释血液常规检查的目的、意义及血液各项指标检测在临床上的应用。

3. 能运用血小板在血液凝固中的作用及血液凝固与抗凝的调节，认识凝血因子缺乏与临床凝血障碍相关疾病之间的关系，以及临床血栓的形成及相应的溶栓治疗。

4. 能根据血型相关知识,总结分析输血时的注意事项。

5. 运用所学知识,能梳理并掌握血液相关疾病的护理要点

● 素质目标:

1. 通过血细胞正常值的学习,培养学生树立甘于奉献、救死扶伤的人道主义精神以及全心全意为人民服务的思想。

2. 通过血型及交叉配血的学习,培养学生热爱生命、珍惜生命的意识,将维护民众的健康利益作为自己的职业责任。

导入情境与思考

小林第一天上班,遇到一个中年女性患者,脸色和嘴唇都发白,呼吸急促,手扶头站立不稳。询问病情时,患者自述胃大部切除术后 1 年,最近出现食欲不振、浑身无力的、心口痛。血常规检查 Hb 为 80g/L。

请根据该案例思考:

1. 病人为什么会出现这种症状?

2. 有哪些因素可能引起贫血?

血液(blood)是在心血管系统内循环流动的组织,由血浆和血细胞组成。血液灌注全身各个组织器官,保证组织器官的正常血压和血流量。血液中含有多种成分,具有多种理化特性以维持机体正常生命活动。当血液总量或组织器官的血流量不足时,可造成组织器官损伤,严重时甚至会危及生命。很多疾病可导致血液成分或性质发生特征性的变化,所以临床血液检查在医学诊断上有重要的价值。

第一节 血液的组成和理化特性

一、血液的组成

血液是由**血浆**(blood plasma)和悬浮于其中的**血细胞**(blood cells)组成。

(一)血浆

血浆是含有多种物质的溶液,包括水和溶于其中的多种电解质、小分子有机化合物、蛋白质和一些气体。

血浆中的电解质主要是由以离子形式存在的无机盐组成,其中阳离子主要为 Na^+ 及少量的 K^+、Ca^{2+} 和 Mg^{2+} 等,阴离子主要为 Cl^- 及少量的 HCO_3^-、HPO_4^{2-} 和 SO_4^{2-} 等。电解质具有参与维持机体渗透压和酸碱平衡以及保持组织兴奋性等功能。由于多种电解质、小分子有机物和水都易透过毛细血管壁和组织液中的物质进行交换,所以血浆中电解质含量与组织液相近。因此,临床检测血浆中各种电解质含量,可反映组织液中这些物质的浓度。

血浆中含有多种蛋白,统称为**血浆蛋白**(plasma protein)。用盐析法可将血浆蛋白分为**白蛋白**(albumin)、**球蛋白**(globulin)和**纤维蛋白原**(fibrinogen)三类。白蛋白 / 球蛋白比值为 (1.5~2.5):1。白蛋白和大多数球蛋白主要由肝脏合成,所以肝功能异常可导致白蛋白 / 球蛋白比值下降。血浆蛋白的主要功能是参与血浆胶体渗透压的形成,保持部分水于血管内;作为载体协助运输激素、脂质、离子和维生素等低分子物质;参与血液凝固、抗凝和纤溶等生理过程;维持甲状腺激素、肾上腺皮质激素等激素在血浆中相对较长的半衰期;抵御病原微生物的入侵和发挥营养功能等。

血浆中含有**非蛋白含氮化合物**(non-protein nitrogen,NPN),是蛋白质和核酸的代谢产物,如尿

素、尿酸、肌酐、肌酸、氨基酸、多肽、氨和胆红素等。由于这些物质主要由肾脏排泄,因此测定非蛋白氮可以了解体内蛋白质的代谢水平和肾脏的排泄功能。血浆中还含有不含氮的有机物,如葡萄糖、脂类、酮体、乳酸、激素和维生素等,这些物质可供机体的能量消耗或为调节机体正常生命活动所需。

另外,血浆中含有一定的气体,主要是 O_2 和 CO_2,与细胞呼吸和物质代谢有关。血浆的主要成分及正常值见表 3-1。

表 3-1 血浆的主要成分及正常值

成分	正常均值 /mmol·L^{-1}	成分	正常均值
水（91%~92%）		蛋白质（6%~8%）	
电解质（<1%）		白蛋白	45g/L
Na$^+$	142	球蛋白	25g/L
K$^+$	4.3	纤维蛋白原	3g/L
Ca^{2+}	2.5	营养物质	
Mg^{2+}	1.1	葡萄糖	100mg/100ml
Cl$^-$	104	氨基酸	40mg/100ml
HCO$_3^-$	24	磷脂	500mg/100ml
HPO$_4^{2-}$/H$_2$PO$_4^-$	2	胆固醇	150~250mg/100ml
SO$_4^{2-}$	0.5	代谢产物	
气体		非蛋白氮	0.3g/L
O$_2$	0.1	尿素	0.14g/L
CO$_2$	1	肌酐	0.014g/L
N$_2$	0.5		

血液中的一些成分在进食和运动后可发生变动,故采血化验时应在空腹安静条件下进行。另外,血液成分的正常值因测定方法不同会有差异,应予以注意。

血液的组成概括如下（图 3-1）:

图 3-1 血液的组成

(二) 血细胞

血细胞主要包括**红细胞**（erythrocyte，red blood cell，RBC）、**白细胞**（leukocyte，white blood cell，WBC）

和**血小板**（platelet，thrombocyte）三类，其中红细胞数量最多，约占血细胞总数的 99%，白细胞数量最少（图 3-2）。

图 3-2 血细胞的组成

将新采血液经抗凝处理，置于比容管中，以每分钟 3 000 转的速度离心 30min 后，由于比重不同，可将血细胞与血浆分开。比容管上部淡黄色透明液体为血浆，占总容积的 50%~60%，其下部为不透明深红色的红细胞，在二者之间有一薄层灰白色不透明的白细胞和血小板。血细胞在全血中所占的容积百分比，称为**血细胞比容**（hematocrit）（图 3-3）。由于血液中的有形成分主要是红细胞，而白细胞和血小板仅占总容积的 0.15%~1%，因血细胞比容可反映血液中红细胞的相对含量。正常成年男性为 40%~50%，女性为 37%~48%，新生儿约为 55%。贫血患者由于红细胞数量减少，血细胞比容会降低；严重腹泻或大面积烧伤时，体液中水分丧失使血浆量减少，血细胞比容会增高。

$$血细胞比容 = \frac{血细胞容积}{血液容积} \times 100\%$$

图 3-3 血细胞比容

二、血量

血量(blood volume)是指全身血液的总量。正常成人血液总量占体重的 7%~8%,即每公斤体重 70~80ml 血液。血量与年龄、性别和机能状态等有关,体内大部分血液在心血管系统中快速循环流动,称为循环血量;小部分血液滞留在肝、肺、腹腔静脉及皮下静脉丛内,称为储存血量。在剧烈运动、情绪激动或大失血等紧急情况时,储存血量可被动员出来,以补充循环血量。

足够的血量是维持正常血压和各组织、器官正常血液供应的必要条件。血量不足将导致血压下降、血流减慢和组织细胞缺血,最终引起组织细胞或器官的代谢障碍。生理情况下,人体内血量在神经和体液的调节下保持相对恒定。通常成人一次失血在 500ml 以下,即不超过血液总量的 10%,通过心血管系统的调节及储存血量动员等机体的代偿作用,血量能很快恢复到正常水平。其中水和电解质可因组织液回流加速,在 1~2h 内恢复;血浆蛋白可由肝脏加速合成,在 24h 左右恢复;红细胞由于骨髓造血功能增强,可在一个月内恢复到正常水平。因此,少量失血无明显临床症状,正常人一次献血 200~400ml,对身体没影响。中等量失血即一次失血约 1 000ml,达全身血量的 20%,人体功能难以通过代偿恢复正常,将会出现血压下降、脉搏加快、四肢冰冷、眩晕、恶心和乏力等现象,严重时出现昏迷,需要输血和输液等处理。大量失血即失血量达血液总量的 30% 以上,如不及时抢救,可危及生命。

三、血液的理化特性

(一)血液的比重

正常人全血比重为 1.050~1.060,其高低主要取决于红细胞的数量,红细胞越多则比重越大。血浆比重为 1.025~1.030,主要取决于血浆蛋白的含量。红细胞比重为 1.090~1.092,与红细胞内血红蛋白的含量成正比。测定全血和血浆蛋白的比重可间接估算红细胞或血浆蛋白的含量,利用红细胞和血浆比重的差异,可进行血细胞比容测定、红细胞沉降率以及红细胞与血浆的分离。

(二)血液的黏度

液体的**黏度**(viscosity)来源于液体内部分子或颗粒间的摩擦。血液含有血细胞和一些大分子物质。因此,血液在血管内流动时,有较大的阻滞特性,称为血液或血浆的黏度。如果以水的黏度为 1,则全血的黏度为 4~5,血浆的黏度为 1.6~2.4(温度为 37℃时)。当温度不变时,全血的黏度主要取决于血细胞比容的高低,还受血流切率的影响。血浆的黏度主要取决于血浆蛋白的含量。血液的黏度是形成血流阻力的重要因素之一。当血液浓缩黏度升高时,血流阻力增大,使血流速度减慢,易引起血管内凝血和血压升高。如大面积烧伤的患者,血液中水分大量渗出血管,血液浓缩,黏度增高。

(三)血浆渗透压

1. 渗透压的概念 渗透压(osmotic pressure)是指溶液所具有的吸引和保留水分子的能力。将不同浓度的同一类溶液用半透膜隔开,水分子将会通过半透膜从低浓度溶液向高浓度溶液中扩散,这种现象称为渗透现象。这样将使高浓度一侧的液面升高,两侧液面所能达到的最大差值就是两侧溶液的渗透压之差(图 3-4)。溶液渗透压的大小与溶液中所含溶质颗粒数目成正比,而与溶质颗粒的种类和大小无关。溶液的浓度越高,即单位容积中所含的溶质颗粒越多,其渗透压越大,通过半透膜吸引水分子的力量就越大。通常以渗透克分子(osmole,Osm)作为渗透压的单位,简称毫渗。

图 3-4 渗透作用示意图

2. **血浆渗透压的组成**　血浆渗透压主要来自溶解于其中的晶体物质和胶体物质。血浆中的小分子晶体物质如无机盐、葡萄糖和尿素等形成的渗透压称为血浆**晶体渗透压**(crystal osmotic pressure),其中 80% 来自 Na^+ 和 Cl^-。这类物质颗粒小,数量多,形成的渗透压大,故血浆晶体渗透压是构成血浆渗透压的主体。血浆中的蛋白所形成的渗透压,称为血浆**胶体渗透压**(colloid osmotic pressure)。血浆蛋白颗粒大,数量少,形成的渗透压小。人体正常血浆渗透压约为 300mmol/L,其中胶体渗透压仅为 1.5mmol/L。在血浆蛋白中,白蛋白分子量小,其单位体积中的分子数远多于球蛋白和纤维蛋白原,故血浆胶体渗透压 75%~80% 来自白蛋白。若血浆中白蛋白数量减少,即使其他蛋白增加而蛋白总数保持不变,血浆胶体渗透压也将明显降低。

3. **血浆渗透压的作用**

(1)血浆晶体渗透压:正常人体内细胞膜为半透膜,可允许水分子自由通过而不允许晶体物质自由通过。血浆晶体渗透压可维持细胞内外的水平衡,从而保持细胞的正常形态与体积。如因某种原因使血浆晶体渗透压升高,细胞内外的水平衡被打破,将引起细胞脱水;反之,将引起细胞水肿,甚至破裂。血浆中晶体物质可自由通过毛细血管壁,使血浆和组织液中的晶体物质的浓度和种类几乎相同,它们所形成的晶体渗透压也基本相等。

(2)血浆胶体渗透压:血浆蛋白分子量大,不易通过毛细血管壁,所以血管内外的胶体渗透压差异较大,这种差异是组织液中水分子进入毛细血管的主要动力。血浆胶体渗透压虽然较低,但在维持毛细血管内外水的平衡和正常的血浆容量中起着十分重要的作用。临床上,如肾病综合征、肝硬化等疾病使血浆蛋白减少,尤其是白蛋白减少时,血浆胶体渗透压降低,毛细血管滤出液体增多,致使大量水分进入组织间隙,形成水肿。

在临床和生理实验中常用的溶液的渗透压与血浆渗透压相等,这类溶液称为**等渗溶液**(is-osmotic solution),如 0.9% 的 NaCl 溶液(又称生理盐水)和 5% 的葡萄糖溶液等。红细胞悬浮于其中可保持正常的形态和大小。因此,在临床上给患者输液时,一般应输入与血浆渗透压相等的溶液。高于血浆渗透压的溶液称为高渗溶液,而低于血浆渗透压的溶液称为低渗溶液。并不是所有的等渗溶液都能够使悬浮于其中的红细胞保持正常形态和大小,如 1.9% 的尿素溶液虽然与血浆等渗,但是由于尿素能自由通过红细胞膜,不能在溶液中保持与红细胞内相等的张力,导致红细胞内渗透压增高,水进入细胞,红细胞破裂而发生溶血。所谓张力,是指溶液中不能通过红细胞膜的溶质颗粒所产生的渗透压。能够使悬浮于其中的红细胞保持正常形态和大小的溶液称为**等张溶液**(isotonic solution)。等张溶液是不能自由通过细胞膜的溶质所形成的等渗溶液。0.9% 的 NaCl 溶液既是等渗溶液,也是等张溶液;1.9% 的尿素溶液虽然是等渗溶液,却不是等张溶液。

(四)血浆的酸碱度

正常人血浆的 pH 为 7.35~7.45。血浆 pH 的相对恒定有赖于血浆和红细胞中含有对酸碱物质具有缓冲功能的缓冲对以及肺和肾功能的不断调节。血浆中主要的缓冲对有 $NaHCO_3/H_2CO_3$。血浆中还有其他缓冲对,如蛋白质钠盐 / 蛋白质、Na_2HPO_4/NaH_2PO_4。红细胞中有血红蛋白钾盐 / 血红蛋白、氧合血红蛋白钾盐 / 氧合血红蛋白、K_2HPO_4/KH_2PO_4 和 $KHCO_3/H_2CO_3$ 等。当酸性或碱性物质进入血液时,血液中的缓冲物质可有效地缓冲血浆 pH 改变,肺和肾可排出体内过多的酸或碱,使血浆 pH 波动范围极小,从而维持细胞的正常功能。血浆 pH 低于 7.35 时为酸中毒,高于 7.45 时为碱中毒。酸中毒或碱中毒都会影响机体的正常功能活动,血浆 pH 低于 6.9 或高于 7.8 时都将危及生命。

四、血液的生理功能

血液在人体生命活动中主要具有五项生理功能

1. **运输**　血液的基本功能。血液将从肺获取的 O_2 和从肠道吸收的营养物质运送到全身各器官和细胞,将内分泌腺产生的激素运输到相应的靶细胞;将机体在代谢过程中产生的代谢产物和 CO_2 进行运输,经肾、皮肤、消化道、肺等器官排出体外。

2. **维持内环境稳态** 血液是内环境的重要组成部分。血液中的多种缓冲对能缓冲酸碱变化,保持血液的 pH 相对稳定。血液中各种电解质和血浆蛋白等溶质含量与水含量的稳定,可调节渗透压平衡和血容量稳定。血液中的水比热大,有利于维持体温的相对恒定。血液中含有血细胞分泌的细胞因子和激素等,参与细胞的生长、发育和增生的调控,维持细胞的稳定和正常功能。

3. **防御和保护功能** 血液中含有与机体免疫和防御有关的免疫分子,如由淋巴细胞和白细胞分泌和释放的免疫球蛋白、补体、细胞因子和酶等,是机体进行特异性和非特异性免疫的主要成分,能抵抗细菌、病毒和毒素等对机体的损害,并能清除衰老和坏死的组织细胞。

4. **营养作用** 机体新陈代谢所必需的营养物质,如葡萄糖、脂肪酸、氨基酸、维生素等均通过血液运输到达相应的部位,以供给机体进行新陈代谢。

5. **参与生理性止血** 血浆中所含的多种凝血因子、抗凝因子以及血小板在机体凝血、抗凝和纤维蛋白溶解中具有重要的作用,既能有效地防止机体失血,又可保持血管的畅通和血流的稳定。另外,药物的摄入和代谢也需要血液来发挥作用。

第二节 血细胞生理

一、血细胞的生成部位和一般过程

血细胞的生成是指各种血细胞在适宜的环境中不断生成、发育和成熟的过程,又称为**造血**(hemopoiesis)过程。当各种血细胞生成,完成其生理使命后,便不断地走向衰老和死亡,同时又有大量新生细胞补充。有序的造血过程保证各种血细胞的代谢和更新正常进行,维持它们的数量和功能的相对稳定。

(一) 血细胞生成的部位

胚胎发育早期在卵黄囊造血;从胚胎第 2 个月开始,由肝和脾造血;胚胎发育到第四个月以后,肝和脾的造血功能逐渐减弱,骨髓开始造血并逐渐增强;到婴儿出生时,几乎完全依靠骨髓造血;到 4 岁以后,骨髓腔的增长速度超过造血细胞增加的速度,脂肪组织逐渐填充骨髓腔;到 18 岁左右,造血部位主要位于脊椎骨、髂骨、肋骨、胸骨、颅骨和长骨近端骨骺处,保证机体功能需要。正常成年人的各种血细胞均起源于骨髓,除 T 淋巴细胞(在胸腺组织)外均在骨髓中发育成熟。在疾病或骨髓代偿功能不足时,肝、脾和淋巴结可恢复胚胎时期的造血功能称为**髓外造血**(extramedullary hemopoiesis)。成人出现髓外造血是造血功能紊乱的表现。

(二) 血细胞生成的过程

成人各类血细胞均起源于骨髓造血干细胞。血细胞发生过程分为**造血干细胞**(hemopoiesis stem cells)、**定向祖细胞**(committed progenitors)和可辨认的**前体细胞**(precursors)三个阶段。

造血干细胞来源于发育中的胚胎,受精卵数次分裂开始分化为胚胎和胚外结构。胚外结构内层分化为最早的造血干细胞,从妊娠 9~12 周开始,肝脏的造血干细胞经血液循环迁徙,停留于骨髓中。成人的造血干细胞主要存在于扁平骨的红骨髓中,除了骨髓外,正常人体外周血中也有着极其少量的造血干细胞。足月的胎儿在分娩时,造血干细胞还处于从胎肝向骨髓转移的过程中,所以在脐血中会含有一定量的造血干细胞。造血干细胞具有自我复制能力、多向分化能力、重建长期造血能力和增殖潜能等特性。通过自我复制和自我维持可保持自身数量的相对稳定,通过多向分化可形成各系定向祖细胞。定向祖细胞的自我复制和更新能力降低,逐步限制了多向分化能力,它们只能向有限的方向或一个方向分化,在调节因子的作用下,进行有限的细胞增殖,进一步发育和成熟。将各系的定向祖细胞在体外培养,可形成相应的血细胞集落,称为**集落形成单位**(colony forming unit,CFU)。根据分化方向将定向祖细胞分为红系祖细胞(CFU-E)、粒 - 单核系祖细胞(CFU-GM)、巨核系祖细胞(CFU-MK)和 TB 淋巴系祖细胞(CFU-TB)。在前体细胞阶段,造血细胞已经发育成形态学上可以辨认的各系幼稚细胞,这些细胞进一步分化、发育和成熟,成为具有特殊功能的各类终末血细胞,有规律地释放进入血液循环(图3-5)。

CFU-S:脾集落形成单位;CFU-GEMM:粒红巨核巨噬系集落形成单位;BFU-E 红系爆式集落形成单位;CFU-E:红系集落形成单位;BFU-MK:巨核系爆式集落形成单位;CFU-MK:巨核系集落形成单位;CFU-GM:粒单系集落形成单位;CFU-G:粒系集落形成单位;CFU-M:巨噬系集落形成单位;CFU-Eo:嗜酸系集落形成单位;CFU-Ba:嗜碱系集落形成单位;CFU-L:淋巴系集落形成单位;CFU-B:B 淋巴细胞集落形成单位;CFU-T:T 淋巴细胞集落形成单位;G_0:G_0 期;G_1/M:G_1 期/M 期。

图3-5 血细胞生成模式图

造血干细胞是体内各种血细胞的唯一来源,某些物理因素、化学因素和生物因素可损伤造血干细胞。临床上可通过骨髓移植、脐血干细胞移植和外周血干细胞移植等技术将正常人的造血干细胞移植到因患有血液系统疾病、先天性遗传性疾病以及恶性肿瘤等引起造血功能低下的患者体内,可在受者体内重建造血和免疫功能。由于造血干细胞来源有限,也有采用通过增加自身外周血中干细胞数量来进行自体外周血干细胞移植。生理情况下,骨髓可释放少量造血干细胞进入外周血液中,但外周血液中造血干细胞的数量只有骨髓浓度的 1% 左右。若采用适当方法,如给予粒细胞刺激因子(G-CSF)将骨髓中造血干细胞动员释放到外周血,可使外周血中造血干细胞的含量提高数十倍甚至百倍,此时在外周血中可获得足够数量的造血干细胞进行外周血干细胞移植。干细胞移植后的患者免疫力低下,感染机会增加,所以做好术前和术后相关护理工作非常关键。

干 细 胞

干细胞(stem cell)是一类具有自我更新能力和多向分化潜能的原始未分化细胞。根据干细胞所处发育阶段,分为胚胎干细胞和成体干细胞。根据干细胞的分化能力,可分为全能干细胞、多能干细胞和单能干细胞。1957 年,E. Donnall Thomas 首次进行人类骨髓移植手术;2012 年,山中伸弥利用外源导入基因等方式制备诱导多能干细胞。两位科学家均获得诺贝尔生理学或医学奖。

干细胞具有再分化生成各种组织、器官的潜能,其临床应用广泛。造血干细胞移植可用于白血病和各种恶性肿瘤放化疗后的治疗;神经干细胞移植有望治愈帕金森病、老年性痴呆、脑瘫和自闭症;自体干细胞可避免异体移植的免疫排斥反应;干细胞还应用治疗免疫性疾病,包括哮喘、肾病和类风湿性关节炎等。

二、红细胞生理

(一) 红细胞的形态、数量和功能

1. **红细胞的形态和数量**　正常成熟的红细胞为双凹圆碟形,直径为 7~8μm,周边最厚处的厚度约 2.5μm,中央最薄处约 1μm。成熟红细胞无细胞核和线粒体,糖酵解是其获得能量的唯一途径。我国成年男性红细胞数量为 $(4.0~5.5) \times 10^{12}$/L,平均为 5.0×10^{12}/L;成年女性为 $(3.5~5.0) \times 10^{12}$/L,平均为 4.2×10^{12}/L。新生儿的红细胞数可达 $(6.0~7.0) \times 10^{12}$/L,出生后数周逐渐下降,在儿童期低于成人,青春期后逐渐增加接近成人水平。红细胞内所含的蛋白质主要是**血红蛋白**(hemoglobin,Hb)。我国成年男性血红蛋白为 120~160g/L,女性为 110~150g/L,新生儿为 170~200g/L。正常人的红细胞数量不仅有性别和年龄差异,还可因生活环境和机体功能状态不同而有差异。如高原地区居民红细胞数量与血红蛋白含量均高于平原地区的居民;妊娠后期因血浆量增多而使红细胞数量和血红蛋白浓度相对减少。红细胞数量和血红蛋白浓度低于正常,或其中一项明显低于正常,称为**贫血**(anemia)。贫血临床表现的病理生理基础是血液携氧能力降低,导致组织器官缺氧。疲乏困倦和活动耐力减退是贫血患者最早出现的症状。红细胞生成减少、红细胞破坏过多或失血过多都可引起贫血。

2. **红细胞的功能**　红细胞主要功能是运输 O_2 和 CO_2。红细胞通过血红蛋白结合而携带 O_2 和 CO_2,比溶解于血浆中的 O_2 和 CO_2 分别多 65 倍和 18 倍。血红蛋白只有存在于红细胞内才具有携带 O_2 和 CO_2 的功能,当发生红细胞破裂,血红蛋白溢出,功能丧失,称为**溶血**(hemolysis)。另外,当血红蛋白与 CO 结合时,或其分子中所含的 Fe^{2+} 被氧化为 Fe^{3+} 时,其携带 O_2 的功能丧失。红细胞内有多种缓冲对,对血液酸碱具有一定的缓冲调节作用。红细胞还具有免疫功能,其表面的 I 型补体受体可以防止免疫复合物沉积于组织内而引起免疫性疾病。

红细胞的生理功能对于维持机体的正常生命活动极其重要,如果红细胞的数量、形态和功能等出现异常就会出现红细胞相关疾病,包括:①红细胞生成减少。造血细胞、骨髓造血微环境和造血原料的异常影响红细胞生成,可形成红细胞生成减少性贫血。②红细胞破坏过多。遗传等各种原因可导致红细胞结构和功能上的缺陷,均可引起红细胞破坏过多。**溶血**是红细胞遭到破坏,寿命缩短的过程。③红细胞丢失增加。**急性失血性贫血**(acute hemorrhagic anemia)是因外伤或疾病导致血管破裂或凝血、止血障碍等原因使大量血液在短期内丢失,引起急性失血后的贫血。慢性失血性贫血往往合并缺铁性贫血。

(二) 红细胞的生理特性

1. **可塑变形性**　正常红细胞在外力作用下具有变形的能力,这种特性称为**可塑变形性**(plastic deformation)。正常成年人红细胞的体积约为 90μm³,表面积约为 140μm²。若红细胞为等体积的球形,则其表面积仅约为 100μm²。正常红细胞特有的双凹圆碟形使红细胞具有较大的表面积与体积比,在外力作用下易于变形,当外力撤销后,变形的红细胞又可恢复正常的形态。这一特性有利于红细胞通过口径比红细胞直径小的毛细血管和血窦孔隙(图 3-6)。球形红细胞由于表面积与体积之比降低,其变形能力降低;衰老红细胞的膜弹性降低,其变形能力也降低;血红蛋白变性或浓度过高时,因红细胞内的黏度增加而使其变形能力降低。遗传性球形红细胞增多症是一种红细胞膜异常的遗传性溶血性贫血,系染色体显性遗传,患者红细胞膜骨架蛋白有异常,红细胞膜通透性增加,钠盐被动性

流入细胞内,表面积减少接近球形,变形能力减退;其膜上 Ca^{2+}-Mg^{2+}-ATP 酶受到抑制,钙沉积在膜上,使膜的柔韧性降低,这类球形细胞通过脾脏时极易发生溶血。

2. 悬浮稳定性 红细胞能较稳定地悬浮于血浆中而不易下沉的特性,称为红细胞的**悬浮稳定性**(suspension stability)。由于红细胞的表面积与体积的比值较大,其与血浆之间产生的摩擦力较大,阻碍了红细胞的下沉,所以红细胞具有悬浮稳定性。这种特性可用测定红细胞沉降率的方法测得。通常以红细胞在第一小时末下沉的距离来表示红细胞在血浆中沉降的速度,称为**红细胞沉降率**(erythrocyte sedimentation rate,ESR),即**血沉**。将新采的静脉血经抗凝处理后,置于有刻度的血沉管内垂直静置,第

图 3-6 红细胞挤过脾窦的内皮细胞裂隙(大鼠)
(引自 Greger R. 1996, p. 1655)

一小时末管内血细胞下沉的毫米数即为血沉值。用魏氏法(Westergren)测定,正常成年男性第一小时末为 0~15mm,成年女性第一小时末为 0~20mm。沉降率越快,表示红细胞的悬浮稳定性越小。

血沉异常是诊断某些疾病的依据之一,如活动性肺结核、风湿热、肿瘤和贫血等疾病可出现红细胞悬浮稳定性降低,血沉加快;在某些生理状态下,血沉也可出现改变,如妇女在月经期和妊娠期血沉也可加快。血沉加快主要是由于红细胞彼此以凹面相贴聚集在一起,形成红细胞**叠连**(rouleaux formation),致使红细胞的总面积与总体积之比减小,使摩擦力减小。决定红细胞叠连的因素主要在于血浆成分的变化,而不在于红细胞本身。通常血浆中纤维蛋白原、球蛋白及胆固醇增高时,可加速红细胞叠连,血沉加快;而血浆白蛋白和磷脂增多时则抑制叠连发生,使血沉减慢。

3. 渗透脆性 正常情况下红细胞内的渗透压与血浆渗透压基本相等。若将红细胞置于等渗溶液,如 0.9% NaCl 溶液中,其形态和大小可保持不变;在高渗溶液中,红细胞将因水分外渗而发生皱缩。若将红细胞置于 0.6%~0.8% NaCl 溶液中,水在渗透压差的作用下渗入细胞,红细胞由正常双凹圆碟形逐渐胀大,成为球形;在 0.42%~0.46% NaCl 溶液中,部分红细胞开始破裂溶血;在 0.32%~0.34% NaCl 溶液中,红细胞全部破裂溶血。这一现象表明红细胞对低渗盐溶液具有一定的抵抗力,这种抵抗力通常用渗透脆性来表示。红细胞的**渗透脆性**(osmotic fragility)是指红细胞在低渗盐溶液中发生膨胀、破裂和溶血的特性。渗透脆性愈大,表示其对低渗溶液的抵抗能力愈小。在正常情况下即使是同一个体的红细胞对低渗盐溶液抵抗力也不相同。例如衰老红细胞对低渗盐溶液的抵抗力小,即脆性大;而初成熟的红细胞对低渗溶液抵抗力大,即脆性小。红细胞渗透脆性有助于临床上某些疾病的诊断,如遗传性球形红细胞增多症的红细胞渗透脆性增大。

(三)红细胞的生成与破坏

1. 红细胞的生成 红细胞不断生成和破坏以维持血液中红细胞数量的相对稳定。正常成年人每天约生成 2×10^{11} 个红细胞。骨髓是成年人生成红细胞的唯一场所。红骨髓内红细胞的是由骨髓造血干细胞分化为红系定向祖细胞,再经过原红细胞、早幼红细胞、中幼红细胞、晚幼红细胞及网织红细胞的阶段,最后成为成熟红细胞。从原红细胞到中幼红细胞阶段,经历 3~5 次有丝分裂。一个原红细胞可产生 8~32 个晚幼红细胞。晚幼红细胞不再分裂,细胞内血红蛋白含量已达正常水平,细胞核逐渐消失,成为网织红细胞,需 3~5d。网织红细胞在脾内停留 1~2d,发育成熟后进入血液循环。当骨髓造血功能增强时,释放入血的网织红细胞大量增加,临床上通过循环血液中网织红细胞计数来了解骨髓的造血功能。当机体受到放射线和抗癌药等作用时,严重损害骨髓造血干细胞和微环境,造成骨髓的造血功能减低或衰竭引起的贫血称为**再生障碍性贫血**(aplastic anemia)。

(1)红细胞生成的原料:红细胞内主要成分是血红蛋白,合成血红蛋白的主要原料是铁和蛋白质,叶酸和维生素 B_{12} 是红细胞成熟所必需的辅酶物质。此外,红细胞生成还需要氨基酸、维生素 B_6、

B_2、C、E 和微量元素铜、锰、钴和锌等。成人每天用于合成血红蛋白的铁需要量约 20~30mg，95% 来自于体内铁的再利用，其中绝大部分是衰老的红细胞破坏后，由血红蛋白分解释放出来的铁，每天约 25mg，这部分铁以铁蛋白形式贮存于肝、骨髓和巨噬细胞系统，可重复利用，故称"内源性铁"。人体每天还可从食物中吸收少量铁，即"外源性铁"，以补充体内铁的排泄。铁多以高铁 Fe^{3+} 化合物的形式存在于有机物中，须经胃酸作用，将其还原成亚铁离子 Fe^{2+} 或其他亚铁化合物，在十二指肠和空肠上段吸收。造血所需的蛋白质来源于食物，日常膳食所提供的蛋白质足够机体造血所需。由于红细胞可优先利用体内的氨基酸来合成血红蛋白，所以单纯因缺乏蛋白质而发生贫血较为罕见。进入循环血液的铁通过与**转铁蛋白**（transferrin）结合而被运送到幼红细胞。

正常成人每日需从食物中吸收补充铁仅 1~2mg，不及食物中含铁量的 1/10，不易造成铁的缺乏。但在特殊时期，如妊娠期、哺乳期和生长发育期铁的需要量增多，或在各种慢性失血如月经量过多和痔疮出血等可造成体内铁贮存减少，导致血红蛋白生成减少，这类贫血称**缺铁性贫血**（iron deficiency anemia）。由于这类贫血主要是因红细胞生成的原料缺乏，导致血红蛋白含量减少，细胞的体积较小，故也称小细胞低色素性贫血。因此，对于各种慢性失血的患者以及婴幼儿、孕妇和哺乳期妇女应注意及时补充铁。

（2）红细胞的成熟因子：叶酸和维生素 B_{12} 是合成 DNA 所需的重要辅酶。食物中叶酸经肠黏膜吸收入血，在维生素 B_{12} 的作用下，在体内转化成多谷氨酸四氢叶酸后，才能参与 DNA 的合成。因此，维生素 B_{12} 缺乏时，叶酸的利用率下降，导致体内叶酸的含量相对不足。如果叶酸或维生素 B_{12} 不足，DNA 的合成减少，致使红细胞的分裂和成熟障碍，会使红细胞数量减少，而体积增大，称为**巨幼红细胞性贫血**（megaloblastic anemia）。正常情况下，食物中叶酸和维生素 B_{12} 的含量能满足红细胞生成的需要，但维生素 B_{12} 吸收需要内因子的参与。内因子是由胃黏膜的壁细胞产生的糖蛋白，能与维生素 B_{12} 结合，形成内因子与维生素 B_{12} 的复合物，从而保护维生素 B_{12} 免于被消化液破坏，并促进维生素 B_{12} 在回肠远端与回肠黏膜受体结合，吸收进入血液。吸收入血的维生素 B_{12} 部分贮存于肝，部分与运输蛋白结合，参与叶酸的活化。临床上胃大部切除或胃壁细胞损伤使内因子缺乏，或回肠切除后，均可导致维生素 B_{12} 吸收障碍而发生巨幼红细胞性贫血。

2. 红细胞生成的调节 红系祖细胞向红系前体细胞的增殖分化是红细胞生成的关键环节。不同发育阶段的红系祖细胞因为细胞表面受体表达的差异而对不同造血因子呈现出不同的反应。干细胞因子（stem cell factor，SCF）、白细胞介素 -3（interleukin-3，IL-3）和粒细胞 - 巨噬细胞集落刺激因子（GM-CSF）可刺激早期红系祖细胞（BFU-E）增殖和发育为晚期红系祖细胞（CFU-E）。晚期的红系祖细胞，称为**红系集落形成单位**（colony forming unit-erythroid，CFU-E）。它们在体外培养时只形成较小的集落，主要受**促红细胞生成素**（erythropoietin，EPO）的调节。

（1）促红细胞生成素：EPO 是一种主要由肾（肾皮质、肾小管周围的间质细胞）合成的糖蛋白，晚期红系祖细胞上 EPO 受体的数量最多，EPO 主要作用是促进晚期红系祖细胞的增殖，并向原红细胞分化。EPO 的作用包括：①刺激有丝分裂，主要促进晚期红系祖细胞（CFU-E）的增殖，对早期红系祖细胞及幼红细胞的增殖也有一定的促进作用；②激活血红蛋白等红系特异基因的表达，促进红系祖细胞向原红细胞分化及幼红细胞血红蛋白的合成；③作为存活因子抑制 CFU-E 的凋亡而促进红细胞的生成；④促进网织红细胞的成熟与释放。当组织缺氧或耗氧量增加时，通过刺激组织中的氧感受器，促进肾组织内 EPO 基因表达增加，进而增加 EPO 的合成和分泌，使循环血液中红细胞数量增加，提高血液的运氧能力，满足组织对氧的需要；当红细胞增多时，EPO 的分泌减少，使红细胞生成减少。这一负反馈调节使血液中红细胞数量保持相对稳定（图 3-7）。高原地区居民（缺氧）或长期从事体力劳动的人（耗氧量增加），EPO 合成增多，其红细胞数量较多；而双侧肾实质严重破坏的晚期肾病患者，由于 EPO 合成减少，患者易发生肾性贫血。正常人从平原进入高原低氧环境后，由于肾产生 EPO 增多，可使外周血液的红细胞数量和血红蛋白含量增高。低氧促进 EPO 基因表达的机制与**低氧诱导因子** -1（hypoxia-inducible factors-1，HIF-1）的作用有关。HIF-1 是一种转录因子。低氧时，肾内 HIF-1 的活性增强,可与位于 EPO 基因 3′ 端的增强子结合而促进 EPO 的表达。此外,肾外组织缺氧亦可促进肾分泌 EPO,可能是由于肾外组织产生去甲肾上腺素、肾上腺素和若干种前列腺素,转而刺激肾产生 EPO。近年来有资料表明,再生障碍性贫血可能是红系祖细胞上 EPO 受体缺陷所致。因此,临床上可将重组的人 EPO 用于促进贫血患者的红细胞生成。

图 3-7 红细胞生成的反馈调节模式图

(2)性激素:雄激素主要是通过促进肾合成 EPO,使骨髓造血功能增强,此外雄激素还可直接刺激骨髓红系祖细胞增殖而造血,使红细胞数量增多。临床上应用雄激素治疗某些贫血有一定效果。雌激素可降低红系祖细胞对 EPO 的反应,抑制红细胞的生成。这些作用可能是成年男性红细胞数量多于女性的原因之一。

此外,甲状腺激素、生长激素和糖皮质激素对红细胞生成也有一定的调节作用。转化生长因子 β、干扰素 γ 和肿瘤坏死因子等可抑制早期红系祖细胞的增殖,对红细胞的生成起负性调节作用,这可能与慢性炎症时贫血的发生有关。

3. 红细胞的破坏 正常人红细胞的平均寿命为 120d。当红细胞衰老时可塑变形性减弱而渗透脆性增加。在经过小血管或血窦孔隙时,或在血流加速而机械冲撞时,均会使红细胞破损。每天约有 0.8% 的衰老红细胞被破坏,其中有 90% 破损或衰老的红细胞被肝和脾中巨噬细胞吞噬,称为血管外破坏。破坏的红细胞释放出的铁和氨基酸可被再利用,而脱铁血红素转变为胆色素随粪和尿排出体外。另外 10% 的衰老红细胞在血管中受机械冲击而破碎,这种在血管内破坏的红细胞释放出的血红蛋白与血浆中的触珠蛋白结合被肝脏摄取,血红蛋白中的血红素经代谢释放出铁,以铁黄素形式沉着于肝细胞,脱铁血红素被转变为胆色素经胆汁排出。严重溶血时,血浆中血红蛋白浓度过高超过了触珠蛋白结合能力,未能与触珠蛋白结合的血红蛋白将直接由肾脏排出,形成血红蛋白尿。

三、白细胞生理

(一)白细胞的形态、分类和数量

正常白细胞无色,有核,在血液中一般呈球形,在组织中有不同程度的变形。依据白细胞胞质中有无特殊的嗜色颗粒,将其分为粒细胞和无粒细胞两大类。粒细胞又分为**中性粒细胞**(neutrophil)、**嗜酸性粒细胞**(eosinophil)和**嗜碱性粒细胞**(basophil);无粒细胞又分为**单核细胞**(monocyte)和**淋巴细胞**(lymphocyte)(图 3-8)。正常成年人血液中白细胞总数为 $(4.0\sim10.0)\times10^9/L$,其中中性粒细胞最多,占 50%~70%。白细胞正常值及主要功能见表 3-2。

正常人血液中白细胞总数和分类可因年龄和机体功能状态的不同而有变化,新生儿较高,约为 $(12.0\sim20.0)\times10^9/L$,新生儿白细胞主要为中性粒细胞,约占总数 65%,以后淋巴细胞增多,可占 70%,3~4 岁逐渐减少,到青春期时基本与成人相同;有昼夜波动,下午白细胞数稍高于清晨;进食、情绪激

动、剧烈运动和疼痛等可使白细胞增多,如剧烈运动可使白细胞增高达 35×10^9/L;女性妊娠、分娩等白细胞总数均可升高,分娩时可增至 $(17.0 \sim 34.0) \times 10^9$/L,分娩后 2~5d 恢复到原来水平。

表 3-2 我国健康成人血液白细胞正常值及主要功能

名称	均值	百分比 /%	主要功能
粒细胞			
中性粒细胞	4.5×10^9/L	50~70	吞噬细菌和坏死细胞
嗜酸性粒细胞	0.1×10^9/L	0.5~5	限制肥大细胞和嗜碱性粒细胞引起的速发型过敏反应
嗜碱性粒细胞	0.025×10^9/L	0~1	释放组胺和肝素、过敏性慢反应物质
无粒细胞			
淋巴细胞	1.8×10^9/L	20~40	参与特异性免疫反应
单核细胞	0.45×10^9/L	3~8	吞噬细菌、异物、颗粒与衰老和损伤的细胞
总数	7.0×10^9/L		

1~3. 单核细胞;4~6. 淋巴细胞;7~11. 中性粒细胞;12~14. 嗜酸性粒细胞;
15. 嗜碱性粒细胞;16. 红细胞;17. 血小板。

图 3-8 血细胞仿真图

(二) 白细胞的生理特性和功能

各类白细胞均参与机体的防御功能,白细胞所具有的变形、游走、趋化和吞噬等特性是执行防御功能的基础。除淋巴细胞外,所有的白细胞都能伸出伪足做变形运动,穿过毛细血管壁到达血管外,称为**白细胞渗出**(diapedesis)。渗出到血管外的白细胞可借助变形运动在组织内游走,在某些化学物质吸引下,可迁移到炎症或病灶区发挥吞噬等生理作用。白细胞向某些化学物质迁移和游走的过程称为**趋化性**(chemotaxis)。能吸引白细胞发生定向运动的化学物质,称为**趋化因子**(chemokine)。人体细胞的降解产物、抗原 - 抗体复合物、细菌毒素和细菌等都具有趋化活性。白细胞按照趋化因子的浓度梯度游走到炎症部位,吞噬细菌等异物。白细胞还可分泌多种细胞因子(白细胞介素、干扰素和肿瘤坏死因子)、集落刺激因子等,通过自分泌和旁分泌作用参与炎症和免疫反应的调控。白细胞将细菌异物等包围并吞入胞质内的过程称为**吞噬**(phagocytosis)。

白细胞的吞噬具有选择性,参与机体的非特异性免疫功能,正常细胞的表面光滑,且存在可排斥吞噬的保护性蛋白,故不易被吞噬,坏死组织和外源性颗粒因缺乏相应的保护机制而易被吞噬。此外,在特异性抗体和某些补体的激活产物调理下,白细胞对外源性异物的识别和吞噬作用加强;而淋

Note:

巴细胞主要参与特异性免疫功能。

1. 中性粒细胞 中性粒细胞的胞核呈分叶状,故又称**多形核白细胞**(polymorphonuclear leukocyte),为白细胞的主要组成部分。血液中的中性粒细胞约有一半随血液流动而循环,称为循环池,循环 6~8h 后,很快进入组织并不再返回血液中,通常白细胞计数即反映这部分白细胞的数量;另一半则附着在小血管壁,称为边缘池。这两部分可以互相交换,保持动态平衡。肾上腺素可促进中性粒细胞自边缘池进入循环池,在 5~10min 内即可使外周血中的中性粒细胞增高 50%。另外,在骨髓中还储备有 2.5×10^{12} 个成熟中性粒细胞,约为外周血液中性粒细胞总数的 15~20 倍,在机体需要时,可在数小时内大量释放进入血液循环。

中性粒细胞是血液中主要的吞噬细胞,其变形、游走和吞噬能力都很强,当病原微生物,特别是化脓性细菌入侵时,中性粒细胞在炎症区域产生的趋化物质作用下,渗出血管并游走集中到病灶部位。感染发生时中性粒细胞是首先到达炎症部位的效应细胞,中性粒细胞吞噬细菌后立即启动非氧杀菌和依氧杀菌过程。中性粒细胞还可以通过颗粒中所含有的水解酶、乳铁蛋白、杀菌性通透性增加蛋白等抗菌性蛋白分子对细菌进行非氧杀菌;也可以通过产生大量具有很强细胞毒性作用的活性氧基团(如超氧阴离子、过氧化氢、羟自由基及单线态氧等)进行依氧杀菌。中性粒细胞颗粒内的非氧杀菌能力低于依氧杀菌能力,杀菌后对细菌的分解依赖于溶酶体中大量的溶酶体酶来实现。当中性粒细胞吞噬细菌后,其本身开始溶解解体,释放的各种溶酶体酶又可溶解周围组织而形成**脓液**(pus)。此外,中性粒细胞还可吞噬和清除衰老的红细胞和抗原 - 抗体复合物。

2. 嗜酸性粒细胞 血液中的嗜酸性粒细胞数目有明显的昼夜周期性波动,清晨细胞数减少,午夜时细胞数增多。当血液中糖皮质激素含量增加时,嗜酸性粒细胞数目减少;反之,则增加。体内嗜酸性粒细胞主要存在于组织中,约为血液中的 100 倍。嗜酸性粒细胞胞质中含有较大的嗜酸性颗粒,其中含有过氧化物酶、**主要碱性蛋白**(major basic protein,MBP)和嗜酸性粒细胞阳离子蛋白等。但因缺乏溶菌酶,虽有较弱的吞噬能力,基本无杀菌作用。嗜酸性粒细胞主要作用是:①限制肥大细胞和嗜碱性粒细胞引起的速发型过敏反应;②参与对蠕虫的免疫反应;③在哮喘中引起组织损伤。

3. 嗜碱性粒细胞 成熟的嗜碱性粒细胞存在于血液中,只有在炎症时受趋化因子的诱导才迁移到组织中。嗜碱性粒细胞的胞质中有较大的碱性染色颗粒,颗粒内有肝素、组胺、过敏性慢反应物质和嗜酸性粒细胞趋化因子等多种活性因子。肝素具有抗凝血作用。肝素还可作为酯酶的辅基,加速脂肪分解为游离脂肪酸的过程。组胺和过敏性慢反应物质可导致毛细血管通透性增加,局部充血水肿,并可使细支气管平滑肌收缩等,从而引起哮喘和荨麻疹等Ⅰ型超敏反应症状。嗜碱性粒细胞被激活时释放的嗜酸性粒细胞趋化因子 A,可吸引嗜酸性粒细胞,使之聚集于局部,以限制嗜碱性粒细胞在过敏反应中的作用。嗜碱性粒细胞还在机体抗寄生虫免疫应答中起重要作用。

4. 单核细胞 从骨髓进入血液中的单核细胞是尚未成熟的细胞,吞噬能力弱,在血液中停留 2~3d 后,穿过毛细血管迁移入组织,转变为**巨噬细胞**(macrophage),其细胞体积增大,含有较多的溶酶体和线粒体,酸性磷酸酶、葡萄糖苷酸酶、组织蛋白酶和溶菌酶等多种酶大量增加,吞噬能力显著增强,具有比中性粒细胞更强的吞噬能力,能吞噬和消灭细菌、病毒和原虫等大的致病物及颗粒以及衰老和损伤的红细胞和血小板等。另外,巨噬细胞溶酶体中含有大量的脂酶,可消化某些细菌(如结核杆菌)的脂膜。当细菌入侵时,组织中巨噬细胞立即发挥抗感染作用。由于单核细胞的趋化游走速度较中性粒细胞慢,外周血和骨髓中储存的单核细胞数目较少,巨噬细胞需要数天至数周才能成为炎症局部的主要吞噬细胞。此外,巨噬细胞还参与激活淋巴细胞的特异性免疫功能,识别和杀伤肿瘤细胞,激活的单核 - 巨噬细胞能合成和释放多种细胞因子,如肿瘤坏死因子、白介素、干扰素和集落刺激因子等,参与机体的防御反应。活化的单核 - 巨噬细胞对肿瘤和病毒感染的细胞具有强大的杀伤能力;单核 - 巨噬细胞还可有效地加工处理并呈递抗原,在特异性免疫应答的诱导和调节中起关键作用。此外,单核细胞还可在组织中发育成树突状细胞,树突状细胞仅有微弱的吞噬活性,不直接参与宿主的防御功能,是功能最强的抗原提呈细胞,参与机体特异性免疫应答的始动过程。

5. 淋巴细胞　淋巴细胞在免疫应答反应中起核心作用。根据细胞生长发育所处的过程、细胞表面标志和功能的不同，可将淋巴细胞分为 T 淋巴细胞、B 淋巴细胞和自然杀伤细胞。T 淋巴细胞占淋巴细胞总数的 70%~80%，由造血干细胞在骨髓中生成后，其成熟有赖于胸腺的存在，主要参与机体的细胞免疫；B 淋巴细胞由骨髓生成后，不直接依赖胸腺，而是在骨髓或肠道淋巴组织中发育成熟，主要执行体液免疫功能；自然杀伤细胞参与机体天然免疫过程。

（三）白细胞的生成与破坏

白细胞是由骨髓造血干细胞分化形成。目前对淋巴细胞生成的调节机制还不清楚。白细胞的生成与稳定受许多因素的调节。能促进白细胞分裂、分化和成熟的一系列因子，称为**造血生长因子**（hematopoietic growth factor），这些因子在体外刺激造血细胞形成集落，也称**集落刺激因子**（colony stimulating factor，CSF），分别由淋巴细胞、巨噬细胞、内皮细胞及间质细胞等释放产生。目前主要有粒 - 巨噬细胞集落刺激因子（GM-CSF），刺激中性粒细胞、单核细胞和嗜酸性粒细胞的生成；粒细胞集落刺激因子（G-CSF），主要促进粒细胞系的增殖和成熟；巨噬细胞集落刺激因子（M-CSF），可调节单核细胞前体细胞的增殖与分化。乳铁蛋白和转化生长因子 -β（TGF-β）可抑制白细胞的生成。GM-CSF 和 G-CSF 已经应用于临床治疗中性粒细胞减少症。

白细胞在血液中停留时间很短，主要在组织中发挥作用。中性粒细胞 4~8h 进入组织，在 4~5d 衰老死亡，或经胃肠道排出；如有细菌入侵，中性粒细胞在吞噬过量细菌后，发生"自我溶解"，与破坏的细菌和组织碎片共同形成脓液。单核细胞在血液中停留 2~3d，进入组织并发育成为巨噬细胞，在组织中可停留 3 个月。淋巴细胞可往返于血液、组织液及淋巴液之间，并能增殖与分化，其存活时间较难判断。

四、血小板生理

（一）血小板的形态和数量

血小板体积小，无细胞核，呈双面微凸的圆盘状，直径为 2~3μm。当血小板与玻片接触或受刺激时，可伸出伪足变成不规则形状。电镜下可见其内含致密体、α- 颗粒和溶酶体等多种颗粒以及开放管道系统、致密管道系统和微管等（图 3-9）。血小板膜上有多种糖蛋白（glycoprotein，GP），它们具有受体功能。如 GP Ⅰ b/ Ⅸ/ Ⅴ 是由 GP Ⅰ b、GP Ⅸ 和 GP Ⅴ 通过非共价键组成的糖蛋白复合物，可与 von Willebrand 因子（简称 vWF）结合。属于整合素家族的 GP Ⅱ b/ Ⅲ a 复合物（整合素 α Ⅱ b 合物），为血小板膜上含量最为丰富的糖蛋白，可与纤维蛋白原及 vWF 结合。GP Ⅰ b/ Ⅸ/ Ⅴ 及 GP Ⅱ b/ Ⅲ a 与相应配体的结合在引起血小板黏附、聚集及血小板内信号途径的活化过程中有重要作用。健康成年人血小板数量为 (100~300) × 10^9/L。血小板数量有生理性波动，午后较清晨高，冬季较春季高，静脉血较毛细血管高，妇女月经期血小板减少，妊娠、进食、运动、缺氧和严重损伤等可使血小板增多。血小板数量超过 1 000 × 10^9/L 时，易发生血栓。血小板有助于维持血管壁的完整性，血小板数量低于 50 × 10^9/L，毛细血管脆性增高，微小的创伤或血压升高即可出现毛细血管破裂而出现小的出血点，易产生出血倾向。血小板生成后，约有 10% 贮存于脾脏中，在机体需要时，可进入血液循环。当血管损伤时血小板可被激活，进而在生理性止血（见本章第三节）过程中发挥重要作用。

（二）血小板的生理特性

1. 黏附　血小板与非血小板表面的黏着称为**血小板黏附**（platelet adhesion）。当血管内皮细胞受损时，血小板即可黏附于内皮下组织。血小板黏附需要血小板膜上的糖蛋白 GP Ⅰ b/ Ⅸ/ Ⅴ 复合物、内皮下组织成分（主要是胶原纤维）及血浆 von Willebrand 因子（简称 vWF）的参与。GP Ⅰ b/ Ⅸ/ Ⅴ 复合物是血小板表面主要的黏附受体。当血管内皮损伤暴露出其内膜下的胶原组织，通过血浆中的 vWF 因子与胶原纤维结合，引起 vWF 变构，使血小板膜上的 GP Ⅰ b 与变构的 vWF 因子结合，使血小板黏附于内皮下胶原纤维。黏附是血小板在止血过程和血栓形成中发挥作用的起始环节。

图 3-9 电镜下血小板形态示意图

2. 聚集 血小板之间彼此黏附和聚合在一起称为**血小板聚集**（platelet aggregation），需要纤维蛋白原、Ca^{2+} 和血小板膜上 GP Ⅱb/Ⅲa 参与。未受刺激的血小板膜上的 GP Ⅱb/Ⅲa 不能与纤维蛋白原结合。当血小板黏附于血管破损处，或在致聚剂的激活下，GP Ⅱb/Ⅲa 活化，纤维蛋白原受体暴露，在 Ca^{2+} 作用下纤维蛋白原与之结合，连接相邻的血小板，纤维蛋白原聚集的桥梁，使血小板聚集成团。GP Ⅱb/Ⅲa 的异常（血小板无力症）或纤维蛋白原缺乏均可引起血小板聚集障碍。

血小板聚集时，由圆盘形变成球形，伸出一些小的伪足，释放活性物质。血小板聚集分为两个时相：发生迅速、可解聚的第一时相，称为可逆性聚集；发生缓慢、不可再解聚的第二时相，称为不可逆性聚集。能引起血小板聚集的因素有多种，包括生理性致聚剂，如 ADP、胶原、凝血酶、血栓烷 A_2、肾上腺素和 5- 羟色胺等和病理性致聚剂，如细菌、病毒和药物等。组织损伤、特别是由血小板释放的内源性 ADP 是促使血小板不可逆性聚集的主要因素。

血小板合成而释放的**血栓烷** A_2（thromboxane A_2，TXA_2）具有强烈的促进血小板聚集和收缩血管作用。血小板内并无 TXA_2 的贮存，当血小板受刺激而被激活时，血小板内的磷脂酶 A_2 被激活，裂解膜磷脂，游离出花生四烯酸，后者在环加氧酶的作用下生成前列腺素 G_2 和 H_2（PGG_2 和 PGH_2），进一步在血栓烷合成酶作用下生成 TXA_2。临床上可用阿司匹林抑制环加氧酶减少 TXA_2 的生成，抑制血小板聚集。此外，血管内皮细胞还可释放一氧化氮（NO），NO 与 PGI_2 相似，可抑制血小板聚集，其效应是通过提高血小板内 cGMP 浓度而实现的。凝血酶引起的血小板聚集反应与 ADP 相似，也呈剂量依赖方式，引起单相或双相血小板聚集，聚集反应与释放反应同时发生，故胶原所诱发的血小板单相聚集与内源性 ADP 的释放和 TXA_2 的形成有关。

3. 释放 血小板受刺激后，将储存在致密体、α- 颗粒和溶酶体中的活性物质排出的现象称为**血小板释放**（platelet release）。由血小板释放的活性物质主要有 ADP、ATP、5- 羟色胺、Ca^{2+}、β^- 血小板巨球蛋白、血小板因子、vWF、纤维蛋白原、凝血因子、血小板源性生长因子和血管内皮生长因子等。**血管内皮生长因子**（vascular endothelial growth factor，VEGF）和**血小板源生长因子**（platelet derived growth factor，PDGF）可促进血管内皮细胞、平滑肌细胞和成纤维细胞的增殖，有利于受损血管的修复。另外，血小板释放的活性物质还包括血小板临时合成的 TXA_2 和前列腺素等。释放出的活性物质有助于小血管收缩、血小板活化和聚集，加速止血和凝血过程。能引起血小板聚集的因素多数能引起血小板释放反应，而且血小板的黏附、聚集与释放几乎同时发生。

4. 吸附 血小板表面能吸附血浆中多种凝血因子。当血管破损时，血小板黏附和聚集于破损部位，可吸附大量凝血因子，如凝血因子Ⅰ、Ⅴ、Ⅺ和ⅩⅢ等，使局部的凝血因子浓度升高，有利于血液凝固和生理止血。

5. 收缩 血小板内有类似肌肉收缩的蛋白系统，如肌动蛋白、肌凝蛋白、微管及相关蛋白等。血小板活化后,胞质内 Ca^{2+} 浓度增高,通过分解 ATP 引起血小板的收缩。在血凝块中,血小板的伪足通过膜上活化的 GP Ⅱb/Ⅲa 结合于纤维蛋白索上。当血凝块中的血小板发生收缩时,可使血凝块回缩。若血小板数量减少、功能降低或 GP Ⅱb/Ⅲa 缺陷,可使血块回缩不良。临床上根据血块回缩状态评估血小板的数量或功能是否正常。

(三) 血小板的生理功能

1. 参与生理性止血　小血管损伤后,会刺激血小板黏附到破损周围,聚集形成血小板血栓,同时血小板吸附血液中的凝血因子,促进血液凝固,形成血凝块,堵住破损,有效地进行止血。

2. 促进血液凝固　血小板所含的与凝血有关的因子统称为血小板因子(platelet factor,PF),如为纤维蛋白原激活因子(PF_2)、凝血活酶因子(PF_3)、抗肝素因子(PF_4)和抗纤溶因子(PF_6)等。其中较为重要的因子是 PF_3,是血小板膜上的磷脂,能吸附血液中的凝血因子,参与凝血过程。

3. 维持血管内皮细胞完整性　血小板可随时沉着在血管壁上,填补血管内皮脱落留下的间隙,及时修复毛细血管壁,维持毛细血管壁的正常通透性。此外,血小板释放的**血小板源性生长因子**(platelet-derived growth factor,PDGF),能促进血管内皮细胞、平滑肌细胞以及成纤维细胞的增殖,利于修复受损血管。临床上,当血小板减少到 $50 \times 10^9/L$ 以下时,毛细血管壁的脆性增加,微小的创伤或血压升高即可使之破裂而出现小的出血点,称为**血小板减少性紫癜**(idiopathic thrombocytopenic purpura)。

(四) 血小板的生成与破坏

血小板是由骨髓中形成的成熟**巨核细胞**(megakaryocyte)的胞质脱落而形成的有生物活性的小块胞质。造血干细胞首先分化为巨核系祖细胞,然后再分化为原始巨核细胞,并经过幼巨核细胞而发育为成熟巨核细胞。成熟巨核细胞紧靠骨髓血窦壁外,其胞质形成突起(即前血小板),穿过血窦壁进入窦腔,胞质突起脱落下来便成为血小板,进入血液。一个巨核细胞可形成 2 000~5 000 个血小板。进入血液的血小板,一半以上在血液中循环,其余的贮存于脾脏。

骨髓中巨核细胞的增殖与分化和血小板的生成受一系列造血生长因子的调节。如**血小板生成素**(thrombopoietin,TPO)就是调节血小板生成的重要因子。TPO 是一种糖蛋白,主要由肝实质细胞产生,肾脏产生少量。TPO 是由 332 个氨基酸残基组成的糖蛋白,其分子量为 50~70kD。TPO 能促进造血干细胞的存活和增殖,刺激造血干细胞向巨核系祖细胞分化,并特异地促进巨核祖细胞增殖、分化以及巨核细胞的成熟与释放血小板,是刺激巨核细胞增殖和分化作用最强的细胞因子。TPO 能刺激造血干细胞向巨核祖细胞分化并促进祖细胞的增殖、分化和巨核细胞的成熟与释放血小板等一系列过程。

血小板进入血液后,只在开始两天具有生理功能,但其平均寿命可有 7~14d。用 ^{51}C 或 ^{32}P 标记血小板观察其破裂情况,证明血小板的破坏随血小板的日龄增高而增多。衰老的血小板在脾、肝和肺组织中被吞噬。此外,血小板在生理性止血过程中,可发生解体而被消耗。

第三节　生理性止血

正常情况下,小血管损伤后,血液从小血管内流出引起出血,几分钟后出血自行停止的现象称为**生理性止血**(physiological hemostasis)。临床上用针刺破耳垂或指尖使血液自然流出,测定出血延续的时间,称为**出血时间**(bleeding time),正常人约为 1~3min。出血时间的长短可以反映生理性止血功能的状态。生理性止血功能是机体重要的保护机制之一。若生理性止血功能降低,易产生出血现象,且出血时间延长;而生理性止血功能过度增强时,易形成血栓。因此,机体在多种因子及机制相互作用、精细调节下,使生理性止血功能处于平衡状态,从而当血管受损伤时,一方面能迅速止血;另一方面使止血反应限制在损伤局部,保持血流正常进行。

Note:

一、生理性止血的基本过程

生理性止血过程主要包括血管收缩、血小板血栓形成和血液凝固三个过程(图 3-10)。

图 3-10   生理性止血过程示意图

1. **血管收缩**   生理性止血首先表现为受损血管局部和附近小血管收缩,局部血流减少,有利于减轻或者阻止出血。受损伤血管受刺激,引起血管反射性收缩以及血管局部的平滑肌收缩,血小板释放缩血管物质,如 5-羟色胺和肾上腺素等,使血管进一步收缩。

2. **形成血小板止血栓**   血管受损后,暴露血管内膜下胶原组织,激活血小板,使血小板黏附和聚集于破损部位,局部受损红细胞释放的 ADP 和局部凝血过程中发生的凝血酶均可使血小板活化而释放内源性 ADP 和 TXA_2,促使血小板发生不可逆聚集,受损血管内皮的 PGI_2 生成减少,有利于血小板的聚集,最后形成松软的血小板止血栓。

3. **血液凝固**   血管受损可启动凝血系统,局部迅速发生血液凝固,使血浆中可溶性的纤维蛋白原转变成不溶性的纤维蛋白,交织成网,加固止血栓。局部纤维组织增生,并长入血凝块,达到永久性止血。需要强调的是这三个过程是相继发生并相互重叠、相互促进;由于血小板与生理性止血密切相关,因此,血小板生成减少、破坏增多或功能异常时,可引起止血障碍,使出血时间延长。

二、血液凝固

血液凝固(blood coagulation)是指血液由流动的液态变成不能流动的凝胶状态的过程。其实质是血浆中的可溶性纤维蛋白原转变成不溶性的纤维蛋白的过程。它是系列酶促反应过程。正常人凝血块(图 3-11)形成的时间为 5~15min(玻管法),称为**凝血时间**(clotting time,CT)。在血液凝固后,静止 1~2h,可见凝血块回缩,有淡黄色的液体析出,这种液体称为**血清**(blood serum)。由于在凝血过程中一些凝血因子被消耗,因此血清和血浆的主要区别是血清中没有纤维蛋白原和部分凝血因子,但增加了少量凝血过程中由血小板释放的物质。

图 3-11   凝血块扫描电镜图

(一)凝血因子

血液和组织液中直接参与凝血的物质统称为**凝血因子**(blood coagulation factor,clotting factor)。

目前已知的凝血因子有 14 种,其中按国际命名法按发现的先后顺序用罗马数字编号的有 12 种,分别为凝血因子 I ~ XIII(简称 FI ~FXIII),其中 FVI 是血清活化的 FVa,已不再视为独立的凝血因子(表 3-3)。此外还有前激肽释放酶、高分子激肽原和血小板磷脂等也直接参与凝血过程。在这些因子中,除 FIV 是 Ca^{2+} 外,其余均为蛋白质,正常情况下这些蛋白质大多数是以无活性的酶原形式存在,且必须通过其他酶的水解后才具有活性,这一过程称为凝血因子的激活。被激活的因子,习惯上在其右下角标 "a" 表示其 "活化型",如 FIIa、FXa 等。除 FIII 外,其他凝血因子均存在于新鲜血浆中,且多数在肝脏中合成,其中 FII、FVII、FIX 和 FX 的合成需要维生素 K 的参与,故又称为依赖维生素 K 的凝血因子。因此,当肝功能损害或维生素 K 缺乏时,可出现凝血功能障碍而发生出血倾向。

表 3-3 按国际命名法编号的凝血因子

因子	同义名	合成部位	是否存在于血清中	主要功能
I	纤维蛋白原	肝细胞	无	形成纤维蛋白
II	凝血酶原	肝细胞(需要维生素 K)	几乎没有	促进纤维蛋白原转变为纤维蛋白
III	组织因子	内皮细胞和其他细胞	—	启动外源性凝血
IV	钙离子	—	存在	辅因子,参与多种过程
V	前加速素易变因子	内皮细胞和血小板	无	加速因子 Xa 对凝血酶原的激活
VII	前转变素稳定因子	肝细胞(需要维生素 K)	存在	与 FIII 形成复合物,参与外源性凝血过程
VIII	抗血友病因子	肝细胞	无	辅因子,加速 FIXa 对 FX 的激活
IX	血浆凝血活酶成分	肝细胞(需要维生素 K)	存在	与 FIXa 及 VIII 形成复合物,激活 FX
X	Stuart-Prower 因子	肝细胞(需要维生素 K)	存在	形成 FX 复合物,激活凝血酶原
XI	血浆凝血活酶前质	肝细胞	存在	激活 FIX
XII	接触因子或 Hageman 因子	肝细胞	存在	为内源性凝血的启动因子,激活 FXI
XIII	纤维蛋白稳定因子	肝细胞和血小板	几乎没有	使纤维蛋白单体相互交联聚合形成纤维蛋白网

(二) 凝血过程

血液凝固是由凝血因子按一定顺序相继激活的级联反应,最终形成纤维蛋白凝块,每步反应均有放大效应。凝血过程可分为凝血酶原酶复合物(prothrombinase complex)的形成、凝血酶的形成和纤维蛋白原转变为纤维蛋白的生成三个基本阶段(图 3-12)。

图 3-12 凝血过程的基本步骤

1. 凝血酶原酶复合物（prothrombinase complex）的形成　凝血酶原酶复合物（图 3-13）可通过内源性和外源性两条凝血途径形成。两条途径的启动方式和参与的凝血因子不同，但两条途径中的某些凝血因子可以相互激活，相互联系，并不完全独立。

（1）内源性凝血途径：**内源性凝血途径**（intrinsic pathway of blood coagulation）参与的凝血因子全部来自血液。通常当血液与带负电的异物表面（如胶原纤维、硫酸酯、玻璃和白陶土等）接触时会启动凝血过程。在机体内，当血管损伤时，血浆中 FⅫ 与血管内膜下的胶原纤维接触而被激活为 FⅫa，随即 FⅫa 激活 FⅪ 形成 FⅪa。FⅫa 还可激活前激肽释放酶成为激肽释放酶，激肽释放酶反过来又能促进 FⅫa 的激活，通过这一正反馈过程形成大量的 FⅫa。从 FⅫ 接触异物表面到 FⅪa 形成的过程称为表面激活，这阶段高分子激肽原也作为辅因子加速 FⅫa 及 FⅫa 对前激肽释放酶和 FⅪ 的激活。表面激活阶段所形成的 FⅪa 在 Ca^{2+} 存在下，激活 FⅨ 生成 FⅨa，FⅨa 在 Ca^{2+} 的参与下与活化的 FⅧa 结合在血

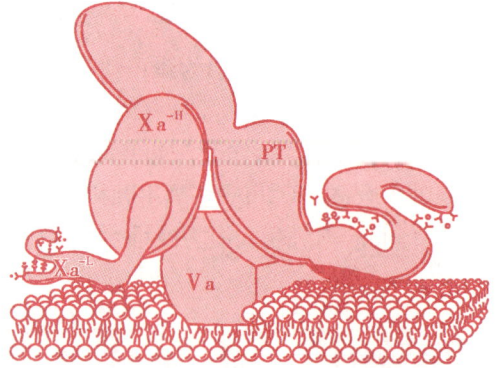

Va、Va 和 PT 分别表示 FVa、FXa 和凝血酶原。凝血因子 Xa 由重链（Xa^{-H}）和轻链（Xa^{-L}）组成。FVa 为 FXa 的膜受体，并加速凝血酶原活化的速度。图中 Xa 和 PT 分子上的"Y"表示 γ-羧谷氨酸，与 Ca^{2+} 结合（图中以"o"表示）。当 γ-羧谷氨酸与 Ca^{2+} 结合后使 Xa 和 PT 暴露出膜结合位点。

图 3-13　凝血酶原酶组装图

小板磷脂表面（PF₃）形成复合物为 **FX 酶复合物**（tenase complex），使 FX 激活为 FXa，随即 FXa 与活化的 FVa 被 Ca^{2+} 连接在血小板磷脂表面（PF₃），形成 FXa-FVa-Ca^{2+}-磷脂复合物，即凝血酶原复合物。

在凝血酶原复合物形成过程中 FⅧ 对 FX 的激活有加速作用（可提高 20 万倍），生理情况下，血浆中 FⅧ 与 vWF 以非共价形式结合成复合物，该复合物可避免 FⅧ 被活化的蛋白质 C 降解。vWF 缺陷时血浆 FⅧ 水平降低。FⅧ 活化成为 FⅧa 后就从 vWF 上释放出来。因此，缺乏 FⅧ 时患者凝血速度缓慢，微小的创伤也会出血不止，临床上称为**血友病**（hemophilia）A。而缺乏 FⅨ 的患者称为**血友病** B，缺乏 FⅪ 的患者过去也称为**血友病** C。血友病 A 和血友病 B 是性联隐性遗传性出血性疾病，是最常见的先天性出血性疾病之一。缺乏 FⅧ 或 FⅨ 都能引起 FX 酶复合物生成障碍而发生出血性疾病。血浆中的 vWF 可保护血浆中的 FⅧ 不被降解。因此，vWF 的缺陷常有血浆 FⅧ 降低，导致凝血功能障碍，称为**血管性血友病**。

（2）外源性凝血途径：**外源性凝血途径**（extrinsic pathway of blood coagulation）是指由来自血液之外的 FⅢ，又称**组织因子**（tissue factor，TF）暴露于血液而启动的凝血过程。因子Ⅲ存在于大多数组织细胞中，是一种跨膜糖蛋白。生理情况下，直接与循环血液接触的血细胞和内皮细胞不表达组织因子。在组织损伤和血管破裂等情况下 FⅢ 释放，与血浆中的 FⅦ 结合并迅速激活，形成因子Ⅶa-FⅢ 复合物，后者在血小板磷脂和 Ca^{2+} 存在下，迅速激活 FX 为 FXa，其后的反应与内源性凝血途径完全相同。因子Ⅲ作为辅因子可使 FⅦa 激活 FX 的效应提高 1 000 倍，FXa 可反过来激活 FⅦ，使更多的 FX 被激活，形成外源性凝血的正反馈效应。另外，FⅦa-FⅢ 复合物还可激活 FⅨ，而 FⅨa 也能激活 FⅦa，从而将内源性与外源性凝血途径联系起来，相互促进，共同完成凝血过程。在病理状态下，细菌内毒素、补体 C5a、免疫复合物和肿瘤坏死因子等均可刺激血管内皮细胞和单核细胞表达组织因子，从而启动凝血过程，引起**弥散性血管内凝血**（disseminated intravascular coagulation，DIC）。

2. 凝血酶的形成　凝血酶原（FⅡ）在凝血酶原酶复合物的作用下激活成为凝血酶（FⅡa）。其中复合物中的 FVa 作为辅因子，可使 FXa 激活凝血酶原的速度提高 10 000 倍。凝血酶是一种具有多种功能的凝血因子，其主要作用是分解纤维蛋白原成为纤维蛋白单体。凝血酶使纤维蛋白原（四聚体）从 N 端脱下四段小肽，即两个 A 肽和两个 B 肽，转变为纤维蛋白单体；激活 FⅫ，生成 FⅫa。在 Ca^{2+} 的作用下，FⅫa 使纤维蛋白单体相互聚合，形成不溶于水的交联纤维蛋白多聚体凝块；激活

FⅤ、FⅧ和FⅪ,形成凝血过程中的正反馈机制;使血小板活化,为FX酶复合物和凝血酶原酶复合物的形成提供有效的磷脂表面,加速凝血。在未激活的血小板,带负电荷的磷脂(如磷脂酰丝氨酸等)存在膜内表面。当血小板活化后,带负电荷的磷脂翻转到外表面,促进FX酶复合物和凝血酶原复合物的形成。凝血酶还可激活FⅤ、FⅧ、FⅪ,同时可激活血小板提供有效的磷脂表面,成为凝血过程中的正反馈机制。

3. 纤维蛋白的形成 凝血酶催化纤维蛋白原(FⅠ)成为纤维蛋白单体(FⅠa)。同时在Ca^{2+}作用下,凝血酶激活FⅩⅢ成为FⅩⅢa,在Ca^{2+}参与下,FⅩⅢa使纤维蛋白单体相互聚合,形成不溶于水的纤维蛋白多聚体(纤维蛋白丝),这种纤维蛋白丝交织成网,网罗血细胞,形成稳定的血凝块。

如图3-14所示,血液凝固是一个复杂的酶促反应过程,每步酶促反应均有放大效应,某些环节存在正反馈调节。凝血过程一旦启动,迅速连续进行,形成"瀑布"样反应链,直到完成为止。若其中某个环节受阻,整个凝血过程终止。

图3-14 血液凝固过程示意图

PL:磷脂;PK:前激肽释放酶;K:激肽释放酶;HK:高分子激肽原;罗马数字表示相应凝血因子。

(三) 体内生理性凝血机制

组织损伤时释放出的组织因子和暴露出的胶原可分别启动外源性和内源性凝血系统,即在生理性止血过程中,既有内源性凝血途径的激活,也有外源性凝血途径的参与。但临床观察发现,先天性缺乏FⅫ及前激肽释放酶或高分子激肽原的患者,几乎没有出血症状,而因子Ⅶ缺乏的患者却会产生明显的出血症状。故外源性凝血途径在体内生理性凝血反应的启动中起关键作用。通过外源性凝血形成的FⅦa-FⅢ复合物可以有效地激活FⅨ;另一方面由外源性凝血途径生成的少量凝血酶可促进FⅤ、FⅧ、FⅪ和血小板的激活并且会产生放大效应,从而激活内源性凝血途径而形成大量的FX酶复合物,进而形成凝血酶原酶复合物(图3-17),激活凝血酶和纤维蛋白而完成凝血过程。因此,组织因子是生理性凝血反应的启动因子,而内源性凝血途径对凝血反应开始后的维持和巩固起非常重要的

Note:

作用。临床上缺乏 FⅧ和 FⅪ的患者可有明显的出血症状。

(四)血液凝固的负性调控

正常人在日常活动中常有轻微的血管损伤发生,体内也常有低水平的凝血系统的激活,但循环血液并不凝固。即使当组织损伤而发生生理性止血时,血栓也只局限于损伤部位,并不影响未损伤部位。这表明生理性止血过程,在时间和空间上受到严格的控制,是一个多因素综合作用的结果。

1. **血管内皮的抗凝作用**　正常的血管内皮作为屏障,可防止凝血因子、血小板与内皮下的成分接触,从而避免凝血系统的激活和血小板的活化。血管内皮还具有抗凝血和抗血小板的功能。血管内皮细胞膜上存在硫酸乙酰肝素蛋白多糖,凝血酶调节蛋白,并合成分泌组织因子途径抑制物、抗凝血酶等生理性抗凝物质。血管内皮细胞可以释放前列环素(PGI_2)和一氧化氮(NO),抑制血小板活化和聚集。通过上述过程内皮细胞可灭活从凝血部位扩散而来的活化凝血因子,阻止血栓延伸到完整内皮细胞部位。此外,血管内皮细胞还能合成分泌组织型纤溶酶原激活物,促进纤维蛋白溶解,保证血管通畅。

2. **血浆中的生理性抗凝物质**

血浆中重要的抗凝物质主要有丝氨酸蛋白酶抑制物、蛋白质 C 系统、组织因子途径抑制物和肝素等。

(1)丝氨酸蛋白酶抑制物:血浆中含有多种丝氨酸蛋白酶抑制物,主要有抗凝血酶、肝素辅因子Ⅱ、C_1 抑制物、α_1 抗胰蛋白酶、α_2 抗纤溶酶、α_2 巨球蛋白等,其中最重要的是抗凝血酶,可灭活 60%~70% 的凝血酶,其次是肝素辅因子Ⅱ,可灭活 30% 的凝血酶。**抗凝血酶**(antithrombin)是由肝细胞和血管内皮细胞分泌的一种丝氨酸蛋白酶抑制物,能与凝血酶及 FⅨa、FⅩa、FⅪa 和 FⅫa 等分子活性中心的丝氨酸残基结合而使其失去活性,进而阻断凝血过程。抗凝血酶的直接作用弱而且慢,但它与肝素结合后,其抗凝作用可增强 2 000 倍以上。但在正常机体内,循环血液的血浆中肝素的含量极少,因此,抗凝血酶主要与内皮细胞表面的硫酸乙酰肝素结合而增强内皮细胞的抗凝作用。

(2)蛋白质 C 系统:主要包括**蛋白质 C**(protein C,PC)、**凝血酶调节蛋白**(thrombomodulin,TM)、蛋白质 S 和蛋白质 C 的抑制物。蛋白质 C 由肝细胞合成的依赖于维生素 K 的因子,以酶原的形式存在于血浆中。凝血酶调节蛋白是凝血酶激活蛋白质 C 的辅因子,可使凝血酶激活蛋白质 C 的速度提高 1 000 倍当凝血酶与血管内皮细胞上的凝血酶调节蛋白结合后,可激活蛋白质 C,后者可灭活 FⅤa 和 FⅧa,抑制 FⅩa 的活性,促进纤维蛋白的降解。蛋白质 S 可促进蛋白质 C 的活性,显著增强活化的蛋白 C 对 FⅤa 和 FⅧa 的灭活作用。蛋白 C 基因缺陷者发生静脉血栓的危险性增加。

(3)组织因子途径抑制物:**组织因子途径抑制物**(tissue factor pathway inhibitor,TFPI)是由小血管内皮细胞产生的糖蛋白,其分子量为 34kD,是外源性凝血途径的特异性抑制剂。可抑制 FⅩa 的活性,在 Ca^{2+} 作用下,与 FⅦa-FⅢ 复合物及 FⅩa 结合形成 FⅦa-FⅢ-TFPI-FⅩa 四聚体,从而灭活 FⅦa-FⅢ 复合物,抑制外源性凝血途径。TFPI 是体内主要的生理性抗凝物质,可与内皮细胞表面的硫酸乙酰肝素结合,注射肝素可引起内皮细胞结合的 TFPI 释放,血浆 TFPI 水平可升高几倍。

(4)肝素:**肝素**(heparin)主要由肥大细胞和嗜碱性粒细胞产生的酸性黏多糖,几乎存在于所有组织中,尤其是肝、肺等组织中含量最多。肝素是一种很强的抗凝物质,在体内及体外均能发挥抗凝作用。肝素除通过增强抗凝血酶的活性而间接发挥抗凝作用外,还能抑制凝血酶原的激活,阻止血小板黏附、聚集、释放,促使血管内皮细胞释放抗凝物质和纤溶酶原激活物,刺激血管内皮细胞释放 TFPI,能增强蛋白质 C 的活性和刺激血管内皮细胞释放纤溶酶原激活物,增强纤维蛋白溶解,因此肝素在体内的抗凝作用强于体外。此外肝素还能激活血浆中的酯酶,加速血浆中乳糜微粒的清除,有助于防止与血脂有关的血栓形成。

在临床实际工作中,常需要加速、延缓或防止血液凝固。临床手术中常用温热的生理盐水纱布压迫伤口止血,就是利用提高局部温度,增加酶的活性,同时提供粗糙表面利于因子Ⅻ的激活以及血小板黏附、聚集从而加速血液凝固的过程。反之,若把血液置于低温环境中或增加异物表面的光滑度

(如涂有硅胶或液体石蜡的表面),血液凝固的过程将减慢。Ca^{2+}作为一个重要的凝血因子,在多个环节上起促凝血作用,在临床上可用于添加Ca^{2+}或除去Ca^{2+}达到"促凝"或"抗凝"的目的。在临床化验或输血时常在血液中加入一定量的草酸盐或枸橼酸盐可以除去Ca^{2+},从而阻断凝血过程,起到抗凝作用。维生素K拮抗剂(如华法林)可抑制FⅡ、FⅦ、FⅨ、FⅩ等维生素K依赖性凝血因子的合成,因此在体内具有抗凝作用。

三、止血栓的溶解

在生理性止血过程中形成的止血栓使出血停止,伤口愈合后,形成止血栓的纤维蛋白被逐渐降解液化,使被堵塞的血管重新畅通,也有利于受损组织的再生和修复。纤维蛋白在纤维蛋白溶解酶的作用下被降解液化的过程称为**纤维蛋白溶解**(fibrinolysis),简称纤溶。这一过程使血液由胶冻状态恢复为液态。纤溶对防止血管内凝血过程蔓延、血栓形成和保障血管内的血流通畅具有重要意义。

纤维蛋白溶解酶原(plasminogen,简称纤溶酶原,又称血浆素原)、**纤维蛋白溶解酶**(plasmin,简称纤溶酶,又称血浆素)、**纤溶酶原激活物**(plasminogen activator)与纤溶抑制物均参与纤溶过程。纤溶过程可分为纤溶酶原的激活与纤维蛋白(原)的降解两个阶段(图3-15)。纤溶的激活物(纤溶酶原和纤溶酶)和抑制物以及纤溶的一系列酶促反应,总称为**纤维蛋白溶解系统**(fibrinolytic system),简称为纤溶系统。

图3-15 纤维蛋白溶解系统激活与抑制示意图

(一)纤溶酶原的激活

纤溶酶原是由肝、肾等多种组织合成的一种蛋白质,血浆中含量最高,以无活性的酶原形式存在。纤溶酶原在激活物的作用下发生有限水解,脱下一段肽链激活成纤溶酶。根据来源不同,可将纤溶酶原激活物分为三类:血管激活物、组织激活物和血浆激活物。①血管激活物由小血管内皮细胞合成和释放。当血管中出现血凝块时,可刺激血管内皮细胞大量释放这类激活物,并吸附于血凝块上,也称为**组织型纤溶酶原激活物**(tissue plasminogen activator,t-PA)。t-PA是血液中主要的内源性纤溶酶原激活物。生理情况下,刚分泌的t-PA即具有较弱的纤溶酶原激活作用。在纤维蛋白存在的条件下,t-PA对纤溶酶原的亲和力大大增加,激活纤溶酶原的效应可增强1 000倍。重组人组织型纤溶酶激活剂已作为溶栓剂广泛应用于临床血栓栓塞的治疗。②组织激活物存在于许多组织中,尤其以子宫、前列腺、肺等组织较多,在组织损伤时可释放增多。因此,上述器官手术时易发生术后渗血。由于子宫含有这类激活物,因此月经血不凝固。肾脏合成和释放的尿激酶是一种活性很强的组织激活物,也称为**尿激酶型纤溶酶原激活物**(urine plasminogen activator,u-PA),已广泛应用于临床治疗血栓病。u-PA是血液中活性仅次于t-PA的生理性纤溶酶原激活物。u-PA通过与多种靶细胞膜上相应受体,即**尿激酶型纤溶酶原激活物受体**(urine plasminogen activator receptor,u-PAR)结合,促进结合于靶细胞表面的纤溶酶原激活。u-PA的主要功能是溶解血管外蛋白,如促进细胞迁移(排卵和着床、肿瘤转移等),其次才是清除血浆中的纤维蛋白。③血浆激活物也称为依赖于凝血FⅫ的激活物。如前激肽释放酶被FⅫa激活后生成激肽释放酶可激活纤溶酶原。由于FⅫa既是内源性凝血途径的启动因子,又可间接导致纤溶酶原的激活,结果使凝血与纤溶形成对立统一体,保持血液的流体状态。

(二) 纤维蛋白与纤维蛋白原的降解

纤溶酶属于丝氨酸蛋白酶,底物是纤维蛋白和纤维蛋白原。在纤溶酶作用下,将纤维蛋白和纤维蛋白原逐步分解成可溶性的小肽,称为纤维蛋白降解产物,这些产物一般不会再凝固,而且一部分还有抗凝作用。纤溶酶是血浆中活性最强的蛋白水解酶,对 F II、F V、F VIII、F X 和 F XII 等也有一定的降解作用。在正常情况下,血液中的抗纤溶酶的含量高于纤溶酶的含量,因而纤溶酶的作用不易发挥。但在血管受损发生血凝块或血栓后,由于纤维蛋白能吸附纤溶酶原和激活物而不吸附抑制物,因而纤溶酶大量形成和发挥作用,使血凝块或血栓发生溶解液化。纤溶活性异常增强,称为**纤溶亢进**(increased fibrinolytic activity)。纤溶亢进时,可因凝血因子的大量分解和纤维蛋白降解产物的抗凝作用而具有出血倾向。

(三) 纤溶抑制物

在体内还有多种物质可抑制纤溶系统的活性,称为纤溶抑制物。主要有 α_2 **抗纤溶酶**(α_2-antiplasmin,α_2-AP)和纤溶酶原激活物的抑制物两类。α_2 抗纤溶酶是一种球蛋白,由肝产生,血小板 α- 颗粒中也储有少量 α_2-AP。α_2-AP 通过与纤溶酶结合成复合物而迅速抑制纤溶酶的活性,因此纤溶酶的 T1/2 很短,仅 0.1~0.5s。纤溶酶原激活物的抑制物主要为**纤溶酶原激活物抑制物 -1**(plasminogen activator inhibitor type-1,PAI-1),由血管内皮细胞产生,能与组织型纤溶酶原激活物如尿激酶竞争而抑制纤溶酶的激活。

在正常安静状态下,由于血管内皮细胞分泌的纤溶酶原激活物的抑制物明显高于纤溶酶原激活物的量,加之抗纤溶酶对纤溶酶的灭活作用,因此,血液中的纤溶活性很低;而当血管壁上有纤维蛋白形成时,血管内皮分泌的纤溶酶原激活物会增多,从而增加纤溶系统的活性。在生理水平,机体内在纤溶与抗纤溶之间维持动态平衡状态,既可防止血栓堵塞血管,保证血栓形成部位有适度的纤溶过程,又可防止全身性纤溶系统的亢进,血管破裂出血不止,从而维持血流正常运行。凝血过程与纤溶系统均能由因子XIIa启动而激活,同时因子XIIa还能激活补体系统。因此,因子XIIa能将凝血、纤溶、激肽以及补体等系统有效地联系起来,从而维持血流正常运行,同时有效地保护机体、减轻创伤带来的危害。

第四节 血型和输血原则

一、血型与红细胞凝集

血型(blood group)是指血细胞膜上存在的特异抗原类型,这种抗原是由种系基因控制的多态性抗原,称为血型抗原。不同的血细胞有不同的血型,如:红细胞血型、白细胞血型和血小板血型等。自 1901 年 Landsteiner 发现第一个人类血型系统—ABO 血型系统以来,至今已发现 29 个不同的红细胞血型系统,如 Rh、MNSs 和 Lewis 等血型系统,有 400 多种抗原类型。人类白细胞抗原有 112 种,等位基因 503 个。血小板有特异性抗原 7 个系统,10 多种抗原。血型具有遗传特性,正常情况血型终身不变,但在某种特定情况下,血型抗原可发生改变,如干细胞移植后的患者有可能长期甚至终身改变成供者的血型。

通常所说的血型是指红细胞膜上特异性抗原的类型。红细胞膜上特异性抗原,是指镶嵌于红细胞膜上能使红细胞发生凝集反应起抗原作用的特异性蛋白质、糖蛋白或糖脂。血清中有能与红细胞膜上的抗原起反应的特异性抗体,是一种 γ- 球蛋白。当抗原与其对应的抗体相遇时,使红细胞彼此聚集在一起,形成一簇簇不规则的红细胞团,称为**红细胞凝集**(agglutination)。其本质是抗原 - 抗体免疫反应。由于每个抗体上具有 2~10 个与抗原结合位点,抗体可在若干个带有相应抗原的红细胞之间形成桥梁,使红细胞聚集成簇。凝集反应一旦发生,在补体的参与下可出现红细胞破裂,发生溶血现象。

二、红细胞血型

红细胞血型中,ABO 血型和 Rh 血型系统与临床安全输血最为密切。

(一) ABO 血型系统

1. ABO 血型的分型与分布 ABO 血型系统是根据红细胞膜上是否存在的 A 和 B 抗原而分型。可将 ABO 血型分为四型:红细胞膜上只含有 A 抗原者称 A 型血,只含 B 抗原者称 B 型血,同时含 A 和 B 两种抗原者称 AB 型血,无 A 和 B 抗原者称 O 型血。ABO 血型系统存在与 A 和 B 抗原相对应的天然抗体。包含有抗 A 抗体和抗 B 抗体两种。四种血型均含有 H 抗原,A、B 抗原都是在 H 抗原基础上形成的,但其抗原性较弱,血清中检测不到抗 H 抗体。不同血型的血清中不含对抗自身抗原的抗体。

ABO 血型系统还有几种亚型,其中与临床关系密切的亚型是 A 型中的 A_1 和 A_2 亚型。A_1 型红细胞上含有 A 和 A_1 抗原,而其血清中含有抗 B 抗体;A_2 型血的红细胞上含有 A 抗原,而其血清中含有抗 B 和 A_1 抗体。同样,AB 型血中也有 A_1B 和 A_2B 两种亚型。ABO 血型系统各型抗原与抗体的分布情况见表 3-4 和图 3-16。

表 3-4 ABO 血型系统的抗原和抗体

血型		红细胞上的抗原	血清中的抗体
A 型	A_1	$A + A_1$	抗 B
	A_2	A	抗 B + 抗 A_1
B 型		B	抗 A + 抗 A_1
AB 型	A_1B	$A + A_1 + B$	无抗 A,无抗 A_1,无抗 B
	A_2B	$A + B$	抗 A_1
O 型		无 A,无 B	抗 A + 抗 B + 抗 A_1

图 3-16 ABO 血型系统的抗原抗体

我国汉族人中 A_2 型和 A_2B 型者分别只占 A 型和 AB 型人群的 1% 以下,而且 A_2 型和 A_2B 红细胞比 A_1 型和 A_1B 型红细胞抗原性弱很多,在用抗 A 抗体作血型鉴定时,有时不易检测到,这样就容易将 A_2 型和 A_2B 误定为 O 型和 B 型。由于 A_1 型红细胞可与 A_2 型血清中的抗 A_1 抗体发生凝集反应,因此,在输血时应注意 A_2 和 A_2B 亚型的存在。

2. **ABO 血型的抗原**　ABO 血型系统抗原的特异性取决于红细胞膜糖蛋白或糖脂上所含的糖链。这些糖链是由暴露在红细胞膜表面的少数糖基组成的寡糖链。ABO 血型系统的抗原的特异性取决于这些寡糖链的组成和连接顺序。A 和 B 抗原都是在 H 抗原的基础上形成的,H 抗原是在 H 基因编码的岩藻糖基转移酶的作用下,将岩藻糖连接到含四个糖基的前驱物质半乳糖的末端上形成。在 A 基因控制下细胞合成转糖基酶,使一个乙酰半乳糖胺基连接到 H 抗原上,形成 A 抗原;在 B 基因控制下合成转糖基酶,使一个半乳糖基连接到 H 抗原上,形成 B 抗原(图 3-17)。O 型血红细胞不含 A 和 B 抗原,但含有 H 抗原。

3. **ABO 血型的抗体**　血型抗体有天然抗体和免疫抗体两种,ABO 血型系统的抗体属于天然抗体。新生儿血液中尚无 ABO 血型抗体,出生后 2~8 月开始产生,8~10 岁达到高峰。天然抗体多为 IgM,分子量大,不能通过胎盘。因此,孕妇与胎儿血型不合时,母亲体内的天然抗体一般不能通过胎盘到达胎儿体内,不会使胎儿的红细胞发生凝集反应。免疫抗体是机体接受了与自身红细胞抗原不同的抗原刺激而通过免疫反应产生。免疫抗体属于 IgG,分子量小,能通过胎盘进入胎儿体内。因此,若母亲过去因输血或妊娠接受过与自身抗原不同的外源性抗原时,通过免疫反应会产生免疫性抗体,在妊娠时,若孕妇与胎儿血型不合,可因母亲体内的免疫性抗体进入胎儿体内而引起胎儿红细胞破坏,发生新生儿溶血。

图 3-17　红细胞膜表面 ABH 抗原物质的化学结构

4. **ABO 血型的遗传**　ABO 血型中控制 A、B 和 H 凝集原生成的基因位于 9 号染色体(9q34.1~9q34.2)等位基因上。在一对染色体上只可能出现 A、B 和 O 三个等位基因中的两个,一个来自父体,另一个来自母体,它们决定子代血型的基因型。这两种基因型决定生成转糖基酶的种类,转糖基酶则决定表现血型凝集原特异性的寡糖链组成,即血型的表现型。三个基因可组成六组基因型,由于 A 和 B 基因为显性基因,O 为隐性基因,故血型的表现仅有四种。血型相同的人其基因型不一定相同。根据血型遗传规律,可从子女的血型表现型来推断亲子关系。如 A 型血或 B 型血的父母完全可能生下 O 型血的子女,而 O 型血的子女则不可能有 AB 型血的父母。必须注意到,法医学上根据血型来判断亲子关系,只能做出否定判断,不能做出肯定判断。

5. **ABO 血型的鉴定**　正确鉴定血型是保证输血安全的基础。临床上 ABO 血型鉴定的方法有多种,但原理是一致的。包括**正向定型**(forward typing)和**反向定型**(reverse typing)。正向定型是用已知的标准血清,检测未知的抗原,即将被鉴定者的红细胞混悬液与标准血清相混合,根据凝集现象的有无,分析判断被测红细胞上的抗原,然后确定其血型(图 3-18)。反向定型是用已知血型的红细胞与待鉴定的血清反应后,根据是否出现凝集反应来判断鉴定的血清中所含的血型抗体。新生儿血液中的血型抗体来自母体,故新生儿血型鉴定时只进行正向定型。

(二) Rh 血型系统

1. **Rh 血型的分型与分布**　人类红细胞膜上还有另一类抗原,即 Rh 抗原。Rh 凝集原最早是在恒河猴

图 3-18　ABO 血型的鉴定(正向定型)

（Rhesus monkey）的红细胞上发现，取其学名前两个字母，命名为 Rh 抗原，现发现有 40 多种 Rh 抗原，与临床关系密切的是 D、E、C、c、e 五种。在五种抗原中，以 D 抗原的抗原性最强，所以凡是红细胞膜上有 D 抗原的称为 Rh 阳性，没有 D 抗原的称为 Rh 阴性。我国汉族人中有 99% 的人是 Rh 阳性。有些少数民族，Rh 阴性者比例较大，如苗族为 12.3%，塔塔尔族为 15.8%。

2. **Rh 血型的特点与临床意义** 与 ABO 血型系统不同，Rh 血型系统没有天然抗体，只有当 Rh 阴性者在接受 Rh 阳性的血液后，才会通过体液免疫而获得抗 Rh 的免疫性抗体，输血后 2~4 个月血清中产生的抗 Rh 抗体的水平达到高峰。

Rh 阴性的人第一次接受 Rh 阳性人的血液，由于其体内没有天然的抗 Rh 抗体，不会发生凝集反应。在输入红细胞所含 Rh 抗原的作用下，该 Rh 阴性的人体内将产生抗 Rh 抗体，当他们再次接受 Rh 阳性输血时，发生抗原 - 抗体免疫反应，输入的红细胞将被破坏引起溶血。在临床上给患者重复输血时，即便是同一供血者的血液，也要做交叉配血试验，以避免因 Rh 血型不合而引起的输血反应。当 Rh 阴性的妇女怀有 Rh 阳性的胎儿时，Rh 阳性胎儿的少量红细胞或 D 凝集原可以进入母体，使母体产生抗 Rh 抗体，这种抗体分子量较小，可以经过胎盘进入胎儿血液，使胎儿的红细胞发生溶血，严重时会导致流产或死胎。由于一般只有在妊娠晚期或分娩时才有一定量的红细胞进入母体，故 Rh 阴性母亲在怀第一胎 Rh 阳性胎儿时，对胎儿的影响较小，很少出现新生儿溶血现象（图 3-19），但在第二次妊娠时（或曾输入 Rh 阳性血液母亲在怀第一胎时），母体内产生的抗体可进入胎儿体内引起严重的新生儿溶血。怀孕次数越多，症状越严重。对 Rh 阴性妇女妊娠，应予以高度重视。

RBC：红细胞；B：B 淋巴细胞；P：浆细胞。

图 3-19 新生儿溶血发生机制

知识拓展

输血的发展

1667 年，法国 Denis 和 Emmerez 第一次将 250ml 羊羔血输给人。1818 年 Blundell 第一次完成了人与人之间的输血试验。1900 年奥地利 Landsteiner 发现根据红细胞表面的抗原可将血液分为 A、B 和 C 型，相应抗原可以与血清中相应抗体发生凝集反应，因此获 1930 年诺贝尔生理学或医学奖。第一次世界大战期间，Ottenbers 第一次在输血前进行配血试验。20 世纪 50 年代，美国人 George Davis Snell 发现了组织相容性,法国人 Jean Dausset 发现了主要组织相容性复合体,即人类白细胞抗原(Human leukocyte antigen,HLA),美国人 Benacerraf 证明了 HLA 系统在免疫中的作用。他们三人因此获 1980 年诺贝尔生理学或医学奖。

三、输血的原则

输血已成为临床治疗某些疾病、抢救生命和保证一些手术顺利进行的重要手段。若输血不当,会对患者带来严重损害,甚至引起死亡。在输血时首先必须鉴定血型,坚持同型输血。

在输血反应中常容易发生且较严重的是因 ABO 血型不合引起的输血反应,因此保证供血者与受血者的 ABO 血型相合。临床上输血时,即使是输入同型血,也必须常规做**交叉配血试验**(cross-match test)。交叉配血试验的方法如图 3-20 所示:将供血者的红细胞与受血者的血清相配合,称为交叉配血的主侧;再将受血者红细胞与供血者血清相配合,称为交叉配血次侧。如果交叉配血的两侧均没有发生凝集反应,称为配血相合,可以进行输血,此即为同型输血;如果主侧发生凝集反应,不管次侧结果如何,均为配血不合,则绝对不能输血;如果主侧不发生凝集反应,而次侧发生凝集反应,则遵循异型输血原则。

在血源紧缺无法得到同型血液而又必须输血的紧急情况下,可适当输入异型血液,此时要保证供血者红细胞不被受血者血清中抗体所凝集,但输血量要少(一般少于 200ml),输血速度要缓慢。这是因为虽然供血者红细胞膜上的抗原不与受血者血清中的抗体发生凝集反应,但受血者红细胞膜上的抗原会与供血者血清中的抗体发生反应。保证血清中抗体效价小于1:200,如果输血量过多或输血速度较快,则会因输入供血者血浆中抗体过多或不能很快被稀释,使抗体的效价过高,从而与受血者红细胞膜上抗原发生凝集反应。在输血过程中密切观察受血者,如发生输血反应,立即停止输血。

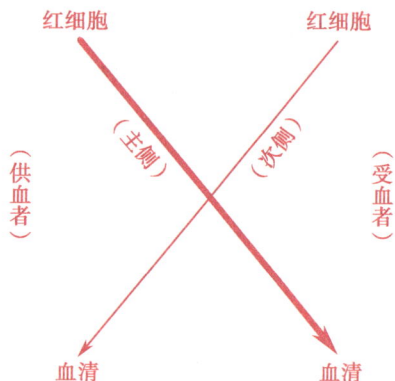

图 3-20 交叉配血试验示意图

以往曾称 O 型血的人为"万能供血者",认为他们的血液可以输给其他任何 ABO 血型的人,这是不严谨的。因为虽然 O 型血红细胞膜上不含有 A 和 B 抗原,不会被受血者血清中抗体所凝集,但 O 型血的血浆中含有抗 A 和抗 B 抗体,能与其他血型受血者的红细胞发生凝集反应。也曾称 AB 型血的人为"万能受血者",认为 AB 型的人可以接受其他任何 ABO 血型供血者的血液,这也是不严谨的。

对于生育年龄的妇女和需要反复输血的患者,还必须使供血者与受血者的 Rh 血型相合,以避免因 Rh 血型不合引起输血反应。

随着医学和科学技术的发展,输血疗法从单纯输全血发展为成分输血。**成分输血**(transfusion of blood components)是把人血中的不同成分,如将红细胞、粒细胞、血小板和血浆等制备成高纯度或高浓度的制品输给患者。如严重贫血患者因红细胞数量减少,血液总量不一定减少,以输注浓缩红细胞悬液为佳;而大面积烧伤的患者,由于创面渗出使血浆丢失严重,应输注血浆或其代用品如右旋糖酐溶液;对某些出血性疾病的患者,可输入浓缩血小板悬液或含凝血因子的新鲜血浆,以促进止血和凝血过程。因此,成分输血可提高疗效,减少不良反应和节约血源。另外,近年来在临床上**自体输血**(autologous transfusion)正在迅速发展。自体输血是指在手术前先抽取并保存患者自己的一部分血液,在以后进行手术时可按需要再将血液输给患者自己。自体输血可避免因异体输血带来的疾病传播和输注异体血细胞引起的并发症发生。

(赵艳芝 韩 莹)

思 考 题

1. 血浆渗透压的概念、分类、作用和临床意义有哪些？ 临床上给患者输液时为什么采用 0.9% 氯化钠或 5% 葡萄糖溶液？

2. 红细胞生成的部位、原料、成熟因子和调节因子有哪些？

3. 临床上贫血有哪些类型及原因？

4. 血液凝固的基本过程有哪些？ 简述内、外源性凝血途径的异同点。试分析正常情况下，血液在血管内为什么不发生凝固？

5. 在临床上给患者输血时，对于供血者与受血者有相同血型也要做交叉配血试验，为什么？

URSING

第四章

血 液 循 环

04章 数字内容

──── 学 习 目 标 ────

- 知识目标：

掌握

1. 心脏的泵血过程、泵血功能的评定及影响心排血量的因素。

2. 心肌细胞的跨膜电位及其形成机制。

3. 心肌的生理特性及其影响因素。

4. 动脉血压的形成、正常值及影响因素；中心静脉压的概念、意义及影响静脉回心血量的因素。

5. 颈动脉窦和主动脉弓压力感受性反射。

6. 肾素 - 血管紧张素系统对心血管活动的调节。

熟悉

1. 典型心电图的波形及生理意义。

2. 心音及其产生的原因。

3. 微循环的通路及其生理意义、组织液与淋巴液的生成与回流。

4. 心脏和血管的神经支配、心血管中枢。

5. 肾上腺素和去甲肾上腺素对心血管活动的调节。

了解

1. 各类血管的结构和功能特点、血流量、血流阻力和血压，微循环的组成、血流动力学、血流量调节及血液和组织液之间的物质交换。

2. 心肺感受器引起的心血管反射、颈动脉体和主动脉体化学感受性反射。

3. 血管升压素、血管内皮生成的血管活性物质、激肽等对心血管活动的影响。

4. 心血管活动的自身调节机制。

5. 动脉血压的长期调节。

6. 心、脑和肺等重要器官的血液循环特点。

- 能力目标：

1. 能运用心脏泵血功能相关知识解释心力衰竭的发病机制和临床表现，并能思考疾病的健康指导和护理措施。

2. 能应用心脏生物电活动的相关知识解释不同类型心律失常的发病机制和治疗原理,并能思考心律失常的护理评估重点及护理措施。

3. 能运用动脉血压的影响因素解释高血压患者日常生活的注意事项和健康指导;能根据中心静脉压的变化,判断患者的补液标准。

4. 能运用静脉回流、组织液生成和淋巴回流的影响因素解释水肿的发病机制。

● 素质目标:

1. 通过本章血液循环相关生理学知识的学习,激发学生对心血管正常功能活动规律的认识和探究兴趣,培养学生的创新精神,树立终身学习的观念。

2. 通过分析心血管生理功能指标变化的临床意义,培养学生分析问题、解决问题以及理论应用于实践的能力。

3. 通过分析神经、体液和自身调节在心血管功能调节中的协同作用,培养学生团队精神和跨学科合作的意识。

导入情境与思考

小张是某医科大学护理学院大一在读学生。一天,体育运动后感觉胸闷、乏力,自测脉搏不规则。小张吓坏了,赶紧去医院。医生为他做了心电图检查,小张拿到报告单之后,发现上面写着"窦性心律,房性早搏"。医生说,无需特殊治疗,但建议不要吸烟,少饮酒及少喝咖啡。小张看着诊断结果感觉很迷惑。

试根据该案例思考:

1. 窦性心律是什么意思?

2. 什么是早搏?为什么只用心电图检查就能判断出早搏?

3. 为什么不需要进行特殊处理?还应该注意些什么?

4. 心脏的正常生理功能是什么样的?

循环系统是封闭的管道系统,由心血管系统和淋巴系统组成。心血管系统主要由**心脏**(heart)和**血管**(vessels)组成。心脏是血液循环的动力器官,终生工作不息,推动血液在心血管系统内循环流动;血管是血液运行的管道和物质交换的场所,由动脉、毛细血管、静脉组成。血液在心血管系统内按一定方向周而复始地流动称为**血液循环**(blood circulation)。淋巴系统由淋巴管道和淋巴器官组成,淋巴液沿淋巴管道向心流动,最终汇入静脉,故淋巴管道在功能上等同于静脉的辅助管道。

循环系统的主要功能是运输氧和营养物质到组织和器官,并把组织和器官的代谢产物排出体外,保证机体不断进行新陈代谢;运输内分泌细胞分泌的各种激素及生物活性物质到相应的靶细胞,实现机体的体液调节;通过参与体温调节、体液量的维持以及不同生理状态下机体 O_2 和营养物质的供应等,维持机体稳态;心血管系统还具有内分泌功能,如心肌细胞可合成并分泌心房钠尿肽,血管内皮细胞能合成和分泌内皮素和内皮舒张因子等,这些激素及生物活性物质参与体内心血管系统及其他系统的功能调节;此外,血液还有防御功能。

第一节 心脏的泵血功能

心脏是由心肌组织构成的、具有瓣膜结构的空腔器官,它的节律性舒缩活动引起心腔内压的周期性变化,由此导致心脏瓣膜规律的开启和关闭,使血液沿单一方向循环流动。心脏由左、右两个心泵构成,每侧心脏均包括心房和心室。心房收缩力较弱,起初级泵作用,将心房内血液泵入心室。心室

Note:

收缩力强,左心室将血液泵入体循环,右心室将血液泵入肺循环。

一、心动周期

心脏一次收缩和舒张构成的一个机械活动周期,称为**心动周期**(cardiac cycle)。在一个心动周期中,心房和心室的机械活动均可分为**收缩期**(systole)和**舒张期**(diastole)(图 4-1)。心房和心室的心动周期在发生顺序上有差别,但周期的长短相同,且左右两侧心房或心室的活动几乎同步。由于心室在心脏泵血活动中起主要作用,故心动周期通常是指心室的活动周期。心动周期的长短与心率有关。

以心率 75 次 /min 计算,一个心动周期占时约
0.8s。两心房首先收缩,持续 0.1s,然后心房舒
张 0.7s。当心房进入舒张期不久,心室开始收
缩,持续 0.3s,随后心室进入舒张期,持续 0.5s。
在一个心动周期中约有 0.4s 为心房和心室都
处于舒张状态,称为全心舒张期。心率加快时,
心动周期缩短,收缩期和舒张期均相应缩短,
但舒张期缩短更明显。这使心肌收缩的时间相
对延长,休息时间相对缩短,不利于心脏的持久
活动。

图 4-1 心动周期中心房和心室活动的
顺序和时间关系

二、心脏的泵血过程和心音

(一) 心脏的泵血过程

在心脏的泵血活动中,心室起主导作用,左、右心室的活动几乎同步,射血和充盈过程也基本相似。根据心室内压力和容积的变化,瓣膜开关及血流情况,将心室泵血过程分为收缩期和舒张期。现以左心室为例说明心室的泵血过程(图 4-2、图 4-3 和表 4-1)。

图 4-2 心室收缩和舒张时心瓣膜和血流方向的变化

1. 心室收缩期 **心室收缩期**(period of ventricular systole)分为等容收缩期和射血期,其中射血期又可分为快速射血期和减慢射血期。

（1）等容收缩期：心室充分充盈（心房收缩结束）后立即开始收缩，室内压升高并超过房内压时，房室瓣关闭；此时，室内压尚低于主动脉压，动脉瓣仍处于关闭状态，心室成为一个封闭腔。从房室瓣关闭到主动脉瓣开启前的这段时期，心室收缩不改变心室容积，使室内压急剧上升，故称**等容收缩期**（period of isovolumic contraction），历时约 0.05s。在主动脉压升高或心肌收缩力减弱时，等容收缩期将延长。

（2）射血期：心室继续收缩，室内压升高超过主动脉压，血液冲开动脉瓣射入主动脉，这一时期称为**射血期**（period of ventricular ejection）。根据射血速度的快慢，将射血期分为快速射血期和减慢射血期。

1）快速射血期：在射血期的早期，心室内血液快速射入主动脉，射血量大，流速快，故称**快速射血期**（period of rapid ejection），历时约 0.1s。此期射血量约占总射血量的 70%，心室容积明显缩小，室内压可因心室持续收缩而继续升高达到峰值。

2）减慢射血期：快速射血期之后，由于大量血液已射入主动脉，心室收缩力量和室内压开始减小，射血速度减慢，称**减慢射血期**（period of reduced ejection），历时约 0.15s。此期内射血量约占总射血量的 30%，心室容积继续缩小至最低值。应该指出

图 4-3 犬心动周期各时相中左心内压力、容积和瓣膜等的变化

的是，心室内压在快速射血期的后期及减慢射血期已低于主动脉压，这时的继续射血动力源于此前血液获得的动能。

表 4-1 心动周期中的压力、瓣膜、容积和血流方向变化

心动周期		室内压	房室瓣	半月瓣	心室容积	血流方向
心室收缩期	等容收缩期（0.05s）	急剧升高，心房压<室内压<主动脉压	关	关	不变	—
	快速射血期（0.10s）	继续升高达峰值，心房压<室内压>主动脉压	关	开	迅速减小	心室→动脉
	减慢射血期（0.15s）	从峰值逐渐下降，心房压<室内压<主动脉压	关	开	继续减小	心室→动脉
心室舒张期	等容舒张期（0.07s）	急剧下降，心房压<室内压<主动脉压	关	关	不变	—
	快速充盈期（0.11s）	继续小幅度下降，心房压>室内压<主动脉压	开	关	迅速增大	心房→心室
	减慢充盈期（0.22s）	开始升高，心房压>室内压<主动脉压	开	关	继续增大	心房→心室
	心房收缩期（0.10s）	心房压>室内压<主动脉压	开	关	进一步增大	心房→心室

Note:

2. 心室舒张期 心室舒张期（period of ventricular diastole）可分为等容舒张期和心室充盈期,其中心室充盈期又可分为快速充盈期、减慢充盈期和心房收缩期。

(1)等容舒张期:射血结束后,心室开始舒张,室内压下降,主动脉血液回流导致动脉瓣关闭;此时室内压仍高于房内压,房室瓣处于关闭状态,心室再度成为一个封闭腔,心室肌舒张使室内压急剧下降,但心室容积不变,故称**等容舒张期**（period of isovolumic relaxation）,历时约 0.07s。

(2)充盈期:随着心室肌继续舒张,室内压下降,当室内压低于房内压时,房室瓣开启,心房内血液冲入心室,称为**充盈期**（period of ventricular filling）:

1)快速充盈期:在充盈期初期,由于室内压低,心房内的血液被心室"抽吸"而快速流向心室腔,称为**快速充盈期**（period of rapid filling）,历时约 0.11s。此期充盈量约占总充盈量的 2/3,心室容积明显增加。

2)减慢充盈期:快速充盈期后,随着心室内血液的充盈,心房与心室之间的压力差减小,血液流入心室的速度减慢,故将心室舒张期的这段时间称为**减慢充盈期**（period of reduced filling）,历时约 0.22s。

3)心房收缩期:在心室舒张的最后 0.1s,心房收缩使心房内压升高,将心房内血液射入心室,使心室充盈达最大值,称**心房收缩期**（atrial systole）。此期的充盈量占总充盈量的 10%~30%。

心房在心动周期的大部分时间里都处于舒张状态,其主要作用是接纳、储存从静脉不断回流的血液。由于其收缩力量小、时间短,其收缩对心室的充盈仅起辅助作用。然而,心房的收缩可使心室舒张末期容积进一步增大,即心室肌收缩前的初长度增加,从而使心肌的收缩力加大,提高心室的泵血功能。如果心房不能有效地收缩,房内压将增高,不利于静脉回流,并间接影响心室射血功能。因此,心房的收缩起着初级泵的作用,有利于心脏的射血和静脉回流。

右心室的泵血活动与左心室的相同,但因肺动脉压仅为主动脉压的约 1/6,故右心室所做的功比左心室的要小得多。

知 识 拓 展

心动周期中心房压力的变化

每一心动周期中,心房压力曲线依次出现 a 波、c 波和 v 波等三个正波和 x、y 两个下降波。心房收缩,房内压力升高,形成 a 波。一般情况下,心房收缩时,右心房房内压升高 4~6mmHg,左心房房内压升高 7~8mmHg。随着血液流入心室和心房舒张,压力回落。接着心室收缩,室内压升高,推动房室瓣关闭并向心房腔凸起,导致房内压升高形成 c 波。由于心室射血,房室瓣下移,房内压下降,形成 x 降波。此后,静脉血回流,房内压再度升高,形成 v 波。最后,心室舒张,心房血液迅速进入心室,房内压下降,形成 y 降波。其中,a 波是心房收缩的标志。一般情况下,心房压力波动的幅度较小。心房的压力波可沿着静脉管壁传到大静脉,用脉搏描记仪可在颈外静脉记录到,具有一定临床应用价值。

(二) 心音

心动周期中,由于心肌活动、瓣膜启闭和血液冲击心室壁及大动脉壁引起振动等产生声音。此时用听诊器在胸壁一定部位听到的这种与心搏相关联的声音,称为**心音**（heart sound）。如用换能器将声音振动能量转换成电信号记录下来,即可得到**心音图**（phonocardiogram）。

正常心脏在一次搏动过程中可产生四个心音,即第一、第二、第三和第四心音(图 4-1,图 4-3)。多数情况下只能听到第一和第二心音。在某些健康儿童和青年胸壁也可听到第三心音。异常强烈的心房收缩和左心室顺应性下降,可能出现第四心音。心脏的某些异常活动可以产生杂音或其他异常的心音。因此,听取心音或记录心音图对于心脏疾病的诊断有一定意义。

1. 第一心音 是由于房室瓣关闭和心室收缩时血流冲击房室瓣引起心室振动以及射血时血流

撞击动脉壁引起振动而产生,其声音较大、音调较低、持续时间较长,在心尖搏动处(左第五肋间锁骨中线上)听诊时能听得最清楚。第一心音标志着心室收缩的开始,反映房室瓣的功能。

2. **第二心音** 是因动脉瓣关闭,血流冲击大动脉根部及心室内壁振动而产生,其声音较小,音调较高,持续时间较短,在心底部听得最清楚。第二心音标志着心室舒张的开始,反映动脉瓣的功能。

3. **第三心音** 出现在心室舒张早期,是一种低频和低振幅的振动。其发生可能与血液从心房突然冲入心室,使心室肌和乳头肌等发生振动有关。

4. **第四心音** 出现在心室舒张晚期,是由于心房收缩使血液进入心室,引起心室壁振动而产生,故又称**心房音**(atrial sound)。正常心房收缩时一般不产生声音,但异常强烈的心房收缩和左心室壁顺应性下降时,可产生第四心音。

三、心脏泵血功能的评定

心脏的主要功能是泵血。其泵功能是否正常,这是临床医疗实践和科学研究中经常遇到的问题。对心脏泵血功能的评定,通常用单位时间内心脏射出的血量和心脏做功作为指标。

(一) 每搏输出量和射血分数

一侧心室一次收缩射出的血量称为**每搏输出量**(stroke volume),简称搏出量。成年人安静状态下的每搏输出量约为 60~80ml,两心室的搏出量相同。心室舒张末期由于连续的血液充盈,其容量可达到约 125ml,称为**心室舒张末期容积**(end-diastolic volume)。在收缩期末,心室内仍剩余有一部分血液,称为**心室收缩末期容积**(end-systolic volume),约为 55ml。搏出量占心室舒张末期容积的百分比称为**射血分数**(ejection fraction)。安静状态时的射血分数约为 55%~65%。心交感神经兴奋时,心脏收缩加强,搏出量增多,射血分数增加。但在心室功能减退、心室异常扩大的情况下,搏出量可能与正常人没有明显差别,但实际上射血分数已明显下降。故若单纯依据搏出量来评定心泵功能是不全面的。

(二) 每分输出量和心指数

一侧心室每分钟射出的血量称为**每分输出量**(minute volume),简称**心排血量**(cardiac output)。它等于搏出量乘以心率。健康成年男性在静息状态下,若心率为每分钟 75 次,则心排血量约为 5.0L/min(4.5~6.0L/min)。实际上,心排血量与机体代谢水平相适应。女性的心排血量比同体重男性的约低 10%;青年人的心排血量大于老年人;剧烈运动时,心排血量可高达 25~35L/min。

心排血量具有个体差异。身材高大者和身材矮小者的新陈代谢水平不同,因此心排血量也不同。若以心排血量的绝对值直接评价不同个体的心功能,就可能做出错误的判断。调查资料表明,心排血量与体表面积成正比。**心指数**(cardiac index)是指以每平方米体表面积计算的心排血量。在空腹和静息状态下测定的心指数称为**静息心指数**(resting cardiac index)。中等身材成年人的体表面积约为 1.6~1.7m²,安静时心排血量约为 5~6L/min,故静息心指数约为 3.0~3.5L/(min·m²)。不同年龄的人,由于代谢水平的变化,心指数也不同。10 岁左右的少年,其静息心指数最大,可达 4L/(min·m²)以上,以后随年龄增长而逐渐下降,到 80 岁时静息心指数仅约为 2L/(min·m²)。活动、激动、妊娠和进食等可引起心指数的增高。

(三) 心脏做功量

血液在心血管内流动过程中所消耗的能量是由心脏做功供给的。心脏做功所释放的能量,一方面表现为压强能,将静脉内较低的血压提升为动脉内较高的血压;另一方面表现为动能,驱使血液向前流动。**每搏功**(搏功,stroke work)是指心室一次收缩所做的功,它包含**压力 - 容积功**(pressure-volume work)和**动力功**(dynamic work)。压力 - 容积功是将一定容积的血液提升到一定的压力水平而增加势能。动力功是使一定容积的血液以较快的速度向前流动而增加的血流动能。动能在整个搏出功中占的比例很小,可以忽略不计。因此,可以用简化公式计算搏功:

每搏功(J)= 搏出量(L)×(平均动脉压 - 平均心房压)(mmHg)× 13.6(kg/L)× 9.807 ×(1/1 000)

上式中每搏功单位为焦耳(J),搏出量单位为升(L),汞(Hg)的密度单位为 kg/L,乘以 9.807 是将力的单位由 kg 换算为牛顿(N),乘以 1/1 000 将高度单位由毫米(mm)换算为米(m)。假设搏出量为 70ml,平均动脉压为 92mmHg,平均心房压为 6mmHg,则每搏功为 0.803J。心室每分钟做的功称为**每分功**(minute work),每分功等于每搏功乘以心率。

正常情况下左、右心室的输出量基本相等,但肺动脉平均压仅为主动脉压的 1/6 左右,故右心室做功量也只有左心室的 1/6。

心脏做功量是一项较好的评价心泵功能的指标。因为心脏泵血不仅要输出一定量的血液,而且要使这部分血液具有较高的压强能和较快的流速。动脉压升高,导致心肌收缩增强和心脏做功增大,这样才能维持正常的搏出量及心排血量。可见,心脏做功量在评价心泵功能方面优于心排血量。

四、心脏泵血功能的储备

心排血量随机体代谢需要而增加的能力,称**心力储备**(cardiac reserve),又称心泵功能储备。健康成年人安静状态下心排血量为 5L/min 左右,剧烈体力活动时心排出量可增加 5~6 倍,达 25~30L/min。可见,心脏有很好的工作潜力。心脏每分钟能够射出的最大血量称最大输出量,它反映心脏的健康程度。体育锻炼可提高心力储备,但某些心脏病患者的心力储备明显降低。心力储备主要取决于搏出量和心率可能发生的最大和最适宜的变化,即取决于搏出量储备和心率储备的大小和匹配程度。

(一)心率储备

充分动用心率储备可使心排血量大大增加。在正常成人,能使心排血量增加的最高心率为 160~180 次/min,故心率的最大变化为静息时的 2.0~2.5 倍。当心率超过 160~180 次/min,因每搏输出量明显减少而导致心排血量减少。

(二)搏出量储备

搏出量是心室舒张末期容积与收缩末期容积之差。搏出量储备包括收缩期储备和舒张期储备。静息状态下,心室舒张末期容积约为 125ml,由于心肌的伸展性较小,加之心包的限制,心室不能过分扩大,一般只能达到 140ml 左右,因此舒张期储备只有 15ml。而当心肌作最大收缩时,心室剩余血量可不足 20ml,使搏出量增加 35~40ml。

交感神经兴奋或去甲肾上腺素可加快心率,增强心肌收缩和舒张的能力,故可同时通过增加心率储备和收缩期储备与舒张期储备而使心排血量增加。经常参加体育锻炼可使心肌纤维变粗,心肌收缩能力增强,故收缩期储备增加;同时,心率储备也增加,表现为心率增快至 200~220 次/min 才开始出现心排血量的下降。

知 识 拓 展

心 力 衰 竭

心力衰竭(heart failure)是由于心脏器质性或功能性疾病损害心室充盈和射血能力而引起的一组临床综合征,简称心衰。心力衰竭是一种渐进性疾病,主要临床表现是呼吸困难、疲乏和体液潴留,但不一定以上症状同时出现。心力衰竭按发展速度可分为急性心衰和慢性心衰,以慢性居多;按发生的部位可分为左心、右心和全心衰竭。按左室射血分数是否正常可分为射血分数降低和射血分数正常两类,替代了以往收缩性心力衰竭和舒张性心力衰竭的概念。

心力衰竭是各种病因导致心脏病变的严重阶段,是由于收缩期或舒张期心室负荷过重和(或)心肌细胞数量和质量的变化,引起心室和(或)心房肥大和扩张,心室重塑,继而心室舒缩功能低下,逐渐发展而成。心瓣膜疾病、冠状动脉硬化、高血压、肺气肿等均可引起心力衰竭。妊娠、劳累、静脉内迅速大量补液等均可加重病患心脏的负担,从而诱发心力衰竭。

五、影响心排血量的因素

心排血量等于心率与搏出量的乘积。故凡影响心率和搏出量的因素均可影响心排血量。在心率恒定的情况下,心室每次收缩的搏出量取决于心肌纤维缩短的程度和速度。

(一) 搏出量

1. 前负荷　心室肌在收缩前所承受的负荷,称**前负荷**(preload)。前负荷决定心室肌在收缩前的初长度。对整体心脏而言,心室肌的初长度取决于心室舒张末期容积。由于测量心室内压力比测定心室容积方便,故在实践中常用心室舒张末期压力来表示前负荷。但需注意的是,心室舒张末期容积变化与心室舒张末期压力变化需在呈直线相关范围时才可靠,否则可能引起错误判断。由于正常人的心室舒张末期心房内压力与心室舒张末期压力几乎相等,且心房内压力的检测更为方便,故也可用心室舒张末期心房内压力来代表心室的前负荷。所以,在一定意义上,前负荷、初长度、心室舒张末期容积、心室舒张末期压力和心室舒张末期心房内压力是同义词。

为了说明前负荷对搏出量的影响,可通过**心室功能曲线**(ventricular function curve)的测定来说明。即在实验中逐步改变心室舒张末期压力或容积(相当于前负荷或初长度),测量搏出量或搏功,然后以心室舒张末期压力或容积为横坐标,心室搏出量或搏功为纵坐标绘制曲线,即为心室功能曲线(图4-4)。心室功能曲线大致可分为三段:①充盈压在不足15mmHg时,曲线处于升支阶段,表明搏功随初长度的增加而增加。其中,12~15mmHg的充盈压是人体心室的最适前负荷;②充盈压在15~20mmHg范围内,曲线渐趋平坦,提示此时充盈压的改变对心泵功能影响不大;③充盈压高于20mmHg后,曲线平坦或轻度下倾,说明随着充盈压的增加,搏功基本不变或仅轻度减少。

图 4-4　心室功能曲线

与骨骼肌相似,心肌肌小节的最适初长度为2.0~2.2μm。在安静情况下,左心室的充盈压约为5~6mmHg,远低于其最适前负荷,此时左心室活动在心室功能曲线的升支阶段,表明心室具有较大的工作潜力。随着前负荷的增加,左心室肌纤维初长度增长,收缩力量增大,搏出量增多。这种通过心肌本身初长度的改变引起心肌收缩强度变化继而影响搏出量的调节,称为**异长自身调节**(heterometric autoregulation),又称 **Starling 机制**(Starling mechanism)。

心室功能曲线表明,当心室充盈增多时,初长度增长,心肌细胞肌小节中粗、细肌丝有效重叠的程度增加,形成横桥联结数目增多,引起心肌收缩的强度增加。这是心室能自动泵出额外增加的回心血量和心功能曲线上升支产生的主要原因。但因心肌细胞之间含有大量的胶原纤维和心肌纤维的多种走向及排列方向,致使心肌的伸展性较小。当心肌达到最适初长度时,产生的静息张力很大,从而阻止心肌细胞被继续拉长(图4-5)。实验表明,心肌肌小节的初长度一般不会超过2.25~2.30μm。所以,心脏不至于在前负荷明显增加时发生搏出量和搏功的下降,这对其完成正常泵血功能具有重要意义。但当心肌发生病理变化时,心室功能曲线可出现明显的降支。

影响前负荷的因素有:①心室充盈时间　心率减慢,充盈时间延长,回心血量增多;心率增快,充盈时间缩短,回心血量减少。②静脉回流速度　静脉回流速度取决于外周静脉压与心房、心室压之差,压差大,回流速度快,回心血量增多。③心室舒张功能　心室舒张是一个耗能的过程,与收缩末期的心肌细胞内升高的 Ca^{2+} 回降速率有关。舒张期 Ca^{2+} 回降速率越快,心肌舒张速率越快。这样,快速充盈期产生的心室负压就越大,抽吸作用也越强。在相同的外周静脉压条件下,心室抽吸作用越强,静脉回心血量越多,心室充盈的血量越多。④心室顺应性 **心室顺应性**(ventricular compliance,C_v)是指心室壁受外力作用时产生变形的难易程度。心室顺应性是一个被动的过程,取决于左心室的几何形状、质量和黏弹特性以及心包。心室顺应性高时,在相同的心室充盈压条件下能容纳更多的血量;反之,则心室充盈量减少。当发生心肌纤维化或心肌肥厚时,心室顺应性降低,使舒张期的心室充盈量降低,以减慢充盈期和心房收缩期最为明显。⑤心室射血后剩余血量 射血后剩余血量与心室收缩力有关。心肌收缩减弱,射血量减少,射血后剩余血量增多,如果此时静脉回心血量保持不变,则心室充盈量增大。静脉回心血量和/或心室射血后剩余血量增多均可导致心室充盈量增大,结果心肌前负荷及初长度增加,心室收缩力量增强,搏出量增多。但因心室内剩余血量增加可引起心室舒张期压力的增高,静脉回心血量将有所减少,故心室充盈量不一定增加。

左图:骨骼肌;右图:心肌;AT:主动张力;RT:静息张力。

图 4-5 长度 - 张力曲线

异长自身调节的主要作用在于精细地调节搏出量,以维持心排血量和静脉回心血量的平衡。当某种原因导致静脉回心血量增加或心室射血后剩余血量增加时,心室充盈量和充盈压增高,通过异长自身调节增加搏出量。但对持续和剧烈的循环功能变化,如肌肉运动时的循环功能改变,这种调节机制已不足以使心泵功能满足机体当时的需要。在这种情况下,需要心肌收缩力的加入来进一步加强心泵的功能。

2. **后负荷** 心室肌的**后负荷**(afterload)是指心室肌开始收缩时遇到的负荷,即动脉血压。在心率、心肌初长及心肌收缩能力不变的情况下,动脉血压升高,等容收缩期室内压峰值升高,故等容收缩期延长而射血期缩短;同时,心室肌缩短的程度及速度均减小,射血速度减慢,搏出量减少。反之,动脉血压降低,则搏出量增加。但实验表明,在整体情况下,当正常成人主动脉血压变动于80~170mmHg 时,心排血量无明显改变(图 4-6)。这与体内多种调节机制的活动有关。一方面,当动脉血压升高导致搏出量减少时,由于心室内剩余血量增加,通过 Starling 机制可使搏出量恢复正常。另一方面,如动脉血压稳定在较高水平,可通过增强心肌收缩能力来维持正常的搏出量。但是,若动脉血压长期持续升高,心室肌将因长期加强活动而表现出心肌肥厚等病理变化,导致心泵功能减退。当动脉血压过高,如超过 170mmHg 以上时,心排血量将显著减少。

3. **心肌收缩能力** **心肌收缩能力**(myocardial contractility)是指心肌不依赖于前、后负荷而能改变其力学活动的一种内在特性。交感神经兴奋或血液中儿茶酚胺增多时,心室功能曲线向左上方移位(图 4-4),张力 - 速度曲线向右上方移位(图 4-7)。前者表明,在同一前负荷条件下,搏出量及搏功增加;后者表明,在同一后负荷条件下,心肌缩短的速度增快,也导致搏出量及搏功增加。这种与心肌初长度无关,仅是通过改变心肌收缩能力而实现心脏泵血功能的调节,故称**等长调节**(homometric regulation)。

Note:

图 4-6　后负荷与心输出量的关系

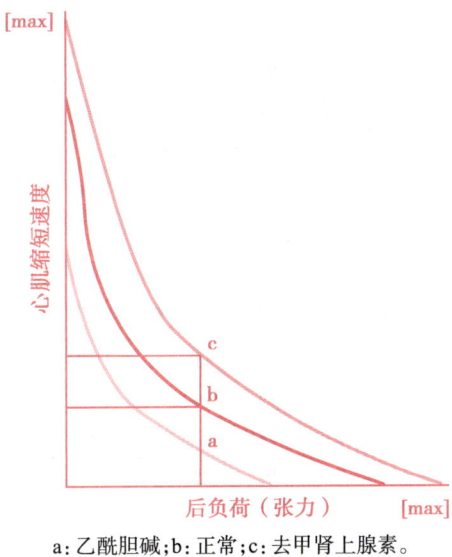

a：乙酰胆碱；b：正常；c：去甲肾上腺素。

图 4-7　张力 - 速度曲线

心肌收缩能力受多种因素的影响，尤其是兴奋 - 收缩耦联过程中的各个环节。如胞质内 Ca^{2+} 浓度、活化横桥数目和 ATP 酶的活性等。儿茶酚胺通过激活 β 肾上腺素能受体，可增加胞质内 cAMP 的浓度，增加 L 型 Ca^{2+} 通道的通透性，促进 Ca^{2+} 内流，进而诱导肌质网释放更多的 Ca^{2+}，使胞质内 Ca^{2+} 浓度增大，心肌收缩能力增强。某些钙增敏剂如茶碱可增加肌钙蛋白对 Ca^{2+} 的亲和力，使活化横桥数目增多，收缩能力增强。甲状腺激素和体育锻炼可提高横桥 ATP 酶的活性，导致心肌收缩能力增强。

(二) 心率

安静状态下，正常成年人的心率为 60~100 次 /min。在不同生理条件下，心率可以发生较大的波动。新生儿的心率较快，随着年龄的增长，心率逐渐减慢，至青春期接近成人的心率。成年女性的心率比同龄男性的稍快。经常进行体育运动和体力劳动的人，静息时心率较慢。在同一个体，安静或睡眠时心率较慢，运动或激动时心率则较快。

在一定范围内，心率增快可使心排血量随之增多，但心率超过 160~180 次 /min 或低于 40 次 /min 时，心排血量将明显降低。如前所述，心动周期的时间与心率成反比的关系。心率在低于 160~180 次 /min 的范围内增加时，心室充盈量减少不多，加之心率的增快，故心排血量增加；但当心率过快，超过 160~180 次 /min，则心动周期缩短，尤其是舒张期明显缩短，充盈量及搏出量大大减少，心排血量下降。而当心率太慢，低于 40 次 /min 时，尽管舒张期延长，但因心室充盈已接近最大值，此时已不能增加充盈量及搏出量，心排血量减少。

生理条件下，正常的心率主要取决于窦房结的节律性活动，后者受神经、体液、温度、代谢和环境等多种因素的调节。交感神经兴奋、血液中肾上腺素、去甲肾上腺素和甲状腺激素等水平增高，均可使心率加快。迷走神经兴奋或乙酰胆碱可使心率减慢。此外，体温升高也可影响心率，体温每升高 1℃，心率将增加 12~18 次 /min。

第二节　心脏的生物电活动

心脏主要由**心肌细胞**（cardiac muscle cell）组成。与神经细胞和骨骼肌细胞相比，心肌细胞的生物电活动更为复杂，不同心肌细胞跨膜电位的形成机制不尽相同。根据其组织学特点、电生理特性及功能特征，心肌细胞可分为两类：一类是**工作细胞**（working cell），即普通的心肌细胞，包括**心房肌细胞**（atrial muscle）和**心室肌细胞**（ventricular muscle）。它们具有稳定的静息电位，主要执行收缩功能；另一类是特殊分化的心肌细胞，包括窦房结 **P 细胞**（pacemaker cell）和**浦肯野细胞**（Purkinje cell），组成

心脏特殊传导系统(cardiac specialized conduction system)细胞等,可自动去极化而产生节律性兴奋。根据心肌细胞动作电位去极化的快慢及其产生机制,又可将心肌细胞分成**快反应细胞**(fast response cell)和**慢反应细胞**(slow response cell)。快反应细胞包括心房肌细胞、心室肌细胞和浦肯野细胞,这些细胞动作电位的特点是去极化速度快和幅度大,兴奋传导速度快,复极过程缓慢且复杂,可明确分成几个时相,因而动作电位时程较长。慢反应细胞包括窦房结细胞和房室结细胞,其动作电位特点是去极化速度慢和幅度小,兴奋传导速度慢,复极过程缓慢而没有明确的时相区分。

一、心肌细胞的跨膜电位及其形成机制

心肌细胞的跨膜电位存在明显的种属差异,即不同动物的同类心肌细胞动作电位形状及其形成机制有很大差异。同一个体心脏各部位不同类型的心肌细胞的动作电位不仅幅值和持续时间不尽相同,而且形成的离子基础也有差别(图4-8)。

同前述的生物电基本知识一样,心肌细胞的跨膜电位变化也是由于细胞内外存在着离子浓度梯度(表4-2)和细胞膜在不同状态下对离子的通透性不同引起的。现分别介绍工作细胞和自律细胞的跨膜电位。

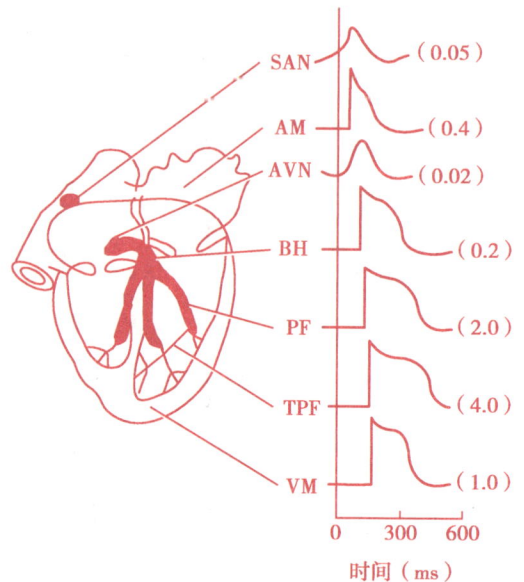

SAN: 窦房结;AM: 心房肌;AVN: 结区;BH: 房室束;
PF: 浦肯野纤维;TPF: 末梢浦肯野纤维;VM: 心室肌。

图4-8 心肌细胞的跨膜电位和兴奋传导速度
(括号内数字:m/s)

表4-2 心肌细胞内液和外液中几种主要离子的分布

离子	浓度 /(mmol/L)		平衡电位 /mV
	细胞内液	细胞外液	
Na^+	10	145	+70
K^+	140	4	−94
Ca^{2+}	10^{-4}	2	+132
Cl^-	9	104	−65

(一)工作细胞的跨膜电位及其形成机制

1. **静息电位** 人和哺乳类动物工作细胞(包括心房肌和心室肌细胞)的静息电位约为 −90~ −80mV,其形成机制与神经细胞和骨骼肌细胞相似。即静息时,心肌细胞膜对 K^+ 的通透性较高,而对其他离子的通透性很低。主要表现为**内向整流钾通道**(inward rectifier K^+ channel, I_{K1} channel)开放,K^+ 顺其浓度梯度外流达到平衡电位,构成静息电位的主要成分。I_{K1} 通道属于非门控通道,不受电压或化学信号的控制,是内向整流钾通道(见后文)中最常见的一种。实际上,静息时细胞膜对 Na^+ 也有一定的通透性,少量 Na^+ 向细胞内扩散表现为钠背景电流,使静息电位稍低于 K^+ 平衡电位;此外,膜上的生电性 Na^+-K^+ 泵对 Na^+ 和 K^+ 的不对等转运活动,可使静息电位的数值略微增大。故心肌细胞的静息电位是三方面因素综合活动的结果。

2. **心室肌细胞动作电位** 心室肌细胞的动作电位明显不同于神经纤维和骨骼肌细胞。其特点是复极过程复杂,持续时间长,升降支不对称。它可分为去极化和复极化两个过程,并可进一步分为 0、1、2、3 和 4 五个时期。(图4-9)

Note:

（1）0期（快速去极期）：0期去极化主要由Na$^+$内流产生的内向电流而引起。在静息电位基础上，心室肌细胞膜受到刺激而发生去极化，部分Na$^+$通道激活开放，引起少量Na$^+$内流，膜电位从-90mV去极化上升达到-70mV的阈电位水平，引起Na$^+$通道开放概率和开放数量明显增加，大量Na$^+$顺浓度梯度和电位梯度快速流入细胞（0mV以上的膜内正电位转化为Na$^+$内流的阻力），直至接近约+30mV的钠平衡电位。0期的持续时间短，仅1~2ms；幅度大，约120mV；去极化速度快，最大速率（V_{max}）可达100~200V/s。Na$^+$通道属快通道，它激活快，失活也快，故开放时间很短（约1ms）。在心脏电生理学中，通常将快Na$^+$通道开放引起快速去极化的心肌细胞称为快反应细胞，如心房肌、心室肌及浦肯野细胞等；它们的动作电位称为**快反应动作电位**（fast response action potential）。快钠通道可被**河豚毒素**（tetrodotoxin，TTX）选择性阻断，但心肌细胞的钠通道对TTX的敏感性仅为神经细胞的1/100~1/1 000。

（2）1期（快速复极初期）：当心室肌细胞去极化达到顶峰后，由于Na$^+$通道的失活关闭，立即开始复极。首先进入1期，膜电位从+30mV迅速降至0mV左右，历时10ms。引起1期快速复极的主要跨膜电流是**瞬时外向电流**（transient outward current，I_{to}）。I_{to}通道在膜电位去极化至约-30mV时被激活，开放5~10ms引发一过性外向电流。因0期和1期的膜电位变化速度都很快，构成动作电位的尖锋，故常把这两部分合称为锋电位。

左心室壁外膜和中层心肌细胞动作电位有明显的**1期切迹**（phase 1 notch），但是内膜心肌细胞动作电位几乎没有1期切迹（图4-10）。

图4-9 心室肌细胞跨膜电位及其形成的离子基础

（3）2期（平台期）：平台期的产生是因为主要由Ca^{2+}内流介导的内向电流和主要由K$^+$外流介导的外向电流基本处于平衡状态，从而使膜电位稳定在0mV水平，记录的动作电位图形比较平坦，故称为**平台期**（plateau），历时100~150ms，是心室肌细胞动作电位区别于神经细胞和骨骼肌细胞动作电位的主要特征。内向电流中，主要是**L型Ca^{2+}电流**（long-lasting calcium current），当细胞膜去极化至-40mV时，钙通道缓慢激活，0期后表现为持续开放，细胞外的Ca^{2+}在浓度梯度驱使下缓慢内流，并伴有少量Na$^+$内流。心室肌细胞的L型Ca^{2+}通道为电压门控通道，它激活、失活及复活所需的时间均比Na$^+$通道长，故又称慢通道。Ca^{2+}缓慢而持久的内流是形成平台期的主要原因。Ca^{2+}通道活动的改变可明显影响动作电位的形状。该通道可被Mn^{2+}和多种Ca^{2+}通道阻断剂如维拉帕米等阻断，从而改变动作电位时程和心肌收缩力；外向电流中，包括**延迟整流钾电流**（delayed rectifier K$^+$ current，I_K）和**内向整流钾电流**（inward rectifier K$^+$ current，I_{K1}）。在平台期初期，Ca^{2+}、Na$^+$内流引起的内向电流和K$^+$外流引起的外向电流两者处于平衡状态；随着时间的推移，Ca^{2+}通道逐渐失活，内向电流减弱，而I_K引起的外向电流随时间而逐渐增强，结果膜内电位逐渐下降，形成平台期的晚期。此外，I_{K1}具有**内向整流**（inward rectification）特性，即I_{K1}通道对K$^+$的通透性因膜的去极化而降低的现

Note:

象,阻碍了平台期 K^+ 外流,使膜电位难以快速复极化,也是造成平台期持续时间较长的重要原因。

图 4-10　犬左心室不同部位心肌细胞动作电位 1 期切迹的区别

(4) 3 期(快速复极末期):复极 3 期主要是由于 Ca^{2+} 内流逐渐减弱至失活,而 K^+ 外流进行性增强所致。此期的复极速度加快,膜内电位从 2 期的 0mV 左右下降至 -90mV,完成复极过程,历时约 100~150ms。2 期与 3 期无明显界限,2 期末,L 型 Ca^{2+} 通道失活,Ca^{2+} 内流逐渐停止,K^+ 再生性外流,即 K^+ 外流促使膜电位复极,膜内电位转向负电位,膜内电位越负,K^+ 电流越大,这种正反馈过程导致膜的复极速度越来越快,直至复极到静息膜电位水平。3 期的 K^+ 外流主要有赖于 I_K 通道。I_K 通道在动作电位 0 期去极化到 -40mV 时激活,其激活开启和失活关闭速率都很慢,I_K 离子流呈轻度内向整流现象,故称延迟整流钾电流。3 期早期,I_K 通道继续开放,直到膜内电位复极至 -50mV 左右时关闭;而膜内电位由 -20mV 变化到 -60mV 时,I_{K1} 的内向整流作用减弱而导致 I_{K1} 通道开放概率增多,导致 K^+ 再生性外流,结果复极加速。故 I_K 与 3 期的早中期、I_{K1} 与 3 期的中晚期有关。以上各种电流受到影响都能改变复极化速率,使 3 期复极时程发生改变。例如,Ⅲ类抗心律失常药就是通过抑制 I_K 而使动作电位时程和不应期(见后文)延长。

从 0 期去极化开始到 3 期复极化完毕所经历的时间,称为**动作电位时程**(action potential duration,APD)。心室肌细胞的动作电位时程为 200~300ms。

(5) 4 期(恢复期,静息期):4 期是膜复极化完毕,膜内电位恢复到静息电位的时期,又称静息期。此时动作电位完成复极,但是各种离子流并未停止,因为在动作电位期间进入细胞的 Na^+、Ca^{2+} 和流出细胞的 K^+ 所造成的细胞内外离子分布的变化并未恢复,所以此期有活跃的离子转运,以恢复细胞内外离子的正常浓度梯度,从而保持心肌细胞的正常兴奋性。钠泵工作,每次运转可泵出 3 个 Na^+ 并泵入 2 个 K^+,因而是生电性的(外向电流)。Ca^{2+} 的主动外运主要通过细胞膜的 Na^+-Ca^{2+} **交换体**(Na^+-Ca^{2+} exchanger)进行,膜外 3 个 Na^+ 内流可交换膜内 1 个 Ca^{2+} 外流,所以 Na^+-Ca^{2+} 交换也是生电性的(内向电流);进入细胞的 Na^+ 再由钠泵的活动排出细胞,可见 Na^+ 内流的浓度梯度是由钠泵活动建立的,故 Na^+-Ca^{2+} 交换是一种继发性主动转运。此外,膜上少量的钙泵也可主动排出 Ca^{2+}。

综上所述,在心室肌细胞一次动作电位过程中,不同时期生物膜对不同离子的通透性不同,即不同离子通道的开放和关闭,由此产生各种离子电流而引起膜电位的变化,从而产生动作电位。

3. **心房肌细胞动作电位** 心房肌细胞膜上 I_{K1} 通道密度稍低于心室肌,Na^+ 内漏对静息电位的影响较大,因此其静息电位绝对值较心室肌小,约为 –80mV。心房肌细胞动作电位的形成机制与心室肌细胞大致相同,但心房肌细胞没有明显的 2 期,复极速度较快,动作电位时程较短,约150~200ms,主要原因是心房肌细胞膜对 K^+ 的通透性较大,导致 2 期提前结束所致。

(二) 自律细胞的跨膜电位及其形成机制

特殊传导系统的心肌细胞具有自动节律性,属于**自律细胞**(autorhythmic cell)。与 4 期膜电位基本稳定的工作细胞相比,自律细胞没有稳定的静息电位。当膜复极化达到最大极化状态时,4 期膜电位并不稳定,而是在这一水平立即开始自动去极化,当去极化达到阈电位时,则引发新的动作电位。这种 4 期自动去极化的过程具有随时间而递增的特点,但其速度远较 0 期速度慢。可见,自律细胞与非自律细胞(工作细胞)跨膜电位的最大区别在于 4 期是否能够自动去极化。自律细胞的动作电位复极化到最大极化状态时的膜电位称为最大复极(舒张)电位。不同类型的自律细胞,4 期自动除极化的速度和离子基础各不相同。

1. **浦肯野细胞动作电位** 浦肯野细胞是一种快反应自律细胞,其动作电位的波形、幅度及其形成机制与心室肌细胞相似,也分为 0 期、1 期、2 期、3 期和 4 期五个时相。与心室肌细胞不同的是,浦肯野细胞动作电位 0 期去极化速率快,可达 500~1 000V/s;1 期更明显;2 期较长;3 期复极末期最大复极电位更负;最大差别在于它有 4 期自动去极化。自动去极化的主要机制包括递增性的内向电流(I_f)和递减性的外向电流(I_K),以前者为主。**超极化激活的内向离子流**(hyperpolarization-activated inward ion current,I_h 或 I_f)是一种主要由 Na^+ 负载的内向电流,可被 Ca^{2+} 选择性阻断。I_f 通道在动作电位 3 期复极化至 –60mV 左右时开始激活开放,其激活开放程度随膜内负电位的加大和时间的推移而增加,至膜内电位 –100mV 左右时充分开放,I_f 电流达到最大值。I_f 电流在浦肯野细胞中的作用大于其在窦房结 P 细胞中的作用。I_K 通道在复极化至约 –50mV 时开始关闭,I_K 电流逐渐减小,至最大复极电位时接近完全关闭。

2. **窦房结 P 细胞动作电位** 窦房结(sino-atrial node,SAN)内的 P 细胞是一种慢反应自律细胞,其去极化是由慢 Ca^{2+} 通道开放,Ca^{2+} 缓慢内流介导的。通常将慢 Ca^{2+} 通道开放引起缓慢去极化的心肌细胞称为**慢反应细胞**(slow response cell),如窦房结的 P 细胞和房室交界的结区细胞等,它们的动作电位称为**慢反应动作电位**(slow response action potential)。与心室肌快反应工作细胞和浦肯野快反应自律细胞相比,P 细胞的跨膜电位具有以下特点:①最大复极电位(–70mV)和阈电位(–40mV)的绝对值均小于快反应细胞;②动作电位 0 期去极化的幅度较小(到 0mV 左右,无明显超射),时程较长(约 7ms),速度较慢(约 10V/s);③复极过程无明显的复极 1 期和平台期;④4 期自动去极化速度(约 0.1V/s)快于浦肯野细胞(约 0.02V/s)。

窦房结 P 细胞跨膜电位的形成机制:P 细胞 4 期膜电位不稳定,当膜电位由最大复极电位自动除极达到阈电位(约 –40mV)时,P 细胞膜上的 L 型 Ca^{2+} 通道激活,Ca^{2+} 缓慢内流引起时程较长的 0 期。因 P 细胞缺乏 I_{Na},故 P 细胞的 0 期去极化主要由 Ca^{2+} 缓慢内流引起。此后,Ca^{2+} 内流减少,激活的 I_K 通道导致 K^+ 外流增加,形成 3 期复极化。4 期自动去极化的机制比较复杂,有多种离子电流的参与,通常认为,P 细胞复极化接近最大复极电位时,I_K 通道逐渐失活而关闭,导致 K^+ 外流逐渐减少。因正常情况下 P 细胞的最大复极电位约为 –70mV,此时 I_f 通道激活十分缓慢,电流强度也较小,故 I_K 进行性衰减是 P 细胞 4 期自动去极化的主要原因;少量 Ca^{2+} 内流以及一种递增性 Na^+ 内流(I_f)使内向电流超过外向电流而引起 4 期自动去极化。当局部去极化到 –50mV 左右,膜上 **T 型 Ca^{2+} 通道**(transient calcium channel)被激活,少量 Ca^{2+} 内流而参与 4 期自动去极化后期的形成(图 4-11)。T 型 Ca^{2+} 通道的阈电位为 –50~–60mV,较 L 型 Ca^{2+} 通道低,一般 Ca^{2+} 通道的阻断剂对其无阻滞作用,也不受儿茶酚胺调控,但可被 Ni^{2+} 阻断。

Note:

图 4-11 窦房结 P 细胞的动作电位

知 识 拓 展

心脏的离子通道及离子通道病

离子通道是心肌生物电现象存在的必要条件,通道的协同作用导致心肌正常的周期性兴奋和收缩。调控心肌离子通道,心肌的生理特性会发生改变。临床上应用的抗心律失常药即是通过药物作用于相应的离子通道,从而改变心肌动作电位发生频率以及动作电位时程等,进而改变心肌的舒缩活动。

心脏离子通道病(Cardiac Channelopathies)是指编码心肌细胞各主要离子通道亚单位的基因突变,导致离子通道功能异常的一组遗传性疾病,是心力衰竭相关致命性心律失常的基础,可以发生在任何年龄段,是心源性猝死的常见原因。平时无明显症状,发作时心率增加,发生室性心动过速,严重者则演变为心室颤动而猝死。因此对于有年轻人猝死家族史的人群,应每年做常规心电图、24h 动态心电图、平板运动心电图等检查,甚至电生理检查、药物诱发试验等。

二、心肌的生理特性

心肌细胞的生理特性包括兴奋性、自律性、传导性和收缩性。其中,前三种属电生理特性,而收缩性为机械特性。

(一)兴奋性

兴奋性(excitability)是指组织或细胞接受刺激产生动作电位的能力。衡量兴奋性的指标主要用阈值来表示。阈值高表示兴奋性低,阈值低则表示兴奋性高。所有心肌细胞都具有兴奋性。

1. 影响兴奋性的因素 心肌细胞兴奋的产生包括两个环节,一是细胞膜去极化达到阈电位水平,二是引起 0 期去极化的离子通道激活。任何能影响这两个环节的因素均可改变心肌细胞的兴奋性。

(1)静息电位(或最大复极电位)与阈电位之间差值:静息电位(或最大复极电位)绝对值变小,或阈电位绝对值增大,两者之间的差值减小,引起兴奋所需的刺激阈值变小,兴奋性增高。反之,兴奋性降低。需注意的是,如静息电位绝对值过低,因 Na^+ 通道部分失活反而使兴奋性降低。例如,轻度血钾升高,细胞膜内外两侧的钾离子浓度梯度下降,K^+ 外流减少,静息电位绝对值变小,兴奋性增高;但重度高钾时,静息电位绝对值显著减小,Na^+ 通道部分失活,兴奋性降低。此外,乙酰胆碱因增加细胞膜对 K^+ 的通透性,K^+ 外流增多,静息电位绝对值变大,兴奋性降低。阈电位发生变化的情况较少见,如奎尼丁可抑制 Na$^+$ 通道的激活,阈电位上移,需要更强的刺激才能引发动作电位,兴奋性下降。

(2)引起 0 期去极化的离子通道的状态:Na$^+$ 通道或 Ca^{2+} 通道均有备用、激活和失活三种功能状态。通道处于哪种状态取决于当时膜电位的水平及产生动作电位后的时间进程。当膜电位处于静息电位时,Na$^+$ 通道处于备用状态,随时可被激活而开放。当膜电位局部去极化达阈电位时,Na$^+$ 通道大量开放,处于激活状态,Na$^+$ 内流。Na$^+$ 通道激活后迅速关闭,进入失活状态,此时任何刺激均不可能引起通道再次开放。当膜电位复极化到 −60mV 或更负时,Na$^+$ 通道才开始复活。通道复活需要一个时间过程,只有当膜电位恢复到静息电位水平时,Na$^+$ 通道才能全部恢复到备用状态。Ca^{2+} 通道状态的变化过程与 Na$^+$ 通道相似,只是激活、失活及复活的速度较慢,且最大复极电位及激活电位均较小而已。细胞膜上大部分 Na$^+$ 通道处于关闭状态时,兴奋性良好。

2. 兴奋性的周期性变化　心肌细胞发生一次兴奋时,其兴奋性将发生周期性的变化(图 4-12)。

(1)有效不应期:心肌细胞发生一次兴奋后,从 0 期去极化开始到复极 3 期膜电位达到 −55mV 的时期内,心肌细胞对任何刺激均不反应,兴奋性为零,称**绝对不应期**(absolute refractory period,ARP)。复极化膜电位从 −55mV 到 −60mV 这段时间内,若给予阈上刺激可引起局部反应,但是仍不会产生新的动作电位,称为**局部反应期**(local response period)。所以,从 0 期开始到复极达到 −60mV 这一不能产生动作电位的时期,统称为**有效不应期**(effective refractory period,ERP)。此期是由于膜电位绝对值过低,Na$^+$ 通道完全失活或复活的数量太少所致。

图 4-12　心室肌动作电位期间兴奋性的变化及其与机械收缩的关系

(2)相对不应期:从复极化 −60mV 到 −80mV 这段时间内,需阈上刺激才能引发动作电位,此期称为**相对不应期**(relative refractory period,RRP)。在此期内,大部分 Na$^+$ 通道逐渐复活,但开放能力尚未恢复正常。所以,心肌兴奋性虽逐渐恢复但仍低于正常。

(3)超常期:从复极化 −80mV 到 −90mV 这一时间内,阈下刺激即可引发动作电位,此期称为**超常期**(supernormal period,SNP)。由于此期 Na$^+$ 通道已基本复活,且膜电位绝对值小于静息电位值,兴奋性高于正常,故阈下刺激即可引起兴奋。

在相对不应期和超常期发生的动作电位,其 0 期去极化的速度和幅度均低于正常。这是由于 Na$^+$ 通道尚未完全复活所致。这样的动作电位在传播时产生的局部电流较小,故兴奋的传播速度减慢,容易导致心律失常或形成折返。

3. 兴奋性的周期性变化与心肌收缩活动的关系

(1)不发生完全强直收缩:与骨骼肌细胞相比,心肌细胞的有效不应期特别长,从心肌收缩期一直延续到舒张早期。在心肌细胞的有效不应期内任何刺激均不能引起新的动作电位和收缩,故心肌不会出现骨骼肌那样的完全强直收缩。这就确保了心脏必须以收缩和舒张交替的形式进行活动,使心脏能有效地充盈和射血,实现泵血功能。

(2)期前收缩与代偿间歇:正常心脏是按窦房结的节律而产生兴奋,如果在心室肌有效不应期之后,下一次窦房结正常冲动传来之前,心肌受到一次外来刺激可提前产生一次兴奋和收缩,分别称为**期前兴奋**(premature excitation)和**期前收缩**(premature systole)。期前兴奋也有自己的有效不应期,紧接期前收缩后的一次窦性兴奋传到心室时,刚好落在期前兴奋的有效不应期内,故不能引起心室的兴奋和收缩,形成一次兴奋和收缩的"脱失"(图 4-13)。因此,在一次期前收缩后往往有一段较长时间的心室舒张期,称为**代偿性间歇**(compensatory pause)。

Note:

(二) 自动节律性

细胞、组织在无外来刺激的作用下能够自动发生节律性兴奋的特性称为**自动节律性**（autorhythmicity），简称自律性。具有自律性的细胞或组织称为自律细胞或自律组织。自律性高低的衡量指标为自动兴奋的频率。在正常情况下，只有小部分心脏细胞具有自律性。

1. **心脏起搏点** 自律细胞广泛存在于心脏特殊传导系统。窦房结P细胞、房室交界（结区除外）、房室束和末梢浦肯野细胞的自动兴奋频率分别为每分钟100、50、40和25次左右。主导心脏正常兴奋而引起节律性收缩的部位称为**正常起搏点**（normal pacemaker）。在心脏自律组织中，窦房结P细胞的自律性最高，所以正常生理情况下，心脏的自律活动起源于窦房结。以窦房结为起搏点的心脏节律称为**窦性心律**（sinus rhythm）。在整体，由于心迷走神经紧张性占优势，窦房结的自律性表现为每分钟70次左右。窦房结之外的自律组织在正常情况下不表现本身自律性，称为**潜在起搏点**（latent pacemaker）。异常情况下，潜在起搏点可控制部分或整个心脏的活动，称为**异位起搏点**（ectopic pacemaker）。异位起搏点控制的心脏活动节律称为**异位心律**（ectopic rhythm）。窦房结通过两种方式实现对潜在起搏点的控制：①抢先占领：潜在起搏点4期自动去极化尚未达到阈电位时，它受自律性最高的窦房结传来的冲动的作用而产生动作电位，其自身的自律性不能表现出来；②超速驱动压抑：当更高频率的外来超速驱动停止后，低频率的自律组织不能立即表现其自律性活动，心脏停搏一段时间后才按潜在起搏点的节律发生兴奋和跳动，这种现象称为**超速驱动压抑**（overdrive suppression）。超速驱动压抑具有频率依赖性，潜在起搏点与窦房结的频率差别愈大，压抑效应愈强，驱动中断后停止活动的时间也愈长。所以，在心脏人工起搏的情况下，如需暂时中断起搏器工作，则需先逐步减慢起搏器工作频率，让潜在起搏点接替工作以避免发生心脏停搏。

2. **影响自律性的因素** 影响自律性的因素包括4期自动去极化的速度以及最大复极电位与阈电位之间的差值（图4-14），其中以4期自动去极化速度最为重要。

箭头示刺激，曲线1~3，刺激落在有效不应期内，无反应。曲线4~6，刺激落在有限不应期之后，引起期前收缩与代偿间歇。

图4-13 期前收缩与代偿性间歇

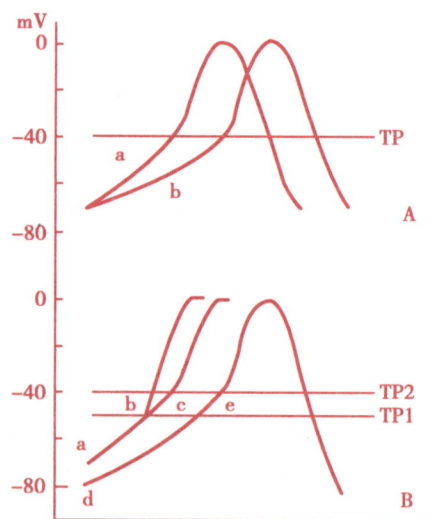

A. 4期自动去极化的速度由a减到b时，自律性降低；B. 最大复极电位由a超极化到d，自律性降低（e慢于c）；或阈电位由TP1升高到TP2时，自律性降低（c慢于b）。TP：阈电位。

图4-14 影响自律性的因素

（1）4期自动去极化的速度：在最大复极电位和阈电位水平不变的情况下，4期自动去极化速度越快，达到阈电位所需的时间越短，单位时间内产生兴奋的次数越多，自律性越高；反之，自律性降低。外向电流失活加速或内向电流激活加速的因素都可使4期自动去极化加速；反之，则去极化速度减慢。例如，交感神经释放的去甲肾上腺素能够使T型Ca^{2+}电流和I_f增加，从而加快4期去极化速度，使自律性增高;ACh则可增加外向钾电流而降低内向电流,从而使自律性降低。

(2)最大复极(舒张)电位与阈电位之间的差值:在4期自动去极化速度不变的情况下,当最大复极电位下移(绝对值变大)或阈电位上移(绝对值变小),两者之间的差值增大,去极化到达阈电位所需时间延长,自律性降低;反之,自律性增高。迷走神经释放的ACh可增加细胞膜对K^+的通透性,最大复极电位绝对值增大,导致自律性降低,心率减慢。

(三) 传导性

细胞传导兴奋的能力称为**传导性**(conductivity)。传导性的高低可用动作电位传播的速度来衡量。同其他可兴奋细胞一样,心肌兴奋也是以局部电流的方式传至邻近未兴奋膜,进而引起邻近膜发生动作电位的。连接相邻心肌细胞之间的闰盘处肌膜存在较多的低电阻缝隙连接,有利于局部电流通过,使兴奋能在细胞之间迅速传播,实现心房或心室的同步活动,从而构成**功能性合胞体**(functional syncytium)。

1. 兴奋在心脏传导的特点及意义

(1)兴奋在心脏各部位传导的速度不同:心房肌的传导速度约为0.4m/s,而"优势传导通路"的传导速度约为1.0~1.2m/s,房室交界处传导速度很慢,特别是结区速度最慢,传导速度只有0.02m/s。因此,兴奋经房室交界区传播所需时间较长,约0.1s,这一现象称为**房-室延搁**(atrioventricular delay)。正常情况下,房室交界是兴奋由心房传至心室的唯一通路。由于房-室延搁的存在,心室的收缩总是出现在心房收缩完毕之后,不会产生房室收缩的重叠现象,从而有利于心脏泵血功能的有序进行。但由于传导速度慢,房室交界处较易发生**传导阻滞**(conduction block)。产生房-室延搁有两个主要原因:①该处细胞为慢反应细胞,动作电位的0期去极化幅度小,速度慢,产生的局部电流较小;②该处细胞的直径小,细胞间缝隙连接的数量少,不利于局部电流的传播。特殊传导系统中传导速度最快的是浦肯野纤维网,约为4m/s,兴奋可快速传遍左、右两侧心室,使其产生同步兴奋和收缩,保证心室射血功能的顺利完成。

(2)兴奋在心肌细胞间直接传递:心肌细胞间存在闰盘,兴奋在细胞间迅速传播实现同步性活动,所以心肌的收缩表现为"全或无"。

(3)心脏通过特殊传导系统有序传导兴奋:在生物进化和个体发育过程中,心脏分化出特殊传导系统,包括窦房结、房室结、房室束、左右束支和浦肯野纤维网。正常心脏兴奋由窦房结产生,一方面经心房肌直接传导到整个心房,另一方面通过由心房肌构成的"优势传导通路"经房室交界再传至左、右心室。即窦房结→左、右心房肌(包括优势传导通路)→房室交界→房室束及左、右束支→浦肯野纤维网→左、右心室肌。

2. 影响传导性的因素

(1)结构因素:心肌细胞的直径愈大,其内阻愈小,在单位时间内局部电流传播的距离愈远,传导速度愈快;反之,传导速度则慢。例如,末梢浦肯野细胞的直径最大(羊的末梢浦肯野细胞的直径约为70μm),传导速度最快;而结区的细胞直径最小(仅3μm),传导速度最慢。另外,细胞间缝隙连接的数量和功能状态对传导速度也有明显的影响。在窦房结和房室交界处,细胞间缝隙连接数量少,传导速度较慢。心肌细胞受损或细胞内H^+浓度过高可导致细胞间缝隙连接关闭,传导速度减慢。

(2)生理因素:心肌细胞的电生理特性是影响心肌传导的主要因素。心脏内兴奋(即动作电位)的传导过程受到以下因素的影响。

1)0期去极化的速度和幅度:动作电位的0期去极化是产生局部电流的动力。去极化速度愈快及幅度愈大,局部电流的产生也就愈快,达到阈电位的速度也愈快,导致传导速度加快;反之,传导减慢。任何生理、病理或药物因素,凡能减慢动作电位0期去极化速率和动作电位幅度者,都能减慢心内传导速度。例如,苯妥英钠、奎尼丁等药物和静息膜电位水平。苯妥英钠或一定范围内静息电位绝对值增大可使Na^+通道开放的速度增快及开放数量增多,从而提高传导性;而奎尼丁或一定范围内

Note:

静息电位绝对值减小,降低传导性。此外,快反应细胞与慢反应细胞的传导速度差异也是由于 0 期去极化的速度和幅度不同引起的。动作电位 0 期去极化的速度和幅度是影响心肌传导速度最重要的因素。

2)邻近部位膜的兴奋性:兴奋的传导是因局部电流从已兴奋膜传至未兴奋膜而引起的。因此,邻近未兴奋部位膜的兴奋性必然影响兴奋的传导。如前所述,兴奋性与 Na^+ 通道所处的状态、静息电位和阈电位的差值等有关。静息电位和阈电位的差值增大,兴奋性降低,传导速度减慢;反之,传导速度加快。Na^+ 通道若处在静息状态,传导速度快;若处于失活状态,则传导受阻。

知识拓展

心 房 颤 动

心脏激动的起源异常和(或)传导异常,称为心律失常(arrhythmia)。心房颤动(atrial fibrillation,AF)是临床最常见的心律失常之一。房颤时,心电图上正常的 P 波消失,代之以大小不等、形状各异、间隔不匀的颤动波(f 波)。心房颤动常发生于原有心血管疾病者,但正常人在情绪激动、运动或大量饮酒后也可发生。其发作呈阵发性或持续性。心室率不快时可无症状,但多数人可发生心悸、胸闷、气短等,心室率超过 150 次 /min 可发生心绞痛与心衰。房颤时,整个心房失去协调一致的收缩、心室律紊乱、心功能受损、心排血量降低,易导致心房内附壁血栓,从而增加脑卒中的风险。

对于房颤患者,要积极寻找和治疗基础心脏病,控制诱发因素;对于心室率不快,发作时间短暂者无需特殊治疗;心率快且发作呈持续性的急性心房颤动,可采用射频消融手术、电转复或者药物复律治疗,恢复窦性心律;不能恢复窦性心律的慢性房颤,要控制心室率,同时要积极进行抗凝治疗预防血栓形成和脑卒中的发生;心室律慢的房颤患者,可考虑植入起搏器治疗。

房颤的病人生活中要注意戒烟、限制饮酒,尽量避免饮用含有咖啡因的物质,如茶、咖啡、可乐以及一些非处方用药。

(四)收缩性

心脏工作细胞与骨骼肌细胞的收缩机制相似,都是由动作电位触发,通过兴奋 - 收缩耦联使肌丝滑行而引起心肌收缩。但由于心肌细胞的结构及电生理特性与骨骼肌细胞不完全相同,所以心肌收缩又有其自身特点。

1. **对细胞外液 Ca^{2+} 的依赖性较大** 与骨骼肌相比,心肌细胞的肌质网不发达,储存的 Ca^{2+} 量较少,兴奋 - 收缩耦联过程高度依赖细胞外 Ca^{2+} 的内流。心肌兴奋时,Ca^{2+} 经 L-Ca^{2+} 通道进入胞质,触发肌质网释放大量的 Ca^{2+},使胞质内 Ca^{2+} 浓度升高,从而引起心肌收缩。当细胞外液中 Ca^{2+} 浓度很低,甚至无 Ca^{2+} 时,虽然心肌细胞能产生动作电位,但却不能引起收缩,这一现象称为"兴奋 - 收缩脱耦联"或"电 - 机械分离"。

2. **"全或无"式收缩** 缝隙连接使兴奋直接在心肌细胞之间迅速传播,同时心房和心室内的特殊传导系统传导兴奋的速度很快,窦房结的兴奋几乎可以同时到达所有的心房肌或心室肌,引起心房和心室的各自"全或无"式收缩,表现为功能合胞体的活动。而骨骼肌收缩时,参与收缩的肌纤维数目则因兴奋的神经纤维数目不同而不同。

3. **不发生完全强直收缩** 心室肌细胞的有效不应期相当于心室的整个收缩期和舒张早期,此期内不会引发新的兴奋和收缩活动,使心室肌不发生完全强直收缩,确保了心脏的舒缩活动交替进行。

三、体表心电图

在一个心动周期中,由窦房结产生的兴奋,按一定的途径和时程,依次传向心房和心室,引起心脏发生一系列的生物电变化。由于人体是一个导电性能良好的容积导体,心脏的生物电活动可传播到机体的任何部位。若将引导电极安置在体表的特定部位,借助于心电图机就能记录到心脏电活动的波形,即**体表心电图**(electrocardiogram,ECG)(图 4-15)。心电图在心脏疾病的诊断中具有重要意义。需要指出的是,心电图反映的是整个心脏的心肌在每个心动周期中从兴奋的产生、传导到恢复过程的综合向量变化,与心脏的机械收缩舒张活动无直接关系。

心肌细胞的生物电变化是心电图产生的基础,但心电图曲线和单个心肌细胞的动作电位有很大区别(图 4-16),其主要原因是:①单个心肌细胞电变化是用细胞内记录方法测得的,即一个测量电极放在细胞外表面,另一个电极插入细胞内,所测得的电变化是一个细胞膜内外的电位差;而心电图的记录方法属细胞外记录法,即两个记录电极都置于体表,测到的是心脏兴奋部位与未兴奋部位或已复极部位膜外两点之间的电位差在容积导体中形成的规则的电位变化;②心肌细胞电变化曲线是单个细胞的膜电位变化,而心电图是整个心脏所有细胞在心动周期中每一瞬间的综合电位变化;③细胞内记录方法在同一细胞记录到的图形是恒定的,而在记录心电图时,所得到的心电图的图形则因记录电极位置的不同而不同。

图 4-15　正常人心电模式图

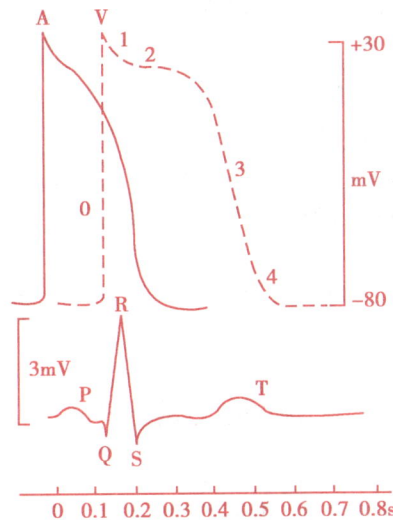

图 4-16　心肌细胞跨膜电位与常规心电图

心电图各波是由 Einthoven 命名的,分别由 P 波、QRS 波群和 T 波构成,有时在 T 波之后还可出现一个小的 U 波。因所用导联方式的不同,心电图各波的形态和幅度亦有所不同。

正常心电图波形及其生理意义(表 4-3):

表 4-3　心电图各波和段(期)的意义及正常值

波段名称	意义	波幅/mV	时间/s
P 波	两心房的除极化。起点标志心房兴奋的开始,终点标志心房已全部兴奋	0.05~0.25	0.08~0.11
PR 间期	由窦房结产生的兴奋到达心室并引起心室肌开始兴奋所需的时间		0.12~0.20
QRS 波群	两心室去极化。起点标志心室兴奋的开始,终点表示左、右心室已全部兴奋	变化较大	0.06~0.10
QT 间期	两心室兴奋到完全复极化的总时程		<0.40
ST 段	心室肌细胞全部处于去极化状态,各引导电极之间不存在电位差	基线水平	0.05~0.15
T 波	两心室复极化。起点标志心室肌复极开始,终点表示左、右心室复极过程完成	0.1~0.8	0.05~0.25

1. **P波**　代表两心房的去极化过程,小而圆钝,时程为 0.08~0.11s,波幅不超过 0.25mV。其时程反映去极化在整个心房传播所需的时间。虽然窦房结的去极化发生在心房之前,但是由于窦房结很小,兴奋时产生的综合电位很小,在体表心电图上不能被记录到。

2. **QRS波群**　代表两心室的去极化过程,表示心室肌兴奋扩布所需的时间,正常 QRS 波群历时 0.06~0.10s。典型的 QRS 波群包括三个紧密相连的电位波动:第一个向下的 Q 波,随后第一个向上的 R 波,紧接 R 波之后的向下的 S 波。在不同导联中,这三个波幅度变化较大,且不一定都同时出现。

3. **T波**　反映心室复极化过程中的电位变化,历时 0.05~0.25s,其方向与 QRS 波群主波的方向一致。

4. **U波**　在 T 波之后 0.02~0.04s 出现,小而低宽,其方向与 T 波一致,其成因及意义尚不清楚。

5. **PR间期(或PQ间期)**　是指从 P 波起点到 QRS 波起点之间的时程,代表去极化从窦房结产生并经心房、房室交界和房室束传到心室并引起心室肌兴奋所需的时间,一般为 0.12~0.20s。其中很大一部分时间用于房室交界区内的传导,也称为房室传导时间。房室传导阻滞时,PR 间期延长。PR 段指从 P 波终点到 QRS 波起点之间的线段,反映去极化通过房室交界、房室束、左右束支及浦肯野纤维网需要的时间,因此时综合电位很小,难以记录,表现为基线水平。

6. **QT间期**　是指 QRS 波起点到 T 波终点的时程,代表心室开始兴奋到完全复极的时间。QT间期的长短与心率成反变关系,心率愈快,QT 间期愈短。

7. **ST段**　指从 QRS 波群终点到 T 波起点之间的线段,相当于平台期的时程。正常时它与基线平齐;代表心室各部分已全部进入去极化状态,此时尚未开始复极化,心室各部位之间没有电位差存在。ST 段的异常压低或抬高表示心肌缺血或损伤。

第三节　血管生理

一、各类血管的结构和功能特点

血管系统中动脉、毛细血管和静脉三者依次串联,形成一套连续和封闭的管道系统,按照其结构和功能特点,可将血管分为以下几类:

1. **弹性储器血管**　弹性储器血管(windkessel vessel)是指主动脉和肺动脉主干及其发出的最大分支。这类血管口径粗,管壁厚,弹性纤维成分较多,有明显的可扩张性和弹性。心室射血时主动脉和大动脉被动扩张,容积增大,把一部分血液暂时储存起来。射血停止后主动脉和大动脉弹性回缩,驱使储存的血液向前流动。故主动脉和大动脉起"弹性储器"的作用,它可以使心脏的间断射血变成血管系统中的连续血流。

2. **分配血管**　分配血管(distribution vessel)是指中动脉,即从弹性储器血管以后到分支为小动脉前的动脉血管。这类血管管壁收缩性较强,其收缩和舒张可以调节分配到身体各部位组织器官的血流量。

3. **毛细血管前阻力血管**　毛细血管前阻力血管(precapillary resistance vessel)是指小动脉和**微动脉**(arteriole)。这类血管管径细,血流阻力大,管壁富含平滑肌。平滑肌收缩则血管管径变小,外周阻力增大;平滑肌舒张则血管管径变大,外周阻力减小。所以,这些血管活动形成的血管外周阻力对于维持一定的动脉血压起着重要的作用。血液在血管中流动时受到的外周阻力大部分发生在微动脉,微动脉的收缩与舒张活动可明显改变所灌流的器官和组织的血流量及其后的毛细血管内的压力。

4. **毛细血管前括约肌**　环绕在真毛细血管起始部的平滑肌,称为**毛细血管前括约肌**(precapillary sphincter),功能上可归属于毛细血管前阻力血管的一部分。它的收缩和舒张可影响其后的真毛细血管开放的数量和毛细血管血压,从而影响毛细血管床中血液和组织液之间进行物质交换的面积、有效滤过压及组织液的生成与回流量。

5. 交换血管　交换血管（exchange vessel）是指**真毛细血管**（true capillary）。其管壁仅由一层扁平内皮细胞构成，外面包裹一薄层基膜，故通透性很高，是血液和组织液之间进行物质交换的场所。

6. 容量血管　容量血管（capacitance vessel）是指静脉系统。其口径大，管壁薄，可扩张性较大，容积大。在安静状态下，整个静脉系统容纳了 60%~70% 的循环血液，起血液储存库的作用。另外，**微静脉**（venule）和小静脉管壁平滑肌的舒缩对血流也产生一定的阻力，故称**毛细血管后阻力血管**（postcapillary resistance vessel）。它们的舒缩活动可改变毛细血管前、后阻力的比值，进而影响毛细血管血压及组织液的生成与回流量。

7. 短路血管　短路血管（shunt vessel）是指小动脉和小静脉之间的吻合支。主要分布于手指、足趾和耳郭等处的皮肤，在功能上与体温调节有关。

二、血流动力学基础

血流动力学应用物理流体力学理论，研究血流量、血流阻力和血压以及它们之间的关系（图 4-17）。

（一）血流量和血流速度

1. 血流量和血流速度　单位时间内流过血管某一截面的血量称**血流量**（blood flow），又称容积速度，单位为 ml/min 或 L/min。血液中的一个质点在血管内移动的线速度称**血流速度**（velocity of blood flow），单位为 cm/s。血液在血管内流动时，血流速度与血流量成正比，与血管的横截面积成反比。按照流体力学的一般原理，在一段管道中，单位时间的液体流量与该段管道两端的压力差成正比，与管道内的阻力成反比。这一关系也适用于血流量与血压、血流阻力之间的关系，即血流量（Q）与血管两端的压力差（ΔP）成正比，与血流阻力（R）成反比，即：

$$Q = \Delta P / R$$

对一个器官而言，Q 为该器官的血流量，ΔP 为该器官的灌注平均动脉压与该器官静脉压之差，R 为该器官的血流阻力。在一般情况下，不同器官的动脉血压基本相等，故某器官的血流量主要取决于该器官对血流的阻力。在循环系统中，动脉、静脉和毛细血管各段总的血流量都是相等的，即 Q 都等于心排血量。在体循环中，ΔP 是主动脉压与右心房压的压力差。右心房压基本上为零，故 ΔP 可写成 P_A，即 $Q = P_A / R$。P_A 指平均动脉压，R 为体循环的总阻力，即外周阻力。

2. 层流和湍流　血液在血管内流动的方式可分为**层流**（laminar flow）和**湍流**（turbulence）两类（图 4-18）。层流是指液体中每个质点的流动方向一致且与血管的长轴平行，但各质点的流速不同，以血管轴心处流速最快，越靠近血管壁流速越慢。湍流是指血液的流速加快到一定程度后发生的血流方式，此时血液中各个质点的流动方向不一致，出现旋涡。因此，在血流速度快，血管口径大，血液黏滞度低的情况下，容易产生湍流。病理情况下，血流因房室瓣、主动脉瓣狭窄易形成湍流而产生杂音，后者可被用于临床心血管异常的诊断。

图 4-17　血管系统中压力、流速和总横截面积的关系

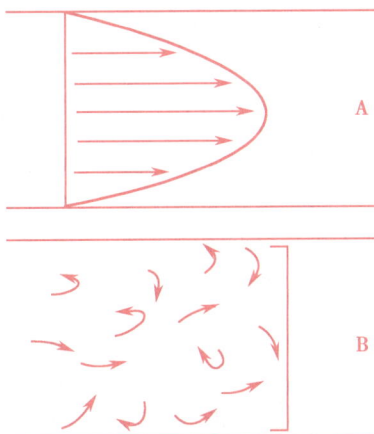

A. 层流；B. 湍流。

图 4-18　层流和湍流示意图

（二）血流阻力

血液在血管内流动时所遇到的阻力称**血流阻力**（resistance of blood flow）。血液流动时，血液内部的摩擦、血液与血管壁之间的摩擦产生阻力，消耗的能量通常表现为热能。这部分热能不能再转换成动能，故压力在驱动血液流动时，因不断克服阻力而逐渐降低。

根据泊肃叶定律，单位时间内液体的流量（Q）与管道两端的压力差（ΔP）及管道半径（r）的4次方成正比，与管道长度（L）成反比，用方程式表示为：

$$Q = K\Delta P r^4/L$$

方程式中 K 为常数，等于 $\pi/(8\eta)$，其中 η 为液体黏滞度。则此方程可写为：

$$Q = \Delta P \pi r^4/(8\eta L)$$

结合血流量的计算公式 Q=P/R，则可得出计算血流阻力的方程式：

$$R = 8\eta L/(\pi r^4)$$

可见，血流阻力与血管的长度和血液的黏滞度成正比，与血管半径的4次方成反比。在生理条件下，血管长度和血液黏滞度的变化很小，但血管的口径易受神经-体液因素的影响而改变，特别是富含平滑肌纤维的小动脉和微动脉（形成外周阻力的主要血管）。机体主要通过控制各血管的口径而改变外周阻力，从而有效地调节各器官的血流量。

（三）血压

血压（blood pressure）是指血管内的血液对单位面积血管壁的侧压力（即压强）。依照国际标准计量单位规定，压强的单位为帕（Pa），即牛顿/米^2（N/m^2），血压数值常用千帕（kPa）表示。但习惯上仍常用毫米汞柱（mmHg）为单位（1mmHg=0.133kPa 或 1kPa=7.5mmHg）。心房压和大静脉的压力较低，常以厘米水柱（cmH$_2$O）为单位（1cmH$_2$O=98Pa）。

三、动脉血压和动脉脉搏

（一）动脉血压

1. 动脉血压的形成　动脉血压（arterial blood pressure）是指血液对单位面积动脉管壁的侧压力。形成动脉血压的主要因素有以下几点：

（1）心血管系统内有足够的血液充盈：这是形成动脉血压的前提。当心脏停搏时，血液流动停止，血管内的压力仍高于大气压约7mmHg，此为**循环系统平均充盈压**（mean circulatory filling pressure）。其大小取决于血量与循环系统容积之间的相对关系。

（2）心脏射血：这是形成动脉血压的原动力。心室收缩时所释放的能量一部分作为血液流动的动能，推动血液向前流动；另一部分则转化为大动脉扩张所储存的势能，即压强能。在心室舒张时，大动脉弹性回缩，将储存的势能转化为动能，继续推动血液向前流动。由于心脏射血是间断的，因此在心动周期中动脉血压将发生周期性变化，心室收缩时动脉血压升高，舒张时动脉血压则降低。

（3）外周阻力：主要指小动脉和微动脉对血流的阻力，是形成动脉血压的必要条件。在射血期，由于外周阻力的存在和主动脉、大动脉具有较大的可扩张性，搏出量中仅约有1/3流向外周，而2/3暂时储存于主动脉和大动脉内，心室收缩时释放的能量主要以势能形式储存于大动脉管壁，血压升高（收缩期血压）。在心室舒张期，心室停止射血，此时大动脉弹性回缩，势能转化为动能，迫使射血期暂存于大动脉的血液继续流入毛细血管，动脉内血量减少，动脉压降低（舒张期血压）。

（4）主动脉和大动脉的弹性：当心室收缩射血时主动脉和大动脉的被动扩张以及心室舒张时主动脉和大动脉的弹性回缩，一方面使左心室的间断射血变为动脉内的连续血流，另一方面还使每个心动周期中动脉血压的波动幅度远小于心室内压的波动幅度（图4-19）。故主动脉和大动脉的弹性起缓冲动脉血压的作用。

图 4-19　大动脉管壁弹性储器作用示意图

2. 动脉血压的测量方法　一般所说的血压是指主动脉血压。因在大动脉中血压降落很小,故通常将肱动脉压代表主动脉压。动脉血压的测量在临床上常用 Korotkoff 听诊法,可间接测量肱动脉的收缩压和舒张压(图 4-20)。

图 4-20　Korotkoff 听诊法间接测量肱动脉血压示意图

3. 动脉血压的正常值　心室收缩中期时,主动脉压上升所达到的最高值称为**收缩压**(systolic pressure)。心室舒张末期时,主动脉压下降所达到的最低值称为**舒张压**(diastolic pressure)。收缩压与舒张压的差值称为**脉搏压**(pulse pressure),简称脉压。一个心动周期中,各瞬时动脉血压的平均值称为**平均动脉压**(mean arterial pressure),约等于舒张压加 1/3 脉压。我国健康青年人在安静状态时的收缩压为 100~120mmHg,舒张压为 60~80mmHg,脉压为 30~40mmHg。

健康人在安静状态时的动脉血压比较稳定。但有个体、性别和时间的差异,还受到体重、能量代谢和情绪等许多因素的影响。女性在更年期前的动脉血压较同龄男性的略低,更年期后动脉血压则升高;肥胖者动脉血压略高于中等体型者;在正常生理状态下,人体 24h 血压波动呈现"双峰双谷"特点:一般清晨醒来后血压开始升高,上午 6~8 时达第一次高峰;在下午 4~6 时为第二次高峰;晚上 8 时后缓慢下降,凌晨 2~3 时血压降至最低谷。血压随季节变化也有差异,夏季的血压值偏低,冬季的血压值偏高。

当血液从主动脉流向外周时,由于不断克服阻力而消耗能量,血压逐渐降低。动脉血压降落的幅度与其经过的某段血管的阻力大小成正比。主动脉和大动脉的血流阻力小,血压在该段降落较小(图 4-21)。而小动脉和微动脉的血流阻力大,血压在该段降落也就大。

4. 影响动脉血压的因素　凡是与动脉血压形成有关的因素都能影响动脉血压。

(1)每搏输出量:当搏出量增加时,心室收缩期射入主动脉的血量增多,动脉管壁所承受的张力增大,因而收缩压升高明显。由于动脉血压升高,血流速度随之加快,心室舒张期流向外周的血量也有所增多,心舒末期存留在大动脉的血量增加不多,故舒张压升高不多,因此脉压增大。反之,搏出量减少,血压降低,脉压减小。故在一般情况下,收缩压的高低主要反映心脏每搏输出量的多少。

(2)心率:心率加快,心舒张期明显缩短,此期间流向外周的血液减少,故心舒期末存留在大动脉的血量增多,舒张压升高。由于动脉血压升高,血流速度随之加快,在心缩期有较多的血液流向外周,留在大动脉内的血量增加不多,故收缩压升高不如舒张压的升高显著,结果脉压减小。反之,心率减慢,舒张压降低的幅度比收缩压降低的幅度大,脉压增大。故心率主要影响舒张压。

(3)外周阻力:外周阻力增加,心舒期中流向外周的血量减少,心舒期末存留在大动脉的血量增多,舒张压明显升高。由于动脉血压升高使血流速度加快,心缩期内较多的血液流向外周,留在大动脉内的血量增加不

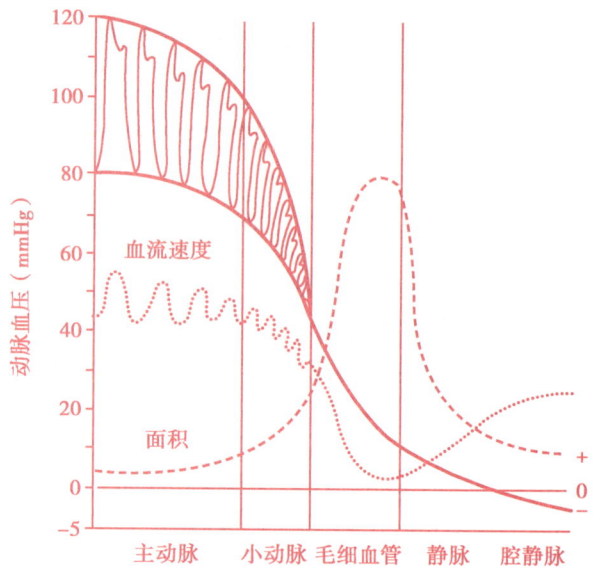

图 4-21　各段血管的血压、血流速度和血管总横截面积关系示意图

多,因此收缩压升高的幅度较小,脉压变小。相反,当外周阻力降低时,舒张压降低的幅度比收缩压降低的幅度大,脉压变大。所以,舒张压的高低主要反映外周阻力的大小。

(4)主动脉和大动脉的弹性储器作用:主动脉和大动脉的弹性可缓冲动脉血压的波动。老年人的动脉管壁发生硬化,管壁弹性纤维减少而胶原纤维增多,血管顺应性降低,对血压的缓冲作用减弱,导致收缩压升高而舒张压降低,脉压明显增大。因此,脉压主要反映动脉弹性。

(5)循环血量与循环系统容积的比值:循环血量与循环系统容积的比值决定了循环系统平均充盈压的高低。正常时,循环血量和血管容积是相适应的,循环系统平均充盈压变化不大。如果循环血量减少(如大出血)而血管系统的容积改变不大,或循环血量不变而血管系统的容积增加(如大量毛细血管扩张),则循环血量与血管容积的比值减小,循环系统平均充盈压必然降低,导致动脉血压降低。

知识拓展

原发性高血压

未使用降压药的情况下诊室收缩压 ≥ 140mmHg 和(或)舒张压 ≥ 90mmHg 称之为高血压。原发性高血压(primary hypertension)是以血压升高为主要临床表现的综合征,通常简称为高血压。高血压是多种心、脑血管疾病的重要病因和危险因素,常引起心脏、血管、脑和肾脏等重要组织器官的进行性损害,最终可导致这些器官的功能或器质性病变甚至功能衰竭,是心血管疾病死亡的主要原因之一。

高血压初期大部分患者没有明显的临床症状,只有少部分患者感觉疲乏、时有眩晕、耳鸣、记忆力减退。血压明显升高时,可出现头晕加重,头痛,心悸气短,甚至恶心、呕吐,尤其在劳累或情绪激动等引起血压迅速升高时,症状更为明显。

对于高血压的防治,除在治疗中要规律服药外,还把改善生活方式作为第一线的降压治疗手段,包括减少盐的摄入、健康饮食、限制饮酒、控制体重、规律运动、戒烟、减压、减少暴露在空气中等。

（二）动脉脉搏

1. 动脉脉搏的产生及传播 心脏的舒缩活动导致动脉压发生周期性变化,这种变化引起动脉管壁搏动,称为**动脉脉搏**(arterial pulse),简称**脉搏**。脉搏波可沿动脉管壁传播,动脉脉搏的传导速度要比血流速度快得多。脉搏传导速度与动脉管壁的弹性有关,管壁的顺应性愈大(弹性愈好),传导速度愈慢。脉搏传导速度在主动脉约为 3~5m/s,在大动脉约为 7~10m/s,在小动脉为 15~35m/s。血管硬化时,脉搏的传导速度加快。由于小动脉和微动脉对血流的阻力很大,故在微动脉以后脉搏波动大大减弱,到毛细血管,脉搏已基本消失。

2. 脉搏的波形 用脉搏描记仪将脉搏搏动记录下来,所得的曲线称为脉搏图(图 4-22)。典型的脉搏波包括上升支和下降支:

图 4-22 不同情况下主动脉的脉搏图

(1)上升支:在心室快速射血期,动脉血压迅速上升,管壁突然扩张形成脉搏波的上升支。其上升速度和幅度受心排血量、射血速度、血流阻力和动脉弹性等因素的影响。如果心室射血遇到的阻力大,心排血量少,射血速度慢,脉搏波形中上升支的速率小,幅度也低;反之,射血所遇的阻力小,心排血量大,射血速度快,则上升支较陡,幅度也较大。

(2)下降支:前半段由减慢射血期形成,由于射血速度减慢,进入主动脉的血量少于流向外周的血量,被扩张的大动脉开始回缩。然后心室舒张,主动脉的血液向心室方向反流,反流的血液使主动脉根部的容积增大,并受到闭合的主动脉瓣阻挡,形成降支的再度轻微升高,构成一个降中波,其前面的小切迹为降中峡。降中峡发生在主动脉瓣关闭的瞬间。以后血液继续流向外周,扩张的动脉回位,后半段呈平台样缓慢下降。下降支的形状,大致反映外周阻力的大小。

四、静脉血压和静脉回心血量

静脉是血液返回心脏的通道,可扩张性大,起着储血库的作用并可有效地调节回心血量和心排血量,使血液循环能够适应不同生理条件下的需求。

（一）静脉血压

体循环的血液经动脉和毛细血管到达微静脉时,血压降到 15~20mmHg,到腔静脉时血压更低,到右心房时血压接近于零。通常将右心房和胸腔内大静脉的血压称为**中心静脉压**(central venous pressure),正常值为 4~12cmH$_2$O,而各器官静脉的血压称为**外周静脉压**(peripheral venous pressure)。中心静脉压的高低取决于心脏射血能力和静脉回心血量之间的相互关系。如心脏射血能力较强,能及时将回流入心脏的血液射入动脉,则中心静脉压较低;反之,心脏射血能力减弱(如心力衰竭),右心房和腔静脉淤血,则中心静脉压升高。另一方面,如果静脉回流量增多(如静脉回流速度加快或心室舒张期延长),中心静脉压也将升高。因此,中心静脉压在临床上可用作判断心功能和指导输液的指标。

（二）重力对静脉压的影响

血管内的血液因受地球引力的影响而产生一定的静水压。因此,各部分血管的血压除由于心脏射血做功形成外,还要加上该部分血管的静水压(图 4-23)。各部位血管静水压的高低取决于人体的体位,即该部位血管所处位置与右心房水平之间的垂直距离。平卧时,身体各部分血管大致与心脏处在同一水平,故静水压大致相同。但直立时,足部血管内的血压比卧位时高,其增高的部分相当于从

Note:

足至心脏这段血柱高度形成的静水压,约 90mmHg。而在心脏水平以上的部分,血管内的压力较平卧时低,如颅顶脑膜矢状窦内压可降至 –10mmHg。静脉充盈程度受跨壁压的影响较大,跨壁压是指血液对血管壁的压力与血管外组织对管壁的压力之差。一定的跨壁压是保持血管充盈膨胀的必要条件。静脉的管壁薄,当跨壁压减小到一定程度时,静脉就不能保持膨胀而塌陷,此时静脉的横截面积减小,对血流的阻力增大。当跨壁压增大时,静脉因充盈而扩张,截面成为圆形,容积增大。当人体直立不动时,由于身体绝大部分容量血管都处于心脏水平以下,受静水压的影响,导致其跨壁压增大,静脉充盈,容积增大,因此比平卧时多容纳 400~600ml 的血液,导致回心血量减少。

(三)静脉血流

1. 静脉对血流的阻力　在静脉系统中,微静脉与右心房之间的压力落差仅约 15mmHg。由此可见,静脉对血流的阻力很小,约占整个体循环总阻力的 15%。

大静脉处于扩张状态时,对血流的阻力很小,但当管壁塌陷时,管腔截面积减小,对血流的阻力增大。另外,血管周围组织对静脉的压迫也可增加静脉对血流的阻力。

微静脉在功能上属毛细血管后阻力血管,毛细血管后阻力的改变可影响毛细血管血压。如果毛细血管前阻力不变,则微静脉收缩可引起毛细血管后阻力增大,毛细血管前后阻力的比值变小,毛细血管血压升高,组织液的生成增多。因此,机体可通过调节微静脉的舒缩活动来调控血液和组织液间的液体交换,间接地调节循环血量。

图 4-23　直立体位对肢体动脉和静脉血压的影响

2. 影响静脉回心血量的因素　单位时间内**静脉回心血量**(venous return)的多少取决于周围静脉压与中心静脉压之差以及静脉对血流的阻力。凡影响外周静脉压、中心静脉压及静脉对血流阻力的因素都可影响静脉回心血量。

(1)体循环平均充盈压:循环系统平均充盈压是反映循环系统充盈程度的指标。当血量增加或容量血管收缩时,体循环平均充盈压升高,静脉回心血量增多;反之,血量减少或容量血管舒张时,体循环平均充盈压降低,静脉回心血量减少。

(2)心肌收缩力:心脏收缩时将血液射入动脉,舒张时则可从静脉抽吸血液。如果心脏收缩力量强,射血时心室排空较完全,心舒期心室内压低,对心房和大静脉内血液的抽吸力量较大,静脉回心血量增多。反之,射血力量显著减弱(如右心衰竭时),心舒期心室内压高,血液淤积在右心房和大静脉内,回心血量减少。此时可见患者出现颈外静脉怒张、肝淤血肿大、下肢浮肿等体征。左心衰竭时,左心房压和肺静脉压升高,可引起肺淤血和肺水肿。

(3)体位改变:静脉可扩张性大,受重力作用,心脏水平以下的静脉较充盈,而头颈部静脉几乎是塌陷的。故体位发生变化时,重力作用对静脉回流有较大的影响。从卧位变为直立位时,心脏水平以下的静脉可多容纳约 500ml 血液,回心血量减少;反之,从立位变为卧位时,回心血量增多。正常人有时从蹲位突然变为直立位时,出现眼前发黑甚至晕倒的现象,就是由于体位的变化,导致回心血量减少,心排血量减少和血压暂时性下降导致脑组织供血不足而引起的。

(4)骨骼肌的挤压作用:肌肉收缩可挤压肌内和肌间的静脉,使静脉回流加快;此外,静脉瓣的开启方向确保血液只能单向流回心脏。这样,骨骼肌和静脉瓣膜的周期性活动对静脉回流起着"泵"的作用,称为"肌肉泵"。当肌肉收缩时,可将静脉内的血液挤向心脏;当肌肉舒张时,静脉内的压力降低,有利于微静脉和毛细血管内的血液流入静脉,使静脉充盈。所以,运动时肌肉有节律性地收缩和舒张,可使回心血量增加。但是如果肌肉维持在紧张性的收缩状态而不是节律性的运动状态,则静脉受到持续的压迫,静脉回流反而减少。

(5)呼吸运动:由于胸膜腔内压通常为负压,使胸腔内大静脉跨壁压加大,静脉处于扩张状态。吸气时,胸腔容积增大,胸膜腔内负压值进一步增大,使胸腔内的大静脉和右心房更加扩张,中心静脉压降低,右心的回心血量增多。反之,呼气时胸膜腔内负压值减小,右心的回心血量减少。因此,呼吸运动对静脉回流也起着"呼吸泵"的作用。但是应当注意,呼吸运动对左心及右心的回心血量影响不同。吸气时,随着肺的扩张,肺部血管被牵拉扩张,容积增大,能储存较多的血液,因而由肺静脉回流至左心房的血量减少;呼气时的情况则相反。

五、微循环

微循环(microcirculation)是指微动脉和微静脉之间的血液循环。微循环最根本的功能是进行血液和组织液间的物质交换。微循环发生障碍时,可导致器官衰竭和疾病。微循环血流量的调节,主要是通过毛细血管前后阻力血管的舒缩活动改变阻力的大小而实现的,以保证组织代谢活动的正常进行。

(一) 微循环的组成

典型的微循环由微动脉、**后微动脉**(metarteriole)、毛细血管前括约肌、真毛细血管、通血毛细血管、**动 - 静脉吻合支**(arteriovenous shount)和微静脉等部分组成(图4-24)。

图 4-24　微循环组成模式图

微动脉管壁有较丰富的平滑肌,接受神经体液因素的控制而舒缩,是控制微循环血流的"总闸门"。后微动脉是微动脉的直接延续分支,管壁只有单层平滑肌,接受神经体液因素的调节。

毛细血管的管壁由单层内皮细胞构成,外面包裹基膜,总厚度约为 0.5μm;内皮细胞之间有细微的裂隙,成为沟通毛细血管内外的孔道。真毛细血管通透性大,是完成物质交换功能的有效部位(图4-25)。它的起始端通常有 1~2 个平滑肌细胞缠绕,构成毛细血管前括约肌。该括约肌易受局部代谢产物调控,控制进入真毛细血管的血流量,在微循环中起"分闸门"的作用。

通血毛细血管是后微动脉的直接延伸,其管壁平滑肌很少。动 - 静脉吻合支是吻合微动脉和微静脉的通道。

微静脉起始段口径细,管壁没有平滑肌,具有物质交换功能,后段管壁含有平滑肌。微静脉活动受神经体液因素的影响。在功能上,微静脉是微循环的后阻力血管,构成控制微循环血流的"后闸门"。其舒缩状态可影响毛细血管血压,从而影响组织液的生成与回流以及静脉回心血量。

图 4-25　毛细血管壁亚显微结构示意图

（二）微循环的通路

1. **迂回通路** 由微动脉、后微动脉、毛细血管前括约肌、真毛细血管和微静脉构成。通路中真毛细血管数量多，横截面积大，血流速度慢；其管壁很薄，通透性大；迂回曲折，吻合成网，穿行于组织细胞之间。迂回通路是物质交换的主要场所，又称营养性通路。在一个微循环通路中，毛细血管并不都处于开放的状态，开放的毛细血管数量与器官当时的代谢水平相适应。处于安静状态的组织，不同部位的真毛细血管轮流开放。

2. **直捷通路** 由微动脉、后微动脉、通血毛细血管和微静脉组成。直捷通路多见于骨骼肌的微循环，经常处于开放状态，血流速度较快，其主要功能在于使一部分血液能快速流回心脏，保证心脏有足够的前负荷。

3. **动-静脉短路** 由微动脉、动-静脉吻合支和微静脉构成。动-静脉短路多见于皮肤微循环，主要参与调节体温。环境温度升高时，动-静脉短路开放增多，皮肤血流量增大，皮肤温度上升，散热增多；反之，散热减少。

（三）微循环的血流动力学

微循环的血流一般为层流。血液在流经微循环血管网时血压逐渐降低。微动脉对血流的阻力最大，血压降落也最大。毛细血管动脉端的血压约为 30~40mmHg，毛细血管中段血压约为 25mmHg，其静脉端约为 10~15mmHg。毛细血管血压的高低取决于毛细血管前阻力和后阻力的比值。当比值为 5:1 时，毛细血管平均血压约为 20mmHg。该比值增大，毛细血管血压降低；反之，毛细血管血压升高。

（四）微循环血流量的调节

微循环血流量取决于血管的舒缩活动。交感神经支配微动脉、后微动脉和微静脉，以影响微动脉为主。交感神经紧张性增高，微循环的"总闸门"和"后闸门"趋于关闭，微循环的流入量和流出量均减少，尤以前者为甚，故毛细血管血压降低。全身体液性因素如**肾上腺素**（epinephrine，E）、**去甲肾上腺素**（norepinephrine，NE）和**血管紧张素**（angiotensin，Ang）等可引起微循环血管收缩；而局部代谢产物如 CO_2、乳酸、腺苷和 H^+ 等可使后微动脉和毛细血管前括约肌（"分闸门"）舒张。实际上，在神经体液因素的共同作用下，后微动脉和毛细血管前括约肌不断地发生每分钟 5~10 次的交替性收缩和舒张。后微动脉和毛细血管前括约肌收缩时，其后的真毛细血管网关闭，舒张时真毛细血管网开放。安静状态下，同一时间只有约 20%~35% 的真毛细血管开放。某一处的真毛细血管网关闭一段时间后，代谢产物聚积，血氧分压降低，引起后微动脉和毛细血管前括约肌舒张，结果该真毛细血管网开放。随后，因血液稀释并带走局部代谢产物，神经因素和缩血管体液因素发挥作用而使真毛细血管网重新关闭。当组织代谢活动增强时，代谢产物普遍聚积，引起更多的真毛细血管网开放，微循环血流量增加，物质交换的面积增大，以满足组织代谢的需要。可见，微血管的舒缩活动主要与局部组织的代谢活动有关。

（五）血液和组织液之间的物质交换

组织细胞之间的空隙称为组织间隙，其中充满**组织液**。故组织液是组织细胞所处的体内环境。组织细胞通过细胞膜与组织液发生物质交换，组织液与血液之间通过毛细血管壁进行物质交换，组织细胞和血液之间的物质交换以组织液为中介。血液和组织液之间进行物质交换的主要方式有：

1. **扩散** 扩散（diffusion）是血液和组织液之间进行溶质交换的最主要方式。溶质分子在单位时间内通过毛细血管壁进行扩散的速率与该溶质分子在血浆和组织液中的浓度差、毛细血管壁对该溶质分子的通透性、毛细血管的有效交换面积等因素成正比，与毛细血管壁的厚度（扩散距离）成反比。脂溶性物质如 CO_2 和 O_2 等可经毛细血管的细胞膜和毛细血管壁孔隙以极快的速率进行扩散。非脂溶性物质如 Na^+、Cl^- 和葡萄糖等只能通过毛细血管壁孔隙进行扩散。毛细血管壁孔隙的总面积虽仅约占毛细血管壁总面积的千分之一，但由于分子热运动的速度非常快，高于毛细血管血流速度数十倍，因此血液在流经毛细血管时，血浆与组织液中的溶质分子仍有充分的时间进行扩散交换。

Note:

2. 滤过和重吸收　当毛细血管内外的静水压不等时,水分子从压力高的一侧向压力低的一侧转移,血浆中的一些小分子溶质也可随水分子一同滤过,但大分子胶体物质如血浆蛋白较难通过毛细血管壁的孔隙,故血浆胶体渗透压能吸引水分子进入毛细血管;而组织液胶体渗透压则吸引水分子向毛细血管外移动。生理学上,一般把由静水压和胶体渗透压的不等所造成的液体(主要是水分)从毛细血管内向毛细血管外的移动称为**滤过**(filtration);将液体从毛细血管外向毛细血管内的移动称为**重吸收**(reabsorption)。滤过和重吸收在组织液的生成中起着重要作用。

3. 吞饮　吞饮(pinocytosis)是一种耗能的物质交换过程。一些大分子物质如血浆蛋白,可通过这种方式进行交换。

知识拓展

休　克

休克(shock)是机体在严重的失血、创伤、烧伤、感染、过敏、心力衰竭等强烈的致病因素作用后,因有效循环血量骤减,组织灌注不足引起的以微循环障碍、细胞代谢紊乱和功能受损为特征的综合征,是严重的全身性应激反应。根据其发病过程,休克分为低血容量休克(如失血及创伤)、感染性休克(如胆道感染)、心源性休克(如急性心肌梗死)、神经源性休克(如剧烈疼痛)和过敏性休克(如青霉素过敏)等。

尽管休克的病因不同,但微循环障碍是大多数休克发生的共同基础。早期,在病理因素作用下,交感神经兴奋,微循环收缩,以维持动脉血压及心脑等重要器官的供血,导致皮肤内脏等缺血缺氧。如病因未能及时消除,缺血缺氧导致的代谢产物增多,使微血管扩张,血压下降;毛细血管通透性增高,血流缓慢,重要器官供血减少,进入淤血期而失代偿。病情进一步发展,发生弥散性血管内凝血(DIC)及多器官功能障碍综合征(MODS)。

护理原则:迅速补充血容量,建立静脉通路,根据动脉血压及CVP合理安排及调整补液的速度,观察病情变化,如密切观察病人的症状与生命体征、意识和精神状态、皮肤和尿量,要防治感染,预防压疮和意外受伤,并监测血糖。

六、组织液的生成及其影响因素

组织液存在于组织和细胞的间隙中,绝大部分不能自由流动,呈凝胶状态;极小一部分呈液态,可自由流动。组织液中各种离子成分与血浆相同,其中也存在各种血浆蛋白质,但其浓度明显低于血浆。

(一)组织液的生成与回流

组织液是血浆滤过毛细血管壁形成的,其滤过和回流取决于**有效滤过压**(effective filtration pressure)。毛细血管血压和组织液胶体渗透压是促使液体由毛细血管内向血管外滤过的力量,而血浆胶体渗透压和组织液静水压是使液体从血管外回流入毛细血管内的力量。滤过力量与回流力量的代数和,称为有效滤过压。

有效滤过压 =(毛细血管血压 + 组织液胶体渗透压)-(血浆胶体渗透压 + 组织液静水压)

在正常情况下,血液由毛细血管动脉端流向静脉端时,血压逐渐降低,动脉端毛细血管血压约为30mmHg,至静脉端降至10mmHg;而血浆胶体渗透压、组织液胶体渗透压、组织液静水压一般变化不大(分别为25、8 和1mmHg)。因此,毛细血管动脉端的有效滤过压为 +12mmHg,液体滤出毛细血管而生成组织液;而在毛细血管静脉端,有效滤过压为 -8mmHg,组织液回流入毛细血管(图 4-26)。总的说来,流经毛细血管的血浆,约有 0.5%~2% 在毛细血管动脉端以滤过的方式进入组织间隙,其中约 90% 在静脉端被重吸收回血液,其余约 10% 进入毛细淋巴管,成为淋巴液。

图 4-26　组织液生成与回流示意图

（二）影响组织液生成的因素

在正常情况下，组织液不断生成，又不断回流，二者之间保持动态平衡，故血量和组织液量能维持相对恒定。一旦这种平衡被破坏，发生组织液生成过多或回流减少，组织间隙中就会有过多的液体潴留，形成组织**水肿**（edema）。

1. 毛细血管血压　毛细血管血压取决于毛细血管前、后阻力的比值。比值增大，如微动脉收缩加强或微静脉紧张性降低时，毛细血管血压降低，组织液生成减少；反之，比值变小，毛细血管血压升高，组织液生成增多。如右心衰竭导致静脉回流受阻，毛细血管血压逆行升高，组织液生成也会增加，严重时发生全身性水肿。

2. 血浆胶体渗透压　血浆胶体渗透压降低，如肝功能不佳，严重营养不良或蛋白尿时，有效滤过压增大，组织液生成增多，出现水肿。

3. 毛细血管壁的通透性　毛细血管壁的通透性增加，部分血浆蛋白质滤出，组织液胶体渗透压升高，有效滤过压增加，组织液生成增多，产生水肿。如过敏反应时的组胺效应。

4. 淋巴回流　淋巴回流受阻，组织液积聚，也可导致水肿，如丝虫病堵塞淋巴管。

七、淋巴液的生成和回流

（一）淋巴液的生成和回流

未被毛细血管重吸收的组织液进入淋巴管即成为**淋巴液**（lymph）。毛细淋巴管的盲端始于组织间隙，其管壁由单层内皮细胞组成，管壁外无基质，故通透性极高；内皮细胞边缘呈叠瓦状互相覆盖，形成只朝向淋巴管管内开放的单向活瓣（图 4-27）。因此，组织液及悬浮于其中的微粒可自由进入毛细淋巴管而不能倒流。组织液和淋巴液的压力差是淋巴液生成的动力。因此，凡是能增加组织液压力的因素都能增加淋巴液的生成。如毛细血管血压升高，毛细血管壁通透性增加，血浆胶体渗透压降低和组织液胶体渗透压升高等均可导致淋巴液生成增多；肌肉活动及邻近组织的压迫和按摩可促进淋巴液回流。正常成年人安静状态下每小时约有 120ml 淋巴液进入血液循环。来自右侧头颈部、右臂和右胸部淋巴液约 20ml，经由右淋巴导管入静脉，约 100ml 淋巴液通过胸导管返回循环系统。

（二）淋巴液回流的生理意义

1. 回收蛋白质　由毛细血管滤出的少量血

图 4-27　毛细淋巴管起始端结构示意图

浆蛋白,只能经淋巴管运回血液。每天由淋巴液带回到血液的蛋白质约为195g,这对于维持血浆和组织液中蛋白质的正常浓度非常重要。

2. 运输脂肪及其他营养物质 消化后的营养物质,如食物中80%~90%的脂肪,经小肠黏膜吸收入淋巴液。少量胆固醇和磷脂也经淋巴管吸收。

3. 防御和免疫功能 当组织受损伤时,红细胞、异物和细菌等可进入组织液、淋巴液,被淋巴结的巨噬细胞清除掉。此外,淋巴结还能产生具有免疫功能的淋巴细胞,参与机体的免疫反应。

第四节 心血管活动的调节

人体在复杂多变的环境中从事各项活动,各组织和器官对血量的需求不断变化。机体通过神经、体液和自身等因素对心血管的功能活动进行调节,使心排血量和各组织器官的供血量能满足不同情况下机体代谢的需要。

一、神经调节

心肌和血管平滑肌均接受自主神经支配。机体对心血管活动的神经调节是通过各种心血管反射实现的。

(一)心脏和血管的神经支配

1. 心脏的神经支配 支配心脏的传出神经主要为**心交感神经**(cardiac sympathetic nerve)和**心迷走神经**(vagus nerve)。

(1)心交感神经及其作用:心交感神经的节前纤维来自位于第1~5胸段脊髓中间外侧柱的神经元,其轴突末梢释放的递质为ACh,后者激活节后神经元膜上的N_1胆碱能受体。心交感神经节后神经元位于星状神经节或颈交感神经节内,其节后纤维支配心脏各个部分,包括窦房结、房室交界、房室束、心房肌和心室肌。动物实验发现,两侧心交感神经对心脏的支配有差别,右侧心交感神经主要影响窦房结,左侧心交感神经主要影响房室交界。

心交感神经节后纤维末梢释放去甲肾上腺素,兴奋心肌细胞膜上的β_1受体,激活腺苷酸环化酶,使细胞内cAMP浓度升高,提高细胞膜和肌质网对Ca^{2+}的通透性,导致Ca^{2+}内流和肌质网的Ca^{2+}释放增多,心率增快、收缩能力增强和传导速度加快,这些效应分别称为正性变时作用、正性变力作用和正性变传导作用。

正性变时作用的机制:去甲肾上腺素能加强窦房结P细胞的4期内向电流I_f,使自动去极速度加快,自律性变高,心率加快。

正性变力作用的机制:①平台期Ca^{2+}内流增加,肌质网释放Ca^{2+}增加,心肌收缩增强;②去甲肾上腺素促进肌钙蛋白释放Ca^{2+},并加速肌质网对Ca^{2+}的摄取,故能加速心肌舒张;③去甲肾上腺素促进糖原分解,提供更多能量,有利于心肌活动;④交感神经兴奋引起的正性变传导作用可使心肌纤维的收缩更趋同步化,有利于心肌收缩力的加强。

正性变传导作用的机制:在房室交界,去甲肾上腺素能增加细胞膜上Ca^{2+}通道开放的概率和Ca^{2+}内流,使慢反应细胞0期去极化的幅度及速度均增大,传导加快。

(2)心迷走神经及其作用:支配心脏的副交感神经节前纤维起源于延髓的迷走神经背核和疑核,行走于迷走神经干中,进入心脏后与心内神经节发生突触联系,释放的递质为ACh。心迷走神经节后纤维支配窦房结、心房肌、房室交界、房室束及其分支,也有少量纤维支配心室肌。两侧心迷走神经对心脏的支配也有差别,但不如心交感神经支配的差别显著。右侧迷走神经主要影响窦房结,左侧迷走神经主要影响房室交界。

心迷走神经节后纤维末梢释放ACh,兴奋心肌细胞膜的M型胆碱能受体,抑制腺苷酸环化酶,使细胞内cAMP浓度降低,增加K^+外流,导致心率减慢、收缩力减弱和传导速度减慢,分别称为负性变

Note:

时作用、负性变力作用和负性变传导作用。

负性变时作用的机制：①窦房结细胞 3 期 K^+ 外流增多，最大舒张电位变得更负，自律性降低，心率减慢；② 4 期 K^+ 外流递减的速度变慢，此外，ACh 尚能抑制 4 期的内向电流 I_f，故去极速度较慢，心率减慢。

负性变力作用的机制：① K^+ 外流增加，2 期缩短，Ca^{2+} 内流减少；②乙酰胆碱直接抑制 Ca^{2+} 通道，Ca^{2+} 内流减少；③ M 受体兴奋，抑制腺苷酸环化酶，细胞内 cAMP 水平降低，肌质网释放 Ca^{2+} 减少；细胞外的 Ca^{2+} 内流减少，也可导致钙诱导的钙释放减少。结果，肌质 Ca^{2+} 浓度降低，收缩力下降。

负性变传导作用的机制：ACh 抑制 Ca^{2+} 通道，Ca^{2+} 内流减少，房室交界处慢反应细胞的 0 期去极化速度和幅度均下降，故房室传导速度减慢。

（3）支配心脏的肽能神经元：心脏中存在多种肽能神经纤维，它们释放的递质有神经肽 Y、血管活性肠肽、降钙素基因相关肽和阿片肽等。目前对于分布在心脏的肽能神经元的生理功能还不是很清楚。

2. **血管的神经支配**　除真毛细血管外，血管壁都有平滑肌分布，小动脉和微动脉较多。绝大多数血管平滑肌都接受自主神经的支配。支配血管平滑肌的神经纤维称为血管运动神经纤维，又可分为**缩血管神经纤维**（vasoconstrictor fiber）和**舒血管神经纤维**（vasodilator fiber）两大类。

（1）缩血管神经纤维：缩血管神经纤维都是交感神经纤维，故一般称为交感缩血管神经纤维。其节前神经元位于脊髓胸$_1$~腰$_3$节段灰质的中间外侧柱，末梢释放的递质为 ACh，它与节后神经元膜上的 N_1 受体结合可引起节后神经元兴奋；节后神经元位于椎旁和椎前神经节内，末梢释放的递质为去甲肾上腺素。血管平滑肌细胞有 α 和 β_2 两类肾上腺素能受体。α 受体兴奋，血管平滑肌收缩；β_2 受体兴奋，血管平滑肌舒张。在分布上，α 受体比 β_2 受体要广泛得多，且去甲肾上腺素与 α 受体结合的能力比与 β_2 受体结合的能力强得多，故缩血管神经纤维兴奋时主要引起缩血管效应。体内几乎所有的血管平滑肌都受交感缩血管神经纤维支配，但不同部位的血管，其缩血管神经纤维分布的密度不同。皮肤血管中缩血管神经纤维分布最密，骨骼肌和内脏的血管次之，冠状血管和脑血管中较少。这一分布特点对机体在紧急状态下的血液重新分配有重要生理意义。在同一器官中，动脉中缩血管神经纤维的密度高于静脉；微动脉分布密度最高，毛细血管前括约肌则无神经纤维支配。

人体内多数血管只接受交感缩血管神经纤维的单一支配。在安静状态下，交感缩血管神经纤维持续发放约 1~3 次 /s 的低频冲动，称为**交感缩血管紧张**（sympathetic vasomotor tone）。这种紧张性活动使血管平滑肌保持一定程度的收缩状态。当交感缩血管紧张增强时，血管平滑肌进一步收缩；交感缩血管紧张减弱时，血管平滑肌收缩程度减低，血管舒张。在不同的生理状况下，交感缩血管神经纤维的放电频率在低于 1 次 /s 至 8~10 次 /s 的范围内变动，随之引起血管口径在很大范围内发生变化，从而调节不同器官的血流阻力和血流量。当支配某一器官血管床的交感缩血管纤维兴奋时，可引起该器官三方面的效应：①血管床的血流阻力增高，血流量减少；②毛细血管前阻力和毛细血管后阻力的比值增大，使毛细血管血压降低，组织液生成减少而有利于重吸收；③容量血管收缩，静脉回流量增加。

（2）舒血管神经纤维：体内有少部分血管除接受交感缩血管纤维的支配外，还接受舒血管纤维的支配。舒血管神经纤维主要有以下几种：

1）交感舒血管神经纤维：在动物实验中发现，支配骨骼肌微动脉的交感神经中除有缩血管纤维外，还有舒血管神经纤维。此系统起自大脑皮层运动区，在下丘脑前端和中脑分别换神经元，行至脊髓灰质侧角再次换神经元，其神经纤维加入交感神经，最后到达骨骼肌血管。节后纤维末梢释放 ACh，作用于 M 受体，引起血管舒张。这类纤维平时没有紧张性活动，只有在动物处于激动和发生防御反应时才发放冲动，使骨骼肌血管舒张，血流量增多。在人体内可能也有此类纤维的存在。

2）副交感舒血管神经纤维：软脑膜血管接受来自面神经的副交感神经纤维支配，肝血管有来自迷走神经的副交感神经纤维,盆腔器官和外生殖器的血管有来自盆神经的副交感神经纤维。副交感神经纤维末梢释放 ACh,兴奋 M 受体,引起血管舒张。这类纤维的分布只限于少数器官,因此只具有调节局部血流的作用,对循环系统总外周阻力的影响很小。

3)脊髓背根舒血管纤维:皮肤伤害性感觉传入纤维在外周末梢处可发出分支。当皮肤受到伤害性刺激时,感觉冲动一方面沿传入纤维向中枢传导,另一方面可在末梢分叉处沿其他分支到达受刺激部位邻近的微动脉,使微动脉舒张,局部皮肤出现红晕。这种仅通过轴突外周部位完成的反应,称为轴突反射(axon reflex)。这类纤维末梢释放的递质还不清楚。

4)血管活性肠肽神经元:有些自主神经元内有**血管活性肠肽**(vasoactive intestinal polypeptide,VIP)和 ACh 共存。这些神经元兴奋时,其末梢一方面释放 ACh,引起腺细胞分泌;另一方面释放血管活性肠肽,引起舒血管效应,使局部组织血流增加。

(二)心血管中枢

神经系统对心血管活动的调节是通过各种神经反射来实现的。**心血管中枢**(cardiovascular center)是指与心血管活动有关的神经元胞体集中的部位。控制心血管活动的神经元分布于中枢各级水平,它们各有不同功能,又互相密切联系,使心血管系统的活动协调一致,以适应整体功能活动的需要。

1. **脊髓心血管中枢** 脊髓胸腰段灰质中间外侧柱有支配心脏和血管的交感节前神经元,能完成某些原始的心血管反射,维持一定的血管张力,但调节能力低。脊髓骶段还有支配血管的副交感节前神经元。脊髓神经元的活动主要受高位心血管中枢活动的控制,是中枢调控心血管活动的最后传出通路。

2. **延髓心血管中枢** 动物实验中,在延髓上缘横断脑干后,动物的血压并无明显的变化,刺激坐骨神经引起的升压反射也仍存在;而在延髓和脊髓之间横断,动物血压则降低至 40mmHg。可见,延髓是调节心血管活动的基本中枢。

延髓心血管神经元是指位于延髓内的心迷走神经元以及控制心交感神经和交感缩血管神经活动的神经元。它们平时都有紧张性活动,分别称为心迷走紧张、心交感紧张和交感缩血管紧张性活动。一般认为,延髓心血管中枢至少可包括以下四个部位(图 4-28):

rVLM:延髓头端腹外侧区;cVLM:延髓尾端腹外侧区;NTS:孤束核;AMB:疑核;IML:脊髓中间外侧柱;
SON:视上核;PVN:室旁核;LC:蓝斑;IX:舌咽神经;X:迷走神经;EAA:兴奋性氨基酸;
GABA:γ-氨基丁酸;AVP:血管升压素。

图 4-28 压力感受性反射的主要途径与递质示意图

(1)缩血管区:位于延髓头端腹外侧部,这些神经元的轴突下行到脊髓中间外侧柱,末梢释放兴奋性氨基酸兴奋交感节前神经元,是心交感紧张和交感缩血管紧张的起源处。下丘脑、中脑防御反应区引起升压等心血管反应,经此接替换元下传。

(2)舒血管区:位于延髓尾端腹外侧部。孤束核的轴突末梢释放兴奋性氨基酸使此区的神经元兴奋,后者的轴突直接投射到缩血管区,其末梢释放抑制性氨基酸(γ-氨基丁酸),抑制缩血管区神经元的活动,导致交感缩血管紧张降低,血管舒张。

(3)传入神经接替站:指延髓孤束核,它接受来自颈动脉窦、主动脉弓和心脏感受器经舌咽神经和迷走神经传入的信息,然后发出纤维至延髓的缩血管区、舒血管区、心抑制区和中枢神经系统其他部位的神经元,继而影响心血管的活动。

(4)心抑制区:包括迷走神经背核和疑核,是迷走神经节前纤维的起源处。

3. 延髓以上的心血管中枢 在延髓以上的脑干部分、下丘脑以及大脑和小脑中,都存在与心血管活动有关的神经元。它们在心血管活动调节中所起的作用更加高级,表现为对心血管活动和机体其他功能之间的复杂**整合**(integration)作用。

(三)心血管反射

当机体处于不同的生理状态或内环境、外环境发生变化时,可引起各种心血管反射,使心排血量和各器官血管收缩状况发生相应的改变,以适应当时机体所处的状态或环境变化。

1. 颈动脉窦和主动脉弓压力感受性反射 血压变化经压力感受器等反射弧活动而维持血压于稳态的反射称为**压力感受性反射**(baroreceptor reflex)。即当动脉血压升高时,可引起心率减慢,心肌收缩力降低,心排血量减少,总外周阻力降低,血压降低;反之,血压升高。

(1)压力感受器:压力感受性反射的感受装置是位于颈动脉窦和主动脉弓血管外膜下的感觉神经末梢(图 4-29)。它属于牵张感受器,直接感受血管壁的机械牵张刺激,对波动的压力变化刺激尤为敏感。当动脉血压升高时,动脉管壁被牵张的程度升高,感受器发放神经冲动增多。在一定范围内,压力感受器的传入冲动频率与动脉管壁的扩张程度成正比(图 4-30)。

图 4-29 颈动脉窦区和主动脉弓区的压力感受器与化学感受器

图 4-30 单根窦神经压力感受器传入纤维在不同动脉压时的放电

(2)传入神经及其与中枢的联系:颈动脉窦压力感受器的传入神经纤维组成颈动脉窦神经;窦神经合并入舌咽神经,进入延髓,和孤束核的神经元发生突触联系。主动脉弓压力感受器的传入神经纤维加入迷走神经干,同样进入延髓,到达孤束核。但家兔的主动脉弓压力感受器传入纤维自成一束,称为**主动脉神经**(aortic nerve)或**降压神经**(depressor nerve),在颈部与迷走神经并行,在进入颅腔前加入迷走神经干。

孤束核接受压力感受器等的传入冲动,通过神经通路:①兴奋迷走中枢,使迷走紧张增强;②经舒血管区(延髓尾端腹外侧部)抑制缩血管区(延髓头端腹外侧部)神经元的活动,同时可与延髓内其他神经核团以及脑干其他部位的神经核团发生联系,使交感紧张减弱。

(3)反射效应:动脉血压升高时,压力感受器传入冲动增多,通过中枢机制使心交感紧张和交感缩血管紧张减弱,心迷走紧张加强,结果心率减慢,搏出量及心排血量减少,外周血管阻力降低,血压回降;反之,血压降低导致反射减弱,血压回升。因此,压力感受性反射的意义在于维持血压稳态。

在动物实验中可隔离颈动脉窦区与体循环,但保留颈动脉窦区与中枢的神经联系。改变颈动脉窦区的灌注压时,体循环动脉血压随之成反比变化,其关系构成压力感受性反射功能曲线(图4-31)。该曲线中间部分斜率较陡,向两端渐趋平坦。表明当窦内压在80~160mmHg范围内变动时,反射敏感,通过负反馈纠偏的作用强;窦内压过低或过高时,反射不起明显作用。

(4)压力感受性反射的生理意义:压力感受性反射是一种典型的负反馈调节机制。它在心

图 4-31 压力感受性反射功能曲线

排血量、外周血管阻力和血量等发生忽然变化时,对动脉血压进行快速调节的过程中起重要作用,以维持机体血压稳态。因此,生理学将动脉压力感受器的传入神经称为**缓冲神经**(buffer nerves)。在动物实验中观察到,狗在正常生理状态下,24h内动脉血压波动不大(一般在平均动脉压上下约10~15mmHg以内);而在切除两侧缓冲神经的狗,血压经常出现很大的波动,其范围可超过平均动脉压上下各50mmHg,但一天中动脉血压的平均值并不明显高于正常水平。因此认为,压力感受性反射在动脉血压的长期调节中并不起重要作用。

2. **心肺感受器引起的心血管反射** 在心房、心室和肺循环大血管壁存在许多调节心血管活动的**心肺感受器**(cardiopulmonary receptor),其传入神经纤维走行于迷走神经干内,也有少数经交感神经进入中枢。引起心肺感受器兴奋的适宜刺激包括机械牵张刺激如心房、心室或肺循环大血管中压力升高或血容量增多,也可感受化学刺激如前列腺素和缓激肽等。在生理情况下,心房壁的牵张主要是由血容量增多而引起的,故心房壁的牵张感受器又称**容量感受器**(volume receptor)。

大多数心肺感受器受刺激时引起的效应是交感紧张减弱,心迷走紧张加强,导致心率减慢,心排血量减少和总外周阻力降低,故动脉血压下降;另外,还能抑制肾交感神经导致肾血流量增加,减少血管升压素释放引起的肾排水和排钠量增多,血量减少,血压下降。

3. **颈动脉体和主动脉体化学感受性反射** 颈动脉分叉处和主动脉弓区域存在有**颈动脉体**(carotid body)和**主动脉体**(aortic body)。这些小体有丰富的血液循环,当动脉血液缺O_2、CO_2分压过高和H^+离子浓度过高时,感受器兴奋,其感觉信号分别经窦神经(合并入舌咽神经)和迷走神经传入延髓孤束核,然后使延髓内呼吸神经元和心血管活动神经元的活动发生改变。

化学感受性反射的效应主要是使呼吸加深加快。在动物实验中,如果人为地维持呼吸频率和深度不变,则**化学感受器**(chemoreceptor)传入冲动可引起心率减慢,心排血量减少,冠状动脉舒张,骨骼肌和内脏的血管收缩等效应。由于外周血管阻力增大的作用超过心排血量减少的作用,所以仍表现为动脉血压升高。但在自然呼吸情况下,该反射活动引起的呼吸加深加快可间接地引起心率加快,心排血量增加,外周阻力增大,血压升高更明显。实际上,化学感受性反射只在低氧、窒息、失血、动脉血压过低和酸中毒等情况下才明显调节心血管的活动,此时的主要意义在于重新分配血流量,优先保证重要器官的供血。因此,一般认为这个反射属于移缓济急的应急反应。但最近有研究资料表明,不能排除化学感受性传入冲动在维持交感缩血管中枢紧张性中的作用,故此反射有可能在防止睡眠时血压下降及脑缺血中有重要意义。

Note:

此外,刺激躯体传入神经,扩张肺、胃、肠和膀胱等空腔器官以及脑缺血等亦可通过各自的反射途径引起心血管反射。

二、体液调节

心血管活动的体液调节是指血液和组织液中一些化学物质对心血管活动的调节作用。这些体液因素中,有些是通过血液携带的,可广泛作用于心血管系统,属于全身性体液调节;有些则在组织中生成,主要作用于局部的血管,对局部组织的血流起调节作用,属于局部性体液调节。

(一)肾素-血管紧张素系统

肾素(renin)是由肾近球细胞合成和分泌的一种酸性蛋白酶,可使血浆中来自肝脏的血管紧张素原水解而产生一个十肽——血管紧张素 I。在血浆和组织中,特别是在肺循环血管内皮表面,存在有血管紧张素转换酶,可使血管紧张素 I 水解而产生一个八肽,即血管紧张素 II。血管紧张素 II 在血浆和组织中的血管紧张素酶 A 的作用下,成为七肽的血管紧张素 III。

一般而言,血管紧张素 I 作用不明显。血管紧张素 II 有广泛的作用:①兴奋血管平滑肌血管紧张素 II 受体,使全身微动脉收缩,外周阻力增高;使静脉收缩,回心血量增加,心排血量增多,故动脉血压升高;②作用于脑的某些部位,加强交感缩血管中枢紧张;③作用于交感神经末梢,促进去甲肾上腺素的释放;④刺激肾上腺皮质球状带细胞合成和释放醛固酮,引起保钠保水,血量增多;⑤增强动物渴觉,导致饮水行为,血量增多。总之,血管紧张素 II 的效应均与血压升高有关,是目前已知的最强的缩血管活性物质之一。血管紧张素 III 的缩血管效应仅为血管紧张素 II 的 10%~20%,但其刺激肾上腺皮质球状带合成和释放醛固酮的作用则较强。

(二)肾上腺素和去甲肾上腺素

肾上腺素和去甲肾上腺素在化学结构上都属于**儿茶酚胺**(catecholamine)。循环血液中的肾上腺素和去甲肾上腺素主要由肾上腺髓质分泌,其中肾上腺素约占 80%,去甲肾上腺素约占 20%。交感神经末梢释放的递质去甲肾上腺素也有一小部分进入血液循环。

肾上腺素和去甲肾上腺素对心血管的作用取决于它们与相应受体的结合能力和受体的分布。在心脏,肾上腺素兴奋 β_1 受体,产生正性变时变力变传导作用,心排血量增加,故临床上常用作强心药;在血管,肾上腺素引起 β_2 受体占优势的冠状血管、脑血管和骨骼肌血管舒张,但使 α 受体占优势的皮肤、肾脏和胃肠道等处的血管收缩,故有重新分配血流量的作用,尤其是运动时优先保证骨骼肌的供血。由于血管的 β_2 受体比 α 受体对低浓度的肾上腺素更为敏感,所以小剂量的肾上腺素以兴奋 β_2 受体为主,引起骨骼肌等处血管舒张;这种舒血管作用超过肾上腺素对其他部位血管的缩血管作用,故全身总外周阻力降低。而大剂量的肾上腺素对 α 受体的作用明显加强,使总外周阻力升高,血压升高。

去甲肾上腺素主要激活 α 受体,也可激活 β_1 受体,但对 β_2 受体的作用较弱。静脉滴注去甲肾上腺素,可使全身血管广泛收缩,血压明显升高,故临床上常用作升压药。因血压升高引起的反射性血压下降掩盖了去甲肾上腺素对心脏的直接正性变时变力变传导效应,使心率减慢。

(三)血管升压素

血管升压素(vasopressin,VP)由下丘脑视上核和室旁核的神经元合成,经下丘脑-垂体束运送至神经垂体储存,平时有少量释放进入血液循环。

血管升压素具有 V_1 和 V_2 两种类型受体。V_1 受体主要分布在血管平滑肌上,V_2 受体主要分布在肾小管上。血管升压素作用于肾脏远曲小管和集合管上皮细胞的 V_2 受体,促进水的重吸收,故又称抗利尿激素(见第八章);也可作用于血管平滑肌的 V_1 受体,引起血管收缩,血压升高。但在完整机体中,生理剂量的血管升压素的主要作用是抗利尿效应;只有当其血浆浓度明显高于正常时,才能引起血压升高。这是因为血管升压素能提高压力感受性反射的敏感性,使压力感受性反射纠正异常血压的能力增强;如切断该反射的传入神经,则给予少量的血管升压素就可以引起血压升高。在禁水、失水和失血等情况下,心肺容量感受器的传入冲动减少,血管升压素释放增加;血浆渗透压升高时,可刺激脑渗透压感受器,也使血管升压素释放增加。反之,血管升压素释放减少。可见,血管升压素对于保持体内细胞外液量、血浆渗透压和动脉血压的恒定中均起重要作用。

(四) 血管内皮生成的血管活性物质

血管内皮细胞可以合成和释放多种血管活性物质,引起血管平滑肌舒张或收缩。

1. 舒血管物质　血管内皮合成的舒血管物质主要有前列环素和内皮舒张因子。内皮细胞内的前列环素合成酶可以合成**前列环素**(prostacyclin,也称前列腺素 I_2,即 PGI_2),PGI_2 降低平滑肌细胞内 Ca^{2+} 浓度,使血管舒张。目前认为,**内皮舒张因子**(endothelium-derived relaxing factor,EDRF)就是**一氧化氮**(nitric oxide,NO)。L- 精氨酸在一氧化氮合酶的作用下合成 NO。NO 可激活血管平滑肌内的鸟苷酸环化酶,cGMP 浓度升高,Ca^{2+} 浓度降低,血管舒张。血流对血管内皮的切应力、低氧和一些缩血管物质如去甲肾上腺素、血管升压素、血管紧张素等可使内皮释放 NO,此外,ATP、ADP、P 物质、组胺和乙酰胆碱等也可使内皮细胞释放 NO。

2. 缩血管物质　内皮细胞可生成多种缩血管物质,使血管收缩。其中,**内皮素**(endothelin,ET)有三种异构体即 ET_1、ET_2 和 ET_3,均由 21 个氨基酸残基构成,是已知最强烈的缩血管物质之一。在生理情况下,血流对血管壁的切应力可促进内皮素的合成和释放。

(五) 激肽

激肽是一类具有舒血管活性的多肽类物质,最常见的有**血管舒张素**(kallidin)和**缓激肽**(bradykinin)。激肽释放酶可分为:①血浆激肽释放酶,使高分子量激肽原水解成为九肽的缓激肽;②组织激肽释放酶,使低分子量激肽原水解成为十肽的血管舒张素,后者可在氨基肽酶作用下脱去一个氨基酸而成为缓激肽。激肽可通过作用于血管内皮细胞的 B_2 型缓激肽受体,释放 NO、PGI_2 等,使血管平滑肌舒张,并能增加毛细血管通透性,参与对血压和局部组织血流的调节,是已知最强烈的舒血管物质;但激肽对内脏平滑肌的作用则是引起收缩。

(六) 心房钠尿肽

心房钠尿肽(atrial natriuretic peptide,ANP)是由心房肌等多种组织合成和释放的一类多肽。心房壁受牵拉可引起 ANP 释放。ANP 主要作用于肾脏,抑制 Na^+ 的重吸收,具有强大的利钠和利尿作用;ANP 可使血管舒张,外周阻力降低,还可使每搏输出量减少,心率减慢,故心排血量减少;此外,ANP 还能抑制肾素、血管紧张素、醛固酮和血管升压素的释放。这些作用都可导致体内细胞外液量减少,血压降低。

(七) 其他

前列腺素(prostaglandin,PG)是一族活性强和种类多的二十碳不饱和脂肪酸。全身各部位的组织细胞几乎都含有合成前列腺素的前体及酶,因此都能产生前列腺素。前列腺素按其分子结构的差别,可分为多种类型。其中,前列腺素 E_2(PGE_2)和前列环素(PGI_2)具有强烈的舒血管作用,而前列腺素 $F_{2\alpha}$($PGF_{2\alpha}$)则使静脉收缩。

体内的**阿片肽**(opioid peptide)有 β- 内啡肽、脑啡肽和强啡肽三类。垂体释放的 β- 内啡肽和促肾上腺皮质激素一起被释放入血液。β- 内啡肽进入脑内,作用于与心血管活动有关的核团,使交感紧张减弱,心迷走紧张增强,血压降低。脑啡肽也可作用于外周血管壁的阿片受体,引起血管舒张。此外,阿片肽还可作用于交感缩血管神经纤维末梢 - 血管平滑肌接头前阿片受体,使去甲肾上腺素释放减少。

组胺(histamine)是由脱羧酶催化组氨酸生成的。许多组织,特别是皮肤、肺和肠黏膜的肥大细胞中含有大量的组胺。当组织受到损伤或发生炎症和过敏反应时,都可释放组胺。组胺有强烈的舒血管作用,并能使毛细血管和微静脉管壁的通透性增加,组织液生成增多,导致局部水肿。

三、自身调节

心脏的自身调节已于前述。同理,在没有外来神经和体液因素的作用下,局部血管依赖自身舒缩

Note:

活动而实现对局部血流量的调节,称为血管的自身调节,一般认为主要有以下两类:

(一)代谢性自身调节机制

局部组织中,多种代谢产物(如 CO_2、H^+、腺苷、ATP 和 K^+ 等)积聚或氧分压降低,舒血管作用超过缩血管作用,局部血管舒张,血流量增多。由此,组织获取了较多的氧,代谢产物被血液带走,舒血管作用减弱,局部血管又在恒定强度的全身性缩血管体液因素的作用下产生收缩。如此周而复始,形成负反馈自身调节。这种效应不仅决定了局部组织在同一时间处在开放状态的真毛细血管占其总数的百分比值,还决定了局部组织的血液灌流量。各组织器官代谢活动愈强,耗氧愈多,血流量也就愈多。

(二)肌源性自身调节机制

许多血管平滑肌本身经常保持一定的紧张性收缩,称为肌源性活动。血管平滑肌还有一个特性,即当被牵张时其肌源性活动加强。因此,当供应某一器官的血液灌注压突然升高时,由于血管跨壁压增大,血管平滑肌受到牵张刺激而使其收缩活动增强。这种现象在毛细血管前阻力血管特别明显,其结果是增大器官的血流阻力,使器官的血流量不至于因灌注压升高而增多,以保持器官血流量的相对稳定。肌源性自身调节在肾血管表现得最为明显,在脑、心、肝、肠系膜和骨骼肌的血管也能看到,但在皮肤血管一般没有这种表现。在实验中用罂粟碱、水合氯醛或氰化钠等药物抑制血管平滑肌的活动后,肌源性自身调节现象也随之消失。

四、动脉血压的长期调节

对动脉血压的长期调节,需要体液因素和交感神经系统的共同作用。另外,肾脏在动脉血压的长期调节中起重要作用,即通过对体内细胞外液量的调节来调控血压。有人将这种机制称为**肾 - 体液控制系统**(renal-body fluid mechanism)。该机制认为当体内细胞外液量增多时,血量随之增多,动脉血压增高,可直接导致肾脏排水和排钠增加,降低细胞外液总量,从而恢复动脉血压。反之,当体内细胞外液量减少时,发生相反的过程,即肾脏排水和排钠减少,使体液量和动脉血压恢复正常。

肾 - 体液控制系统的活动也受体内一些因素的影响,其中较重要的是血管升压素和肾素 - 血管紧张素 - 醛固酮系统。如前所述,血管升压素在调节体内细胞外液量中起重要作用。而肾素 - 血管紧张素 - 醛固酮系统则通过血管紧张素 Ⅱ 的直接升压效应和醛固酮的保钠保水作用提高细胞外液量,引起血压升高(详见第八章)。

知 识 拓 展

社会心理因素对心血管活动的影响

现代社会发展过程中引起的社会经济急骤变化导致人类各种心理变化。心理活动有正性作用,促使人类社会向前发展;也有负性作用,导致各种社会问题和疾病。研究发现:心血管疾病的发生发展与焦虑、抑郁、某些人格特征、社会孤立以及慢性的生活应激等五种心理社会因素密切相关。社会心理因素对心血管活动的影响包括:诱发高血压、诱导心肌缺血、诱发心律失常、损害血小板功能、破坏血管内皮功能等。因此,保持健康良好的心态可使人们避免压力事件的影响,减少心血管疾病的发生。

第五节 器 官 循 环

体内各器官的血流量,一般与该器官的动、静脉压之间的压力差成正比,与该器官的血流阻力成反比。不同的器官有各自不同的生理特征和结构特点,因而调节机制也各具特色。下面主要讨论

Note:

冠脉循环（coronary circulation）、肺循环（pulmonary circulation）和脑循环（cerebral circulation）的特征。

一、冠脉循环

（一）冠脉循环的解剖特点

1. 心脏的血液供应来自左、右冠状动脉。左、右冠状动脉及其分支的走向可有多种变异。大多数人左心室前部接受左冠状动脉供血，左心室后部和右心室接受右冠状动脉供血。

2. 冠状动脉主干走行于心脏的表面，其小分支常以垂直于心脏表面的方向穿入心肌，并在心内膜下层分支成网。这种分支方式使冠脉血管在心肌收缩时容易受到压迫。

3. 心肌的毛细血管网极为丰富，毛细血管数和心肌纤维数的比例为1:1，有利于心肌与冠脉血液进行物质交换。如心肌肥厚，毛细血管数量不能相应增加，则容易导致心肌供血不足。

4. 吻合冠状动脉之间的侧支较细小，血流量很少，因而当冠脉突然阻塞时，不易很快建立侧支循环，可导致心肌梗死。但如为慢性阻塞，可有较好的侧支代偿。

（二）冠脉循环的血流特点

1. **途径短，血压高**　冠状动脉直接开口于主动脉根部，且冠脉循环的途径短，故血压高，血流快，循环周期只需几秒钟即可完成。

2. **血流量大**　在安静状态下，人冠脉血流量约为每百克心肌每分钟60~80ml，总的冠脉血流量约为225ml/min，占心排血量的4%~5%。当心肌活动加强，冠脉达到最大舒张状态时，冠脉血流量可增加到静息时的5倍。

3. **心肌摄氧能力强**　心肌摄氧率比骨骼肌摄氧率高约一倍。动脉血流经心脏后，其中65%~70%的氧被心肌摄取。心肌靠提高从单位血液中摄取氧的潜力较小，故心肌需要更多的O_2时主要依赖于增加血流量。

4. **血流量易受心肌收缩的影响**　由于冠脉循环的阻力血管主要分布在心肌纤维之间，心肌收缩时，冠脉受压，血流量减少；心肌舒张时，冠脉受到的压迫解除，血流量增加。这样就形成了心舒期冠脉血流量大于心缩期冠脉血流量的特点。另外，由于左、右心室肌厚度的不同和压力的差异，左、右冠状动脉所受的挤压程度也不同。在左心室等容收缩期，由于心肌收缩的强烈压迫，左冠状动脉血流急剧减少，甚至出现血液倒流；在左心室射血时，主动脉压升高，冠脉血压随着升高，冠脉血流量增加；到减慢射血期，冠脉血流量开始下降；在等容舒张期，冠脉血流量突然增加，到舒张早期达到高峰，然后逐渐回降（图4-32）。一般说来，左心室在收缩期血流量大约只有舒张期血流量的20%~30%。可见，主动脉舒张期血压的高低和心脏舒张期时间的长短是决定冠脉血流量的重要因素。

（三）冠脉血流量的调节

影响冠脉血流量的因素主要是心肌代谢水平。交感和副交感神经也支配冠脉，但它们的调节作用是次要的。

1. **心肌代谢水平对冠脉血流量的影响**　心肌收缩的能量来源几乎完全依靠有氧代谢。心肌因连续不断地进行舒缩活动，故耗氧量较大。如前所述，心肌需要更多

图4-32　一个心动周期中左、右冠脉血流变化情况

的 O_2 时主要依赖增加血流量。在肌肉运动和精神紧张等情况下,心肌代谢增强,耗氧量增加,局部组织中氧分压降低,ATP 分解为 ADP 和 AMP,后者在 5′- 核苷酸酶的作用下进一步分解产生腺苷,腺苷可强烈地舒张小动脉。其他代谢产物如 H^+、CO_2、乳酸、缓激肽和 PGE 等也有舒张冠脉的作用。因此,冠脉血流量和心肌代谢水平成正比。

2. 神经调节　冠状动脉受迷走神经和交感神经支配。迷走神经兴奋引起冠脉舒张,但同时使心率减慢,心肌代谢减弱,抵消其直接舒张冠脉的作用。心交感神经兴奋,可激活冠脉平滑肌的 α 受体,但对 $β_2$ 受体的影响一般不很明显,以血管收缩占优势;但此时心率加快,心肌收缩加强,耗氧量增加,故总的作用表现为冠脉舒张,冠脉血流量增加。

3. 体液调节　肾上腺素、去甲肾上腺素和甲状腺激素等可增强心肌代谢,耗氧量增加,使冠脉舒张,冠脉血流量增加。肾上腺素和去甲肾上腺素也可直接作用于冠脉血管的 α 和 β 肾上腺素能受体,引起冠脉血管收缩或舒张。大剂量血管升压素可使冠脉收缩,冠脉血流量减少。血管紧张素Ⅱ也能使冠脉收缩,冠脉血流量减少。

知识拓展

急性心肌梗死

急性心肌梗死(acute myocardial infarction)是在冠状动脉病变的基础上,发生冠状动脉血供急剧减少或中断,使相应心肌严重而持久的急性缺血,导致心肌细胞死亡。临床表现为持久的胸骨后剧烈疼痛、发热、白细胞计数和血清心肌坏死标志物增高,以及心电图进行性改变,可发生心律失常、休克或心力衰竭,甚至发生猝死。

对于急性心肌梗死病人,强调早发现、早入院、早治疗,尽快恢复心肌的血液灌注。急性期卧床休息、放松心情、减轻压力、按医嘱服药、合理饮食,尤其注意避免饮酒,因其可引起交感神经兴奋,心率加快,增加心肌耗氧量,加重心脏负荷;同时冠状动脉痉挛,血液流动不畅,血液黏度增加,易形成血栓,导致心肌梗死的发生。

二、肺循环

肺循环的功能是使血液在流经肺泡时与肺泡气之间进行气体交换。呼吸性小支气管以上的呼吸道由体循环的支气管动脉供血。肺循环与支气管动脉末梢之间有吻合支沟通,一部分支气管静脉血可经吻合支直接进入肺静脉和左心房,从而使主动脉血中混入 1%~2% 的未经气体交换的静脉血。

(一)肺循环的生理特点

1. 血流阻力小、血压低　肺动脉的分支短而粗,管壁薄,易于扩张,总横截面积大,因胸内负压的作用,肺循环的血流阻力很小。右心室的收缩力远较左心室的弱,肺动脉压约为主动脉压的 1/6~1/5,平均肺动脉压约为 13mmHg。由于肺毛细血管的压力(7mmHg)低于血浆胶体渗透压,故肺组织基本上没有组织液。左心衰竭时,肺静脉压及肺毛细血管压升高,组织液生成增多而形成肺水肿。

2. 肺血容量变化大　肺部平静时的血容量约为 450ml,约占全身血量的 9%。由于肺组织和肺血管的可扩张性大,故肺部血管容量变动较大,有"储血库"的作用。肺血容量在用力呼气时可减少至约 200ml,而在深吸气时可增加到约 1 000ml。在每一个呼吸周期中,肺循环的血容量发生周期性变化,并对左心室输出量和动脉血压发生影响。

(二)肺循环血流量的调节

1. 神经调节　肺循环血管受交感神经和迷走神经控制。刺激交感神经直接引起肺血管收缩和血流阻力增大;但在整体情况下,因体循环的血管收缩,将一部分血液挤入肺循环,肺循环血容量增加。刺激迷走神经可使肺血管轻度舒张,肺血流阻力轻微下降。

2. **肺泡气的氧分压** 肺泡气氧分压可显著地影响肺血管的舒缩活动。当一部分肺泡气的氧分压降低时,肺泡周围的微动脉收缩,CO_2 有协同作用。低氧的这种效应使肺泡血流量得到有效的分配,即通气不好的肺泡血流量减少,而通气好和氧分压高的肺泡血流量增加,提高肺换气效率。当吸入空气中氧分压过低时,如在高海拔地区,可引起肺循环微动脉广泛收缩,肺血流阻力加大,肺动脉压明显升高,常引发肺动脉高压甚至右心肥厚。

3. **血管活性物质对血管的影响** 肾上腺素、去甲肾上腺素、血管紧张素 Ⅱ、血栓素 A_2、组胺、5- 羟色胺和前列腺素 $F_{2\alpha}$ 等能使肺循环的微动脉收缩;而前列环素和乙酰胆碱等可引起肺血管舒张。

三、脑循环

(一) 脑循环的特点

1. **血流量大,耗氧量多** 脑的重量虽仅占体重的 2%,但其血流量却占心排血量的 15% 左右,约达到 750ml/min;脑组织耗氧量占整个机体耗氧量的 20%。脑组织代谢水平高,耗氧量大,但脑的能量储存极为有限,必须依赖血中的葡萄糖供能,因此对血流的依赖程度大。脑对缺氧或缺血极为敏感,脑血流中断 10s 可导致意识丧失,中断 5min 将引起不可逆性脑损伤。

2. **血流量变化较小** 脑组织位于坚硬的颅腔内,容积较为固定。因脑组织的不可压缩性,脑血管的舒缩程度受到相当大的限制,血流量的变化较小。

3. **许多物质不易进入脑组织** 这是由于血 - 脑脊液屏障和血 - 脑屏障存在的缘故。

(二) 脑血流的调节

1. **自身调节** 脑血流量与脑动、静脉之间的压力差成正比,与脑血管阻力成反比。影响脑血流量的主要因素是颈动脉压。动脉血压降低或颅内占位性病变等引起的颅内压升高,都可引起脑血流量减少。通常,当平均动脉压变动于 60~140mmHg 范围时,通过脑血管的自身调节即可保持脑血流量的相对恒定。平均动脉压低于 60mmHg 时,脑血流量明显减少,引起脑功能障碍。平均动脉压高于 140mmHg 时,脑血流量显著增加,容易导致脑水肿。

2. **CO_2 和 O_2 分压对脑血流量的影响** 当血液 CO_2 分压升高时,使细胞外液 H^+ 浓度升高而引起脑血管扩张,血流量增加。过度通气时,CO_2 呼出过多,动脉血 CO_2 分压过低,脑血流量减少,可引起头晕等症状。脑血管对 O_2 分压很敏感,低氧能使脑血管舒张,而 O_2 分压升高可引起脑血管收缩。

3. **脑的代谢对脑血流的影响** 在同一时间内,脑不同部位的血流量不尽相同。各部分的血流量与该部分组织的代谢活动成正比。如脑某一部位活动加强时,该部分的血流量就增多。这可能是通过代谢产物如 H^+、K^+、腺苷的聚积以及氧分压降低等,引起脑血管舒张。

4. **神经调节** 脑血管接受去甲肾上腺素能神经、胆碱能神经和血管活性肠肽神经纤维的支配,但神经对脑血管活动的调节作用很小。在多种心血管反射中,脑血流量一般变化都很小。

(三) 脑脊液的生成与吸收

在脑室和蛛网膜下隙中充满脑脊液,相当于脑和脊髓的组织液。正常成人脑脊液总量约有 150ml,主要是由脑室脉络丛上皮细胞和室管膜细胞分泌产生,亦有少量来自软脑膜血管和脑毛细血管滤出的液体。脑脊液主要通过蛛网膜绒毛吸收进入硬脑膜静脉窦的血液中,完成循环。正常成人每天生成与吸收的脑脊液量约为 800ml。正常人取卧位时,脑脊液压平均为 10mmHg。当脑脊液吸收发生障碍时,脑脊液压升高,可影响脑血流和脑的功能。

脑脊液的功能主要有:①保护作用,当脑受到外力冲击时,可因脑脊液的缓冲而大大减少脑的震荡;②作为脑和血液之间进行物质交换的媒介;③浸泡着脑,因浮力作用而使脑的重量减轻到仅 50g 左右,减轻了脑对颅底部神经及血管的压迫;④回收蛋白质。由于脑组织中无淋巴管,毛细血管漏出的少量蛋白质可随脑脊液回流至血液。

(四) 血 - 脑脊液屏障和血 - 脑屏障

1. **血 - 脑脊液屏障** 脑脊液的成分不同于血浆,其蛋白质含量极少,葡萄糖、K^+、HCO_3^- 和 Ca^{2+}

含量也较血浆低,Na^+ 和 Mg^{2+} 浓度则较血浆高。可见血液与脑脊液之间的物质交换不是被动转移过程,而是主动运输过程,即在血液和脑脊液之间存在着一种特殊屏障,称为**血 - 脑脊液屏障**(blood-cerebrospinal fluid barrier)。这种屏障对不同物质通透性不同,如 O_2 和 CO_2 等脂溶性物质很易通过屏障,而许多离子的通透性则较低。血 - 脑脊液屏障的基础是无孔毛细血管壁和脉络丛细胞中运输各种物质的特殊载体系统。

2. **血脑屏障**　血液和脑组织之间也存在着类似的屏障,可限制物质在血液和脑组织之间的自由交换,称为**血脑屏障**(blood brain barrier,BBB)。脂溶性物质如 O_2、CO_2、乙醇及某些麻醉药易于通过血脑屏障,而青霉素、胆盐、H^+、HCO_3^- 和非脂溶性物质则不易透入脑组织。其通透性大小并不完全与分子大小有关,如葡萄糖和氨基酸的通透性较高,而甘露醇、蔗糖和许多离子的通透性则很低,甚至不能通透,说明脑内毛细血管处的物质交换和身体其他部分的毛细血管并不相同,也是一种主动转运过程。毛细血管的内皮、基膜和星状胶质细胞伸出的血管周足等结构可能是血脑屏障的形态学基础。此外,毛细血管壁对各种物质特殊的通透性也与这种屏障作用有重要关系。

血脑脊液屏障和血脑屏障的存在,可防止血液中有害物质侵入脑组织。对保持脑组织周围化学环境的稳定有重要意义。循环血液中的乙酰胆碱、去甲肾上腺素、多巴胺和甘氨酸等物质不易进入脑,有利于保证脑内神经元的正常活动。脑损伤和脑肿瘤等可导致毛细血管的通透性增高,引起脑脊液的理化性质、血清学和细胞学特性的改变。

在脑室系统,脑脊液和脑组织之间被室管膜所分隔;在脑的表面,脑脊液和脑组织之间被软脑膜所分隔。室管膜和软脑膜的通透性都很高,脑脊液中物质很容易通过室管膜或软脑膜进入脑组织。因此,临床用药时,应考虑这些屏障的存在,可将不易通过血脑屏障的药物直接注入脑脊液,使之能较快地进入脑组织。

(曲丽辉　张　爽)

思 考 题

1. 心脏发生早搏时,会有哪些症状? 为什么?

2. 心肌细胞兴奋后,其兴奋性将发生哪些变化? 有何生理意义?

3. 病人发生低钾或高钾血症时,心肌的电生理特性会有什么变化?

4. 在发生心力衰竭时,心脏的泵血过程有何变化? 机体会有哪些表现?

5. 为什么夏天在阳光下久站时会出现晕厥?

6. 举例说明神经系统和体液因素对心血管功能活动的影响。根据这些变化思考休克时微循环会发生哪些病理变化?

7. 举例说明当机体血压升高时,可以采取哪些措施使血压恢复正常?

第五章

呼 吸

05章 数字内容

学习目标

知识目标：

掌握

1. 呼吸的概念及基本环节、肺通气的动力与阻力、胸膜腔内压的意义、肺表面活性物质的来源及意义、肺通气功能的评价。
2. 影响肺换气的因素。
3. 气体在血液中的运输、氧解离曲线的特征及意义。
4. CO_2、H^+ 和低 O_2 对呼吸运动的调节、肺牵张反射的概念及意义。

熟悉

1. 呼吸器官的结构和功能特点。
2. 肺内压与胸膜腔内压在呼吸过程中的变化规律。
3. 气体交换原理、影响氧解离曲线的因素、二氧化碳解离曲线。

了解

1. 胸膜腔负压的形成。
2. 各级呼吸中枢在呼吸节律的产生及调节中的作用。
3. 防御性呼吸反射及特殊条件下的呼吸运动调节。

能力目标：

1. 善于观察呼吸运动的变化,并分析其产生的机制。
2. 通过课堂学习及自主学习能用所学知识解释常见呼吸系统疾病的发病机制。

素质目标：

具备扎实的呼吸生理专业知识,树立关心、关爱患者的医学人文精神。

机体在新陈代谢过程中,必须不断地从外界环境中摄取 O_2,并排出所产生的 CO_2 来维持生命。机体与外界环境之间的气体交换过程称为**呼吸**(respiration)。呼吸是维持生命活动所必需的基本生理过程之一。呼吸一旦停止,将导致机体缺 O_2 和 CO_2 潴留,进而危及生命。

人和高等动物呼吸的全过程由三个环节组成:①**外呼吸**(external respiration),指肺毛细血管血液与外界环境之间的气体交换过程,包括**肺通气**(pulmonary ventilation)和**肺换气**(gas exchange in lungs)两个过程;②气体在血液中的运输;③**内呼吸**(internal respiration),即组织细胞与组织毛细血管血液之间的气体交换以及组织细胞内的生物氧化过程。其中,组织细胞与组织毛细血管血液之间的气体交换过程也称为**组织换气**(gas exchange in tissues)。在呼吸系统和循环系统的参与下,呼吸的三个环节相互衔接并同时进行(图 5-1)。

图 5-1　呼吸全过程示意图

情 境 导 入

今天是大二护理专业小李在医院临床实践的第一天。上午伴随着救护车急促的鸣笛声,急诊科送来了发生交通事故的一位年轻患者。小李在医生的安排下,忙前跑后,投入到对患者的紧张救治中。小李注意到患者有烦躁不安、呼吸加快、口唇发紫、右侧胸部肿胀等表现。随后,患者被诊断为"右肋骨骨折合并闭合性气胸"。经医护人员积极处理,第二天小李看到患者病情已趋于稳定。带着诸多疑惑,小李暗下决心要学好医学专业知识,将来成为一名优秀的医务工作者,为患者解除病苦。

第一节　肺　通　气

肺通气是指肺与外界环境之间的气体交换过程。实现肺通气的主要器官包括呼吸道、肺泡、胸膜腔、胸廓等。呼吸道是气体进出肺的通道,由鼻、咽、喉、气管和各级细支气管组成。随着呼吸道的不断分支,气道数目愈来愈多,管径愈来愈小,管壁愈来愈薄,总横切面积愈来愈大,形成气管 - 支气管树(图 5-2)。呼吸道依赖黏膜丰富的血管网以及上皮细胞纤毛的摆动、分泌功能,对吸入的气体起加温、加湿、过滤和清洁作用。此外,呼吸道平滑肌在神经、体液因素的调节下,可改变气道管径从而对气道阻力产生影响。肺泡是进行气体交换的场所,由单层肺泡上皮细胞组成(包括Ⅰ型细胞和Ⅱ型细胞)。Ⅰ型细胞覆盖了肺泡约 95% 的表面,主要参与气体交换;散在分布于Ⅰ型细胞间的Ⅱ型细胞,

Note:

其分泌**肺表面活性物质**（pulmonary surfactant）。相邻肺泡被肺泡隔间隔,并通过肺泡孔进行气体交流。胸膜腔是连接肺和胸廓的重要结构,呼吸肌的舒缩活动引起胸廓容积变化,进而引起肺容积和压力变化,实现吸气和呼气。

图 5-2　气管与支气管分级示意图

临床联系

人工气道湿化与护理

人工气道是将导管经口鼻或气管切开插入气道内建立的气体管道,是急救和治疗过程中保持呼吸道通畅、维持肺通气、改善缺氧的有效方法。人工气道建立后,上呼吸道对吸入气体的加湿、加温及过滤等作用丧失,黏膜上皮细胞纤毛运动抑制,易致分泌物潴留,诱发肺部感染。临床护理中,人工气道建立后常采用气态液体湿润气道黏膜,可保持黏膜上皮细胞纤毛正常运动,促进呼吸道分泌物有效引流,确保气道通畅。因此,人工气道湿化的质量直接影响到患者的临床预后。良好的气道护理可预防和减少临床并发症,提高抢救成功率及治疗效果,利于患者早日康复。

一、肺通气的动力

气体进出肺取决于推动气体流动的动力与阻碍气体流动的阻力之间的相互作用,动力必须克服阻力方能实现肺通气。肺泡气与外界大气压之间的压力差是实现肺通气的直接动力。通常情况下,外界大气的压力是相对恒定的,故在呼吸过程中,发生变化的是肺泡内气体的压力,即肺内压。肺内压的变化是由肺的扩张与回缩引起的,肺自身不具有主动张缩的能力,其张缩必须依赖于胸廓节律性的扩张与缩小,而胸廓的扩大和缩小又是通过呼吸肌的收缩和舒张实现的。可见,呼吸肌收缩和舒张

Note:

引起的呼吸运动是肺通气的原动力。

（一）呼吸运动

呼吸肌收缩和舒张引起的胸廓节律性扩大和缩小称为**呼吸运动**（respiratory movement）。呼吸运动包括吸气和呼气两个过程。使胸廓扩大产生吸气动作的呼吸肌称为吸气肌，包括膈肌和肋间外肌。使胸廓缩小产生呼气动作的呼吸肌称为呼气肌，主要有肋间内肌和腹壁肌。此外，还有一些辅助吸气肌，如胸锁乳突肌、斜角肌等，其主要参与用力呼吸时的呼吸运动。

1. **呼吸运动的过程** 平静吸气时，吸气肌收缩使胸廓和肺容积增大，肺内压低于大气压，气体入肺的过程称为**吸气**（inspiration）。膈肌位于胸腔、腹腔之间，构成胸腔的底部，腹腔的顶部，静息时向上隆起形成钟罩状。成年人膈肌顶部每下降1cm，胸腔容积增大约250ml。平静吸气时，膈肌顶部下移1~2cm，深吸气时，膈肌顶部可下移7~10cm，胸腔容积可增大约1 500ml。据测定，因膈肌收缩而增加的胸腔容积相当于肺通气总量的4/5，所以膈肌是最主要的吸气肌。肋间外肌起自上一肋骨的下缘，斜向前下方走行，止于下一肋骨的上缘。当肋间外肌收缩时，因脊柱位置相对固定，肋骨和胸骨被上提，肋骨下缘向外侧偏转，使胸腔前后径和左右径均增大。平静呼气时，膈肌和肋间外肌舒张，胸廓和肺依其自身的回缩力而回位，使胸腔和肺容积减小，肺内压高于大气压，气体出肺，此过程称为**呼气**（expiration）（图5-3）。平静吸气是由吸气肌收缩所致，平静呼气则是由吸气肌舒张所致，故平静吸气被认为是主动过程，而平静呼气则是被动过程。

A.膈肌收缩和舒张时的胸腔容积变化；B.肋间外肌收缩和舒张时的胸腔容积变化。

图5-3 呼吸肌活动引起的胸腔容积变化示意图

2. **呼吸运动型式** 呼吸运动按其深度可分为平静呼吸和用力呼吸；按参与呼吸运动的主要肌群不同，分为腹式呼吸和胸式呼吸。

（1）平静呼吸和用力呼吸：正常人体在安静状态下平稳而均匀的自然呼吸，称**平静呼吸**（quiet respiration），频率约为12~18次/min。当机体运动、肺通气阻力增大、吸入气中CO_2含量增加或O_2含量减少时，呼吸运动将加深、加快，这种形式的呼吸运动称为**用力呼吸**（forced respiration）或**深呼吸**（deep respiration）。用力吸气时，除膈肌与肋间外肌加强收缩外，胸锁乳突肌、斜角肌等辅助吸气肌也参与收缩，后者可将胸骨柄和第一对肋骨向外向上提起，扩大胸廓上部，从而使胸腔容积与肺容积进一步扩大，肺内压进一步降低，吸入更多气体。用力呼气时，除吸气肌舒张外，还有呼气肌参与收缩，故呼气运动也是主动过程。肋间内肌的纤维走行方向与肋间外肌相反，收缩时使肋骨和胸骨下移，肋骨向内侧旋转，使胸腔的前后径和左右径进一步缩小，胸腔容积与肺容积减小，肺内压升高，呼出更多气体。由于辅助呼吸肌的收缩,临床上可出现鼻翼扇动、"三凹征"等表现。在某些病理情况下,即使用力呼吸仍不能满足机体需要,患者除有用力呼吸的客观表现外,还伴有喘不过气的主观感觉,临床上称为**呼吸困难**(dyspnea)。

(2)腹式呼吸和胸式呼吸:膈肌的舒缩引起腹腔内器官移位,表现为腹部的起伏,故将膈肌舒缩活动为主的呼吸运动称为**腹式呼吸**(abdominal breathing)。肋间外肌的舒缩可引胸部的明显起伏,故将肋间外肌舒缩活动为主的呼吸运动称为**胸式呼吸**(thoracic breathing)。一般情况下,正常成年人呈胸式和腹式并存的混合式呼吸,只有在胸廓或腹部活动受限时才会出现某种单一的呼吸形式。如妊娠妇女或腹膜炎、腹水、腹腔内肿瘤等患者,因膈肌下降受限,所以胸式呼吸明显。相反,胸膜炎、胸腔积液患者,则以腹式呼吸为主。婴幼儿因胸廓尚未发育完善,肋骨与脊柱几乎垂直,倾斜度小而不易提起,胸廓和肺容积的变化主要依赖膈肌的升降,故以腹式呼吸为主。

(二)肺内压和胸膜腔内压

1. **肺内压** 肺内压(intrapulmonary pressure)是指肺泡内气体的压力。肺内压在呼吸过程中呈周期性变化。平静吸气初,肺容积随胸廓逐渐扩大而相应增大,肺内压下降,低于大气压时,外界气体经呼吸道进入肺泡。随着肺内气体逐渐增加,肺内压也逐渐升高,至吸气末肺内压与大气压相等,气流停止。在呼气初,肺容积随胸廓的逐渐缩小而相应减小,肺内压升高并高于大气压时,肺泡内气体经呼吸道呼出体外。肺内气体逐渐减少使肺内压逐渐下降,至呼气末,肺内压与大气压相等,气流又停止(图 5-4)。在呼吸过程中,肺内压变化幅度与呼吸运动的缓急、深浅和呼吸道通畅程度有关。在平静呼吸时,肺内压变化幅度较小,仅为 1~2mmHg;但在用力呼吸或呼吸道不够通畅时,则肺内压变化幅度显著增大。如紧闭声门并尽力吸气时,肺内压可低于大气压 30~100mmHg,呼气时可高于大气压 60~140mmHg。

图 5-4 胸膜腔内压的直接测量(左)和呼吸过程中肺内压、胸腔内压及呼吸气容积的变化过程(右)示意图

由此可见,在呼吸过程中,肺内压的周期性变化形成了肺内压与大气压之间的压力差,进而推动气体进出肺。根据这一原理,临床上对自主呼吸暂停的患者在保持呼吸道通畅的前提下,采用人为的方法造成肺内压与大气压之间的压力差来维持肺通气,这就是**人工呼吸**(artificial respiration)。人工呼吸方法很多,如常用的呼吸机、口对口人工呼吸等。在施行人工呼吸时,要及时清除呼吸道内的痰

Note:

液或异物,确保呼吸道通畅。

2. **胸膜腔内压**　胸膜腔是由覆盖于肺表面的脏层胸膜和紧贴于胸廓内表面的壁层胸膜相延续形成的密闭的潜在腔隙。胸膜腔内无气体,只有约 10μm 厚度的浆液,依靠浆液分子的内聚力使脏、壁胸膜紧贴在一起而不易分开,参与胸膜腔负压的形成(见后文),因而在胸廓扩张时,肺也随之扩张。此外,浆液在两层胸膜间还起润滑作用。

胸膜腔内的压力称为**胸膜腔内压**(intrapleural pressure),简称为胸内压。胸内压的测定方法有直接法和间接法。直接法是将与检压计相连的针头刺入胸膜腔内,直接测定胸膜腔内的压力(图 5-4),其缺点是操作有刺破胸膜脏层和肺的危险。间接法是让受试者吞下带有薄壁气囊的导管至下胸段食管,测量呼吸过程中食管内压。因食管上端经常处于关闭状态,且其管壁薄且软,所以食管内压与胸内压非常接近,可间接反映胸内压。

胸内压随呼吸过程而发生周期性变化。平静呼气末,胸内压比大气压低 3~5mmHg,平静吸气末则较大气压低 5~10mmHg(图 5-4)。可见,平静呼吸时胸内压始终低于大气压,如把大气压作为 0 参照,则胸内压为负值,故称胸膜腔负压或胸内负压。用力呼吸时,胸内压波动幅度明显增大,且呼气时可高于大气压。例如,紧闭声门用力吸气时,胸内压可降至 –90mmHg;紧闭声门用力呼气时,胸内压可高达 110mmHg。

胸膜腔内负压是人体出生后形成的,其发生机制与胸廓和肺的自然容积不同有关。人体在生长发育过程中,胸廓的发育较肺快,胸廓的自然容积比肺的自然容积大,但因脏层胸膜和壁层胸膜紧紧贴在一起,导致肺容积在呼气相和吸气相都大于其自然容积,即肺总是处于被动扩张状态,只是呼气时被动扩张的程度比吸气时略小而已。因此,胸膜腔主要受到两种方向相反力的作用,肺内压和肺回缩力。这两种力的代数和为胸内压,即

$$胸内压 = 肺内压 + (- 肺回缩力)$$

由于在吸气末或呼气末,呼吸道内气流停止,此时肺内压等于大气压,因而

$$胸内压 = 大气压 + (- 肺回缩力)$$

若以大气压作为 0 参照,则

$$胸内压 = - 肺回缩力$$

在呼吸过程中,胸内压随着肺扩张程度的改变而变化。吸气时,肺扩大,肺的回缩力增大,胸膜腔负压增大;呼气时则相反,胸膜腔负压随着肺缩小而减小(图 5-4)。临床上,胸膜腔密闭结构遭到破坏,空气将顺压力差进入胸膜腔内,形成**气胸**(pneumothorax)。气胸时,胸膜腔负压减小或消失,肺在自身回缩力作用下发生萎缩,造成肺不张,影响肺通气功能。

胸膜腔负压生理意义:①使肺处于扩张状态,使肺能随胸廓的张缩而张缩;②有助于胸腔内的腔静脉和胸导管扩张,利于静脉血液和淋巴液回流。

二、肺通气的阻力

肺通气过程中遇到的阻力,称为肺通气的阻力,分为弹性阻力和非弹性阻力。弹性阻力包括肺弹性阻力和胸廓弹性阻力,弹性阻力在气流停止的静息状态下仍然存在,属于静态阻力,约占总通气阻力的 70%。非弹性阻力包括气道阻力、惯性阻力和黏滞阻力,它们只在气体流动时才会发生,故称为动态阻力,约占总通气阻力的 30%,其中非弹性阻力又以气道阻力为主。

(一)弹性阻力与顺应性

物体对抗外力作用所引起变形的力称为**弹性阻力**(elastic resistance,R)。弹性阻力的大小可用**顺应性**(compliance,C)来表示,顺应性是指弹性组织在外力作用下的可扩张性。顺应性的大小可用单位压力变化(ΔP)所引起的容积变化(ΔV)来表示,其常用单位是 L/cmH$_2$O,即

$$顺应性(C) = \frac{容积变化(\Delta V)}{压力变化(\Delta P)} \ L/cmH_2O$$

弹性组织在外力作用下容易扩张,则顺应性大,表明弹性阻力小;反之,不易扩张,则顺应性小,其弹性阻力大。可见,顺应性与弹性阻力成反比关系(C=1/R)。

1. 肺的弹性阻力与顺应性 吸气时由于肺扩张变形所产生的回缩力,称为肺弹性阻力。其回缩力方向与肺扩张的方向相反,肺的弹性阻力是吸气的阻力、呼气的动力。肺的弹性阻力用**肺顺应性**(lung compliance,C_L)表示,即

$$肺顺应性(C_L) = \frac{肺容积变化(\Delta V)}{跨肺压的变化(\Delta P)} \text{ L/cmH}_2\text{O}$$

式中跨肺压是指肺内压与胸内压之差。正常成年人在平静呼吸时,肺顺应性约为 0.2L/cmH$_2$O。

肺弹性阻力来自肺组织本身的弹性成分所产生的回缩力和肺泡内液 - 气界面的表面张力,前者约占肺总弹性阻力的 1/3,后者约占 2/3。

(1)肺泡表面张力和肺表面活性物质:肺泡的内表面覆盖着一薄层液体,它与肺泡内气体形成液 - 气界面。由于液体分子之间的引力远大于液体与气体分子间的引力,故液体表面总受到使液体表面趋于缩小的力,即**肺泡表面张力**(surface tension)。动物实验证实,向肺内充气使其扩张比向肺内充生理盐水使其扩张所需的压力(跨肺压)要大得多,前者约为后者的 3 倍。这是因为充气时不仅需要克服肺组织弹性成分产生的回缩力,而且还需要克服液 - 气界面产生的使肺泡趋于缩小的肺泡表面张力;而充生理盐水时,肺泡内的液 - 气界面及表面张力消失,只需克服肺组织弹性成分所产生的弹性阻力即可。可见,肺泡表面张力是肺弹性阻力的主要来源。根据 Laplace 定律,肺泡的回缩压(P)与肺泡表面张力系数(T)成正比,而与肺泡半径(r)成反比,即 P=2T/r。若肺表面张力系数不变,则小肺泡的回缩压高于大肺泡,小肺泡中的气体就会从肺泡孔顺压力差流向大肺泡,致使大肺泡更大甚至破裂,小肺泡更小甚至萎陷(图 5-5)。生理条件下上述情况不会发生,是因为肺泡内还存在着肺表面活性物质。

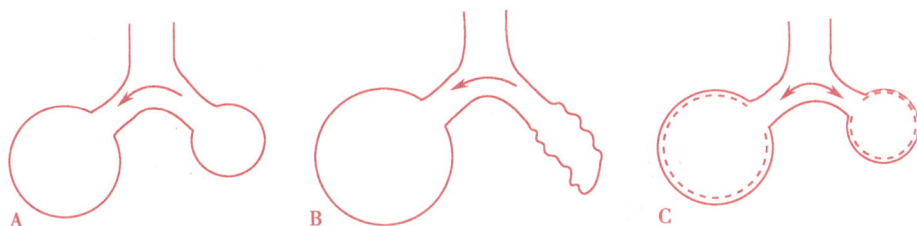

A 和 B 在无肺表面活性物质时相连通的大小肺泡间气流方向及肺泡容积变化;
C 有肺表面活性物质时大小肺泡的容积维持相对稳定。

图 5-5 肺表面活性物质稳定大小肺泡容积作用示意图

肺表面活性物质是由肺泡 II 型上皮细胞合成并释放的含脂质与蛋白质的混合物,其中脂质占 85%~90%,**表面活性物质结合蛋白**(surfactant-associated proteins,SPs)约占 10%。脂质中 60% 以上的成分为**二棕榈酰卵磷脂**(dipalmitoyl phosphatidyl choline,DPPC),其分子结构一端为亲水端(插在肺泡液体层),另一端为疏水端(伸向肺泡腔)。DPPC 以单分子层的形式垂直排列于肺泡液的液 - 气界面,起到降低肺泡表面张力的作用。DPPC 密度随肺泡的张缩而变化,可使肺泡表面张力下降至原来的 1/7~1/4。表面活性物质结合蛋白主要有 SP-A、SP-B、SP-C 和 SP-D,它们对维持 DPPC 的功能及 DPPC 的分泌、清除、再利用等起重要作用。

肺表面活性物质具有重要的生理意义:①降低肺泡表面张力、减小吸气阻力,增加肺的顺应性,有利于肺的扩张;②维持大小肺泡的稳定性。肺表面活性物质随肺泡半径增大而减小,随肺泡半径减小而增大。因此,呼气时表面活性物质密度增大,降低表面张力的作用强,肺泡回缩压小,肺泡不至于塌陷。吸气时表面活性物质密度减小,降低表面张力的作用弱,肺泡回缩压大,肺泡不至于过度膨胀;③减少肺组织液生成,防止肺水肿。通过肺表面活性物质降低肺泡表面张力的作用,可减弱肺泡

Note:

表面张力对肺毛细血管内液体的吸引力,阻止液体渗入肺间质和肺泡,防止肺水肿的发生。

正常情况下,胎儿发育至 6~7 个月,肺泡 Ⅱ 型细胞开始分泌肺表面活性物质,随后分泌量逐渐增多,出生时达高峰。早产儿常因肺泡 Ⅱ 型细胞发育尚未成熟,肺表面活性物质缺乏,导致肺泡表面张力增大,缺 O_2 使肺毛细血管通透性增大,血浆中蛋白质和液体透出毛细血管,在肺泡表面沉淀形成透明样物质,发生**新生儿呼吸窘迫综合征**(neonatal respiratory distress syndrome,NRDS),临床表现为进行性呼吸困难,严重时导致死亡。通过抽取羊水可检测肺表面活性物质含量,预测新生儿发生这种疾病的可能性。当肺表面活性物质含量过低时,可通过延长妊娠时间或用药物(如糖皮质激素)促进其合成,也可采用外源性肺表面活性物质替代治疗。成年人患肺炎、肺血栓等疾病时,肺表面活性物质减少可发生肺不张。

(2)肺弹性回缩力:肺弹性回缩力主要来自肺组织本身所含的弹性纤维和胶原纤维等弹性成分。在一定范围内,肺扩张愈大,肺弹性回缩力也愈大,即弹性阻力愈大。肺气肿患者,弹性纤维被大量破坏,弹性阻力减小,肺顺应性增大,呼气动力减小,常出现呼气性呼吸困难;而肺充血、肺组织纤维化或肺表面活性物质减少时,肺的弹性阻力增大,肺顺应性降低,表现为吸气性呼吸困难。上述情况都使肺通气功能降低。

2. **胸廓弹性阻力和顺应性** 胸廓弹性阻力来自胸廓弹性成分,它与肺的弹性阻力不同,肺的弹性阻力总是吸气的阻力,而胸廓弹性回缩力的方向视胸廓所处位置而定。当胸廓处于自然位置时(平静吸气末,肺容量约为肺总量的 67%),胸廓弹性回缩力为 0,不表现出弹性阻力;当胸廓小于其自然容积时(平静呼气或深呼气,肺容量小于肺总量的 67%),其弹性阻力向外,形成吸气的动力,呼气的阻力;而当胸廓大于其自然容积时(深吸气时,肺容量大于肺总量的 67%),其弹性阻力向内,为吸气的阻力,呼气的动力。胸廓的弹性阻力可用**胸廓顺应性**(compliance of chest wall,C_{chw})来表示,即

$$胸廓的顺应性(C_{chw}) = \frac{胸腔容积的变化(\Delta V)}{跨胸壁压变化(\Delta P)} L/cmH_2O$$

式中跨胸壁压为胸膜腔内压与大气压之差。正常成年人胸廓顺应性约为 $0.2L/cmH_2O$。肥胖、胸廓畸形、胸膜增厚和腹腔内占位性病变等情况下,胸廓顺应性降低,但由此而引起肺通气障碍较少见,临床意义相对较小。

肺和胸廓是相互串联的两个弹性体,其总弹性阻力为两者弹性阻力之和,所以二者的总顺应性为

$$\frac{1}{C_{L+chw}} = \frac{1}{C_L} + \frac{1}{C_{chw}} = \frac{1}{0.2} + \frac{1}{0.2}$$

正常成年人平静呼吸时,肺和胸廓的总顺应性约为 $0.1L/cmH_2O$。

(二) 非弹性阻力

非弹性阻力(non-elastic resistance)包括惯性阻力、黏滞阻力和气道阻力。**惯性阻力**(inertial resistance)是指气流在产生、变速和转向时,由气流和组织的惯性所产生的通气阻力。**黏滞阻力**(viscous resistance)来自呼吸时组织相对位移所产生的摩擦。通常情况下,惯性阻力和黏滞阻力均很小,可忽略不计。**气道阻力**(airway resistance)来自气体流经呼吸道时,气体分子间以及气体分子与气道管壁之间摩擦产生的阻力,约占非弹性阻力的 80%~90%。气道阻力增加是临床上通气障碍最常见的病因。

影响气道阻力的因素有气流速度、气流形式和气道管径。气流速度快,气道阻力大;反之,阻力小。气流形式有湍流和层流两种,湍流较层流气道阻力大。当气流速度过快或气道内有黏液、渗出物、肿瘤或异物造成气道不规则时,易发生湍流,增大通气阻力。故在护理工作中,及时排痰、清除气道内异物、减少渗出对降低气道阻力十分重要。气道口径是影响气道阻力的主要因素,层流时气道阻力与气道半径的 4 次方呈反比。在气道管径>2mm 的大气道,特别是主支气管以上的气道(鼻、咽、喉和气管),由于气道总横截面积小,气流速度快,且气道不规则,易形成湍流,因此是产生气道阻力的主要部位,约占总气道阻力的 80%~90%。临床工作中,对严重通气不良患者作气管切开术,可大大减

小气道阻力,有效地改善肺通气。小气道(气道口径<2mm)总横截面积约为大气道的30倍,且以层流为主,气流速度缓慢,其阻力仅占总气道阻力的10%左右。气道管径受自主神经和化学因素的影响,副交感神经使气道平滑肌收缩,口径变小,气道阻力增大;而交感神经使之舒张,气道阻力减小;儿茶酚胺、PGE_2使气道平滑肌舒张;组胺、白三烯、内皮素等则使之收缩,其可能参与过敏反应及哮喘的病理生理过程。

三、肺通气功能的评价

肺通气过程受呼吸肌的收缩活动、肺和胸廓的弹性特征以及气道阻力等多种因素的影响。呼吸肌麻痹、肺和胸廓的弹性阻力增大,以及气胸等引起肺的扩张受限,可发生限制性通气不足;而支气管平滑肌痉挛、气道内异物、气管和支气管等黏膜腺体分泌过多,以及气道受到压迫引起气道口径减小或呼吸道阻塞时,则可出现阻塞性通气不足。通过肺通气功能测定,可明确是否存在肺通气功能障碍及判断肺通气功能障碍的类型、程度等。

(一)肺容积

肺容积(pulmonary volume)是指在不同状态下肺所容纳的气体量。由潮气量、补吸气量、补呼气量和残气量四种互不重叠的基本肺容积组成,其相加之和为肺总量(图5-6)。

ERV 补呼气量;FRC 功能余气量;IC 深吸气量;IRV 补吸气量;
RV 余气量;TLC 肺总量;TV 潮气量;VC 肺活量。

图 5-6　肺容积和肺容量图解

1. **潮气量**　每次呼吸时吸入或呼出的气体量称为**潮气量**(tidal volume,TV)。TV可随呼吸强弱而变。正常成年人平静呼吸时为400~600ml,平均约为500ml。TV受年龄、性别、身材和活动强度的影响。

2. **补吸气量**　平静吸气末再尽力吸气所能吸入的气体量称为**补吸气量**(inspiratory reserve volume,IRV)或吸气贮备量。正常成年人为1 500~2 000ml,IRV反映吸气贮备的能力。

3. **补呼气量**　平静呼气末再尽力呼气所能呼出的气体量称为**补呼气量**(expiratory reserve volume,ERV)或呼气贮备量。正常成年人ERV为900~1 200ml,ERV反映呼气的贮备量。

4. **余气量**　最大呼气末存留于肺内不能再呼出的气体量称为**余气量**(residual volume,RV)。正常成年人为1 000~1 500ml。RV过多表示肺通气功能不良。支气管哮喘和肺气肿患者,RV增加。

(二)肺容量

肺容量(pulmonary capacity)指肺容积中两项或两项以上的联合气体量,包括深吸气量、功能残气量、肺活量和肺总量四种指标(图5-6)。

1. **深吸气量**　平静呼气末作最大吸气时所能吸入的气体量称**深吸气量**(inspiratory capacity,IC)。IC等于潮气量与补吸气量之和,是衡量最大通气潜力的重要指标。IC大,表明吸气贮备能力大。胸廓、胸膜、肺组织和呼吸肌等发生病变时,可使IC减少而降低最大通气潜力。

2. **功能残气量**　平静呼气末存留于肺内的气体量称为**功能残气量**(functional residual capacity,

Note:

FRC)。FRC 等于残气量与补呼气量之和。在正常成年人约为 2 500ml。肺气肿患者 FRC 增加，肺纤维化时 FRC 减小。FRC 能缓冲呼吸过程中肺泡内 O_2 分压和 CO_2 分压的过度变化，从而使肺泡内和血液中的 O_2 和 CO_2 分压不会随着呼吸运动而发生大幅度波动，有利于肺换气。

3. 肺活量和用力呼气量 最大吸气后再尽力呼气，所能呼出的最大气体量称为**肺活量**（vital capacity，VC）。VC 为潮气量、补吸气量和补呼气量三者之和。VC 与身材、性别、年龄、体位及呼吸的强弱等因素有关。正常成年男性约为 3 500ml，女性约为 2 500ml。VC 的大小反映一次呼吸时肺的最大通气能力，是测定肺通气功能的常用指标。由于测定 VC 时不限制呼气时间，一些肺组织弹性降低（如肺气肿）或呼吸道狭窄（如哮喘病）的患者所测得的 VC 仍可能正常。因此，VC 不能充分反映肺通气功能。**用力肺活量**（forced vital capacity，FVC）是指一次最大深吸气后再作尽力尽快地呼气，所能呼出的最大气体量。在正常情况下，FVC 略小于肺活量。但在气道阻力增加时，FVC 却低于肺活量。**用力呼气量**（forced expiratory volume，FEV）是指一次最大吸气后以最快速度尽力呼气，在一定时间内所能呼出的气体量。为排除肺容积差异的影响，通常以第 1s 末（FEV_1）、第 2s 末（FEV_2）、第 3s 末（FEV_3）呼出的气体量占 FEV 的百分数表示。正常成年人 FEV_1/FVC、FEV_2/FVC、FEV_3/FVC 分别约为 83%、96% 和 99%，其中 FEV_1 最有意义。FEV 是一种动态指标，它不仅反映了肺活量的大小，还能反映呼吸阻力的变化，在临床中广泛应用于评价肺通气功能。

4. 肺总量 肺总量（total lung capacity，TLC）是指肺所能容纳的最大气体量，等于肺活量与残气量之和。其大小可因性别、年龄、身材、运动锻炼情况和体位的改变等因素而异，正常成年男性约为 5 000ml，女性约为 3 500ml。

（三）肺通气量和肺泡通气量

1. 肺通气量 肺通气量（pulmonary ventilation volume）是指每分钟吸入或呼出的气体总量，等于潮气量与呼吸频率的乘积。平静呼吸时，正常成年人呼吸频率 12~18 次/min，潮气量 500ml，故肺通气量约为 6~9L。肺通气量可随性别、年龄、身材和活动量的不同而有差异。

最大随意通气量（maximal voluntary ventilation）是指尽力作深而快的呼吸，每分钟吸入或呼出的气体量。它反映单位时间内充分发挥全部通气能力所能达到的通气量，是评价个体最大劳动强度的生理指标之一。测定时，通常只测 10s 或 15s 的最深最快的呼出或吸入的气体量，再换算成每分钟的最大随意通气量。健康成年人一般可达 70~120L/min。比较平静呼吸时的肺通气量与最大通气量，可以了解通气功能的储备能力，常用通气贮量百分比表示，即

$$通气贮量百分比 = \frac{最大通气量 - 每分平静通气量}{最大通气量} \times 100\%$$

通气贮量百分比正常值等于或大于 93%。任何原因导致的肺或胸廓顺应性减小、呼吸道阻力增大、呼吸肌收缩力降低等因素均可使最大通气量减小。

2. 肺泡通气量 呼吸性细支气管之前的气道没有气体交换能力，其容积称为**解剖无效腔**（anatomical dead space），正常成年人约为 150ml。进入肺泡内的气体也可因血液在肺内分布不均而未能与血液进行气体交换，未能发生气体交换的这部分肺泡容量称为**肺泡无效腔**（alveolar dead space）。解剖无效腔与肺泡无效腔合称为**生理无效腔**（physiological dead space）。健康人平卧时生理无效腔等于或接近于解剖无效腔。由于无效腔的存在，每次吸入的新鲜空气不能全部进入肺泡与血液进行气体交换。因此，为了计算真正有效的气体交换量，应以肺泡通气量为准。**肺泡通气量**（alveolar ventilation）是指每分钟吸入肺泡的新鲜空气量，即

$$肺泡通气量 =（潮气量 - 无效腔气量）\times 呼吸频率$$

平静呼吸时，潮气量为 500ml，无效腔气量为 150ml，每次进入肺泡的气体是 350ml，相当于潮气量的 70%。若功能残气量为 2 500ml，则每次呼吸时肺泡内气体的更新率为 1/7 左右。如表 5-1 所示，当潮气量减半和呼吸频率加倍，或潮气量加倍而呼吸频率减半时，肺通气量虽保持不变，但肺泡通气量却发生明显的变化。可见，在一定范围内，深而慢的呼吸比浅而快的呼吸更有利于气体交换。

表 5-1　不同呼吸频率和潮气量时的肺通气量和肺泡通气量

呼吸形式	呼吸频率 （次 /min）	潮气量 （ml）	肺通气量 （ml/min）	肺泡通气量 （ml/min）
平静呼吸	16	500	8 000	5 600
浅快呼吸	32	250	8 000	3 200
深慢呼吸	8	1 000	8 000	6 800

知 识 拓 展

高 频 通 气

在临床麻醉、重症（如呼吸衰竭）监测治疗和复苏中,常采用一种特殊的人工通气,即高频通气。高频喷射通气是最常用的一种。高频喷射通气是用接近或低于解剖无效腔的脉动气流以高速通过细套管（针）向病人气道内喷射气流的方法,通气频率为 60~150 次 /min。虽然潮气量小于解剖无效腔容积,频率远大于正常呼吸频率,但仍能获得有效的肺通气和肺换气,这似乎与上述浅快呼吸对肺换气不利的观点相矛盾。高频通气时的气体运输机制和正常肺通气时不尽相同,高频通气的原理目前还不完全清楚。

第二节　呼吸气体的交换

呼吸气体的交换包括肺换气和组织换气。肺泡与肺毛细血管内血液之间 O_2 和 CO_2 的交换称肺换气,组织细胞和组织毛细血管血液之间的 O_2 和 CO_2 的交换称为组织换气。

一、气体交换的原理

肺换气和组织换气都是以单纯扩散的方式进行的。气体分子顺着分压差从分压高的一侧向分压低的一侧的净移动,称为气体扩散。单位时间内气体的扩散量称为气体**扩散速率**（diffusion rate,D）。气体扩散速率受气体分压差（ΔP）、气体分子量（MW）、溶解度（S）、温度（T）、扩散面积（A）和距离（d）等多种因素的影响,即

$$D \propto \frac{\Delta P \cdot T \cdot A \cdot S}{d \cdot \sqrt{MW}}$$

（一）气体的分压差

气体的分压（partial pressure,P）是指混合气体中每种气体所产生的压力。温度恒定时,某种气体的分压等于混合气体的总压力乘以该气体在混合气体中的容积比例。例如,标准大气压为 760mmHg,其中 O_2 和 CO_2 在空气中的容积比例分别约为 21% 和 0.04%,则大气中的 O_2 分压（PO_2）为 760mmHg×21%=159mmHg,CO_2 分压（PCO_2）为 760mmHg×0.04%=0.3mmHg。表 5-2 可见,不同部位 PO_2 和 PCO_2 不同,分压差是气体交换的动力并决定着气体的扩散速率。

表 5-2　海平面上空气、肺泡气、血液及组织中各气体的分压　　单位:mmHg

分压	空气	肺泡气	动脉血	混合静脉血	组织
PO_2	159	104	100	40	30
PCO_2	0.3	40	40	46	50

Note:

(二)气体的分子量与溶解度

其他条件不变时,气体扩散速率与该气体分子量的平方根成反比。如果扩散发生在气相和液相之间,则气体扩散速率还与气体在溶液中的溶解度(S)成正比。溶解度是单位分压下溶解于单位容积溶液中的气体量。一般以 1 个大气压、37℃时,每百毫升液体中溶解气体的毫升数来表示气体的溶解度。溶解度与分子量平方根之比称为扩散系数,其大小由气体分子本身的特性决定。O_2 和 CO_2 的分子量分别为 32 和 44,在血浆中的溶解度分别是 2.14ml/100ml 和 51.5ml/100ml,按此计算 CO_2 的扩散系数是 O_2 的 20 倍。这也是在临床上缺 O_2 比 CO_2 潴留更为常见的原因之一。

(三)扩散的面积和距离

气体扩散的速率与扩散面积(A)成正比,与扩散距离(d)成反比。扩散面积大,扩散距离短,气体扩散速率就大;反之,则气体扩散速率就小。

(四)温度

气体扩散速率与温度成正比。在人体体温相对恒定的情况下,温度因素可忽略不计。

二、肺换气

(一)肺换气过程

混合静脉血流经肺毛细血管时,肺泡气的 PO_2(104mmHg)高于混合静脉血的 PO_2(40mmHg),而肺泡气的 PCO_2(40mmHg)低于混合静脉血的 PCO_2(46mmHg),在气体分压差的推动下,O_2 由肺泡扩散入血液,CO_2 则由血液扩散入肺泡,完成肺换气过程(图 5-7)。其结果是使静脉血变为含 O_2 较多、CO_2 较少的动脉血。由于 O_2 和 CO_2 为脂溶性物质,扩散速度极快,通常情况下血液流经肺毛细血管的时间约为 0.75s,而气体交换仅需 0.3s 即可完成。可见,当血液流经肺毛细血管全长约 1/3 时,气体交换已基本完成,这表明肺换气具有较大的贮备能力。

(二)影响肺换气的因素

前已述及,气体分压差、扩散面积、扩散距离、温度等因素均可影响气体扩散速率。下文重点讨论呼吸膜及通气/血流比值对肺换气的影响。

1. 呼吸膜的厚度 肺泡与毛细血管血液之间进行气体交换时,必须通过肺泡与毛细血管之间的气-血屏障,即**呼吸膜**(respiratory membrane)。电镜下可见,呼吸膜由 6 层结构组成:含有肺表面活性物质的极薄的液体层、肺泡上皮细胞层、肺泡上皮基底膜层、组织间隙、毛细血管基膜层和毛细血管内皮细胞层(图 5-8)。呼吸膜的平均厚度不到 1μm,薄处仅为 0.2μm,气体易于扩散。病理情况下,如肺纤维化、肺水肿等致呼吸膜增厚或扩散距离增加,会降低气体扩散速率,扩散量减少。

2. 呼吸膜的面积 气体扩散速率与呼吸膜面积成正比。正常成年人有 3 亿~4 亿个肺泡,呼吸膜的面积约为 70m²。在安静状态下,用于气体交换呼吸膜的面积仅为 40m²。运动时,肺毛细血管开放的数量和开放程度增加,呼吸膜扩散面积可显著增大。在某些病理情况下,如肺不张、肺实变、肺气肿或肺毛细血管关闭和阻塞等均使呼吸膜扩散

图中数字为气体分压(mmHg)。

图 5-7 肺换气和组织换气示意图

面积减小,导致气体扩散量减少。

3. 通气／血流比值 通气／血流比值(ventilation/perfusion ratio)指每分钟肺泡通气量(V_A)与每分钟肺血流量(Q)之间的比值(V_A/Q)。正常成年人安静时,肺泡通气量约为 4.2L/min,每分肺血流量约为 5.0L/min,V_A/Q=0.84。这表明此时的肺泡通气量与肺血流量之间相互匹配,气体交换的效率最高。V_A/Q 比值增大,见于通气过度或肺血流量不足,如肺血管栓塞,致使部分肺泡气未能与血液进行充分的气体交换,造成肺泡无效腔增大;V_A/Q 比值减小,见于肺通气不足或肺血流量相对过多,如支气管痉挛时,部分静脉血流经通气不良的肺泡,未能得到充分气体更新,意味着形成了功能性动-静脉短路(图 5-9)。由此可见,无论 V_A/Q 比值增大或减小,都将降低气体交换的效率,导致机体缺 O_2 和／或 CO_2 潴留,以缺 O_2 更为显著。

图 5-8 呼吸膜结构示意图

图 5-9 通气／血流比值变化示意图

正常成年人在安静时肺总的 V_A/Q 比值为 0.84,但肺泡通气量与肺血流量在肺内的分布并不均匀,因此肺各部分的 V_A/Q 比值并不相同。例如人在直立位时,由于重力作用,肺尖部的通气量和血流量均小于肺底部,而以血流量的减少更为显著,所以肺尖部 V_A/Q 比值较大,可达 3.0 以上,肺底部 V_A/Q 比值较小,约为 0.6(图 5-10)。尽管正常情况下存在着肺泡通气量和血流量的不均匀分布,导致肺不同部位的 V_A/Q 比值不一致,但总体上讲,由于呼吸膜的面积远远超过肺换气的实际需要,因而并不影响正常的气体交换。

三、组织换气

组织换气是指体循环毛细血管中的血液与组织细胞之间的气体交换。其交换原理和影响因素

图 5-10 正常人直立时肺通气和肺血流的分布

与肺换气相似,所不同的是气体交换发生在液相之间。组织细胞的代谢不断消耗 O_2 并产生 CO_2,致使细胞内的 PO_2 可低至 30mmHg 以下,PCO_2 可高达 50mmHg 以上(表5-2),当动脉血流经组织时,血液中的 O_2 顺其分压差向组织液和细胞内扩散,而细胞内的 CO_2 则向组织液和毛细血管内扩散,从而完成组织换气过程(见图 5-7)。组织换气受毛细血管血流量、组织代谢水平、毛细血管壁通透性及其开放数量和气体扩散距离等因素的影响。

知识拓展

血气分析

血气分析是临床上常用于判断机体是否存在酸碱平衡失调以及缺氧和缺氧程度等的检验手段。常用指标有酸碱度(pH)、二氧化碳分压(PCO_2)、二氧化碳总量(TCO_2)、氧分压(PO_2)、氧饱和度($SatO_2$)、实际碳酸氢根(AB)、剩余碱(BE)和阴离子间隙(AG)等。血气分析的最佳标本是动脉血,能真实地反映体内的氧化代谢和酸碱平衡状态,常见取血部位为肱动脉、股动脉、前臂动脉等。采集标本时应注意以下几点:①抗凝剂一般选用肝素(最适为肝素锂,浓度为 500~1 000U/ml);②避免血标本与空气接触,血标本与空气接触后可使 PO_2 升高,PCO_2 降低,并污染血标本;③血标本放置时间宜在 30min 之内检测,否则会因为血中活性的 RBC 代谢而影响结果的准确性;④采血前病人宜处于安静状态。

第三节 气体在血液中的运输

通过血液循环,将肺换气摄取的 O_2 运输到机体各组织器官,供细胞利用,同时将组织换气进入血液的 CO_2 运输到肺泡。O_2 和 CO_2 在血液中运输的形式有两种:物理溶解和化学结合。受分压和溶解度的影响,O_2 和 CO_2 在血液中物理溶解的量很少,主要以化学结合形式存在(表5-3)。虽然物理溶解的气体量很少,但它是化学结合的必经阶段,气体必须先溶解于血液中提高分压才能进行化学结合;而化学结合的气体解离后,也必须先溶解于血液中才能从血液中逸出进行气体交换。物理溶解和化学结合两者之间处于动态平衡。

表 5-3 血液中 O_2 和 CO_2 的含量　　单位:ml/100ml 血液

气体	动脉血			混合静脉血		
	物理溶解	化学结合	合计	物理溶解	化学结合	合计
O_2	0.31	20.00	20.31	0.11	15.20	15.31
CO_2	2.53	46.40	48.93	2.91	50.00	52.91

一、氧的运输

(一) 物理溶解

气体在溶液中溶解的量与其溶解度和分压成正比。动脉血 PO_2 为 100mmHg 时,血液中以物理溶解形式存在的 O_2 很少,仅占血液总 O_2 含量的 1.5%,即每百毫升血液只溶解 0.31ml 的 O_2。

(二) 化学结合

在血液中,约 98.5% O_2 以化学形式运输。O_2 与红细胞内的**血红蛋白**(hemoglobin,Hb)结合,形成**氧合血红蛋白**(oxyhemoglobin,HbO_2),这是 O_2 主要的运输形式。

1. O_2 与 Hb 结合的特征

(1)O_2 与 Hb 的结合是可逆的,反应迅速(不到 0.01s),不需要酶的催化,反应受 PO_2 的调节。当

血液流经 PO_2 高的肺部时,Hb 与 O_2 结合形成 HbO_2;血液流经 PO_2 低的组织时,HbO_2 迅速解离释放出 O_2 成为去氧血红蛋白(Hb),其反应式为

$$Hb+O_2 \underset{PO_2 低}{\overset{PO_2 高}{\rightleftharpoons}} HbO_2$$

(2)O_2 与 Hb 的结合是氧合,而不是氧化。其原因是 O_2 与 Hb 的 Fe^{2+} 结合形成 HbO_2 后,其中的铁仍然是 Fe^{2+},无电子转移,离子价不变。

(3)1 分子 Hb 可结合 4 分子 O_2。Hb 分子由 1 个**珠蛋白**(globin)和 4 个血红素组成。珠蛋白分子含有 4 条多肽链,每条多肽链与 1 个血红素相连,构成 Hb 的 4 个亚单位。每个血红素含 1 个 Fe^{2+},1 个 Fe^{2+} 可结合 1 分子 O_2。因此,1 分子 Hb 可结合 4 分子 O_2。成年人 Hb 的分子量为 64 458,所以在 100% O_2 饱和状态下,1g Hb 可结合的最大 O_2 量为 1.39ml。去除少量不能结合 O_2 的高铁 Hb,1g Hb 实际结合 O_2 的量约为 1.34ml。将 100ml 血液中 Hb 所能结合的最大 O_2 量称为 Hb **氧容量**(oxygen capacity of Hb)。而 100ml 血液中 Hb 实际结合的 O_2 量称为 Hb **氧含量**(oxygen content of Hb)。Hb 氧含量占 Hb 氧容量的百分比称为 Hb **氧饱和度**(oxygen saturation of Hb)。正常人,动脉血 PO_2 较高(100mmHg),Hb 结合 O_2 量多,氧含量接近氧容量,Hb 氧饱和度约为 98%。静脉血 PO_2 较低(40mmHg),Hb 结合 O_2 量少,Hb 氧饱和度约为 75%。由于血液中物理溶解的 O_2 量极少(1.5%),可忽略不计,因此 Hb 氧容量、Hb 氧含量和 Hb 氧饱和度分别可视为血氧容量、血氧含量和血氧饱和度。

HbO_2 呈鲜红色,去氧 Hb 呈蓝紫色。动脉血因含 HbO_2 较多而呈鲜红色,静脉血因含去氧 Hb 较多而呈暗紫色。当毛细血管床血液(100ml)去氧 Hb 含量达 5g 以上时,皮肤、甲床和黏膜等处呈暗紫色,这种现象称为**紫绀**(cyanosis)或**发绀**。一般来说,紫绀为机体缺 O_2 的标志,但也有例外。如高原性红细胞增多症患者,每百毫升血液中去氧 Hb 含量可达 5g 以上而出现紫绀,但机体不一定缺 O_2;相反,严重贫血患者的总血红蛋白量减少,虽机体缺 O_2,但因去氧 Hb 含量低于 5g,所以不会出现紫绀。此外,一氧化碳(CO)中毒,皮肤、黏膜会呈现特有的樱桃红色。

(4)Hb 与 O_2 结合或解离曲线呈 S 形。Hb 有两种构象,**紧密型**(tense form,T 型)和**疏松型**(relaxed form,R 型)。R 型 Hb 对 O_2 的亲和力为 T 型的数百倍。当 O_2 与 Hb 结合时,Hb 分子中的盐键逐步断裂,其分子构象由 T 型逐渐向 R 型转变,对 O_2 的亲和力逐步增加;反之,当 HbO_2 与 O_2 解离时,Hb 的分子构象逐步由 R 型变为 T 型,与 O_2 的亲和力逐步降低。也就是说,Hb 的 4 个亚单位无论在结合或释放 O_2 时,彼此间有协同效应,即 Hb 的 1 个亚单位与 O_2 结合后,由于变构效应,使其他亚单位更易与 O_2 结合;反之,当 HbO_2 的 1 个亚单位与 O_2 解离后,其他亚单位也更易与 O_2 解离。该特点决定 Hb 与 O_2 结合或解离曲线呈 S 形。

2. 氧解离曲线 表示血液 PO_2 与 Hb 氧饱和度关系的曲线,称为**氧解离曲线**(oxygen dissociation curve)(图 5-11)。该曲线表示在不同 PO_2 下,O_2 与 Hb 的解离或结合的特点。在一定范围内,Hb 氧饱和度与血液中 PO_2 正相关,但并非完全的线性关系,而是近似 S 形的曲线,这一特点具有重要的生理学意义,各段的特点及意义如下。

(1)氧解离曲线的上段:相当于血液中 PO_2 为 60~100mmHg,反映 Hb 与 O_2 结合,该段曲线较平坦,即 PO_2 在该范围内变化时,对 Hb 氧饱和度或血氧含量的影响不大。例如,PO_2 为 100mmHg 时,相当于动脉血的 PO_2,Hb 氧饱和度为 97.4%,Hb 氧含量约为 19.4ml。如果将吸入气的 PO_2 提高到 150mmHg,Hb 氧饱和度为 100%,只增加了 2.6%,Hb 氧含量约为 2G.0ml,增加不到 1ml。反之,当 PO_2 下降到 60mmHg 时,Hb 氧饱和度仍保持在 90%,Hb 氧含量仍可达 18.0ml。因此,在高原、高空环境或某些呼吸系统疾病时,只要吸入气体 PO_2 不低于 60mmHg,Hb 氧饱和度仍可能维持在 90% 以上,血液仍能携带足够的 O_2,不至于发生明显的低 O_2 血症。

(2)氧解离曲线的中段:相当于血液的 PO_2 为 40~60mmHg,反映 HbO_2 与 O_2 的解离,该段曲线较陡直,即 PO_2 在这个范围内稍有降低,Hb 氧饱和度较明显下降,释放出 O_2 供组织代谢利用。例如

PO_2 为 40mmHg 时,相当于混合静脉血的 PO_2,此时 Hb 氧饱和度为 75%,Hb 氧含量约为 14.4ml,即每 100ml 动脉血流经组织时,释放出约 5ml O_2 供组织利用。

在 pH 7.4,PCO_2 为 40mmHg,温度为 37°C,Hb 浓度为 15g/100ml 血液时的测定值。

图 5-11 氧解离曲线

（3）氧解离曲线的下段：相当于血液的 PO_2 为 15~40mmHg,也反映 HbO_2 与 O_2 解离。该段曲线最陡,表明 PO_2 稍有降低,Hb 氧饱和度将大幅度下降,从而促使 HbO_2 进一步解离,释放更多 O_2,以供组织代谢所需。正常机体在安静状态下,PO_2 一般不会降至此段,但在组织代谢增加（如运动）时,耗 O_2 量增多,血 PO_2 可降至 15mmHg,HbO_2 进一步解离,Hb 氧含量只有 4.4ml,即每 100ml 血液释放约 15ml 的 O_2 供组织利用。由此可认为该段反映血液中 O_2 释放的贮备能力。

3. 影响氧解离曲线的因素

Hb 与 O_2 的亲和力通常用 P_{50} 表示。P_{50} 指 Hb 氧饱和度为 50% 时的 PO_2 值,正常为 26.5mmHg（图 5-12）。P_{50} 增大表明 Hb 对 O_2 的亲和力降低,氧解离曲线右移;P_{50} 降低表明 Hb 对 O_2 的亲和力增加,氧解离曲线左移。

（1）pH 和 PCO_2 的影响：血液 pH 降低或 PCO_2 升高时,Hb 对 O_2 的亲和力降低,P_{50} 增大,氧解离曲线右移,促使 HbO_2 释放 O_2;反之,血液 pH 升高或 PCO_2 降低时,Hb 对 O_2 的亲和力增加,P_{50} 降低,氧解离曲线左移（图 5-12）,有利于 Hb 与 O_2 结合。pH 和 PCO_2 对 Hb 氧亲和力的这种影响称为**波尔效应**（Bohr effect）。波尔效应的机制与 pH 改变时 Hb 构型变化有关。酸度增加时,H^+ 与 Hb 多肽链中的某些氨基酸残基结合,促进盐键的形成,Hb 分子转变为 T 型,从而降低 Hb 对 O_2 的亲和力;酸度降低时,则促使盐键断裂并释放出 H^+,Hb 分子向 R 型转变,从而增加 Hb 对 O_2 的亲和力。

波尔效应具有重要的生理意义,它既可促进肺毛细血管血液摄取 O_2,又有利于组织毛细血管血液释放 O_2。当血液流经肺部时,CO_2 扩散入肺泡,血液 PCO_2 下降,H^+ 浓度也随之降低,二者均使氧解离曲线左移,促进 Hb 与 O_2 的结合;而当血液流经组织时,组织中的 CO_2

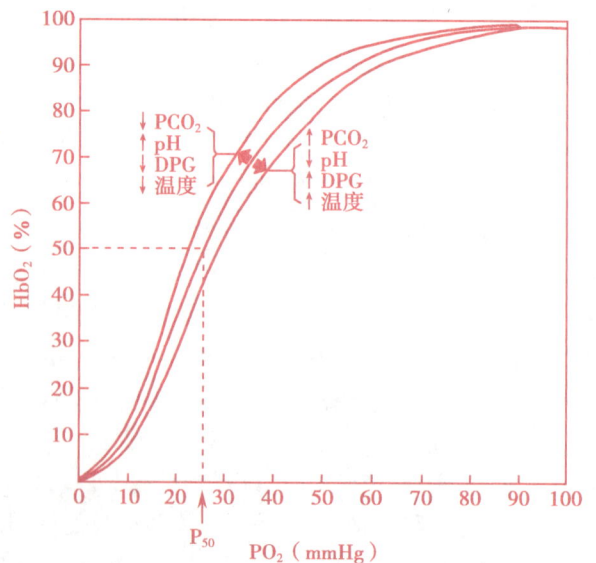

图 5-12 影响氧解离曲线的主要因素

扩散入血液,血液 PCO_2 和 H^+ 浓度随之升高,使氧解离曲线右移,Hb 对 O_2 的亲和力降低,促进 HbO_2 解离,为组织提供 O_2。

(2)温度的影响:温度升高时,Hb 对 O_2 的亲和力下降,P_{50} 增大,氧解离曲线右移,促进 HbO_2 释放 O_2,供组织利用;温度降低时则相反,氧解离曲线左移(图 5-12),不利于 O_2 的释放。在恒温动物,温度的这种效应生物学意义不大。但在某些特殊情况下,如在运动时,肌肉温度升高可促进 HbO_2 释放 O_2,以适应组织代谢增加的需要;临床上进行低温麻醉手术时,低温有利于降低组织的耗 O_2 量,但不利于 O_2 的释放,应注意组织避免缺 O_2。

(3)2,3-二磷酸甘油酸的影响:2,3-**二磷酸甘油酸**(2,3-diphosphoglycerate,2,3-DPG)是红细胞无氧糖酵解的产物。2,3-DPG 在调节 Hb 与 O_2 的亲和力中具有重要作用。2,3-DPG 浓度升高时,Hb 对 O_2 的亲和力降低,P_{50} 增大,氧解离曲线右移,有利于血液向组织释放更多的 O_2;反之,2,3-DPG 浓度降低时,Hb 对 O_2 的亲和力增加,氧解离曲线左移(图 5-12),不利于 O_2 的释放。在慢性缺 O_2、贫血、高原低 O_2 的情况下,糖酵解加强,红细胞内 2,3-DPG 增加,使氧解离曲线右移,有利于 HbO_2 释放较多的 O_2,从而改善组织的缺 O_2 状态。在血库中用抗凝剂枸橼酸-葡萄糖液保存三周后的血液,由于糖酵解停止,红细胞内 2,3-DPG 的含量逐渐减少,导致 Hb 与 O_2 的亲和力增加,而不易解离。所以,在临床上给患者输入大量长期贮存的血液时,应考虑到这种血液供 O_2 功能较差的特点。

(4)其他因素的影响:Hb 与 O_2 的结合还受其自身性质的影响。Hb 分子中的 Fe^{2+} 氧化成 Fe^{3+},而形成高铁 Hb,便失去运 O_2 的能力。胎儿 Hb 与 O_2 的亲和力大,有助于血液流经胎盘时从母体摄取 O_2,但却不利于 O_2 释放。

知 识 拓 展

一氧化碳中毒

CO 是一种无色、无臭、无刺激性的气体。正常空气中的含量极微(不超 0.01%),当吸入 CO 浓度增加且达到一定时间会出现 CO 中毒。例如,暴露于 CO 含量为 0.04% 的密闭环境中 1h 即可发生 CO 中毒。

CO 中毒时,患者出现面色和口唇呈樱桃红色的特征,伴有头疼头晕、恶心呕吐、全身乏力、寒战等症状,严重时出现意识丧失、昏迷。CO 中毒是我国北方地区冬季常见的中毒性疾病。大量吸入后,CO 可与 Hb 结合形成一氧化碳血红蛋白(HbCO),占据 Hb 与 O_2 的结合位点,CO 与 Hb 的亲和力比 O_2 大 250 倍左右,故即使在低 PCO 下,进入机体的 CO 与 Hb 结合影响了 O_2 的运输。此外,CO 与 Hb 分子中的 1 个亚单位结合后,可增加其余 3 个亚单位对 O_2 的亲和力,使氧解离曲线左移,妨碍 Hb 与 O_2 解离。因此,CO 中毒对机体的危害主要是缺氧。患者尽快脱离高 CO 环境,尽早给予高压氧疗是临床治疗的关键,同时加强生活护理及康复干预,对患者康复也非常重要。

二、二氧化碳的运输

(一) 物理溶解

血液中运输的 CO_2 中,5% 是以物理溶解的形式,其余 95% 是以化学结合的形式。

(二) 化学结合

化学结合的形式主要有碳酸氢盐和氨基甲酸血红蛋白两种。其中,碳酸氢盐形式约占 CO_2 总运输量的 88%,氨基甲酸血红蛋白形式约占 7%。

1. **碳酸氢盐** 当血液流经组织时,从组织扩散入血的 CO_2 首先溶解在血浆中,绝大部分又迅速扩散入红细胞,在**碳酸酐酶**(carbonic anhydrase)的催化下,CO_2 与 H_2O 结合生成 H_2CO_3,H_2CO_3 解离成 HCO_3^- 和 H^+(图 5-13),即

Note:

$$CO_2+H_2O \rightleftharpoons H_2CO_3 \rightleftharpoons H^+ + HCO_3^-$$

红细胞内的碳酸酐酶含量丰富,可使反应速率加快 5 000 倍。该反应过程是迅速的、可逆的,受 PCO_2 的调节。由于红细胞膜对负离子的通透性较高,因此,所生成的 HCO_3^- 除少量与细胞内的 K^+ 结合形成 $KHCO_3$ 外,大部分顺其浓度梯度通过红细胞膜扩散进入血浆,并与血浆中的 Na^+ 结合成 $NaHCO_3$。与此同时,血浆中的 Cl^- 扩散进入红细胞,以维持膜两侧电荷的平衡,该现象称为**氯转移**(chloride shift)。此过程是通过红细胞膜上特异的 HCO_3^--Cl^- 载体来实现的,氯转移过程速度很快,大约在 1s 内完成,这样不会使 HCO_3^- 在细胞内堆积,有利于 CO_2 的运输。因红细胞膜不允许正离子自由通过,在上述反应中 H_2CO_3 解离出的 H^+ 与 HbO_2 结合,形成 HHb 同时释放出 O_2(图 5-13)。可见,进入血浆的 CO_2 主要以 $NaHCO_3$ 形式在血浆中运输。

当静脉血流经肺部时,因肺泡气的 PCO_2 低于静脉血,以上反应向相反方向进行,即血浆中溶解的 CO_2 首先扩散入肺泡,红细胞内的 HCO_3^- 与 H^+ 生成 H_2CO_3,在碳酸酐酶的催化下分解成 CO_2 和 H_2O,CO_2 从红细胞内扩散入血浆,而血浆中的 HCO_3^- 便进入红细胞以补充消耗了的 HCO_3^-,Cl^- 则扩散出红细胞。这样,以 HCO_3^- 形式运输的 CO_2,在肺部被释放出来(图 5-13)。

2. 氨基甲酸血红蛋白 进入红细胞的 CO_2 除大部分形成 HCO_3^- 外,还有少部分直接与 Hb 的氨基结合,生成**氨基甲酸血红蛋白**(carbaminohemoglobin,HHbNHCOOH),即

$$HbNCO_2 + H^+ + CO_2 \underset{\text{肺部}}{\overset{\text{组织}}{\rightleftharpoons}} HbCO_2 + O_2$$

这一反应无需酶催化,而且迅速、可逆,两者的结合量主要受氧合作用的影响。由于 HbO_2 与 CO_2 结合能力比去氧 Hb 小,所以在组织 PO_2 低时,HbO_2 解离释放出 O_2 变成去氧 Hb,Hb 与 CO_2 结合生成 HHbNHCOOH,将 CO_2 由组织运输到肺部;在 PO_2 高的肺部,Hb 与 O_2 结合生成 HbO_2,促使 HHbNHCOOH 解离,释放 CO_2 并扩散入肺泡。虽以 HHbNHCOOH 形式运输的 CO_2 仅占总运输量的 7%,但其反应迅速,在肺部排出的 CO_2 中,由 HHbNHCOOH 释放的可占到 17.5%,可见,此运输形式有利于体内 CO_2 及时排出。

(三) CO_2 解离曲线

表示血液中 CO_2 含量与 PCO_2 关系的曲线称为 CO_2 **解离曲线**(carbon dioxide dissociation curve)。如图 5-14 所示,在正常的 PCO_2 变动范围内,该曲线接近线性而非呈 S 形,而且没有饱和点。因此,CO_2 解离曲线的纵坐标不用饱和度而用浓度表示。

图 5-13 CO_2 在血液中的运输示意图

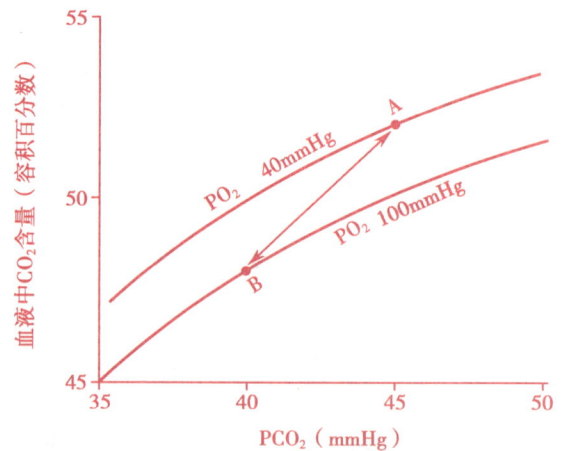

A 静脉血;B 动脉血。

图 5-14 CO_2 解离曲线

另外,静脉血与动脉血的 CO_2 解离曲线也有区别。图 5-14 中的 A 点是 PO_2 为 40mmHg、PCO_2 为 45mmHg 的静脉血液中 CO_2 的含量,每 100ml 约为 52ml;B 点是 PO_2 为 100mmHg、PCO_2 为

40mmHg 的动脉血液中 CO_2 的含量,100ml 约为 48ml。可见,血液流经肺部时,每 100ml 血液释放出 4ml 的 CO_2。运动时,组织代谢活跃,需 O_2 量增加,更多的 HbO_2 释放出 O_2 成为 Hb,从而增加了血液结合 CO_2 的量,经肺部排出的 CO_2 也增多。

(四) O_2 与 Hb 的结合对 CO_2 运输的影响

O_2 与 Hb 的结合可促使 CO_2 的释放,而去氧 Hb 则容易与 CO_2 结合,这一现象称为**霍尔登效应**(Haldane effect)。从图 5-14 可以看出,在相同的 PCO_2 下,动脉血(HbO_2 多)携带的 CO_2 比静脉血少。因为 HbO_2 酸性较强,而去氧 Hb 酸性较弱,所以去氧 Hb 容易与 CO_2 结合,生成 $HHbNHCOOH$,也易与 H^+ 结合,使 H_2CO_3 解离过程中产生的 H^+ 被及时中和,有利于提高血液运输 CO_2 的量。因此,在组织中,由于 HbO_2 释出 O_2 而成为去氧 Hb,霍尔登效应可促使血液摄取并结合 CO_2;在肺部,则因 Hb 与 O_2 结合,促进 CO_2 释放。可见,O_2 和 CO_2 的运输不是孤立进行的,而是相互影响的。CO_2 通过波尔效应影响 O_2 与 Hb 的结合和释放,O_2 又通过霍尔登效应影响 CO_2 与 Hb 的结合和释放。

第四节　呼吸运动的调节

呼吸运动是一种节律性运动,其幅度和频率随机体内外环境的改变而改变,从而满足机体在不同状态下的代谢需要。呼吸节律的产生和呼吸运动的变化是在神经系统的调节和控制下实现的。

一、呼吸中枢与呼吸节律的形成

(一) 呼吸中枢

在中枢神经系统内,产生和调节呼吸运动的神经细胞群称为**呼吸中枢**(respiratory center)。呼吸中枢广泛分布在大脑皮层、间脑、脑桥、延髓和脊髓等各级部位,它们在呼吸节律的产生和调节中所起的作用和地位有所不同。正常节律性呼吸运动是在各级呼吸中枢的相互协调、相互配合下实现的。

1923 年,英国生理学家 Lumsden 对猫的脑干进行分段横切实验发现,不同平面横切脑干,可使呼吸运动发生不同的变化(图 5-15)。在中脑与脑桥之间横断脑干(图 5-15,A 平面),呼吸节律无明显变化。在延髓与脊髓间横断(图 5-15,D 平面),则呼吸运动停止。以上实验结果表明,基本的呼吸节律产生于低位脑干,而高位脑不是产生节律性呼吸的必需部位。如果在脑桥上、中部之间横断(图 5-15,B 平面),呼吸变慢变深,如再切断双侧颈迷走神经,吸气便大大延长,仅偶尔为短暂的呼气所中断,这种形式的呼吸称为**长吸式呼吸**(apneusis)。如果再在脑桥与延髓之间横断(图 5-15,C 平面),不论迷走神经是否完整,长吸式呼吸都消失,出现**喘息样呼吸**(gasping),表现为不规则的呼吸节律。根据这些结果,Lumsden 提出三级呼吸中枢理论:基本呼吸节律产生于延髓,是呼吸基本中枢;脑桥中下部可能存在有兴奋吸气活动的长吸中枢;脑桥上部有抑制吸气活动的中枢,称为**呼吸调整中枢**(pneumotaxic center,PC);来自肺部的迷走神经传入冲动也有抑制吸气的作用。后来的研究肯定了关于延髓有呼吸节律的基本中枢和脑桥上部有呼吸调整中枢的结论,但未能证实桥脑中下部存在长吸中枢。

20 世纪 60 年代后微电极技术研究发现,在中枢神经系统内有的神经元呈节律性自发放电,其节律性与呼吸周期相关,这些神经元被称为呼吸相关神经元或呼吸神经元。呼吸神经元有不同的类型,就其自发放电相对于呼吸的时相而言,在吸气相放电的神经元为吸气神经元;在呼气相放电的神经元为呼气神经元;从吸气相开始放电并延续到呼气相的神经元为吸气 - 呼气神经元;从呼气相开始放电并延续到吸气相的神经元为呼气 - 吸气神经元,后两类神经元均被称为跨时相神经元。

1. **脊髓**　脊髓不能自动产生节律性呼吸,但支配呼吸肌的运动神经元(膈神经和肋间神经)位于脊髓。脊髓是联系高位脑和呼吸肌的中继站,也是整合某些呼吸反射的初级中枢。

2. **延髓呼吸中枢**　延髓内呼吸相关神经元群呈双侧对称分布,相对集中,分为两组:①**背侧呼吸组**(dorsal respiratory group,DRG)。神经元分布在延髓的背内侧区,相当于孤束核腹外侧部,主要为吸气神经元,兴奋时使脊髓前角内支配膈肌的神经元发出冲动、膈肌收缩,引起吸气。②**腹侧呼吸组**(ventral respiratory group, VRG)。神经元分布在延髓的腹外侧区,从尾端到头端相当于后疑核、疑核和面神经后核以及它们邻近的区域,其中后疑核平面的尾端主要含呼气神经元,兴奋时引起主动呼气;疑核平面的中段主要含吸气神经元,兴奋时引起吸气动作;面神经后核平面头段的**包钦格复合体**(Bötzinger complex)主要含呼气神经元,抑制吸气神经元的活动。在平静呼吸时,VRG 的上述神经元没有明显作用,机体代谢水平提高时,这些神经元的兴奋可产生用力呼吸(吸气和呼气均为主动),使肺通气量增加。20 世纪 90 年代以来的研究结果表明,在 VRG 中,相当于疑核头端平面的区域,被称为**前包钦格复合体**(pre-Bötzinger complex),该区可能是哺乳动物呼吸节律起源的关键部位。

BotC 包钦格复合体;cVRG 尾段腹侧呼吸组;DRG 背侧呼吸组;iVRG 中段腹侧呼吸组;PC 呼吸调整中枢;
pre-BotC 前包钦格复合体;NRA 后疑核;NTS 孤束核;PBKF 臂旁内侧核和 KF 核;VRG 腹侧呼吸组;
Ⅸ、Ⅹ、Ⅺ、Ⅻ分别为第 9、10、11、12 对脑神经;A、B、C、D 为在脑干不同平面横切。

图 5-15　脑干呼吸神经核团(左)和在不同平面横切脑干后呼吸的变化(右)示意图

3. **脑桥呼吸调整中枢**　呼吸调整中枢是指集中于臂旁内侧核(NPBM)和与其相邻的 Kölliker-Fuse(KF)核的呼吸神经元群,合称为 PB-KF 核群。PB-KF 核群主要含呼气神经元,与延髓的呼吸神经核团之间存在双向联系,组成调控呼吸运动的神经元网络。呼吸调整中枢的作用是限制吸气,促使吸气向呼气转换。

4. **高位脑**　脑桥以上的高位中枢,如大脑皮层、边缘系统、下丘脑等也对呼吸运动具有调控作用,特别是大脑皮层。大脑皮层对呼吸运动的调节系统是随意的呼吸调节系统,如随意改变呼吸频率和深度,以及日常的说话、唱歌、咳嗽、吞咽等生理过程中的呼吸活动。低位脑干的呼吸运动调节系统则为不随意的自主呼吸节律调节系统。大脑皮层对呼吸运动的调节是通过两条途径实现的,一是通过皮质脊髓束或皮质红核脊髓束,直接改变呼吸肌运动神经元的活动;二是通过对脑桥和延髓呼吸中枢的作用,调节呼吸节律。临床上有时可观察到自主呼吸和随意呼吸分离的现象。

(二)呼吸节律的形成

呼吸节律(respiratory rhythm)的形成机制迄今尚未完全阐明,目前主要有起步细胞学说和神经元网络学说。起步细胞学说认为,呼吸节律的产生是中枢神经系统中能自发产生节律性兴奋的呼吸神经元的作用所致,这些神经元可认为是呼吸的起搏细胞,其所在部位可能就是前述的前包钦格复合体。神经元网络学说认为,呼吸节律的产生依赖于延髓内呼吸神经元之间复杂的相互联系和相互作用。虽然有学者在大量实验研究的基础上提出了多种模型,但均不能很好解释呼吸节律的产生原理,20 世纪 70 年代提出的**中枢吸气活动发生器**(central inspiratory activity generator)和**吸气切断机制**(inspiratory off-switch mechanism)有较大影响,但仍为获得公认。

目前,多数学者认为,这两种机制对正常呼吸节律的产生都起作用,只是在不同发育阶段作用不同,新生期以起步细胞活动为主,到成年期转为神经元网络发挥主导作用。

二、呼吸的反射性调节

中枢神经系统接受呼吸器官以及血液循环等其他器官系统感受器传入的冲动,实现对呼吸运动调节的过程,称为呼吸的反射性调节。

(一)化学感受性反射

1. 化学感受器　按其所在部位分为外周化学感受器和中枢化学感受器两种。

(1)外周化学感受器:**外周化学感受器**(peripheral chemoreceptor)是指颈动脉体和主动脉体,它们的适宜刺激是血液中 PO_2 降低、PCO_2 升高及 H^+ 浓度升高。外周化学感受器产生的兴奋分别由窦神经(行走于舌咽神经中)和主动脉神经(行走于迷走神经干内)传入延髓呼吸中枢,反射性地引起呼吸运动加深加快和心血管活动的变化。在呼吸运动调节中颈动脉体的作用大于主动脉体。

(2)中枢化学感受器:**中枢化学感受器**(central chemoreceptor)位于延髓腹外侧浅表部位,左、右对称,分为头、中、尾三个区(图5-16)。头端区和尾端区具有化学感受性;中间区不具有化学感受性,但它可能是头端区和尾端区传入冲动向脑干呼吸中枢投射的中继站。中枢化学感受器的有效刺激是脑脊液和局部细胞外液中 H^+ 浓度升高。血液中的 CO_2 易通过血 - 脑屏障,在脑脊液中碳酸酐酶的作用下,CO_2 与 H_2O 结合成 H_2CO_3,继而解离出 H^+ 和 HCO_3^-,H^+ 刺激中枢化学感受器,引起呼吸中枢兴奋,由于脑脊液中碳酸酐酶含量少,CO_2 与 H_2O 结合成 H_2CO_3 的水合反应很慢,因此,中枢化学感受器对 CO_2 的反应潜伏期较长。血液中的 H^+ 不易通过血 - 脑屏障,故血液 pH 的变化对中枢化学感受器的直接作用较弱、也较缓慢。中枢化学感受器不感受缺 O_2 的刺激,但对 H^+ 的敏感性比外周化学感受器高。中枢化学感受器的生理功能可能是调节脑脊液的 H^+ 浓度,使中枢神经系统有一稳定的 pH 环境。

A. 延髓腹外侧浅表部位的中枢化学感受区;B. 血液或脑脊液 PCO_2 升高刺激呼吸运动的中枢机制
Ⅴ、Ⅵ、Ⅶ、Ⅷ、Ⅸ、Ⅹ、Ⅺ、Ⅻ分别为第 5、6、7、8、9、10、11、12 对脑神经。

图 5-16　中枢化学感受器示意图

2. CO_2、H^+ 和低 O_2 对呼吸运动的调节

(1)CO_2 对呼吸运动的调节:CO_2 对呼吸具有很强的刺激作用,它是调节呼吸运动最重要的生理性因素。实验证明,一定水平的 PCO_2 是维持呼吸中枢正常兴奋性的必要条件。人在过度通气后,由于 CO_2 排出较多,使血液中 PCO_2 下降,以致对呼吸中枢的刺激减弱而发生呼吸暂停。吸入气中 CO_2 含量适当增加,可引起呼吸运动加深、加快,肺通气量增加(图5-17)。但当吸入气中 CO_2 含量超过7% 时,肺通气量不能再相应增加,致使肺泡气和动脉血 PCO_2 显著升高,中枢神经系统的活动受到抑制,引起头痛、头昏、呼吸困难,甚至昏迷,出现 CO_2 麻醉。

Note:

图 5-17 改变动脉血液 PCO_2、PO_2、pH 三个因素之一而维持另外两个因素正常时的肺泡通气反应

CO_2 刺激呼吸是通过两条途径实现的：一是通过刺激中枢化学感受器兴奋呼吸中枢；二是刺激外周化学感受器，冲动经窦神经和迷走神经传入延髓，反射性地使呼吸运动加深、加快，肺通气量增加。切断外周化学感受器的传入神经后，CO_2 引起肺通气量增加仅下降 20% 左右，可见中枢化学感受器在 CO_2 引起的通气反应中起主要作用。但由于 CO_2 对中枢化学感受器的作用较慢，因此当动脉血 PCO_2 突然升高时，外周化学感受器在引起呼吸运动快速变化中起主要作用。

(2) H^+ 对呼吸运动的调节：血液中 H^+ 浓度升高时，呼吸运动加深、加快，肺通气量增加；H^+ 浓度降低时，呼吸运动受到抑制，肺通气量减少(图 5-17)。H^+ 对呼吸运动的调节也是通过外周化学感受器和中枢化学感受器实现的。中枢化学感受器对 H^+ 的敏感性约为外周化学感受器的 25 倍，但由于 H^+ 不易透过血 - 脑屏障，从而限制了它对中枢化学感受器的作用。因此，血液中 H^+ 对呼吸运动的调节主要是通过刺激外周化学感受器而实现的。

(3) 低 O_2 对呼吸运动的调节：吸入气中 PO_2 降低时，肺泡气和动脉血 PO_2 随之降低，反射性地引起呼吸运动加深、加快，肺通气量增加(图 5-17)。通常在 PO_2 降至 80mmHg 以下时肺通气量才出现明显的变化，可见血液中 PO_2 对正常呼吸的调节作用不大。仅在某些特殊情况下，如严重肺气肿或肺心病患者，因肺换气功能障碍而导致低 O_2 和 CO_2 潴留，长时间的 CO_2 潴留使中枢化学感受器对 CO_2 的刺激作用产生适应，而外周化学感受器对低 O_2 刺激适应很慢，此时低 O_2 对外周化学感受器的刺激成为兴奋呼吸中枢的主要刺激因素。因此，如果在慢性通气或换气功能低下而引起低 O_2 的情况下，给患者吸入纯 O_2，将会解除低 O_2 对外周化学感受器的刺激作用而引起呼吸暂停，采用低浓度、低流量、持续给氧才能有效改善低氧血症。

切断动物外周化学感受器的传入神经(窦神经)后，低 O_2 对呼吸运动的刺激效应完全消失。这表明低 O_2 对呼吸的刺激作用完全是通过外周化学感受器实现的，其中颈动脉体起主要作用。低 O_2 对呼吸中枢的直接作用是抑制性的，并且这种抑制作用可随低 O_2 程度加重而加强。通常在轻、中度低 O_2 的情况下，来自外周化学感受器传入冲动对呼吸中枢的兴奋作用在一定程度上能抵消低 O_2 对呼吸中枢的直接抑制作用，使呼吸中枢兴奋，呼吸运动加强，肺通气量增加。但在严重低 O_2 时，来自外周化学感受器的兴奋作用不足以抵消低 O_2 对呼吸中枢的直接抑制作用时，则导致呼吸减弱甚至停止。

如图 5-17 所示，只改变 PCO_2、PO_2 和 pH 三个因素中一个因素，而其他两个因素保持不变时，它

们各自对肺泡通气反应的影响都是很明显的。但在自然呼吸情况下，一个因素发生变化时往往会引起另外一种或两种因素相继改变或几种因素同时改变，此时的肺泡通气反应是它们综合影响的结果（图 5-18）。例如，当血液中 CO_2 增加时，H^+ 浓度也随之升高，两者对呼吸的刺激产生协同效应，使肺泡通气反应比 CO_2 增多单因素的作用更明显；当 H^+ 浓度增加时，刺激呼吸运动引起肺通气量增大，增加 CO_2 的排出，血液中 PCO_2 下降，从而部分抵消 H^+ 的刺激作用，使肺泡通气反应比 H^+ 浓度增高单因素的作用小；血液 PO_2 降低时，可因肺通气量增加排出较多的 CO_2，导致血液 PCO_2 和 H^+ 浓度降低，从而减弱低 O_2 对呼吸的刺激效应。故兴奋呼吸运动中，CO_2 的刺激作用最强，H^+ 次之，缺 O_2 最弱。

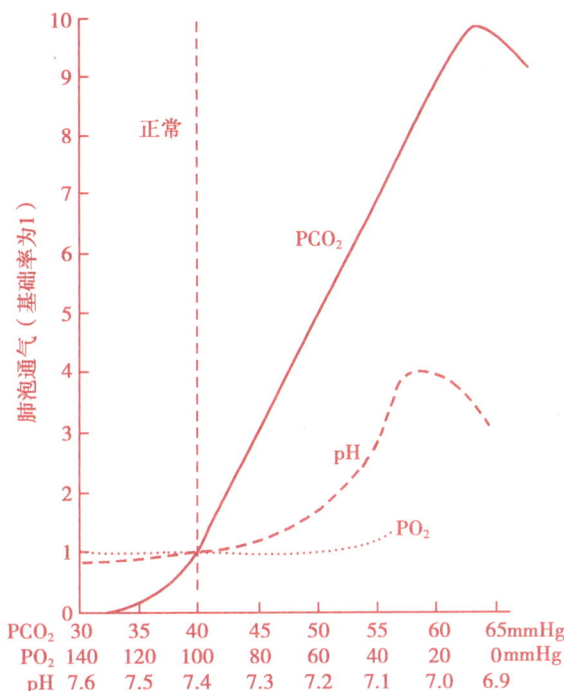

图 5-18　改变动脉血液 PCO_2、PO_2、pH 三个因素之一而不控制另外两个因素时的肺泡通气反应

（二）机械感受性反射

1. 肺牵张反射　由肺扩张引起的吸气抑制或由肺萎陷引起吸气兴奋的反射，称为**肺牵张反射**（pulmonary stretch reflex），也称为**黑 - 伯反射**（Hering-Breuer reflex）。肺牵张反射包括肺扩张反射和肺萎陷反射两种形式。

（1）肺扩张反射：肺充气或扩张时引起吸气抑制的反射称为**肺扩张反射**（pulmonary inflation reflex）。肺扩张反射的感受器位于气管到细支气管的平滑肌中，属牵张感受器，其阈值低、适应慢。当吸入肺内气量达到一定容积（正常成年人约为 800ml）时，牵张感受器兴奋，冲动沿迷走神经传入延髓，通过延髓和脑桥呼吸中枢的作用，使吸气终止转入呼气。肺扩张反射的生理意义在于阻止过度吸气，加速吸气向呼气转换，与脑桥呼吸调整中枢共同调节着呼吸频率与深度。在动物实验中，若切断动物双侧迷走神经，则吸气延长、呼吸变深、变慢。

肺扩张反射有明显的种属差异。兔的肺扩张反射最敏感，人类该反射的敏感性最低。正常平静呼吸时，肺扩张反射一般不参与人的呼吸运动调节。但在某些病理情况下，如肺炎、肺充血、肺水肿及肺栓塞等，由于肺的顺应性降低，吸气时对牵张感受器的刺激作用增强，可引起肺扩张反射，使呼吸变浅变快。新生儿该反射也较为明显，大约在出生 4~5d 后肺扩张反射的敏感性显著减弱。

（2）肺萎陷反射：肺萎陷到一定程度时反射性的引起吸气，称为**肺萎陷反射**（pulmonary deflation reflex）。肺萎陷反射的感受器位于气道平滑肌内，但性质尚不明确。该反射在平静呼吸的调节中意义不大，但对防止过深的呼气以及肺不张等可能有一定的作用。

2. 呼吸肌本体感受性反射　呼吸肌是骨骼肌，其本体感受器是肌梭。当肌梭受到牵张刺激而兴奋时，冲动经背根传入脊髓中枢，反射性地引起受牵拉的肌肉收缩，呼吸运动增强，称为呼吸肌本体感受性反射。该反射在维持正常呼吸运动中起一定的作用，尤其在运动状态或气道阻力加大时，可反射性地加强呼吸肌的收缩力，调节呼吸运动。

（三）防御性呼吸反射

呼吸道黏膜受刺激时所引起的一系列保护性呼吸反射，称为防御性呼吸反射，其主要有咳嗽反射和喷嚏反射。

1. 咳嗽反射　咳嗽反射（cough reflex）是常见的重要的防御性呼吸反射。系因喉、气管和支气管的黏膜受到物理、化学性刺激时而引起的一系列协调、有序的反射性效应。感受器受刺激发生的兴奋经迷走神经传入延髓呼吸中枢,反射性地引起深吸气,继而紧闭声门,呼气肌强烈收缩,使肺内压迅速升高,然后突然开启声门,气体快速由肺内冲出,同时将肺及呼吸道内异物或分泌物排出。

2. 喷嚏反射　喷嚏反射(sneeze reflex)类似于咳嗽反射,不同的是刺激作用于鼻黏膜的感受器,冲动由三叉神经传入中枢,反射性地引起腭垂(悬雍垂)下降,舌根压向软腭,并产生爆发性呼气,使肺内气体由鼻腔急促喷出,以清除鼻腔内的刺激物。

三、周期性呼吸

正常呼吸运动是一种深度和频率保持相对稳定的、规律的节律性活动,清醒状态下,还受大脑皮层的随意控制。但在某些病理状态下,会出现许多异常呼吸形式,**周期性呼吸**(periodic breathing)便是其中之一,最常见的有陈-施呼吸和比奥呼吸等。

(一)陈-施呼吸

陈-施呼吸(Cheyne-Stokes breathing)又称为潮式呼吸,其特点是呼吸运动逐渐增强增快再逐渐减弱减慢,直至呼吸暂停,随后又重复上述过程,如此周而复始(图5-19)。

图 5-19　周期性呼吸形式示意图

陈-施呼吸产生的机制是某种因素使呼吸受到刺激,呼吸加深加快,肺通气量增加,呼出过多的CO_2,从而导致血液PCO_2下降,减弱CO_2对呼吸中枢的有效刺激,于是呼吸抑制,表现为呼吸减弱、减慢,甚至暂停。呼吸的抑制又使CO_2排出减少,血液PCO_2升高,从而又刺激呼吸中枢兴奋,引起呼吸运动加深、加快,再次使PCO_2下降,呼吸再次受到抑制。如此周而复始,形成陈-施呼吸。

陈-施呼吸是中枢性呼吸障碍的象征,常见于缺O_2、尿毒症、脑干损伤或心脏病患者脑血流速度缓慢时,也可见于正常人过度通气或登山时,以及新生儿(特别早产儿)睡眠时。

(二)比奥呼吸

比奥呼吸(Biot breathing)的特点是一次或多次强呼吸后,出现一次长时间呼吸暂停,之后又再次出现数次强的呼吸,如此周而复始(图5-19)。周期持续时间变动较大,短的仅10s,长的可达1min。比奥呼吸见于脑损伤、颅内压升高或脑膜炎等疾病,常是病情危重或濒死的征兆。其发生机制不明,可能是病变侵犯延髓呼吸中枢所致。

四、特殊条件下的呼吸运动调节

(一)运动对呼吸的影响

运动时,呼吸加深加快,肺通气量增加,O_2的吸入与CO_2的排出均增加,肺通气量的增大随运动强度及时间相关(图 5-20)。运动开始前,肺通气量骤增,可能与运动形成的条件反射有关。运动中,肺通气量继续增加并趋于平稳,其机制可能与运动肌肉和关节内的本体感受器受刺激,反射性刺激呼吸有关,也与化学感受性反射有关。运动停止后,肺通气量先是骤减随后缓慢下降,然后回复到运动前的水平,其机制可能与乳酸(H^+)刺激呼吸有关。

图 5-20　运动时肺通气反应

(二) 高海拔对呼吸的影响

海平面的空气压力为 1 个大气压(760mmHg),离海平面的海拔高度愈高,空气密度愈低,压力也愈低,在海平面 5 500m 高度时空气压力减为海平面的一半,即约 380mmHg。此时,吸入气的 PO_2 为 80mmHg,肺泡中 PO_2 仅为 45mmHg,动脉血和组织内随即也出现 PO_2 降低。高海拔低大气压环境对人体的影响主要是低氧,而其低压作用则不明显。当吸入气体 PO_2 突然降低时,最初刺激外周化学感受器而兴奋呼吸中枢,呼吸加深加快,肺通气量增加,称为急性呼吸低氧反应(2~3min);随后数十分钟,低氧的持续引起肺通气反应下降,严重时可出现急性高原疾病(表现为疲劳、精神疲倦、头痛、恶心、思维及判断力下降等),甚至发生高原性脑水肿及高原性肺水肿;数小时至数周后,机体对持续性低氧刺激产生适应,称为**低氧习服**(acclimatization to hypoxia),表现为肺通气功能再度增强、红细胞数量增加、肺毛细血管开放增加等。

(三) 高气压(潜水)对呼吸的影响

潜水时,每下潜 10m,压力约上升 1 个大气压,故高气压环境下气体可被不同程度的压缩,分压增大。随着潜水深度的增加,吸入气体密度增加,呼吸阻力增加,呼吸因而变慢、变深,易出现呼吸肌疲劳。同时,肺内气体分压增大可引起过多的 O_2 和 N_2 溶解于血液中,发生急性氧中毒和氮气麻醉。相反,潜水返回水面时,由于肺泡压力随环境压力的减小而降低,肺内气体膨胀,使跨肺压增大,可对肺组织造成压力性损伤;同时环境压力减小,血液中逸出的氮气不能及时排出,也易造成气体栓塞。因环境压力减小而对机体造成的损伤称为减压病,采取减缓上升速度或加压舱等适当措施可有效预防减压病的发生。

(吴惠文　张石在)

思 考 题

1. 为什么肺顺应性过小或者过大对呼吸活动都是不利的?

2. 患者李某因意外造成胸膜破裂,可能出现哪些临床症状,为什么?

3. 为什么临床上肺功能障碍患者发生缺 O_2 比 CO_2 潴留更为多见?

4. 呼吸运动调节实验中,吸入气体 CO_2 浓度增加及切断双侧迷走神经,家兔呼吸运动分别会发生什么变化,为什么?

URSING

第六章

消化与吸收

08章 数字内容

学 习 目 标

- 知识目标：

  掌握

  1. 消化和吸收的概念及消化的两种方式。
  2. 胃液的成分、作用及消化期胃液分泌调节。
  3. 胰液的成分、作用和分泌调节。
  4. 胃的运动、胃排空及其控制。

  熟悉

  1. 消化道平滑肌一般生理特征。
  2. 消化道的神经支配。
  3. 胆汁的成分与作用。
  4. 小肠内主要营养物质的吸收。

  了解

  1. 口腔内消化。
  2. 胆汁的分泌和排出的调节。
  3. 大肠内细菌的活动、粪便的形成及排便反射。
  4. 肝脏的功能。

- 能力目标：

  通过本章节的学习，能够熟练的运用所学的消化与吸收知识，对人体的各种物质消化和吸收过程进行准确描述。能将所学的基本理论、基础知识运用于实践中，从而为今后的基础医学课程和临床医学课程打下坚实的基础。

- 素质目标：

  通过本章消化与吸收相关生理学知识的学习，培养学生的创新精神、严肃的科学态度、严谨的工作作风、正确的人生观和价值观，在学习过程中培养学生团队协作意识和批判精神。

导入情境与思考

某医科大学新生小陈1天前参加聚餐饮酒后出现中上腹钝痛,疼痛呈持续性,阵发性加重,伴有发热,体温达38.5℃,伴有恶心、呕吐,自服胃黏膜保护剂及退热药物,体温降至正常,腹痛持续存在,在同学陪同下到医院进行诊治。做了血常规及腹部CT等辅助检查,诊断为急性胰腺炎,后予以胃肠减压,抑酸,抑制胰液分泌,抑制胰酶活性,抗感染及相关对症处理。经治疗后小陈症状明显得到好转。

试根据该案例思考:

1. 胰腺在消化和吸收过程中起什么作用?

2. 为什么急性胰腺炎经常在聚餐饮酒后发作?

3. 食物的消化和吸收具体机制如何?

第一节　概　　述

消化系统的基本功能是消化食物和吸收营养物质,还能排泄代谢产物。人体所需的物质有六大类,包括蛋白质、脂肪、糖类、维生素、无机盐和水。除了水、无机盐和大多数维生素可以直接被人体吸收利用外,蛋白质、脂肪和糖类这些结构复杂的大分子有机物,必须先在消化道内分解成结构简单、易溶于水的小分子物质如氨基酸、甘油、脂肪和葡萄糖等,才能透过消化道黏膜进入血液和淋巴循环,供人体组织利用。食物在消化道内被分解为可吸收的小分子物质的过程,称为**消化**(digestion)。消化有两种方式:一是**机械性消化**(mechanical digestion),即通过消化道肌肉的收缩和舒张,将食物研磨,并使之与消化液充分混合,同时将食物不断向消化道的远端推送;二是**化学性消化**(chemical digestion),即通过消化腺分泌消化液,由消化液中各种消化酶将食物中的大分子物质分解成可以被吸收的小分子物质的过程。在整个消化过程中,这两种消化方式相互配合,共同作用,为机体的新陈代谢不断提供养料和能量。

经消化分解后的小分子物质以及水、无机盐和维生素等透过消化道黏膜进入血液和淋巴液的过程,称为**吸收**(absorption)。消化和吸收是两个相辅相成、紧密联系的过程,未被吸收的食物残渣则以粪便形式排出体外。

一、消化道平滑肌的特性

消化系统由长8~10m的消化道和消化腺组成,消化道是一条起自口腔延续为咽、食管、胃、小肠、大肠,终于肛门的肌性管道;消化腺的分泌包括内分泌和外分泌,前者分泌的激素通过局部或者血液循环到全身,调节消化系统的活动,后者分泌消化液到胃肠腔内,参与食物的化学性消化。

在整个消化道中,除了口、咽、食管上端和肛门外括约肌是骨骼肌外,其余部分都是由平滑肌组成。消化道平滑肌除了具有肌组织的共同特性外,还有其自身特点。

(一) 消化道平滑肌的一般生理特性

消化道平滑肌与其他的肌组织一样,具有兴奋性、传导性和收缩性,但由于其结构和功能不同又具有其自身的特点。

1. **兴奋性低,收缩缓慢**　消化道平滑肌与骨骼肌相比兴奋性较低,收缩的潜伏期、收缩期和舒张期均较长。

2. **富有伸展性**　消化道平滑肌能适应需要进行很大程度的伸展。这一特性对于中空容纳性器官(特别是胃)来说,具有重要的生理意义。它能使消化道容纳数倍于原初体积的食物,而消化道内压力却不明显升高。

3. **具有自律性**　消化道平滑肌离体后,置于适宜的人工环境中,仍能发生自动节律性收缩,但其节律较慢,且远不如心肌规则。

4. 具有紧张性 消化道平滑肌经常处于微弱的持续收缩状态,称为紧张性或紧张性收缩。这种特性能使消化道内经常保持一定的基础压力,维持胃、肠等脏器的形态和位置。消化道平滑肌的各种收缩活动都是在紧张性收缩的基础上进行的。

5. 对不同刺激的敏感性不同 消化道平滑肌对电刺激和切割刺激不敏感,而对化学、温度、机械牵张刺激特别敏感。如微量的乙酰胆碱可引起平滑肌强烈收缩,而微量的肾上腺素则使其舒张。消化道平滑肌的这一特性与它所处的生理环境密切相关,当消化道内容物的机械扩张刺激、温度改变等可引起消化腺的分泌和消化道的运动,从而有助于食物的消化。

联 系 临 床

婴儿肠绞痛

婴儿肠绞痛是 2~7 周婴儿的常见病,发生率为 16%~26%。典型的表现为突然发作的、剧烈的、不易安抚的哭闹,可持续 2~3h,也可阵发性发作。哭时婴儿面部渐红,口周苍白,腹部胀而紧张,双腿向上蜷起,双足发凉,双手紧握,抱哄喂奶都不能缓解,最终以哭得力竭、排气或排便而停止。主要是由于婴儿肠壁平滑肌强烈收缩或肠胀气引起的疼痛,是小儿急性腹痛中最常见的一种。当婴儿肠绞痛发作时,应将婴儿竖抱头伏于肩上,轻拍背部排出胃内过多的空气,并用手轻轻按摩婴儿腹部,亦可用布包着热水袋放置婴儿腹部使肠痉挛缓解,如婴儿腹胀厉害,则用小儿开塞露进行通便排气,并密切观察婴儿,如有发热、脸色苍白、反复呕吐、便血等则应立即就医。

(二)消化道平滑肌的电生理特性

消化道平滑肌的电活动较骨骼肌复杂得多,其电变化可分为静息电位、慢波电位和动作电位。

1. 静息电位 消化道平滑肌的静息电位幅值较低,且不稳定、波动性较大,实测值为 $-50\text{mV} \sim -60\text{mV}$。静息电位产生的机制比较复杂,主要因 K^+ 平衡电位而形成,此外,Ca^+、Cl^- 和生电性钠泵的活动也参与了静息电位的形成。

2. 慢波电位 许多消化道平滑肌细胞的静息电位不稳定,可在静息电位基础上自动产生节律性的去极化和复极化电位波动,由于其频率较慢,故称**慢波**(slow wave),因慢波决定平滑肌收缩的节律,故又称**基本电节律**(basic electrical rhythm, BER)。其波幅为 10~15mV,持续时间由数秒至十几秒,不同部位消化道平滑肌的慢波频率不同,人的慢波频率在胃体约为 3 次 /min,十二指肠约为 12 次 /min,回肠末端为 8~9 次 /min。

目前研究表明,慢波起源于消化道环行肌与纵行肌之间的 Cajal **间质细胞**(interstitial cajal cell, ICC)。ICC 既不是神经细胞又不是平滑肌细胞,而是一种兼有成纤维细胞和平滑肌细胞特性的间质细胞,它与纵、环两层平滑肌细胞的突起距离很近,在许多部位形成缝隙连接。由于 ICC 能产生节律性电活动(慢波),并通过缝隙连接将电活动很快扩布到平滑肌细胞,进而启动节律性电活动。因此,目前认为 ICC 是胃肠活动的起搏细胞。ICC 数量及功能异常与胃肠动力障碍性疾病有关,如糖尿病性胃轻瘫、结肠动力迟缓等与 ICC 数量减少有关。

实验证明,切断支配胃肠平滑肌的神经纤维或用药物阻断神经冲动后,慢波依然出现,说明慢波的产生不依赖于神经的支配,但慢波的活动受自主神经的调节。交感神经活动增强时,慢波的幅度变小;副交感神经活动增强时,其幅度增加。关于慢波产生的具体机制尚未完全阐明,慢波电位的产生机制尚不清楚,可能与细胞内的钙浓度变化有关,当细胞内 Ca^{2+} 浓度增高时,激活细胞膜上的钙激活的氯离子通道,Cl^- 外流,膜电位去极化。慢波电位本身一般不能引起平滑肌收缩,但它的去极化可使膜电位更接近于阈电位水平,一旦达到阈电位,就可触发动作电位并引起平滑肌的收缩。

3. 动作电位 当消化道平滑肌的慢波去极化达到阈电位水平(约 -40mV)时,便可在慢波的基础上引发一个或多个动作电位。与慢波比较,消化道平滑肌的动作电位持续时间很短(约为10~20ms),故又称快波。平滑肌动作电位常叠加在慢波的峰顶上,可以是单个,也可以成簇出现,其去极相产生的机制主要是 Ca^{2+} 内流,内流的 Ca^{2+} 又可引起平滑肌收缩,因此,在每个慢波电位上出现的动作电位数目越多,平滑肌收缩产生的张力和幅度也就越大。平滑肌动作电位复极相产生机制与骨骼肌相同,主要与 K^+ 外流有关,不同的是,平滑肌的 K^+ 外流与 Ca^{2+} 几乎同时进行,因此,动作电位的幅值较低,且大小不等。

综上所述,消化道平滑肌的慢波、动作电位和肌肉收缩三者之间是紧密联系的。平滑肌的收缩是继动作电位之后产生的,而动作电位则是在慢波去极化基础上产生的,动作电位数目越多引起平滑肌收缩产生的张力就越强(图6-1),因此,慢波上动作电位的数目可作为平滑肌收缩力大小的指标。慢波本身虽不能直接触发平滑肌收缩,但它决定肌肉蠕动的方向、节律和传播速度。

下面的曲线为细胞内记录的电位变化,在第二和第三个慢波的去极化期,出现数目不同的动作电位,上面的曲线为肌肉收缩张力曲线,收缩波只出现在有动作电位时,动作电位数目越多,收缩的幅度也越大。
T:张力;IP:细胞内电位。

图 6-1 消化道平滑肌的电活动示意图

二、消化腺的分泌功能

消化道的不同部位都存在消化腺,包括消化道黏膜内许多散在的腺体(如胃腺、肠腺等)和位于消化道附近的唾液腺、胰腺和肝脏等。成人每天由各种消化腺分泌的消化液总量为6~8L,其主要成分有水、无机物和多种有机物,后者包括各种消化酶、黏液和抗体等。消化液中最重要的是多种消化酶,且消化酶的类型随食物的变化而变化,从而对不同食物成分进行相应的化学性消化。消化液的主要功能有:①稀释食物,使胃肠内容物与血浆渗透压接近,以利于营养物质的吸收;②由多种消化酶分解食物中的大分子营养物质,使之便于被吸收;③改变消化道内的 pH 值,为各种消化酶提供最适的 pH 环境;④消化液中的黏液、抗体和大量液体具有保护消化道黏膜的作用,防止理化因素对消化道造成的损伤。

消化液的分泌是腺细胞主动活动的过程,包括从血液中摄取原料、细胞内合成分泌物并经浓缩、以酶原颗粒和囊泡等形式存储于细胞内,需要时将分泌物以出胞方式排出。

三、消化道活动的调节

(一) 消化道活动的神经调节

除口腔、咽、食管上段及肛门外括约肌受躯体运动神经支配外,其余大部分消化道受交感和副交感神经(统称外来神经系统)的双重支配,它们与消化道的内在神经系统(肠神经系统)构成一个完整的调节系统,共同调节消化道平滑肌的运动、腺体分泌和血管运动。

1. **内在神经系统** 胃肠道内在**神经系统**(intrinsic nervous system)又称**肠神经系统**(enteric nervous system),是存在于胃肠道壁内的神经元和神经纤维组成的复杂神经网络,分为位于环形肌与黏膜层之间的**黏膜下神经丛**(submucosal plexus)和环形肌与纵行肌之间的**肌间神经丛**(myenteric

Note:

plexus),两者合称**壁内神经丛**(intramural plexus)。这些神经丛由无数神经元(包括感觉神经元、运动神经元及中间神经元)和大量神经纤维(包括内在神经纤维和进入壁内的外来神经纤维)组成。神经丛内部以及不同神经丛之间都有神经纤维互相联系,使感受器、效应器与神经元互相连接在一起,共同组成消化道内在神经系统,起着感知、启动和调控胃肠运动和分泌功能(图6-2)。切断支配胃肠道的外来神经后,内在神经系统仍能完成局部的反射活动,表明内在神经系统是一个相对独立于外来神经系统的完整的整合系统。

图6-2 胃肠壁内的神经丛示意图

内在神经系统可释放多种神经递质和调质,如一氧化氮(NO)、乙酰胆碱(ACh)、5-羟色胺(5-HT)、多巴胺(DA)、r-氨基丁酸(GABA)及许多肽类物质,如**脑啡肽**(encephalin)、**血管活性肠肽**(vasoactive intestinal polypeptide,VIP)、**P物质**(substance P)等。总之,黏膜下神经丛主要参与消化道腺体和内分泌细胞的分泌、肠内物质的吸收以及局部血液的调节,肌间神经丛则主要参与消化道运动的控制。虽然内在神经系统能独立行使其功能,但在整个机体内,其活动受外来神经的调控和中枢神经系统活动的调节(图6-3)。内在神经系统功能异常或缺乏将导致胃肠道功能紊乱。

2. 外来神经系统 支配胃肠道的外来神经系统主要包括交感神经和副交感神经。交感神经起自脊髓胸腰段的灰质侧角,在腹腔神经节,肠系膜神经节或腹下神经节中更换神经元后,节后纤维分别终止于内在神经系统中的胆碱能神经元(抑制其释放ACh)或胃肠道平滑肌、腺体细胞及血管平滑肌。交感神经兴奋时,节后纤维末梢释放去甲肾上腺素,引起胃肠道运动减弱,血管收缩、血流量减少,腺体分泌抑制。当机体处于紧张状态时,交感神经强烈兴奋,消化活动明显受到抑制。

支配消化道的副交感神经主要是迷走神经和盆神经,前者分布至横结肠及其以上的消化道,后者则分布至降结肠及其以下的消化道(图6-3)。

副交感神经的节前纤维进入消化道壁后,主要与壁内神经丛的神经元形成突触,再发出节后纤维支配胃肠道平滑肌、腺体细胞及血管平滑肌。大部分副交感神经的节后纤维为胆碱能纤维,末梢释放

图6-3 胃肠的神经支配示意图

乙酰胆碱,引起胃肠运动增强、腺体分泌增加;也有少量的副交感神经节后纤维末梢,释放的递质既非去甲肾上腺素也非乙酰胆碱,称为肽能神经纤维,其末梢释放的递质可能是肽类物质,如 P 物质、血管活性肠肽、脑啡肽和生长抑素等,对胃肠的运动和消化腺的分泌产生抑制作用。

一般来说,交感神经与副交感神经对同一器官的调节表现为相互拮抗,即副交感神经兴奋可使消化道运动加强、消化液分泌增加,但消化道括约肌松弛;交感神经兴奋时则抑制消化道的运动和消化液分泌,但消化道括约肌收缩。此外,自主神经对消化道平滑肌的作用还受消化管平滑肌原有紧张性的影响,如原有紧张性较低时,则刺激两种神经均引起兴奋效应;相反,原有紧张性较高时,则刺激两种神经均可引起抑制效应。

(二)消化道活动的体液调节

消化道的功能活动除受神经调节外,还受激素的调节。现已发现,胃肠黏膜下存在着 40 多种内分泌细胞,其数量远大于体内所有内分泌腺所含的细胞总和。因此,消化道不仅是体内的消化器官,也是迄今已知的体内最大、最复杂的内分泌器官。由胃肠道黏膜内分泌细胞合成和分泌的具有生物活性的化学物质,统称为**胃肠激素**(gastrointestinal hormone)。迄今已发现和鉴定的胃肠激素几乎都是肽类,故又称**胃肠肽**(gastrointestinal peptides)。这些激素可通过远距离分泌、旁分泌、自分泌等方式调节消化道和消化腺的活动。胃肠激素对消化道和消化腺活动的调节是神经调节的重要补充,其对某些消化器官活动的调节甚至起主导作用。迄今已发现并鉴定的胃肠激素多达 30 多种,其中 5 种胃肠激素对胃肠功能具有重要的调节作用,即**促胃液素**(gastrin)、**缩胆囊素**(cholecystokinin,CCK)、**促胰液素**(secretin)、**抑胃肽**(gastric inhibitory peptide)及**胃动素**(motilin),它们的分布部位、主要生理作用及引起其释放的主要因素见表 6-1。

表6-1 5 种胃肠激素的分布、作用及释放的刺激物

名称	在消化道的分布		主要生理作用	引起释放的刺激物
	部位	细胞		
促胃液素(胃泌素)	胃窦十二指肠	G 细胞	促进胃酸和胃蛋白酶分泌,使胃窦和幽门括约肌收缩,延缓胃排空,促进胃肠运动和胃肠上皮生长	蛋白质消化产物、迷走神经递质、ACh、扩张胃
缩胆囊素	十二指肠空肠	I 细胞	刺激胰液分泌和胆囊收缩,刺激胆汁分泌,增强小肠和结肠运动,抑制胃排空,增强幽门括约肌收缩,松弛 Oddi 括约肌,促进胰外分泌部的生长	蛋白质消化产物、脂肪酸
促胰液素	十二指肠空肠	S 细胞	刺激胰液及胆汁中的 HCO_3^- 分泌,抑制胃酸分泌和胃肠运动,收缩幽门括约肌,抑制胃排空,促进胰外分泌部生长	盐酸、脂肪酸
抑胃肽	十二指肠空肠	K 细胞	刺激胰岛素分泌,抑制胃酸和胃蛋白酶分泌,抑制胃排空	葡萄糖、脂肪酸、氨基酸
胃动素	胃、小肠、结肠	Mo 细胞	在消化间期刺激胃和小肠的运动	迷走神经、盐酸、脂肪

胃肠激素数量较多、生理作用非常广泛,归纳起来其对消化器官的作用可概括为以下三个方面:①调节消化道的运动和消化腺的分泌。这是胃肠激素的主要作用。例如,促胃液素能促进胃液分泌和胃运动,而促胰液素和抑胃肽能抑制胃液分泌和胃运动。②调节其他激素的分泌和释放。如缩胆囊素能促进胰岛素、胰多肽和肠抑胃肽的释放,加强由促胰液素引起的降钙素的释放。抑胃肽对胰岛

素的分泌具有很强的刺激作用。③营养作用。胃肠激素具有促进消化道组织的代谢和生长作用。如促胃液素能刺激泌酸部和十二指肠黏膜细胞生长。

现已证明,一些最初在胃肠道发现的激素也存在于中枢神经系统中,而一些原来被认为只存在中枢神经系统的激素也存在于消化道中,因此,这些双重分布的肽总称为脑-肠肽(brain-gut peptide)。已知的脑-肠肽有20多种,如促胃液素、缩胆囊素、生长抑素、胃动素、P物质等。脑-肠肽具有广泛的生理功能,如调节代谢、摄食活动、免疫功能、消化道的运动及消化腺的分泌等。脑-肠肽概念的提出,揭示了消化系统和神经系统之间存在着密切的内在联系。

第二节　口腔内消化和吞咽

食物的消化过程从口腔开始。一般来说,食物在口腔内停留的时间很短(15~20s),经过咀嚼,食物被磨碎并与唾液混合形成食团,然后被吞咽入胃。与此同时,唾液中的淀粉酶对食物中的淀粉开始初步分解。

一、唾液的分泌

(一)唾液的性质和成分

唾液(saliva)是腮腺、颌下腺、舌下腺和许多散在的小唾液腺分泌的混合液体,成人每天唾液的分泌量为1~1.5L。

唾液是无色、无味、近中性(pH 6.6~7.1)的低渗液体,其中99%是水;有机物主要有粘蛋白、免疫球蛋白A(IgA)、**唾液淀粉酶**(salivary amylase)、溶菌酶、乳铁蛋白及血型物质等;无机物有Na^+、K^+、Ca^{2+}、Cl^-、HCO_3^-、硫氰酸盐等和一些气体分子。某些进入体内的重金属(如铅、汞)和狂犬病毒也可经唾液腺分泌而出现在唾液中。

(二)唾液的作用

唾液的主要作用有:①湿润口腔和溶解食物,便于说话,利于咀嚼和吞咽并引起味觉;②化学性消化作用。唾液淀粉酶(最适pH 7.0)可使食物中的淀粉分解为麦芽糖,这是淀粉类食物在口腔内咀嚼时产生甜觉的原因;③排泄功能。如进入体内铅、汞可部分随唾液排出,有些毒性很强的致病微生物(如狂犬病毒)也可从唾液排出;④清洁和保护口腔。可清除口腔中的残余食物颗粒,当有害物质进入口腔时引起唾液大量分泌,起到冲洗、中和和清除有害物质的作用;⑤杀菌作用。唾液中的溶菌酶、IgA、硫氰酸盐、乳铁蛋白等具有杀菌或抑菌和抗病毒的作用。因此,唾液分泌缺乏时易患龋齿,对唾液分泌过少的患者或高热病人,要注意口腔护理。

(三)唾液分泌的调节

在没有明显刺激的情况下,唾液腺持续分泌少量的唾液,称为基础分泌,约0.5ml/min,基础分泌对于保持口腔和咽部黏膜湿润非常重要。唾液分泌的调节完全是神经反射性的,包括条件反射和非条件反射两种,通常在进食时两种调节同时存在。

1. **条件反射性唾液分泌**　人在进食前,食物的颜色、形状、气味、进食环境及想到或谈到食物时都能产生条件反射,引起唾液的分泌。成语"望梅止渴"即为条件反射引起唾液分泌的结果。酸和辛辣味食物是引起唾液分泌的最强刺激物,吸烟、恶心可引起大量富含黏液的唾液分泌,而失眠、疲劳、失水或恐惧时,可抑制延髓唾液分泌中枢,因而唾液分泌减少。

2. **非条件反射性唾液分泌**　在进食过程中,食物对口腔黏膜的机械性、化学性和温度的刺激,使得口腔黏膜和舌的感受器兴奋,冲动经第Ⅴ、Ⅶ、Ⅸ、Ⅹ对脑神经传入到达中枢(唾液分泌的初级中枢在延髓,高级中枢位于下丘脑和大脑皮层的味觉和嗅觉感受区)。支配唾液的传出神经为副交感神经纤维(在第Ⅶ、Ⅸ对脑神经中)和交感神经纤维,以前者的作用为主。副交感神经的节后纤维末梢释放的递质为ACh,作用于M受体,促使唾液腺分泌大量稀薄的唾液,使用M受体阻断剂阿托品,唾液分泌可被明显抑制,产生口渴感觉。交感神经纤维也支配唾液腺,其节后纤维释放去甲肾上腺素,作用于腺细胞 β 受体,使唾液腺分泌黏稠的唾液(图 6-4)。

图 6-4　唾液分泌的神经调节示意图

二、咀嚼与吞咽

(一) 咀嚼

咀嚼(mastication)是咀嚼肌按一定的顺序收缩而完成的复杂的反射性动作,它受大脑皮层控制。其主要作用:①切割、磨碎、混合和润滑食物,使之形成食团,以利于吞咽;也可减少大块或粗糙食物对食管、胃肠黏膜的机械损伤,并使食物容易从胃排入小肠;②使食物与唾液淀粉酶充分接触,开始淀粉的化学性消化;③反射性地引起胃、胰、肝和胆囊等消化器官的活动增强,为食物的下一步消化做好准备。

(二) 吞咽

吞咽(swallowing or deglutition)是指将口腔内的食团经咽、食管送入胃的过程,它是一个复杂的神经反射性动作。根据食团经过的的部位,将吞咽动作分为 3 期:第一期(口腔期)指食团由口腔到咽部,主要通过舌的运动将食团从舌背推入咽部,这是在大脑皮层控制下的随意运动,因此又称随意期;第二期(咽期)为食团由咽到食管上段,此期历时短于 2s,是食团刺激咽部和软腭部位的感受器引起的一系列快速的反射动作;第三期(食管期)指食团沿食管下移入胃,主要由食管的**蠕动**(peristalsis)来完成的反射性活动。蠕动是指由中空器官(食管)平滑肌的顺序性收缩,形成一种向前推进的波形运动,是消化道平滑肌共有的一种运动形式。当食管蠕动时,食团的前方为舒张波,后方为收缩波,且收缩波与舒张波顺序地向食管下端推进,使得食团沿食管下行(图 6-5)。蠕动波起源于咽上缩肌,在吞咽的第二期传到食管上端,再沿食管向胃的方向传播,通常 6~8s 便可推动食团到达胃。当第一次(原发性)蠕动波未能将食团推入胃中而暂时滞留于食管内或者当胃内容物反流入食管时,则残留的食团便会扩张食管通过局部肌间神经丛及迷走-迷走反射再次发动蠕动(继发性蠕动),将食管中或从胃反流的食物推入胃中。继发性蠕动有利于增强原发性蠕动的推动力,清除由吞咽或胃内容物反流后滞留在食管中的残留物。第二、三期是不随意的反射动作。因此,当吞咽中枢受损时可导致吞咽功能障碍,食物以及呼吸道分泌物易误入气管。

Note:

图 6-5 食管的蠕动

在食管的下段，与胃连接处 2~5cm 的部位，虽然在解剖上并不存在括约肌，但存在一个长 3~5cm 的高压区，其压力一般比胃内压高 5~10mmHg，因此，正常情况下，可阻止胃内容物逆流入食管，起到类似生理性括约肌的作用，故将其称为**食管下括约肌**（lower esophageal sphincter，LES）。它是一个功能性的括约肌，在吞咽过程中，蠕动波到达时，食管下括约肌舒张，食物便进入胃内；当食团进入胃后，引起促胃液素释放，从而促进食管下括约肌收缩，防止胃内容物反流入食管。食管下括约肌的紧张性收缩受神经和体液因素的共同调节，当 LES 静息压降低或自发性松弛（即 LES 屏障作用减弱），或胃内压增高时，将导致胃内容物反流，过多的胃、十二指肠内容物反流入食管可刺激和损伤食管黏膜，引起食管黏膜炎性病变而诱发反流性食管炎。当食管 - 胃括约肌舒张障碍时，则会引起吞咽困难。

联系临床

食管下括约肌功能异常（LES 功能异常）

当食管下 2/3 部的肌间神经丛受损时，食管下括约肌不能松弛，导致食团入胃受阻，从而出现吞咽困难、胸骨下疼痛、食物反流等症状，称为**食管失弛缓症**（achalasia of esophagus）。

食管失弛缓症是一种原发性全食管运动功能障碍性疾病，患者的食管远端狭窄、体部扩张弯曲延长、肌层增厚，特别是环形肌最为明显，组织学检查见神经节细胞减少，在食管体部肠肌神经丛的单核细胞浸润和纤维化。特征是：①食管体部无蠕动；②吞咽时食管下端括约肌不松弛或不完全松弛；③静息时食管下端括约肌压力增高。

该病发病率低，约 1/10 万，可有家族史。主要表现为吞咽困难、反胃和胸痛，一般再现症状时间较久，但幼儿症状不明显。食管失弛缓症虽是一种良性疾病，但对生活质量、健康和寿命影响极大。由于吞咽困难，患者可采用一切办法，包括体位、饮水、反复吞咽等措施，使患者羞于在众人面前就餐，愿单独进食，造成心理压力，严重影响社交等活动。

第三节　胃内消化

胃是消化道中最膨大的器官，具有暂时储存和初步消化食物的功能，成人胃一般可容纳 1~2L 食物。食物入胃后，经过胃的机械性和化学性消化作用形成**食糜**（chyme），然后在胃的运动下逐渐排送入十二指肠。

Note:

一、胃液的分泌

胃黏膜是一个复杂的分泌器官,含有两类分泌细胞:一类是外分泌细胞,它们组成外分泌腺;另一类是内分泌细胞,它们分散于胃黏膜中。

胃的外分泌腺主要有三种:①贲门腺,分布于胃与食管连接处宽 1~4cm 的环状区,为黏液腺,分泌碱性黏液;②泌酸腺,分布于胃底和胃体部,由**颈黏液细胞**(neck mucous cell)、**壁细胞**(parietal cell)和**主细胞**(chief cell,principal cell)组成,它们分别分泌黏液、盐酸和胃蛋白酶原,壁细胞还可分泌内因子,与维生素 B_{12} 的吸收有关;③幽门腺,分布于幽门部,主要分泌黏液,但也分泌少量的胃蛋白酶原和促胃液素。胃液的主要成分是由这三种外分泌腺的分泌物组成的。另外,胃黏膜内还含有多种内分泌细胞,主要有:① G 细胞,分布于胃窦部,能分泌促胃液素和促肾上腺皮质激素(ACTH)样物质;② δ 细胞,分布于胃底、胃体和胃窦部,能分泌生长抑素,对促胃液素和胃酸的分泌起调节作用;③**肠嗜铬样细胞**(enterochromaffin-like cell,ECL cell),分布于胃泌酸区黏膜内,合成和释放组胺。

(一)胃液的性质、成分和作用

纯净的**胃液**(gastric juice)是一种无色透明呈酸性的液体,pH 0.9~1.5,正常成人每日分泌量为 1.5~2.5L。胃液的成分除含大量水外,无机物包括盐酸、HCO_3^-、Na^+、K^+ 等,有机物包括胃蛋白酶原、内因子和黏液等。

1. 盐酸(hydrochloric acid,HCl) 胃液中的盐酸也称胃酸,由壁细胞分泌。盐酸在胃液中以两种形式存在:一种是游离酸,占大部分;另一种是结合酸(与蛋白质结合),占小部分,两者在胃液中的总浓度称为胃液的总酸度。正常成人空腹时盐酸的排出量很少,约为 0~5mmol/h,称为基础胃酸分泌。基础胃酸分泌在不同人或同一人在不同时间有所不同,而且表现出昼夜节律性,即早晨 5~11 时分泌率最低,午后 6 时至次晨 1 时分泌率最高。在食物或某些药物(促胃液素或组胺)的刺激下,胃酸的分泌量明显增加,其最大排出量可达 20~25mmol/h。一般认为盐酸的分泌量与壁细胞的数目和功能状态直接相关。

(1)盐酸的分泌及其机制:胃液中 H^+ 浓度最高可达 150mmol/L,比血浆中 H^+ 浓度高 300 万 ~400 万倍;胃液中的 Cl^- 浓度为 170mmol/L,约为血浆 Cl^- 浓度的 1.7 倍,这表明胃液中 H^+ 不可能是血浆被动扩散而来,而是一个逆着巨大浓度梯度的主动分泌过程,因此需要消耗大量的能量。目前认为,H^+ 的分泌是依靠壁细胞顶端膜上的质子泵(也称 H^+ 泵或 H^+-K^+ 依赖式 ATP 酶)实现的。

壁细胞分泌盐酸的基本过程如图 6-6 所示:①壁细胞内分泌的 H^+ 是由细胞内的水解离而产生的($H_2O \rightarrow H^+ + OH^-$),$H^+$ 在顶端膜上质子泵的作用下,主动分泌入分泌小管腔,同时分泌小管腔内 K^+ 则进入细胞内,H^+ 与 K^+ 的交换是 1:1 的电中性交换;②壁细胞内含有丰富的**碳酸酐酶**(carbonic anhydrase,CA),当 H^+ 被质子泵泵出后,留在壁细胞内的 OH^- 与细胞代谢产生的 CO_2 在碳酸酐酶的催化下形成 HCO_3^-,生成的 HCO_3^- 在壁细胞基底侧膜上通过 Cl^--HCO_3^- 逆向转运体被转运出细胞并经细胞间隙进入血液,与 Na^+ 形成 $NaHCO_3$;而血浆中的 Cl^- 则进入壁细胞内,再通过分泌小管顶端膜上特异性氯通道进入小管腔,与 H^+ 形成 HCl;③小管腔内存在 K^+ 是质子泵主动转运 H^+ 的先决条件。壁细胞基底侧膜上的 Na^+-K^+-ATP 酶将细胞内的 Na^+ 泵出细胞,同时将胞外的 K^+ 泵入细胞内;进入细胞内的 K^+ 一部分可经分泌小管顶端膜中的钾通道进入分泌小管腔,以补充泌 H^+ 时丢失的 K^+,另一部分则通过基底侧膜上的 K^+ 通道扩散出细胞。

在消化期由于盐酸大量分泌,同时有大量 HCO_3^- 进入血液,引起血液和尿液 pH 升高,形成所谓餐后碱潮。质子泵已经被证实是各种因素引起胃酸分泌的最后通路,选择性质子泵抑制剂(奥美拉唑)可有效抑制胃酸的分泌,该药已在临床上用于治疗胃酸分泌过多引起的消化性溃疡。

图 6-6　胃黏膜壁细胞分泌盐酸的基本过程模式图

（2）盐酸的主要作用：①激活胃蛋白酶原，使之转变为胃蛋白酶，并为胃蛋白酶提供适宜的酸性环境；②使食物中的蛋白质变性而易于水解；③杀死随食物进入胃内的细菌，使胃和小肠保持相对无菌状态；④盐酸随食糜进入小肠后，可间接促进胰液、胆汁和小肠液的分泌；⑤有利于铁和钙在小肠内吸收。

由此可见，盐酸对消化功能有重要的作用。如盐酸分泌过少则可引起腹胀、腹泻等消化不良症状；但若盐酸分泌过多时，将会对胃和十二指肠黏膜产生侵蚀作用，诱发或加重溃疡病。消化性溃疡是一种常见的身心疾病，紧张的情绪刺激是造成消化性溃疡的重要诱因。在不良情绪的长期刺激下，可使胃酸分泌增加，造成胃黏膜充血，最后导致胃或十二指肠溃疡。

2. 胃蛋白酶原　胃液中的**胃蛋白酶原**（pepsinogen）主要由主细胞合成并分泌，此外，颈黏液细胞、贲门腺和幽门腺的黏液细胞以及十二指肠近端的腺体也能分泌胃蛋白酶原。胃蛋白酶原本身无生物学活性，进入胃后，在盐酸的作用下被转变成有活性的**胃蛋白酶**（pepsin）。已激活的胃蛋白酶又反过来对胃蛋白酶原起激活作用（自我激活），形成局部正反馈。胃蛋白酶能将食物中的蛋白质分解为䏡和䏢、少量多肽及游离氨基酸，但胃蛋白酶缺乏者蛋白质消化仍正常。胃蛋白酶作用的最适 pH 为 2~3，随着 pH 升高，酶的活性逐渐下降，当 pH >5 时，胃蛋白酶失活。

3. 内因子　内因子（intrinsic factor）是由壁细胞分泌的分子量约 55 000D 的一种糖蛋白。它有两个活性部位，一个活性部位与维生素 B_{12} 结合形成内因子 - 维生素 B_{12} 复合物，从而保护维生素 B_{12} 免受小肠中蛋白水解酶的破坏，另一个活性部位则与回肠黏膜上皮细胞膜上的特异性受体结合，促进维生素 B_{12} 的吸收。引起胃酸分泌的各种刺激因素均可使内因子分泌增多，如迷走神经兴奋、组胺和促胃液素等；而广泛性萎缩性胃炎、胃酸缺乏患者则内因子分泌减少或缺乏，将引起维生素 B_{12} 吸收障碍，影响红细胞 DNA 的合成而出现巨幼红细胞性贫血。胃大部分切除患者应由胃肠以外途经补充维生素 B_{12}。

4. 黏液和 HCO_3^-　胃黏液由胃黏膜表面的上皮细胞、泌酸腺的颈黏液细胞、贲门腺和幽门腺共同分泌，其主要成分是糖蛋白。由于黏液具有较高的黏滞性和形成凝胶的特性，黏液分泌后即覆盖在胃黏膜表面，形成一层厚约 500μm 的凝胶保护层，约为胃黏膜上皮厚度的 10~20 倍。胃黏液具有润滑作用，能保护胃黏膜免受粗糙坚硬食物的机械性损伤。黏液还能与胃黏膜内的非泌酸细胞分泌 HCO_3^- 一起，共同形成一层 0.5~1mm 厚的抗胃黏膜损伤的屏障，称为**黏液 - 碳酸氢盐屏障**（mucus bicarbonate barrier），见图 6-7。它既可保护胃黏膜免受食物的摩擦损伤，又能保护胃黏膜免受胃内盐酸和胃蛋白酶的侵蚀，从而有效地防止了胃液对胃黏膜本身的消化作用。因为当胃腔内的 H^+ 通过黏液层向胃黏膜上皮细胞方向扩散时，由于要通过黏稠度较高的黏液层（黏稠度为水的 30~260 倍），其移动速度明显减慢；同时还不断地与从黏液层近黏膜细胞侧向胃腔扩散的 HCO_3^- 相遇并发生中和。在这个过程中，黏液层中出现一个 pH 梯度，黏液层靠近胃腔一侧呈酸性，pH 约为 2.0，而靠近胃黏膜上皮细胞侧呈中性，pH 约为 7.0，胃蛋白酶原在此不能被激活。因此，胃黏液 - 碳酸氢盐屏障能有效防止盐酸和胃蛋白酶对胃黏膜的侵蚀。

　　除了上述黏液-碳酸氢盐屏障外,胃黏膜上皮细胞的顶端膜和相邻细胞之间存在紧密连接构成了**胃黏膜屏障**(gastric mucosal barrier)。它具有防止胃腔内的 H^+ 向黏膜上皮细胞内扩散,又可防止 Na^+ 从黏膜内透出的作用。此外,胃黏膜上皮细胞还能合成和释放前列腺素(如 PGE2 和 PGI2)和表皮生长因子(EGF),它们可抑制胃酸和胃蛋白酶原的分泌,刺激黏液和碳酸氢盐分泌,使胃黏膜微血管扩张、血流量增加,因此有助于受损的胃黏膜修复和维持其完整性。

图 6-7　胃黏液-碳酸氢盐屏障模式图

　　许多因素如大量饮酒或服用大量吲哚美辛、阿司匹林等药物、幽门螺杆菌感染等,不仅破坏或削弱黏液-碳酸氢盐屏障,还能抑制胃黏膜合成前列腺素,造成胃黏膜损伤,引起胃炎或溃疡。

临床联系

胃黏膜屏障破坏与应激性溃疡

　　胃黏膜屏障的破坏是形成应激性溃疡的主要机制。导致胃黏膜屏障破坏的因素主要有以下几个方面:①胃黏膜血流的改变。应激状态下,交感-肾上腺髓质系统兴奋,儿茶酚胺分泌增加,使胃黏膜血管痉挛,血流量减少,导致胃黏膜缺血坏死。②黏液与碳酸氢盐减少。应激状态时,交感神经兴奋,胃运动减弱,幽门功能紊乱,胆汁反流入胃。胆盐可抑制碳酸氢盐的分泌,并能溶解胃黏液,还能间接抑制胃黏液的合成。③前列腺素合成减少。前列腺素对胃黏膜有保护作用,可刺激细胞合成 cAMP,促进胃黏液和碳酸氢盐的分泌,还能增加胃黏膜血流量,抑制胃酸分泌及促进上皮细胞更新。应激状态下,可导致前列腺素水平下降。④超氧离子生产增加。应激状态时,机体可产生大量超氧离子,从而使细胞完整性受到破坏,核酸合成减少,上皮细胞更新速率减慢,胃黏膜损伤。⑤胃黏膜上皮细胞更新减慢。应激时可通过多种途径使胃黏膜上皮细胞增生减慢,削弱黏膜的屏障作用。

(二)胃液的分泌

　　空腹时胃液分泌量很少(每小时数 ml),称为基础胃液分泌或消化间期胃液分泌。进食时和进食后胃液大量分泌,称为消化期胃液分泌。因此,胃液分泌的调节主要指消化期神经-体液因素对胃液分泌的调节,一般根据感受食物刺激部位的先后,将消化期胃液分泌分为3个时期:头期、胃期和肠期。

1. 头期胃液的分泌 是指进食时,食物的颜色、形状、气味等作用于头部感受器(如眼、耳、鼻、口腔、咽、食管等),反射性地引起胃液分泌。头期胃液分泌的机制是通过慢性实验-假饲实验得以证实:即事先将狗的食管切断,并制备胃瘘,当狗进食时,食物经口腔进入食管,随即从食管切口处流出体外,不能进入胃内,故称为假饲(图6-8)。虽然食物并未进入胃内,但却有胃液从胃瘘流出。

1. 食物从食管切口流出;2. 胃瘘;3. 胃液分泌。

图6-8 假饲实验方法示意图

头期胃液分泌的机制包括条件反射和非条件反射两种。前者是由与食物有关的形状、气味、声音等刺激作用于嗅、视、听感受器经第Ⅰ、Ⅱ、Ⅷ对脑神经传入中枢而引起的反射;后者则是当咀嚼和吞咽食物时,食物刺激口腔和咽喉等处的机械和化学感受器,经第Ⅴ、Ⅶ、Ⅸ、Ⅹ对脑神经传入而反射性引起胃液分泌。条件反射和非条件反射的反射中枢位于延髓、下丘脑、边缘叶及大脑皮层,传出神经是迷走神经(图6-9)。迷走神经是这些反射的共同传出神经,当切断支配胃的迷走神经后,假饲便不能引起胃液分泌。迷走神经兴奋引起胃液分泌有两种机制:一是直接刺激壁细胞分泌胃液;二是刺激胃窦部G细胞分泌促胃液素间接促进胃液的分泌,其中迷走神经的直接作用较间接作用重要。

图6-9 消化期胃液分泌的时相及其调节模式图

头期胃液分泌的特点:分泌量多(约占整个消化期分泌总量的 30%),胃液的酸度及胃蛋白酶原的含量均很高;但易受情绪和食欲的影响,当人在情绪低落或惊恐时,头期胃液分泌显著减少。

2. 胃期胃液分泌 食物进入胃后,可直接刺激胃壁上的机械性和化学感受器,继而引起胃液分泌。其主要途径为:①食物机械性扩张刺激胃底、胃体部感受器,经迷走 - 迷走神经长反射和壁内神经丛短反射引起胃液分泌;②食物引起的扩张刺激作用于胃幽门部的感受器,通过壁内神经丛反射作用于 G 细胞释放促胃液素,后者促进胃液的分泌;③食物的化学成分,主要是蛋白质的消化产物,直接作用于 G 细胞,引起促胃液素的释放,使胃液分泌增加。

胃期胃液分泌的特点:分泌量最多(约占整个消化期分泌量的 60%),酸度也很高,但胃蛋白酶原的含量较头期分泌少,消化力比头期弱。

3. 肠期胃液分泌 将食糜、肉的提取液、蛋白胨液等通过瘘管直接注入十二指肠内,仍可引起少量的胃液分泌,提示食糜离开胃进入小肠后,还可继续刺激胃液的分泌。当切断支配胃的外来神经后,食物对小肠的刺激仍可引起胃液的分泌,提示肠期胃液分泌主要是通过体液调节机制来实现的,神经调节作用不大。肠期胃液分泌的机制主要是食糜作用于十二指肠黏膜,使其释放促胃液素、**肠泌酸素**(entero-oxyntin),从而刺激胃液的分泌;此外,小肠内的消化产物氨基酸被吸收后,通过血液循环作用于胃腺,也能刺激胃液的分泌。

肠期胃液分泌的特点:分泌量不多(约占整个消化液分泌量的 10%),且酸度和胃蛋白酶原的含量都很低。

将消化期胃液分泌人为的分为头期、胃期和肠期,是为了描述的方便,实际上在进食过程中,胃液分泌在这 3 期几乎同时发生,互相重叠。其中头期和胃期胃液的分泌占主要地位,肠期胃液的分泌处于次要地位。

(三) 胃液分泌的调节

1. 促进胃液分泌的内源性物质

(1)乙酰胆碱:大部分支配胃的迷走神经和部分肠壁内在神经末梢释放的递质是 ACh,ACh 可直接作用于壁细胞上的 M 受体,刺激胃酸分泌,其作用可被 M 受体拮抗剂阿托品所阻断。

(2)组胺:组胺由胃泌酸区黏膜中的肠嗜铬样细胞分泌,作用于壁细胞上的组胺受体(H_2 受体),具有很强的刺激胃酸分泌的作用。

(3)促胃液素:促胃液素由胃窦及小肠上段黏膜 G 细胞分泌,作用于壁细胞上特异性受体,刺激胃酸、胃蛋白酶原的分泌。丙谷胺能与促胃液素竞争受体,拮抗促胃液素的作用。

上述三种内源性物质既可各自直接刺激壁细胞分泌盐酸,又可相互影响。组胺被认为是胃酸分泌最重要调控因素,H_2 受体阻断药西咪替丁既能阻断壁细胞对组胺的反应而抑制胃酸分泌,同时又能降低壁细胞对促胃液素和 ACh 的敏感性,临床用于消化性溃疡的治疗。此外,Ca^{2+}、低血糖、咖啡因和乙醇等也可刺激胃酸分泌。

2. 抑制胃液分泌的因素 消化期胃液的分泌除受上述促进因素调节外,还受到以下抑制性因素的调节。

(1)盐酸:当胃酸分泌过多,使胃窦部 pH 降到 1.2~1.5 或十二指肠内的 pH 降到 2.5 以下时,胃腺分泌受到抑制,其机制为:①盐酸直接抑制胃窦黏膜 G 细胞释放促胃液素;②盐酸刺激胃窦黏膜 δ 细胞释放生长抑素,间接抑制 G 细胞释放促胃液素和胃液分泌;③盐酸刺激小肠黏膜释放促胰液素和**球抑胃素**(bulbogastrone)抑制胃液分泌,球抑胃素的化学结构尚未确定。

盐酸是胃腺活动的产物,又是胃腺分泌的一种负反馈调节物质,对防止胃酸过度分泌,保护胃肠黏膜具有重要的生理意义。

(2)脂肪:脂肪及其消化产物是抑制肠期胃液分泌的主要因素之一。我国生理学家林可胜早在20 世纪 30 年代从小肠黏膜中提取出一种能抑制胃液分泌和胃运动的物质,并将其命名为**肠抑胃素**(enterogastrone)。脂肪及其消化产物主要是通过刺激上段小肠释放肠抑胃素,但迄今仍尚未提纯出肠抑胃素,因此,其可能不是一种单一的激素,很可能是促胰液素、缩胆囊素、抑胃肽、神经降压素和胰高血糖素等数种激素的总称。

(3)高张溶液:消化期当食糜进入十二指肠后,可使肠腔内出现高张溶液,高张溶液可刺激小肠内的渗透压感受器,通过肠 - 胃反射以及刺激黏膜释放肠抑胃素而抑制胃液分泌。

除了以上促进和抑制胃液的因素以外,缩胆囊素、生长抑素和抑胃肽等其他因素也会影响胃液的分泌。

二、胃的运动

食物在胃内的机械性消化是通过胃的运动来实现的。根据胃壁肌层结构和功能特点可将胃分为头区和尾区两个部分。胃底和胃体近端 1/3(也称头区),运动较弱,主要功能是容纳和储存食物;胃体远端 2/3 和胃窦(也称尾区),运动较强,主要功能是磨碎食物,使之与胃液充分混合,形成食糜,并逐步将食糜排入十二指肠。

(一)胃运动的主要形式

1. **紧张性收缩**　胃壁平滑肌经常处于一定程度的缓慢持续收缩状态,称为紧张性收缩。其生理意义是:①维持胃的位置和形态,防止胃下垂;②进食后紧张性收缩逐渐加强,胃内压升高,一方面促使胃液渗入食团中,有利于化学性消化;另一方面使得胃与十二指肠压差增大,可协助食糜向十二指肠方向推进。紧张性收缩是胃的其他运动形式的基础,如果胃的紧张性收缩过度降低,则易导致胃下垂或胃扩张,引起消化功能障碍。

2. **容受性舒张**　当咀嚼和吞咽时,食物刺激口腔、咽和食管等处的感受器反射性引起胃底和胃体(以头区为主)平滑肌的舒张,称**容受性舒张**(receptive relaxation)。容受性舒张使胃腔的容量由空腹时的 50ml 增大到进食后的 1.5L 左右,这样有利于容纳和储存大量食物,同时胃内压无显著变化,可防止食糜过早地排入十二指肠,有利于食物在胃内充分消化。胃的容受性舒张是通过迷走 - 迷走神经反射来完成的,但参与该反射的传出神经纤维属于迷走神经中的抑制性纤维,其节后纤维末梢释放的递质不是 ACh,可能是血管活性肠肽(VIP)或一氧化氮(NO)。

3. **蠕动**　食物入胃后大约 5min 便开始蠕动。蠕动波起始于胃的中部,并有节律地向幽门方向推进(图 6-10)。胃的蠕动波频率约 3 次 /min,一个蠕动波约需 1min 到达幽门,因此,胃的蠕动通常表现为一波未平,一波又起。蠕动波开始时,波幅较小,在向幽门方向传播途中逐渐加强,速度也逐渐加快,当蠕动波抵达胃窦接近幽门时,由于该处平滑肌收缩增强,导致幽门开放,在蠕动波产生的压力下,胃窦内少量食糜(1~2ml)被排入十二指肠,这种作用称为"幽门泵"。并非每个蠕动波都能到达幽门,有些蠕动波到达胃窦部即已消失。当蠕动波超越食物先到达胃窦,引起幽门括约肌的收缩,将一部分食糜反向推回到近侧的胃窦和胃体部,这种来回地推进和后退有利于食糜与胃液的充分混合,同时有助于块状食物在胃内进一步磨碎。胃蠕动的生理意义是搅拌和粉碎食物,使之与胃液充分混合,以利于食物的化学性消化;将食糜逐步推入十二指肠。

(二)胃排空及其控制

1. **胃排空**　食糜由胃排入十二指肠的过程称为**胃排空**(gastric emptying)。一般在食物入胃后 5min 左右就开始胃排空。胃排空的速度主要取决于胃与十二指肠间的压力差,此外,与食物的物理性状及化学组成有关。一般来说,稀的流质食物比稠的固体食物排空快;小颗粒食物比大块食物快,等渗液体较非等渗液体快;在三大营养物质中,糖类排空最快,蛋白质次之,脂肪类最慢。对于混合食物,完全排空约需 4~6h。

2. **胃排空的动力**　胃的运动(主要是蠕动)以及由此形成的胃与十二指肠之间的压差是胃排空的动力。在消化期,由于食物的刺激,反射性引起胃的紧张性收缩和蠕动增强,使胃内压增加,当胃内压超过十二指肠压时,食糜就排入十二指肠,通常每次排入十二指肠的食糜约为 5ml。当食糜进入十二指肠后,刺激十二指肠壁的多种感受器,反射性引起胃的运动减弱,胃内压降低,当胃内压低于十二指肠压时,胃排空停止。

示小部分液体食糜被推挤过幽门进入十二指肠,大部分食糜则被强力推回到胃体进一步磨碎及混匀。

图 6-10 **胃蠕动示意图**

3. 胃排空的控制 胃排空受胃和十二指肠两方面因素的控制。

(1)胃内因素促进胃排空:胃内容物的容量与胃排空速度呈线性关系。当食物入胃后,食物对胃壁的扩张刺激,通过迷走 - 迷走反射和壁内神经丛反射引起胃运动加强,胃排空加快。此外,食物对胃的扩张刺激和食物中某些化学成分(主要是蛋白质的消化产物),可引起胃窦部 G 细胞释放促胃液素。促胃液素能促进胃液的分泌,增强胃的运动,从而促进胃排空。另外,人的情绪也能影响胃排空,情绪兴奋时排空加速,忧虑、悲伤及疼痛时排空减慢。

(2)十二指肠因素抑制胃排空:当食糜进入十二指肠后,食糜中的盐酸、脂肪、高渗溶液以及机械性扩张等因素,均可刺激十二指肠壁上的有关感受器,通过肠 - 胃反射抑制胃的运动,延缓胃排空。当过量的食糜,特别是酸和脂肪进入十二指肠后,还可刺激小肠黏膜释放促胰液素、抑胃肽等,与肠 - 胃反射一起抑制胃的运动,从而抑制胃排空。

当进入十二指肠的酸性食糜被中和,消化产物被吸收,十二指肠内的渗透压降低,抑制胃的因素逐渐减弱,促进胃运动的因素又占优势,胃的运动又逐渐增强,胃排空再次发生。如此反复,直至食糜全部由胃排入十二指肠为止。

由此可见,胃排空是间断性进行的,在神经和体液因素的控制下,使胃内容物逐渐排送入十二指肠,从而较好地适应小肠内消化和吸收的速度。

(三)非消化期胃的运动

人在空腹时,胃的平滑肌除了存在紧张性收缩外,还有一种以间歇性强力收缩并伴有较长时间的静息期为特征的周期性运动,称为**移行性复合运动**(migrating motor complex,MMC)。其意义是将上次进食后遗留在胃内的食物残渣及积聚黏液等清除干净,为下次进食作好准备,进食后这种运动消失。

胃的 MMC 变化始于胃体上部,并向肠道方向传播。MMC 的每一周期约为 90~120min,可分为四个时相:Ⅰ相为运动静止期,只记录到慢波电位,不出现胃肠收缩,可持续 45~60min;Ⅱ相出现不规律的锋电位,并开始出现不规则的收缩,可持续 30~45min;Ⅲ相内每个慢波电位上出现成簇的锋电位,并出现连续的强烈收缩,持续 5~10min;Ⅳ相是Ⅲ相向下一周期Ⅰ相的短暂过渡期,持续约 5min(图 6-11)。

消化间期 MMC 使胃肠保持断续的运动,特别是Ⅲ相的强力收缩可将胃肠内容物清除干净,起“清道夫”的作用。若消化间期胃肠运动减弱,可引起功能性消化不良或肠道内细菌过度繁殖等病症。

Note:

(四) 呕吐

呕吐(vomiting)是将胃肠内容物从口腔猛力驱出的动作,是一个复杂的反射活动。呕吐前常出现恶心、流涎、呼吸急促和心跳加快等症状,呕吐时先深吸气,接着声门和鼻咽通道关闭,胃和食管下端舒张,膈肌和腹壁肌强烈收缩,腹内压升高,使胃内容物经食管从口腔吐出。由于呕吐时,胃舒张而十二指肠收缩,使十二指肠内容物倒流入胃,故呕吐物中有时混有胆汁和小肠液。

Ⅰ、Ⅱ、Ⅲ为MMC时相,图中未显示Ⅳ相。

图6-11 从胃窦和十二指肠记录到的消化间期移行性复合运动(MMC)的时相变化示意图

引起呕吐的原因很多,如机械性或化学性刺激作用于舌根、咽部、胃、小肠、胆总管、腹膜、泌尿生殖器官、视觉和前庭器官(如晕船、晕车)等处的感受器时,均可引起呕吐。颅内压增高(脑肿瘤、脑膜炎、颅内占位性病变等)可直接刺激呕吐中枢引起喷射性呕吐。

呕吐反射的传入冲动经迷走神经、交感神经、舌咽神经中的感觉纤维传入到延髓的呕吐中枢,传出冲动经迷走神经、交感神经、膈神经和脊神经等到达胃、小肠、膈肌和腹壁肌等,从而产生复杂的呕吐反射。在延髓呕吐中枢附近第四脑室的两侧分别存在一个特殊的化学感受区,该区与呕吐中枢之间存在神经联系,某些中枢性催吐药(如阿朴吗啡),摄入酒精、麻醉剂、洋地黄等能刺激该化学感受器引发呕吐。

呕吐是一种具有保护意义的防御性反射,它可将胃内的有害物质排出。因此,临床上对食物中毒的病人,可借助催吐的方法把胃内的毒物排出。但持续、剧烈的呕吐会影响进食和正常的消化活动,导致机体水、电解质和酸碱平衡的紊乱。

第四节 小肠内消化

食糜由胃进入十二指肠后就开始了小肠内的消化,小肠内消化是整个消化过程中最重要的阶段。在小肠中,食糜经过小肠的机械性消化以及胰液、胆汁和小肠液的化学性消化,食物的消化过程基本完成,未被消化的食物残渣进入大肠,形成粪便排出体外。

一、胰液的分泌

胰腺具有内分泌和外分泌双重功能。胰腺的内分泌功能将在内分泌章中论述;胰腺的外分泌物为胰液。胰液主要由胰腺的腺泡细胞及小导管管壁上皮细胞分泌的,具有很强的消化能力。

(一) 胰液的成分和作用

胰液是一种无色的碱性液体(pH 7.8~8.4),成人每日分泌量为1~2L,渗透压与血浆相等。胰液由无机成分和有机成分组成。

1. 胰液的无机成分和作用 无机成分中,水含量最多,约占97.6%,正离子主要为 Na^+ 和 K^+,负

离子为 HCO_3^- 和 Cl^-，它们由胰腺的小导管上皮细胞分泌。胰液中 Na^+ 和 K^+ 的浓度比较恒定，与血浆的浓度相近，不受分泌速度的影响。HCO_3^- 和 Cl^- 在胰液中的浓度与胰液分泌速度有关，在一定范围内，胰液分泌速率越快，HCO_3^- 浓度越高，而 Cl^- 浓度则越低，这对于保持胰液中两种负离子总量的恒定具有一定的意义。HCO_3^- 的主要作用是中和进入十二指肠的胃酸，使肠黏膜免受强酸的侵蚀。此外，HCO_3^- 造成的弱碱性环境也为小肠内多种消化酶提供最适的 pH 环境（pH 为 7~8）。

2. **胰液中的有机成分和作用**　胰液的有机成分主要是多种消化酶，含有分解三大营养物质的各种酶，如淀粉酶、脂肪酶、蛋白水解酶等。

(1) 胰淀粉酶：胰液中消化糖类的**胰淀粉酶**（pancreatic amylase）是一种 α- 淀粉酶，其最适 pH 为 6.7~7.0，不需要激活就具有活性。胰淀粉酶可将淀粉、糖原及大多数碳水化合物（纤维素除外）水解为二糖及少量三糖，其特点是对生、熟淀粉的水解效率都很高。在小肠内，淀粉与胰液接触 10min 即可完全水解。而唾液淀粉酶只水解熟的淀粉。正常人胰腺分泌的胰淀粉酶只有少量进入血液，但患胰腺炎时，大量的胰淀粉酶进入血液，因此，血、尿中淀粉酶含量均增加，对于早期诊断胰腺炎有重要价值。

(2) 胰脂肪酶：**胰脂肪酶**（pancreatic lipase）属于糖蛋白，最适 pH 为 7.5~8.5，可将中性脂肪水解为脂肪酸、甘油一酯和甘油。目前认为胰脂肪酶需要在**辅脂酶**（colipase）存在的条件下才能发挥作用。辅脂酶也是由胰腺分泌的，它与胆盐微胶粒具有较高的亲和力，该特性使胰脂肪酶、辅脂酶和胆盐形成一种高度亲和的复合物，有利于胰脂肪酶牢固地黏附在脂肪颗粒的表面，防止胆盐把胰脂肪酶从脂肪表面清除下去，增加胰脂肪酶的水解效果，辅脂酶的这一作用可比喻为附着在脂滴表面的"锚"。此外，胰腺还分泌胆固醇酯酶和磷脂酶 A_2，它们可分别水解胆固醇酯和卵磷脂。

(3) 蛋白水解酶：胰液中蛋白水解酶主要有**胰蛋白酶**（trypsin）、**糜蛋白酶**（chymotrypsin）、**羧基肽酶**（carboxypeptidase）和**弹性蛋白酶**（elastase）等，它们均以无活性的酶原形式贮存于胰液中，其中胰蛋白酶含量最多。当胰液进入小肠后，胰蛋白酶原被小肠液中的**肠激酶**（enterokinase）激活，变为有活性的胰蛋白酶。已被激活的胰蛋白酶也能正反馈地自我激活胰蛋白酶原。此外，胃酸和组织液等也能激活胰蛋白酶原。胰蛋白酶除能激活自身酶原外，还能激活糜蛋白酶原、羧基肽酶原、弹性蛋白酶原，使它们变为相对应的酶。

胰蛋白酶和糜蛋白酶的作用极为相似，都能将蛋白质水解为胨和胨，当两者共同作用于蛋白质时则能将蛋白质分解为小分子多肽和氨基酸，多肽可再被羧基肽酶、弹性蛋白酶进一步分解为氨基酸。此外，胰液中还含有 RNA 酶、DNA 酶等多种水解酶，它们也以酶原的形式分泌，被胰蛋白酶所激活，激活后可使相应的核酸水解为单核苷酸。

正常情况下，胰液中的蛋白水解酶不会对胰腺组织本身产生消化作用，这是因为胰液中的蛋白水解酶是以无活性的酶原形式分泌的，加上胰腺腺泡细胞还同时分泌胰蛋白酶抑制物，可阻止胰蛋白酶原被激活。由于胰蛋白酶可激活其他的蛋白水解酶，因而胰蛋白酶抑制物也抑制了其他蛋白水解酶的激活，从而防止胰腺发生自身消化。但胰液中胰蛋白酶抑制物作用是有限的，当胰导管梗阻、痉挛或暴饮、暴食时，胰液大量分泌，由于胰液排出受阻使得胰腺管内压力升高，引起小导管和腺泡破裂，胰蛋白酶原大量渗入到胰腺间质，并被组织液激活，胰腺组织将被自身消化，发生急性胰腺炎。

由于胰液中含有消化 3 种主要营养物质的消化酶，因而，胰液是所有消化液中消化能力最强、消化功能最全面的一种消化液。当胰液分泌障碍或缺乏时，即使其他消化液分泌正常，食物中的蛋白质和脂肪仍不能完全消化吸收，常可引起脂肪泻，同时脂溶性维生素 A、D、E 和 K 的吸收也受影响，但糖的消化和吸收一般不受影响。

(二) 胰液分泌的调节

在非消化期，胰液不分泌或很少分泌。进食后 1~3min，胰液便开始分泌。所以，食物是刺激胰液分泌的自然因素。与胃液分泌相似，按感受食物刺激的先后，胰液分泌也分为头期、胃期和肠期，此过程受神经和体液双重控制。头期主要为神经调节，而胃期和肠期主要为体液调节（图 6-12）。

1. **头期胰液分泌**　当给动物假饲或让人假饲（只咀嚼而不吞咽），可引起胰液分泌。这是由食物的形状、气味以及食物直接刺激口咽部等感受器,通过神经反射(包括条件反射和非条件反射)引起胰液的分泌。反射的传出神经主要是迷走神经,递质为 ACh。切断迷走神经或用阿托品阻断 M 型胆碱能受体,均可显著减少胰液的分泌。由于迷走神经释放 ACh 主要作用于胰腺的腺泡细胞,对导管细胞的作用较弱。因此,迷走神经兴奋引起胰液分泌的特点是水分和 HCO_3^- 含量较少,而酶含量却很丰富。此外,迷走神经还可通过刺激胃窦黏膜释放促胃液素间接引起胰液分泌,但这一作用较弱。头期胰液的分泌量约占消化期胰液分泌量的 20%。

实线代表水样分泌;虚线代表酶的分泌。

图 6-12　胰液分泌的神经体液调节示意图

2. **胃期胰液分泌**　食物扩张胃底和胃体,通过迷走-迷走神经反射直接引起胰液的分泌;此外,食物的扩张刺激以及蛋白质的消化产物也可刺激胃窦黏膜释放促胃液素,间接引起胰液的分泌。此期胰液分泌的特点是酶多但液体量较少,其量占消化期胰液分泌量的 5%~10%。

3. **肠期胰液分泌**　食糜进入十二指肠和上段空肠后,食糜中的蛋白质、多肽、脂肪酸等成分可刺激小肠黏膜释放促胰液素和缩胆囊素,引起胰液分泌。此期胰液分泌的特点是量最多,约占消化期胰液分泌量的 70%,HCO_3^- 和酶的含量也很高。

(1)促胰液素:是由十二指肠和空肠上段的 S 细胞分泌的一种多肽激素,引起促胰液素释放的最强刺激因素是 HCl,其次为脂肪酸和蛋白质分解产物,糖类几乎没有刺激作用。

促胰液素主要作用于胰腺导管上皮细胞,引起水和 HCO_3^- 含量多、但酶含量少的胰液分泌。HCO_3^- 的作用在于中和进入十二指肠的 HCl,保护小肠黏膜不被 HCl 侵蚀,防止十二指肠溃疡的发生;其次,HCO_3^- 使小肠的 pH 呈弱碱性,为胰酶作用提供适宜的 pH 环境。

(2)**缩胆囊素**(cholecystokinin,CCK):是由十二指肠和上段空肠黏膜的 I 细胞分泌的另一种多肽激素,引起其释放的因素由强至弱依次为:蛋白质分解产物(胨和胨)、脂肪分解产物(脂肪酸和甘油一酯等)、盐酸,糖类则无作用。CCK 的作用:①直接作用于胰腺的腺泡细胞,分泌含酶多、水和 HCO_3^- 少的胰液,因此又称促胰酶素,此作用和迷走神经的作用类似,但作用更强;②促进胆囊平滑肌强烈收缩,促使胆汁排出;③对胰腺组织的营养作用,可促进胰腺组织合成蛋白质和核糖核酸。

促胰液素和 CCK 在刺激胰液分泌方面存在协同作用,CCK 可加强促胰液素对胰腺导管的作用,促胰液素则可加强 CCK 对胰腺腺泡细胞的作用。此外,迷走神经和促胰液素之间也存在这种作用,这种激素之间以及激素与神经之间的相互加强作用,对进餐时胰液的大量分泌具有重要的生理意义。

急性胰腺炎

急性胰腺炎是临床上常见的急腹症之一,是由多种病因导致胰酶在胰腺内被激活后引起胰腺组织自身消化、水肿、出血甚至坏死的炎症反应。临床以急性上腹痛、恶心、呕吐、发热和血胰酶增高等为特点。病变程度轻重不等,轻者以胰腺水肿为主,临床多见,病情常呈自限性,预后良好,又称轻症急性胰腺炎。少数重者胰腺发生坏死或出血,常继发感染、腹膜炎和休克等,病死率高,称为重症急性胰腺炎。临床病理常把急性胰腺炎分为水肿型和出血坏死型两种。

急性胰腺炎的病因迄今仍不十分明了,目前大多认为与过多饮酒、胆管内的胆结石等有关,其发病机制的中心环节是胰腺消化酶经一系列激活过程,引起胰腺的自身消化,导致胰腺细胞和间质水肿,脂肪坏死及出血。实验室检查血常规多有白细胞计数增多及中性粒细胞核左移,血清淀粉酶和尿淀粉酶显著升高,血清脂肪酶常升高,B超可见胰腺肿大,胰内及胰周围回声异常。一直以来,急性胰腺炎的治疗主要是以手术治疗为主,但是随着人们对急性胰腺炎认识的进步,对急性胰腺炎的治疗观点也发生了质的改变,并发展产生了一系列的非手术治疗的方法,如防治休克,改善微循环、解痉、止痛,抑制胰酶分泌,抗感染,营养支持,预防并发症的发生,加强重症监护等一系列措施等,使得急性胰腺炎的治疗效果得到显著提升。

二、胆汁的分泌

胆汁由肝细胞不断分泌。在非消化期,胆汁经胆囊管进入胆囊暂时储存,需要时再排入十二指肠。在消化期,胆汁经左右肝管及胆总管直接排入十二指肠。刚从肝细胞分泌出来的胆汁称为肝胆汁,储存在胆囊内的胆汁称为胆囊胆汁。

(一) 胆汁的性质和成分

胆汁是一种较黏稠且味苦的有色液体。正常成人每日分泌量为 0.8~1.0L,其颜色取决于胆色素的种类和浓度。肝胆汁呈金黄色或橙黄色,弱碱性(pH 约为 7.4)。胆囊胆汁因被浓缩而颜色加深,为暗褐色或棕绿色,同时由于胆汁中碳酸氢盐在胆囊中被吸收而呈弱酸性(pH 约为 6.8)。

胆汁中的成分较复杂,无机成分有水、Na^+、K^+、Ca^{2+}、Cl^- 和 HCO_3^- 等;有机成分主要有胆盐、卵磷脂、胆固醇、胆色素等,但不含消化酶。胆汁中最重要的成分是**胆盐**(bile salt),它是由胆汁酸与甘氨酸或牛磺酸结合形成的钠盐或钾盐,占胆汁中固体成分的 50%,其主要作用是促进脂肪的消化和吸收;胆色素是血红蛋白的分解产物,包括胆红素及其氧化产物胆绿素。胆色素占胆汁中固体成分的 2% 左右,它的种类和浓度决定了胆汁的颜色。胆固醇是肝脏脂肪代谢的产物。正常情况下,胆汁中胆盐、胆固醇、卵磷脂三者保持一定的比例是维持胆固醇呈溶解状态的必要条件。当胆汁中胆固醇分泌过多,或胆盐、卵磷脂合成减少时,胆固醇便从胆汁中析出而形成胆固醇结晶或结石,这是形成胆结石的一种原因。

(二) 胆汁的作用

胆汁中虽不含消化酶,但它对脂肪的消化和吸收具有重要意义。胆汁对脂肪的消化和吸收主要依赖于胆盐。

1. 促进脂肪的消化　胆汁中的胆盐、卵磷脂和胆固醇等均可作为乳化剂,降低脂肪的表面张力,使脂肪乳化成微滴分散在水性的肠液中,从而增加了胰脂肪酶的作用面积,促进脂肪的分解消化。

2. 促进脂肪和脂溶性维生素的吸收　在小肠绒毛表面覆盖有一层不流动水层,即静水层,脂肪分解产物不易穿过静水层到达肠黏膜表面而被上皮细胞吸收。肠腔中的脂肪分解产物,如脂肪酸、一酰甘油等均可掺入由胆盐聚合成的微胶粒中,形成水溶性的混合微胶粒(mixed micelle)。混合微胶粒则很容易穿过静水层而到达肠黏膜表面,从而促进脂肪分解产物的吸收。胆汁的这一作用,也有助于脂溶性维生素 A、D、E、K 的吸收。

3. 中和胃酸及促进胆汁自身分泌　胆汁排入十二指肠后,可中和一部分胃酸;胆汁中的胆盐或胆汁酸进入十二指肠后,90% 以上在回肠末端被吸收入血,经门静脉回到肝脏后又再次组成胆汁分泌入小肠,这一过程称为**胆盐的肠 - 肝循环**(enterohepatic circulation of bile salts)。返回到肝脏的胆盐有刺激肝胆汁分泌的作用,称为胆盐的利胆作用。

当胆道阻塞或肿瘤压迫胆管,导致胆汁排放困难时,可造成脂肪的消化吸收不良和脂溶性维生素吸收障碍,同时由于胆管内压升高,一部分胆汁进入血液可发生黄疸。

(三) 胆汁分泌与排出的调节

在非消化期,胆汁大部分储存于胆囊内,由于胆囊可吸收胆汁中的水分和无机盐,因而胆汁可被浓缩 5~20 倍;在消化期,胆汁由胆囊排入十二指肠。因此,食物在消化道内是引起胆汁分泌和排出的自然刺激物,高蛋白质食物(蛋黄、肉等)引起胆汁流出量最多,高脂肪或混合食物次之,而糖类食物作用最小。在胆汁排出过程中,胆囊和奥迪括约肌的活动是相互协调的,即胆囊收缩时,奥迪括约肌舒张;相反,胆囊舒张时,奥迪括约肌收缩。

胆汁分泌和排放受神经、体液因素的双重调节,以体液调节为主。

1. 神经调节　神经对胆汁分泌和排放的作用较弱。在进食过程中,食物的信号、进食动作或食物对胃、小肠等部位的刺激,可通过神经反射(条件反射和非条件反射)引起胆汁少量增加,胆囊收缩也轻度增强。反射的传出途径是迷走神经,切断双侧迷走神经或使用胆碱能受体阻断剂阿托品后,上述反应消失。迷走神经也可促进促胃液素释放,间接引起胆汁分泌和胆囊收缩。

2. 体液调节

(1) 促胃液素:促胃液素可通过血液循环直接作用于肝细胞和胆囊,促进肝胆汁分泌和胆囊收缩。促胃液素也可引起胃酸分泌,胃酸再作用于十二指肠黏膜 S 细胞,引起促胰液素的释放而间接促进肝胆汁分泌。

(2) 促胰液素:促胰液素的主要作用是促进胰液分泌,也有一定的刺激肝胆汁分泌的作用。由于促胰液素主要作用于胆管上皮细胞而不作用于肝细胞,所以它引起胆汁的分泌主要是水和 HCO_3^- 含量增加,而胆盐的含量并不增加。

(3) 缩胆囊素:在脂肪、蛋白质分解产物以及酸性食糜等作用下,可以刺激小肠黏膜 I 细胞释放缩胆囊素。它可通过血液循环作用于胆囊平滑肌,引起胆囊强烈收缩,同时松弛 oddi 括约肌,因此可促使胆囊大量排放胆汁;此外,缩胆囊素对胆管上皮细胞也有一定的刺激作用,使胆汁和 HCO_3^- 分泌轻度增加。

(4) 胆盐:通过胆盐的肠 - 肝循环被吸收,返回到肝脏的胆盐有刺激肝胆汁分泌的作用,但对胆囊的运动并无明显影响。

三、小肠液的分泌

小肠内有两种腺体,即**十二指肠腺**(Brunner gland) 和**小肠腺**(crypts of liberkuhn)。前者又称**勃氏腺**(Brunner gland),分布于十二指肠黏膜下层,分泌含黏蛋白的碱性液体,因而黏稠度很高,可保护十二指肠黏膜上皮免受胃酸侵蚀;后者又称**李氏腺**(Lieberkühn crypt),分布于整个小肠黏膜层内,其分泌液构成了小肠液的主要部分。

(一) 小肠液的性质、成分和作用

小肠液是一种弱碱性液体,pH 约为 7.6,分泌量大,成人每日分泌量约为 1~3L,渗透压与血浆接近。小肠液中除水和无机盐外,还有黏蛋白和肠激酶等。

小肠液的主要作用:①保护十二指肠黏膜上皮免受胃酸侵蚀;②大量的小肠液可稀释肠道内的消化产物,使肠内容物的渗透压下降,有利于小肠内的水分和营养物质的吸收;③小肠腺分泌的肠激酶可使胰液中的胰蛋白酶原激活,从而促进蛋白质的消化。

近年来研究表明:小肠液中除肠激酶外,无其他的消化酶,但小肠本身对食物具有化学性消化的作用。这是因为在小肠上皮细胞的刷状缘和上皮细胞内存在一些特殊的消化酶,如分解寡肽的肽酶、

分解双糖的蔗糖酶和麦芽糖酶等。当营养物质被吸收进入小肠上皮细胞后,这些酶对消化不完全的营养物质继续起消化作用,从而阻止没有完全分解的消化产物吸收入血。这些酶可随脱落的上皮细胞进入肠腔内,但它们对肠腔内的消化不再起作用。

(二) 小肠液分泌的调节

小肠液的分泌是经常性的,但在不同条件下,分泌量可有很大变化。食糜对肠黏膜局部的机械性和化学性刺激可通过肠壁内神经丛局部反射引起小肠液的分泌。小肠黏膜对机械性扩张刺激最为敏感,小肠内食糜量越多,小肠液的分泌量也越多。此外,促胃液素、促胰液素、缩胆囊素和血管活性肠肽等都具有刺激小肠分泌的作用。迷走神经兴奋引起十二指肠腺分泌增加,交感神经兴奋则抑制十二指肠腺分泌。因此,长期交感神经兴奋,十二指肠球部保护机制削弱,可能是导致其溃疡的原因之一。

四、小肠的运动

(一) 非消化期小肠的运动形式

在非消化期除了存在微弱状态的紧张性收缩外,主要有周期性的移行性复合运动波(MMC)。小肠的 MMC 起源于胃体中部,沿胃肠道向肛门方向缓慢移行,约每 90 分钟发生一次,经 60~90min 可到达回肠末端。当一个波群到达回肠末端时,另一波群又在胃部发生。其主要作用是:①将肠内容物包括前次进食后遗留的食物残渣、脱落的上皮细胞及细菌等清除干净,起到“清道夫”的作用;②阻止结肠内的细菌迁移到终末回肠。因此,MMC 减弱或缺乏者,细菌易于在回肠内过度生长,导致肠功能紊乱。

(二) 消化期小肠的运动形式

1. 紧张性收缩　紧张性收缩能使小肠保持一定的形状和位置,维持肠腔内一定的基础压力,也是小肠进行各种运动的基础。当小肠紧张性收缩增高时,有利于肠内容物的混合与推进;当小肠紧张性收缩降低时,肠管易于扩张,肠内容物的混合与推进减慢。

2. 分节运动　分节运动(segmentation contraction)是一种以环形肌为主的节律性收缩和舒张的运动。表现为食糜所在的肠段,环形肌以一定距离的间隔在许多点同时收缩或舒张,把食糜分割成许多节段;数秒后,原来收缩的肠段舒张,而原来舒张的肠段收缩,使每段食糜重新分成两半,与邻近的两半重新组合成一个新的节段,如此反复交替进行(图 6-13)。分节运动在空腹时几乎不存在,食糜进入小肠后才逐渐加强。在小肠各段,分节运动存在一个频率梯度,即小肠上部频率较高,下部较低。如人十二指肠分节运动的频率约为 11 次/min,而回肠末端为 8 次/min,这有利于将食糜往大肠方向推进。

1. 肠管表面观;2、3、4. 肠管纵切面观,表示不同阶段的食糜节段分割与合拢的情况。

图 6-13　小肠分节运动模式图

分节运动的主要作用是:①将食糜与消化液充分混合,以利于消化酶对食糜进行化学性消化;②使食糜与肠壁紧密接触,为吸收创造有利条件;③挤压肠壁促进血液和淋巴回流,有助于吸收。

3. 蠕动　蠕动(peristalsis)可发生于小肠的任何部位,速度较慢,为 0.5~2.0cm/min,且近段小肠的蠕动速度大于远段,通常每个蠕动波将食糜向前推进一段距离后(一般 3~5cm)便消失。小肠蠕动的意义在于将经过分节运动作用后的食糜向前推进,到达一个新肠段后再开始分节运动。

小肠还有一种行进速度快(2~25cm/s),传播距离较远的蠕动,称为**蠕动冲**(peristaltic rush),它可以在数分钟内将食糜从小肠的始端一直推送到小肠末端,甚至可送入大肠。蠕动冲可能是由吞咽动作或食糜刺激十二指肠所致,有些药物(如泻药)作用也可引起蠕动冲。

小肠蠕动推送肠内容物(包括水和气体)时产生的声音称肠鸣音,当肠蠕动增强时,肠鸣音亢进;肠麻痹时,肠鸣音减弱或消失。

(三)小肠运动的调节

1. **内在神经的作用**　当机械性或化学性刺激作用于小肠壁感受器时,通过壁内神经丛(主要是肌间神经丛)引起的局部反射使小肠的运动加强。切断支配小肠的外来神经,蠕动仍可进行,麻痹小肠的壁内神经丛后,蠕动消失,提示壁内神经丛在小肠运动的调节中起主要调节作用。

2. **外来神经的作用**　小肠的运动受迷走神经和交感神经双重支配。一般来说,当迷走神经兴奋时小肠运动增强,而交感神经的作用则相反。但外来神经的作用效果与小肠平滑肌所处的状态有关,若肠道平滑肌紧张性高,则无论是迷走神经还是交感神经兴奋均使小肠的运动减弱;相反,若肠道平滑肌的紧张性低,则这两种神经兴奋都会增强小肠的运动。

3. **体液因素的作用**　促胃液素、缩胆囊素、脑啡肽、5-羟色胺和乙酰胆碱等使小肠运动增强,而促胰液素、生长抑素、胰高血糖素和肾上腺素等则使小肠运动减弱。

(四)回盲括约肌的功能

在回肠末端与盲肠交界处,环行肌明显增厚,具有括约肌的作用,称为回盲括约肌。回盲括约肌在平时经常保持轻度的收缩状态,一方面可防止小肠内容物过快地排入大肠,延长食糜在小肠内停留的时间,因此有利于小肠内容物彻底消化和吸收;另一方面也能阻止大肠内食物残渣倒流。食物入胃后,可通过胃-肠反射引起回肠蠕动,当蠕动波到达距回肠末端数厘米时,回盲括约肌舒张,这样当蠕动波到达时,约有4ml食糜被推入大肠。而进入大肠的食糜则通过机械性扩张刺激盲肠,通过壁内神经丛的局部反射使回盲括约肌收缩。

第五节　大肠内消化

人类大肠没有重要的消化活动,其主要功能为:①吸收水分和电解质,参与机体水、电解质平衡的调节;②吸收由大肠内细菌合成维生素B、K等物质;③完成对食物残渣的加工,并形成粪便暂时储存。

一、大肠液的分泌

大肠液是由大肠黏膜表面的柱状上皮细胞和杯状细胞分泌的液体,pH为8.3~8.4,主要成分是黏液和碳酸氢盐。此外大肠液中含有少量的二肽酶和淀粉酶,但它们对食物的消化作用不大。大肠液的主要作用在于其中的黏液蛋白,它能润滑粪便和保护肠黏膜免受机械损伤。

大肠液的分泌主要由食物残渣对大肠壁的机械刺激所引起。刺激副交感神经可使大肠液分泌明显增加;而刺激交感神经则使其减少。

二、大肠内细菌的作用

大肠内有许多细菌,大多是大肠埃希菌、葡萄球菌等,它们来自空气和食物,由口腔入胃,最后到达大肠。大肠内的环境(如酸碱度、温度)极适合一般细菌的生长、繁殖,但这些细菌通常不致病。据估计,粪便中死的或活的细菌占粪便固体重量的20%~30%。大肠内这些细菌能对肠道内一些成分进行分解。细菌对糖和脂肪的分解称为发酵,对蛋白质的分解称为腐败。糖类的发酵产物有乳酸、乙酸、CO_2、甲烷等,脂肪的发酵产物有脂肪酸、甘油、胆碱等,蛋白质的腐败产物有氨、硫化氢、组胺、吲哚等。一般情况下,这些分解产物当中的一些有毒物质吸收甚少,经肝脏解毒后,对人体无明显不良影响;当消化不良或便秘时,一些有毒物质产生和吸收增多,严重时可危害人体。正常情况下,大肠内产生的氨被吸收后在肝脏解毒(转化为尿素),如产氨过多,即进入血液循环,严重时产生昏迷(肝性脑病)。

此外,大肠内细菌可将胆红素转化为尿胆素原,初级胆汁酸转化为胆汁酸;分解胆固醇、药物和某些食物添加剂;使某些氨基酸脱羧生成胺,包括组胺、酪胺及有臭味的吲哚和粪臭素。大肠内有些细菌还能利用肠内较简单的物质合成维生素 K、B$_1$、B$_2$、B$_{12}$ 和叶酸,被人体吸收利用,若长期使用肠道抗菌药物,导致肠道内细菌被抑制,可引起维生素 K 和维生素 B 族缺乏。

知 识 拓 展

肠道菌群及生理意义

人体是一个共生微生物的载体,有超过人体细胞总数十倍的微生物,广泛分布在人体表面的皮肤、口腔、消化道、呼吸道、生殖道等部位。在肠道中有上千种微生物定植或过路,消化道居住的大量微生物被统称为肠道微生物群。正常的肠道微生物群以其所处的宿主人类的微环境共同构成了肠道微生态。肠道是体内细菌定植的主要场所,其内定植的细菌具有数量巨大、多样化、复杂性和动态性的特点,构成了人体的**肠道菌群**(intestinal microflora)。

人类与肠道微生物通过协同进化形成互相依赖的共生复合体,能直接或间接地影响人体的多种生理功能。宿主为肠道菌群提供其生命活动的场所,并且对肠道菌群不引起强烈的免疫反应。肠道菌群对宿主发挥着必要的生理功能:①防御感染与增强肠道屏障功能,肠道微生态的稳定对人类保持肠道上皮的完整性、抵抗肠道病原菌引起的感染性疾病是极其重要的;②促进免疫系统发育成熟,并参与免疫应答调节;③参与营养物质的吸收及代谢,肠道微生态能影响脂肪的储存、改善线粒体活性调节能量代谢;④延缓衰老;⑤其他方面,肠道微生态可通过肠脑轴与中枢神经系统进行交流而对其进行调控,影响宿主的脑行为、可抗肿瘤、促进血管生成、参与骨密度调节等。

三、大肠的运动和排便

大肠的运动少而缓慢,对刺激的反应也较迟缓,这些特点有利于大肠作为粪便的暂时储存场所。

(一)大肠运动的形式

1. 袋状往返运动 类似小肠的分节运动,由环形肌无规律地收缩引起的,空腹和安静时多见。这种运动可使结肠袋内容物向前、后两个方向作短距离的位移,并不向前推进,只是进行缓慢的揉搓,有利于大肠对水和无机盐的吸收。

2. 分节或多袋推进运动 环形肌有规律的收缩,将一个结肠袋的内容物推移到下一邻近肠段,并继续向更远部位而不返回原处的运动,称为分节推进运动;如果在一段结肠上同时发生许多袋状收缩,将其内容物向下推移,称为多袋推进运动。进食后或副交感神经兴奋时,这种运动增加。

3. 蠕动 蠕动是由一些稳定向前推进的收缩波所组成,通常蠕动较缓慢,有利于大肠吸收水分和贮存粪便。此外,大肠还有一种进行很快且前进很远的蠕动称为**集团蠕动**(mass peristalsis)。它一般开始于横结肠,可将一部分肠内容物迅速从横结肠推送至降结肠和乙状结肠。集团蠕动每日发生1~3 次,常见于进食后,尤其多见于早餐后 60min 内,可能是胃内食物进入十二指肠时,刺激肠黏膜通过壁内神经丛引起的,称为十二指肠 - 结肠反射。十二指肠 - 结肠反射敏感人群,进餐时或餐后可有排便感觉,这种现象多见于儿童。

(二)排便

食物残渣在大肠内停留时间较长,一般在 10h 以上。在这一过程中,食物残渣中的一部分水和无机盐被大肠黏膜吸收,剩余部分经过大肠内细菌的发酵与腐败作用以及大肠黏液的黏结作用形成粪便。粪便中除食物残渣外,还包括脱落的肠上皮细胞和大量的细菌。此外,机体代谢后的废物,包括由肝排出的胆色素衍生物,以及由血液通过肠壁排至肠腔中的某些金属,如钙、镁、汞等的盐类,也随粪便排出体外。

粪便主要储存在结肠下部,平时直肠内没有粪便。当肠蠕动将粪便推入直肠时,可扩张刺激直肠壁内的感受器,冲动经盆神经和腹下神经到达脊髓腰骶段的初级排便中枢,并上传至大脑皮层引起便意。大脑皮层可以控制排便活动,如果环境不许可,大脑皮层发出抑制性冲动,暂时终止排便反射;如果环境许可,大脑皮层发出兴奋性传出冲动,使脊髓初级排便中枢兴奋,初级排便中枢传出冲动经盆神经引起降结肠、乙状结肠和直肠收缩,肛门内括约肌舒张;同时阴部神经(为躯体神经)的传出冲动减少,肛门外括约肌舒张,粪便被排出体外。此外,在排便过程中,由于支配腹肌和膈肌的神经兴奋,腹肌和膈肌收缩,腹内压增加,有助于粪便的排出。由于排便反射受大脑皮层的意识控制,当脊髓高位损伤或昏迷时,初级中枢失去了大脑皮层的意识控制,可导致排便失禁。

成人排便的时间受习惯和环境因素的影响。正常人直肠对粪便的压力刺激具有一定的感觉阈,当达到此阈值时即可产生便意。但若在粪便刺激直肠时,环境和条件不适宜排便,便意可受大脑皮层的抑制。人们若对便意经常予以制止,将使直肠对粪便刺激逐渐失去正常的敏感性,即感觉阈升高,加之粪便在结肠内停留过久,水分吸收过多而变得干硬,引起排便困难,这就是产生功能性便秘最常见的原因。经常便秘又可引起痔疮、肛裂等疾病,因此,应养成定时排便的良好习惯,适当增加纤维素的摄入有预防便秘和结肠疾病发生的作用。

(三) 食物中纤维素对肠功能的影响

食物中的纤维素对肠功能和胃肠疾病具有重要影响,近年来已受到医学界的重视。一般认为,适当增加食物中纤维素的含量有益于增进健康,预防便秘、痔疮、结肠癌等疾病的发生。食物中的纤维素对肠功能的影响主要有:①多糖纤维能与水结合而形成凝胶,限制水的吸收,增加粪便的体积,有利于粪便的排出;②纤维素能刺激肠运动,缩短粪便在大肠内停留的时间,以减少有害物质对胃肠和整个机体的毒害作用;③纤维素可降低食物中热量的比例,减少含高能量物质的摄取,有助于纠正不正常的肥胖;④纤维素还可吸收胆汁酸,增加它们在粪便中的含量,使通过肠肝循环回收的胆盐减少,肝脏利用更多的血浆胆固醇合成新的胆汁酸,所以增加饮食中纤维素含量不但可预防便秘,还可降低血浆胆固醇水平。

第六节　吸　收

营养物质的吸收是在食物被消化的基础上进行的,消化是吸收的前提,吸收则为机体提供营养物质。因此,吸收对维持人体正常生命活动十分重要。

一、吸收的部位和途径

(一) 吸收的部位

由于消化道各部分的组织结构,以及食物在消化道各部位被消化的程度和停留的时间不同。因此,消化道不同部位的吸收能力和吸收速度也不相同。口腔和食管基本没有吸收功能。胃的吸收能力也很差,只吸收乙醇、少量水分和某些药物。营养物质的主要吸收部位是小肠,一般认为糖类、蛋白质和脂肪的消化产物大部分在十二指肠和空肠被吸收,维生素 B_{12} 和胆盐在回肠被吸收。食物中大部分营养成分到达回肠时,通常已被吸收完毕,因此回肠主要是吸收功能的储备。食物经过小肠后,吸收过程已基本完成,大肠一般只能吸收少量的水分和无机盐(图 6-14)。

小肠之所以成为营养物质吸收的主要部位,主要是因为:①小肠有巨大的吸收面积,正常成年人的小肠长 4~5m,小肠黏膜有许多环形皱褶向肠腔突出,皱褶上有大量的绒毛,绒毛的表面是一层柱状上皮细胞,其顶端还有大量的微绒毛(每个柱状上皮细胞的顶端膜上约有 1 700 条微绒毛)。由于环状皱襞、

图 6-14　不同营养物质在小肠的吸收部位模式图

绒毛和微绒毛的存在,就使小肠的吸收面积比同样长短的单圆筒面积增加约 600 倍,达 200~250m²,这为食物的吸收提供了巨大的面积(图 6-15);②糖、蛋白质和脂类在小肠内已被分解成可吸收的小分子物质;③食物在小肠内停留的时间较长(3~8h),有较充足的吸收时间;④小肠绒毛的特殊结构,有利于吸收。小肠绒毛内有丰富的毛细血管、毛细淋巴管、平滑肌和神经纤维,进食后绒毛中平滑肌细胞的收缩可使绒毛发生节律性伸缩与摆动,加速绒毛内血液和毛细淋巴管内淋巴液的回流,有利于吸收。

图 6-15　增加小肠表面面积的绒毛结构示意图

(二)吸收的途径

营养物质可通过两条途径进入血液或淋巴:一是跨细胞途径(transcellular pathway),即通过绒毛柱状上皮细胞的腔面膜进入细胞内,再通过细胞基底侧膜进入血液或淋巴;二是细胞旁途径(paracellular pathway),即通过相邻上皮细胞之间的紧密连接进入细胞间隙,然后转入血液或淋巴(图 6-16)。

二、小肠内主要营养物质的吸收

小肠中被吸收的物质不仅包括经口腔摄入的物质,还包括由各种消化腺分泌入消化道内的水分、无机盐和某些有机成分。通常情况下,小肠每日可吸收数百克糖,100g 以上脂肪,50~100g 氨基酸,50~100g 无机盐和 7~8L 的水。实际上,小肠的吸收潜力远比上述数值大,当机体需要时可发挥更大的吸收潜能。

(一)水的吸收

成人每日大约由胃肠道吸收 8L 水,而每日随粪便排出的水仅为 0.1~0.2L。在消化道各段,水的吸收都是被动的,各种溶质,特别是 NaCl 的主动吸收所产生的渗透压梯度是水吸收的主要动力。由于肠内营养物质及电解质的吸收造成肠内容物低渗,从而促进水从肠腔经跨细胞途经和细胞旁途经进入血液(图 6-17)。

图 6-16 小肠黏膜吸收水和小的溶质的途径示意图

图 6-17 小肠黏膜对钠和水的吸收示意图

任何原因使肠道内渗透压增高或肠蠕动增强,均可使水的吸收减少而导致腹泻。如口服硫酸镁后,由于在肠道内形成高渗透压阻止水分的吸收、刺激肠道蠕动导致腹泻。严重呕吐、腹泻、出汗均可使体内水、电解质和营养物质大量丢失,导致水、电解质和酸碱失衡。

(二)无机盐的吸收

一般说来,单价碱性盐类如钠、钾、铵盐的吸收很快,多价碱性盐类则吸收很慢。凡能与 Ca^{2+} 结合形成沉淀的盐,如硫酸盐、磷酸盐、草酸盐等,则不能被吸收。

1. 钠的吸收 人体每日吸收的钠 25~30g,其中大部分来自消化腺分泌,食物中摄入的钠约5~8g。消化腺分泌的钠 95%~99% 被胃肠道吸收,仅少量随粪便排出,因此,一旦肠道分泌的钠大量丢失,如严重呕吐、腹泻等,体内储存的钠在短时间内可显著降低,甚至危及生命。

钠的吸收是主动的,动力来自小肠黏膜上皮细胞基底侧膜上钠泵的活动。由于钠泵的活动造成细胞内 Na^+ 浓度降低和正电荷减少(细胞内的电位较肠腔内电位低 40mV),因此,肠腔中的 Na^+便顺电 - 化学梯度扩散进入肠上皮细胞内。进入细胞内的 Na^+ 又通过基底侧膜上钠泵的活动转运出细胞,进入组织间液,随后进入血液。由于钠泵不断将细胞内的 Na^+ 泵出细胞,使得肠腔内的

Na^+源源不断地进入细胞内。同时,细胞间隙中 Na^+ 浓度升高,渗透压增加,因此可促进肠道内水通过细胞间的紧密连接,进入组织间隙,使得组织间隙的静水压增加,从而促进 Na^+ 和水进入毛细血管被吸收(图6-17)。

Na^+ 由肠腔向细胞内扩散须借助转运体蛋白完成,目前认为 Na^+ 通过四种方式经肠上皮细胞顶端膜进入细胞内:① Na^+-有机溶质(如葡萄糖、半乳糖、氨基酸、二肽等)同向转运;② Na^+-H^+ 与 Na^+-K^+ 逆向转运;③ Na^+-Cl^- 同向转运;④少量 Na^+ 可经水通道被动扩散。因此,Na^+ 的吸收往往伴随葡萄糖、氨基酸、Cl^- 和 HCO_3^- 的吸收。

2. 铁的吸收 人体每日吸收的铁约为1mg,仅为食物中铁的 5%~10%。铁的吸收与机体对铁的需要量有关,当机体对铁的需求增多时(如孕妇、儿童或失血情况下),铁的吸收率明显增强。食物中的铁绝大部分存在形式为 Fe^{3+},其不易被机体吸收,须还原成 Fe^{2+} 才能被吸收。Fe^{2+} 的吸收速度要比相同量 Fe^{3+} 快 2~15 倍。维生素C能使 Fe^{3+} 还原成 Fe^{2+},因而可以促进铁的吸收。另外,酸性环境有利于铁的溶解而便于吸收,所以胃酸可促进铁的吸收。当胃酸分泌缺乏或胃大部切除的患者常伴发缺铁性贫血。

铁吸收的主要部位在十二指肠和空肠上段,这些部位肠黏膜上皮细胞对铁的吸收是个主动转运的过程,需要多种膜转运蛋白介导。黏膜细胞顶端膜上存在**二价金属转运体**(divalent metal transporter 1,DMT1)能将无机铁转运入细胞内,而黏膜细胞基底侧膜上存在**铁转运蛋白1**(ferroportin 1,FP1)可将无机铁转运出细胞并进入血液,这两个过程都需要消耗能量。另一方面,肠黏膜细胞对铁吸收的能力取决于黏膜细胞内的含铁量。进入黏膜细胞内的铁,大部分被氧化成 Fe^{3+},并与细胞内的**脱铁蛋白结合成铁蛋白**(ferritin,Fe-BP),暂时储存在细胞内;一小部分 Fe^{2+} 在尚未与脱铁铁蛋白结合前,通过基底侧膜以主动转运的方式出细胞,并进入血液。黏膜细胞在刚吸收铁而尚未将它们转移至血液中时,则暂时失去其由肠腔再吸收铁的能力。这样,存积在黏膜细胞内的铁量,就成为再吸收铁的抑制因素。

小肠可根据机体对铁的需要来调节铁的吸收,以保持机体铁的平衡。当机体缺铁时脱铁蛋白和铁蛋白合成减少、转铁蛋白增加,从而促进铁的吸收、减少铁的储存;相反,当铁过多时,铁蛋白增加、转铁蛋白受体减少,从而有利于铁的储存。铁蛋白是铁在体内的一种主要储存形式,但如果细胞内铁蛋白大量积累,可造成组织细胞损伤。

3. 钙的吸收 食物中的钙 20%~30% 被吸收,大部分随粪便排出。食物中的钙必须变成离子 Ca^{2+} 才能被吸收,吸收 Ca^{2+} 的主要部位是小肠,以十二指肠的吸收能力为最强。

小肠黏膜对 Ca^{2+} 的吸收通过跨上皮细胞和细胞旁途径两种形式进行。十二指肠是跨上皮细胞主动吸收 Ca^{2+} 的主要部位,小肠各段都可通过细胞旁途径被动吸收 Ca^{2+}。从 Ca^{2+} 的吸收量来看,可能以后一种形式吸收的 Ca^{2+} 更多,部位以空肠和回肠更为主要。参与 Ca^{2+} 吸收的特异钙通道、钙结合蛋白、钙泵和 Na^+-Ca^{2+} 交换体都受到 1,25 二羟维生素 D_3 的精细调控,其调控是通过影响基因表达来促进上述功能蛋白的合成而实现的。

影响 Ca^{2+} 吸收的主要因素是维生素D和机体对钙的需要量。

4. 负离子的吸收 小肠吸收的负离子主要是 Cl^- 和 HCO_3^-,它们主要通过被动扩散而迅速被吸收。肠腔内的正离子(主要是 Na^+)的吸收导致肠腔内的电位相对为负,因而 Cl^- 顺电位差进入肠黏膜上皮细胞。肠腔内 HCO_3^- 是以 CO_2 的形式被吸收入血,即通过肠黏膜上皮细胞 Na^+-H^+ 交换作用,进入肠腔内的 H^+ 与 HCO_3^- 结合形成 H_2CO_3,H_2CO_3 再解离成 H_2O 和 CO_2,CO_2 通过肠上皮细胞被吸收入血;H_2O 则留在肠腔。

(三) 糖的吸收

食物中的糖类一般须分解为单糖后才能被吸收,只有少量的二糖被吸收。肠道中的单糖主要是葡萄糖,约占单糖总量的80%,其余的单糖是半乳糖、果糖和甘露糖。各种单糖的吸收速率差异很大,葡萄糖和半乳糖的吸收速率最快,果糖次之,甘露糖最慢。若以葡萄糖的吸收速率为100,则单糖的

Note:

吸收速率分别为：半乳糖110、果糖43、甘露糖15。吸收速率的差别是由于各种单糖与载体的亲和力不同造成的。

葡萄糖和半乳糖的吸收是消耗能量的继发性主动转运过程，它是逆浓度差进行，能量来自钠泵。在肠绒毛上皮细胞的基底侧膜上有 Na^+ 泵，它能不断将细胞内 Na^+ 泵入细胞间隙再进入血液，从而维持细胞内低 Na^+ 浓度。在肠黏膜上皮细胞顶端膜上存在 Na^+- 葡萄糖和 Na^+- 半乳糖同向转运体，葡萄糖和半乳糖分别能与 Na^+- 葡萄糖和 Na^+- 半乳糖同向转运体结合，Na^+ 依靠细胞内外 Na^+ 浓度差进入细胞内，释放的势能将葡萄糖或半乳糖转运入细胞，然后经基底侧膜通过易化扩散的方式进入细胞间隙，再进入血液（图6-18）。可见，Na^+ 的主动转运为葡萄糖和半乳糖的吸收提供了动力，Na^+ 泵抑制剂毒毛花苷可抑制葡萄糖和半乳糖的吸收。

果糖的吸收机制与葡萄糖不同，不属于主动转运，而是经载体介导的易化扩散进入肠绒毛上皮细胞内。因此，果糖的吸收速率比葡萄糖和半乳糖低。转运入细胞内的果糖大部分转化成葡萄糖进入细胞间隙后经血液循环被吸收。

图 6-18 葡萄糖和氨基酸吸收机制示意图

（四）蛋白质的吸收

食物的蛋白质经消化分解为氨基酸后才能被小肠吸收。小肠对氨基酸的吸收与葡萄糖的吸收相似，即继发性主动转运（图6-18）。在小肠绒毛上皮细胞的顶端膜上，存在3种转运氨基酸的同向转运体，它们分别转运中性、酸性和碱性氨基酸。一般说来，中性氨基酸的转运速度比酸性或碱性氨基酸快。少数氨基酸的吸收不依赖于 Na^+，可以通过易化扩散方式进入肠上皮细胞。

近年来发现，小肠黏膜上皮细胞顶端膜上还存在二肽和三肽转运系统，许多二肽和三肽可完整地被小肠上皮细胞吸收，且其转运效率比氨基酸还高。进入细胞内的二肽和三肽，可被细胞内的二肽酶和三肽酶进一步分解为氨基酸。进入上皮细胞内的氨基酸、二肽和三肽经基底侧膜以载体介导的易化扩散方式进入组织间液，然后经血液循环被吸收。

此外，婴儿的肠上皮细胞可通过入胞和出胞的方式吸收适量的未经消化的蛋白质，如对母体初乳中的免疫球蛋白A（IgA）的吸收。但其他外来蛋白质被吸收后不但无营养价值，反而可作为抗原引起过敏反应或中毒反应，这对人体是不利的。

（五）脂肪的吸收

在小肠内，脂类的消化产物为脂肪酸、甘油、一酰甘油和胆固醇等，它们大部分是脂溶性物质，必须与胆盐形成水溶性混合微胶粒，才能通过肠黏膜上皮细胞表面的静水层，到达上皮细胞表面。在细胞膜表面，脂肪酸、甘油、一酰甘油和胆固醇等又逐渐从混合微胶粒中释出，通过单纯扩散进入上皮细胞内；胆盐在此并不被吸收，而是留在肠腔内继续发挥作用。

脂类的消化产物进入上皮细胞后去路主要有两条：①长链脂肪酸（含 12 个碳原子以上）、一酰甘油及胆固醇等进入细胞后，在肠上皮细胞的内质网中大部分重新合成三酰甘油，并与细胞中生成的载脂蛋白结合形成**乳糜微粒**（chylomicron）。乳糜微粒一旦形成即进入高尔基复合体，被包裹在囊泡内，当囊泡移行到细胞基底侧膜时与细胞膜融合，最终以出胞的方式释出乳糜微粒，进入细胞间隙的乳糜微粒再扩散进入淋巴循环，这就是脂肪吸收的淋巴途经（图 6-19）。②中、短链脂肪酸（含 12 个碳原子以下）和含短链脂肪酸的一酰甘油是水溶性的，可由上皮细胞内直接扩散出基底侧膜进入血液循环而不必经淋巴途经。

图 6-19　脂类消化产物吸收示意图

虽然脂肪的吸收有血液和淋巴两条途径，但由于膳食中的动、植物油中含长链脂肪酸（含 15 个碳原子以上）较多，所以脂肪的吸收途经以淋巴为主。近年来研究认为，尽管胆盐在脂肪吸收中发挥重要作用，但脂肪水解产物在水溶液中达到一定浓度后，其自身可形成单层微泡（也称液晶微泡）或脂小体。脂小体可通过静水层而作为混合微胶粒运输脂肪水解产物的补充方式。因而在胆汁缺乏和胆囊引流的病人并不出现明显的脂肪吸收障碍。

（六）胆固醇的吸收

肠道内的胆固醇主要来自食物和肝脏分泌的胆汁。此外，还有一小部分来自脱落的消化道上皮细胞，总量为每日 1~2g。胆固醇分为游离的胆固醇和酯化胆固醇两种，酯化胆固醇必须在肠腔中经胆固醇酯酶水解为游离的胆固醇才能被吸收。游离的胆固醇通过形成混合微胶粒被吸收，被吸收的胆固醇大部分在小肠黏膜细胞中重新酯化成胆固醇酯，与载脂蛋白一起形成乳糜微粒经淋巴系统进入血液循环。

体内有不少因素可影响胆固醇的吸收。食物中胆固醇含量越高吸收越多，但两者不存在线性关系。食物中的脂肪和脂肪酸有提高胆固醇吸收的作用，而各种植物固醇可竞争抑制胆固醇掺入微胶粒中，植物固醇本身不被吸收，但妨碍胆固醇的吸收。胆固醇的吸收依赖于胆盐，凡能减少或消除胆盐的物质均可减少胆固醇的吸收。肠黏膜载脂蛋白含量，抑制其合成可妨碍乳糜微粒的形成，因而减少胆固醇吸收。此外，食物中不能被利用的纤维素、果胶、琼脂等易与胆盐结合形成复合物，阻碍微胶粒的形成，从而减少胆固醇的吸收。

（七）维生素的吸收

大部分维生素在小肠上段被吸收，但维生素 B_{12} 的吸收部位在回肠末端。大多数水溶性维生素（如维生素 B_1、B_2、B_6、PP、C 以及生物素和叶酸等）是通过 Na^+ 同向转运体而被吸收的。维生素 B_{12} 需先与内因子结合形成复合物，才能被回肠吸收。如果因内因子缺乏导致维生素 B_{12} 吸收障碍而发生贫血时，应采用胃肠以外的途径补充维生素 B_{12}。脂溶性维生素 A、D、E、K 的吸收与食物中脂类消化

Note:

吸收的机制相同,当脂类物质消化吸收障碍时将影响脂溶性维生素的吸收。

三、大肠的吸收功能

每日从小肠进入大肠的内容物有 1 000~1 500ml,大肠黏膜对水和电解质有很强的吸收能力,每天最多可吸收 5~8L 水和电解质,仅约 150ml 的水和少量 Na^+、Cl^- 随粪便排出。若粪便在大肠内停留时间过长,大肠内的水被进一步吸收,可使粪便变得干硬而引起便秘。当进入大肠的液体过多或大肠的吸收能力下降时,则可因水不能被正常吸收而引起腹泻。

大肠能吸收肠内细菌合成的维生素 B 复合物和维生素 K,以补充食物中维生素摄入的不足;此外大肠也能吸收由细菌分解食物残渣而产生的短链脂肪酸,如乙酸、丙酸和丁酸等。

临床上可利用大肠的吸收能力很强这一特点,采用直肠灌药的方式作为给药途径。直肠给药后,混合于直肠分泌液中的药物一方面可通过肠黏膜被吸收入黏膜下静脉丛,继续经直肠中静脉、下静脉和肛门静脉直接吸收进入体循环,不经过肝脏,从而避免了肝脏的首过效应;另一方面也可经由直肠上静脉经门静脉进入肝脏,代谢后再进入体循环。两种方式均不经过胃和小肠,避免了强酸、碱和消化酶对药物的影响和破坏作用。因而直肠给药可显著地提高药物的生物利用度,同时也避免了药物对胃肠道的直接刺激。

第七节　肝脏的消化功能和其他生理作用

一、肝脏的功能特点

肝脏是人体消化系统中最大的消化腺,也是新陈代谢的重要器官。肝脏的血液供应极为丰富,其所含血量相当于人体血液总量的 14%。成年人肝每分钟血流量有 1 500~2 000ml。其血液有门静脉和肝动脉双重来源,两种血液在窦状隙内混合。门静脉收集来自腹腔内脏的血液,内含从消化道吸收入血的丰富的营养物质,它们在肝内被加工、储存或转运;同时,门静脉血中的有害物质及微生物抗原性物质也将在肝内被解毒或清除。

肝脏的主要功能是进行三大营养物质的代谢,包括糖的分解和糖原合成、蛋白质及脂肪的分解与合成、以及维生素及激素的代谢等。肝脏内所含有的酶类十分丰富,肝细胞内存在体内几乎所有的酶类。

二、肝脏主要的生理功能

(一)肝脏分泌胆汁的功能

肝细胞能不断地生成胆汁酸和分泌胆汁,胆汁在消化过程中可促进脂肪在小肠内的消化和吸收。若无胆汁,食入的脂肪将有 40% 从粪便中丢失,且伴有脂溶性维生素的吸收不良。胆汁还有排泄有害物质的作用。

(二)肝脏在物质代谢中的功能

1. **肝与糖代谢**　单糖经小肠黏膜吸收后,由门静脉到达肝脏,在肝内转变为肝糖原而储存。肝糖原在调节血糖浓度以维持其稳定中具有重要作用。当劳动、饥饿、发热时,血糖大量消耗,肝细胞又能把肝糖原分解为葡萄糖进入循环血液,所以患肝病时血糖常有变化。

2. **肝与蛋白质代谢**　由消化道吸收的氨基酸在肝脏内进行蛋白质合成、脱氨、转氨等作用,合成的蛋白质进入循环血液供全身器官组织之需要。肝脏是合成血浆蛋白的主要场所,由于血浆蛋白可作为体内各种组织蛋白的更新之用,所以肝脏合成的血浆蛋白对维持机体蛋白质代谢有重要意义。肝脏将氨基酸代谢产生的氨合成尿素,经肾脏排出体外。所以肝病时血浆蛋白减少,血氨升高。

3. **肝与脂肪代谢**　肝脏是脂肪运输的枢纽。消化吸收后的一部分脂肪进入肝脏,以后再转变为体脂而储存。饥饿时,储存的体脂可先被运送到肝脏,然后进行分解。肝脏还是体内脂肪酸、胆固醇和磷脂合成的主要器官之一,多余的胆固醇随胆汁排出。

4. 维生素代谢　肝脏可储存脂溶性维生素,人体 95% 的维生素 A 都储存在肝内,肝脏是维生素 C、D、E、K、B_1、B_6、B_{12}、烟酸和叶酸等多种维生素储存和代谢的场所。

5. 激素代谢　正常情况下血液中各种激素都保持一定含量,多余的则经肝脏处理而被灭活。当患肝病时,可出现雌激素灭活障碍,引起男性乳房发育、女性月经不调及性征改变等。如果出现醛固酮和血管升压素灭活障碍,则可引起钠、水滞留而发生水肿。

(三) 肝脏的解毒功能

在机体代谢过程中,门静脉收集自腹腔的血液,血液中的有害物质及微生物抗原性物质将在肝内被解毒和清除。肝脏是人体的主要解毒器官,它能保护机体免受损害,使毒物成为比较无毒的或溶解度大的物质,随胆汁或尿液排出体外。

(四) 肝脏的防御和免疫功能

肝脏是最大的网状内皮细胞吞噬系统。肝静脉窦内皮层含有大量的库普弗细胞能吞噬血液中的异物、细菌、染料及其他颗粒物质。在肠黏膜因感染而受损伤等情况下,致病性抗原物质便可穿过肠黏膜(称之为肠道免疫系统的第一道防线)而进入肠壁内的毛细血管和淋巴管,因此,肠系膜淋巴结和肝脏便成为肠道免疫系统的第二道防线。实验证明,来自肠道的大分子抗原可经淋巴结至肠系膜淋巴结,而小分子抗原则主要经过门脉微血管至肝脏。肝脏中的单核 - 巨噬细胞可吞噬这些抗原物质,经过处理的抗原物质可刺激机体的免疫反应。因此,健康的肝脏可发挥免疫调节作用。

(五) 肝脏的其他功能

除上述功能外,肝脏还能调节循环血量。肝脏也是多种凝血因子合成的主要场所,人体内的 12 种凝血因子中,因子 Ⅱ、Ⅶ、Ⅸ、Ⅹ 都是由肝细胞合成的。肝病时可引起凝血因子缺乏而造成凝血时间延长及发生出血倾向。此外,机体热量的产生、水电解质的平衡等,都需要肝脏的参与。

(邢德刚　张石在)

思 考 题

1. 胃液中含大量的胃酸和胃蛋白酶,为何不会引起自身消化?
2. 行胃大部分切除术或回肠切除术后的患者可出现贫血,有什么类型的贫血? 为什么?
3. 为什么说小肠既是最重要的消化部位又是最重要的吸收部位?
4. 试论述蛋白质、糖类和脂肪的消化过程和吸收机制。

URSING

第七章

能量代谢和体温

07章 数字内容

--- 学 习 目 标 ---

- 知识目标：

掌握

1. 影响能量代谢的主要因素、基础代谢、基础代谢率的概念。

2. 体温的概念、正常值及其生理变动。

熟悉

1. 食物的热价、氧热价和呼吸商的概念。

2. 机体产热的机制和散热的途径及方式。

了解

机体能量代谢的来源和去路、能量代谢的测定原理和方法。

- 能力目标：

1. 能运用能量守恒定律,解释能量代谢的测定方法,并说出测定基础代谢率的临床意义。

2. 能运用调定点学说解释机体发热的机制,并思考采取什么护理措施对患者进行有效降温。

- 素质目标：

通过分析机体维持体温相对稳定的机制,培养学生耐心呵护病人的服务意识,做好发热病人的护理工作。

导入情境与思考

小明,8 岁,一天前因受凉后出现发热,咽痛,轻咳,食欲减退。妈妈带小明到医院看病,医生检查后发现小明体温为 39℃,白细胞总数及中性粒细胞百分比升高,胸部 X 线检查未见异常。

试根据该案例思考:

1. 小明为什么会发热?

2. 妈妈在照顾小明时应该注意什么?

第一节　能　量　代　谢

新陈代谢是生命活动的基本特征之一,包括合成代谢和分解代谢。合成代谢是指机体从外界摄取营养物质及分解代谢的部分产物构筑和更新自身并储存能量的过程;分解代谢是指机体分解摄入的营养物质及自身的组成成分,并释放能量供机体进行各种功能活动和维持体温的过程。由此可见,在新陈代谢过程中物质代谢和能量代谢总是相伴发生。通常将生物体内物质代谢过程中伴随发生的能量释放、转移、储存和利用称为**能量代谢**(energy metabolism)。

一、机体能量的来源和去路

(一) 能量的来源

机体的能量来源于食物中糖、脂肪和蛋白质分子中蕴含的化学能。这些物质在体内被氧化分解时,储存的化学能即释放出来,释放的能量一般以**腺苷三磷酸**(adenosine triphosphate,ATP)形式存在。ATP 是糖、脂肪和蛋白质在生物氧化过程中合成的一种高能化合物,当机体需要能量时,ATP 被水解为**腺苷二磷酸**(adenosine diphosphate,ADP)及磷酸,同时释放出能量供机体利用。可见,机体进行各种生理活动时直接利用的能量均来自 ATP,所以 ATP 既是体内直接的供能物质,又是主要的储能形式。体内还有其他储能物质,如**磷酸肌酸**(creatine phosphate,CP)等。CP 主要存在于肌肉和脑组织中,当物质氧化分解释放的能量过剩,ATP 产生过多时,其高能磷酸键可转移给肌酸,合成 CP;反之,当组织消耗 ATP 增多,超过物质氧化生成 ATP 的速度时,CP 又可迅速把高能磷酸键转移给 ADP 生成 ATP,以满足机体对能量的应急需求。CP 不能直接供能,必须先把能量转化生成 ATP,再由 ATP 供能。因此,可以认为 CP 是 ATP 的暂时储存库。

1. **糖**　糖(carbohydrate)是机体重要的供能物质。一般情况下,糖约提供人体所需能量的 50%~70%。食物中的糖类物质经过消化被分解为单糖,主要为葡萄糖,经过小肠黏膜细胞特定的葡萄糖转运体以继发性主动转运的方式吸收入体内,部分直接氧化分解供能,部分以肝糖原和肌糖原形式贮存于肝脏和肌肉中。肝糖原能维持血糖水平的相对稳定,体内肝糖原的储存量较少,仅供机体在饥饿 24~48h 内的能量消耗;肌糖原是骨骼肌活动时随时可以动用的能量储备。氧供应充足时,糖进行有氧氧化生成水和 CO_2,1mol 葡萄糖能提供 30~32mol 的 ATP;氧供应不足时,糖进行无氧酵解生成乳酸,1mol 葡萄糖仅能提供 2mol 的 ATP;一般情况下糖以有氧氧化供能为主。在人体,脑组织所需能量主要来自于血糖的有氧氧化且耗氧量高。因此,维持一定的血糖水平和保持机体充足的氧供,对脑功能的维持至关重要。机体低血糖会引起脑功能障碍,出现头晕等症状,严重者甚至可导致抽搐和昏迷。

2. **脂肪**　脂肪(fat)既是机体重要的供能物质,又是能量储存的主要形式。每克脂肪氧化释放的能量约为糖的两倍。一般情况下,体内脂肪占体重的 20% 左右,机体所消耗的能量有 30%~50% 来自脂肪分解供能。当机体需要时,储存的脂肪在脂肪酶的催化下分解为甘油和脂肪酸。甘油主要在肝脏中经过磷酸化和脱氢进入糖的氧化分解途径供能,或转变为糖。脂肪酸可在心脏、肝脏、骨骼肌等组织细胞内与辅酶 A 结合，经过 β- 氧化，分解为乙酰辅酶 A 而进入糖的氧化途径。短期饥饿时，成人储备的肝糖原耗尽后，脂肪就成为主要的供能物质，机体储存的脂肪能维持 10~60d。

3. 蛋白质 蛋白质（protein）的基本组成单位是氨基酸，氨基酸在人体的主要作用是合成细胞的构成成分，以实现组织的自我更新，或用于合成酶、激素等生物活性物质，是非主要的供能物质。当人体长期饥饿、不能进食或能量消耗极大而体内的糖原和脂肪耗竭时，机体才依靠组织蛋白分解产生的氨基酸供能。氨基酸主要在肝脏代谢，由于蛋白质在体内的氧化分解不完全，因此所释放的能量低于它在体外燃烧时释放的能量。

（二）能量的去路

各种能源物质在体内氧化时释放的能量，50% 以上直接转化为热能，其余部分以化学能形式贮存于 ATP 或 CP 的高能磷酸键中，供机体各种生理活动所需，如合成代谢、神经传导、肌肉收缩以及物质的跨膜主动转运等。综上所述，人体从三大营养物质中获得的能量，除骨骼肌运动所做的机械功外，其他的化学能最终转化为热能，一部分用于维持体温，其余部分释放到环境中（图 7-1）。热能是最低级形式的能，除了用来维持体温外，既不能直接用来做功，也不能再转化成其他形式的能。

C：肌酸；Pi：无机磷酸；C~P：磷酸肌酸。

图 7-1　体内能量的释放、转移、贮存和利用示意图

（三）能量平衡

能量平衡指机体摄入的能量与消耗的能量之间的平衡，是一种动态平衡。在一段时间内，若机体摄入的能量等于消耗的能量，即能量达到"收支平衡"，则体重保持不变；若机体摄入的能量少于消耗的能量，机体即动用储存的能源物质，则体重减轻，称为能量的负平衡；反之，机体摄入的能量多于消耗的能量，多余能量即转变为脂肪组织等，导致肥胖和体重增加，称为能量的正平衡。

能量代谢与体重指数

　　随着经济的发展和生活方式的转变,肥胖已经成为世界共同关注的健康问题之一,肥胖与许多疾病(如糖尿病和高血压等)的发生有关。临床常用**体重指数**(body mass index,BMI)作为判断肥胖的简易指标。其计算公式为:BMI= 体重(kg)/ [身高(m)]^2。我国成年人 BMI 正常范围为 18.5~23.9kg/m^2,24~27.9kg/m^2 为超重, $\geq$ 28kg/m^2 为肥胖。世界卫生组织根据 BMI 将肥胖分为 3 级:1 级,BMI30~34.9kg/m^2 ;2 级,BMI35~39.9kg/m^2 ;3 级,BMI $\geq$ 40kg/m^2。为保持正常体重和身体健康,应做到合理膳食和适当运动,保持机体能量代谢的平衡,远离肥胖。

二、能量代谢的测定

(一)测定原理

　　机体能量代谢遵循"能量守恒定律",即能量在各种形式的转化过程中既不增加也不减少。食物氧化释放的化学能除做外功外,经生理活动利用后最终均转化为热能。因此,测定机体的能量代谢率,可以通过测定机体在一定时间内所消耗的营养物质的量,乘以营养物质的热价,从而计算出它们释放的能量。但实际上很难测定机体在一定时间内所消耗的营养物质的量,所以通常采用间接的方法来推算,即测定机体在一定时间内营养物质代谢的耗 O_2 量和 CO_2 产生量,推算出营养物质的消耗量,从而计算出产热量。也可以通过测定机体在一定时间内的产热量与所做外功量来计算。若机体保持在安静状态下,避免做外功,则此时机体产生的热量即为所消耗的能量。故测定机体单位时间内所散发的总热量,即可反映机体在此段时间内能量代谢的强度。

(二)测定方法

　　能量代谢的测定方法有直接测热法和间接测热法。

　　1. **直接测热法**　直接测热法(direct calorimetry)是指直接测定受试者在安静状态下一定时间内的散热量的方法。测定时将受试者置于特殊的隔热装置中,保持安静状态,收集受试者一定时间内散发的总热量。因为此法所用设备复杂庞大且价格昂贵,不便于实施,所以一般只用于科学研究。

　　2. **间接测热法**　间接测热法(indirect calorimetry)是根据受试者安静状态下一定时间内的耗 O_2 量和 CO_2 产生量,推算消耗的能源物质的量,进而计算出产热量的方法。这种方法的原理是化学反应中的定比定律,即反应物与产物的量之间呈一定的比例关系,例如葡萄糖无论在体内氧化分解还是在体外燃烧,化学反应式均有以下定比关系:

$$C_6H_{12}O_6 + 6O_2 \rightarrow 6CO_2 + 6H_2O + \Delta H$$

　　利用糖、脂肪和蛋白质在体内氧化分解时的耗 O_2 量、CO_2 产生量以及释放的热量之间的比例关系,可推算出机体在一定时间内所消耗的各种营养物质的量,从而计算出其产生的热量。

(三)间接测热法的参数和步骤

　　1. **测定参数**　一般情况下,参与分解供能的物质不仅有葡萄糖,还有其他物质,为了确定一定时间内参与供能物质的种类、实际氧化分解的食物量及释放的能量,需了解以下几个概念。

　　(1)食物的热价:1g 某种食物氧化分解时释放的能量称为这种**食物的热价**(thermal equivalent of food),也称卡价。食物的热价可分为生物热价和物理热价。前者指食物在体内氧化分解时释放的能量,后者指食物在体外燃烧时释放的能量。因糖和脂肪在体内和体外氧化分解的产物完全相同,所以二者的物理热价和生物热价相等;蛋白质的生物热价小于物理热价,是因为其在体内不能彻底氧化分解,部分能量含在尿素和尿酸等分子中从尿中排出。食物的热价一般用焦耳(J)或千焦耳(kJ)作为计量单位。三种营养物质的热价见表 7-1。

Note:

(2)食物的氧热价:某种食物氧化时每消耗 1L O_2 所产生的热量称为这种食物的**氧热价**(thermal equivalent of oxygen)。氧热价可揭示某种物质氧化时耗 O_2 量和产热量之间的关系。因各种食物所含元素的比例不同,所以消耗等量氧释放的能量也不同,见表 7-1。

(3)呼吸商:营养物质在体内氧化时,一定时间内 CO_2 产生量与耗 O_2 量的比值称为**呼吸商**(respiratory quotient,RQ)。因各种营养物质中氧元素和碳元素含量和比例不同,所以 RQ 也各不相同。三种营养物质的 RQ 见表 7-1。根据 RQ 的数值,可推测出某段时间内人体氧化营养物质的种类和大致比例。如果 RQ 接近 1.0,表示某段时间内主要由葡萄糖氧化供能;如果 RQ 接近 0.71,表示主要由脂肪氧化供能。糖尿病患者因糖利用障碍,机体主要靠脂肪分解供能,所以其呼吸商接近 0.71。长期不能进食的人,主要由自身蛋白质分解供能,其呼吸商接近 0.80。我国正常人一般混合膳食,非基础状态下,其呼吸商为 0.85 左右。三种营养物质的热价、氧热价和呼吸商等数据见表 7-1。

表 7-1   三种营养物质氧化时的有关数据

营养物质	产热量(kJ/g)		耗 O_2 量(L/g)	CO_2 产生量(L/g)	呼吸商	氧热价(kJ/L)
	物理热价	生物热价				
糖	17.17	17.17	0.83	0.83	1.00	21.1
脂肪	39.78	39.78	2.03	1.43	0.71	19.6
蛋白质	23.45	18.00	0.95	0.76	0.80	18.9

如前所述,一般情况下机体主要由糖和脂肪氧化供能,蛋白质氧化甚少可忽略不计。根据糖和脂肪氧化时 CO_2 产生量与 O_2 消耗量的比值计算的呼吸商称为**非蛋白呼吸商**(no-protein respiratory quotient,NPRQ)。表 7-2 显示不同的非蛋白呼吸商所对应的糖和脂肪各自氧化的百分比以及相应的氧热价,利用这些数据,可使能量代谢的测算更为简便。

表 7-2   非蛋白呼吸商和氧热价

非蛋白呼吸商	氧化百分比		氧热价(kJ/L)
	糖(%)	脂肪(%)	
0.707	0.00	100.00	19.62
0.71	1.10	98.90	19.64
0.72	4.75	95.20	19.69
0.73	8.40	91.60	19.74
0.74	12.00	88.00	19.79
0.75	15.60	84.40	19.84
0.76	19.20	80.80	19.89
0.77	22.80	77.20	19.95
0.78	26.30	73.70	19.99
0.79	29.00	70.10	20.05
0.80	33.40	66.60	20.10
0.81	36.90	63.10	20.15
0.82	40.30	59.70	20.20
0.83	43.80	56.20	20.26

续表

非蛋白呼吸商	氧化百分比		氧热价(kJ/L)
	糖(%)	脂肪(%)	
0.84	47.20	52.80	20.31
0.85	50.70	49.30	20.36
0.86	54.10	45.90	20.41
0.87	57.50	42.50	20.46
0.88	60.80	39.20	20.51
0.89	64.20	35.80	20.56
0.90	67.50	32.50	20.61
0.91	70.80	29.20	20.67
0.92	74.10	25.90	20.71
0.93	77.40	22.60	20.77
0.94	80.70	19.30	20.82
0.95	84.00	16.00	20.87
0.96	87.20	12.80	20.93
0.97	90.40	9.58	20.98
0.98	93.60	6.37	21.03
0.99	96.80	3.18	21.08
1.00	100.00	0.00	21.13

2. 测定步骤　通过测定机体一定时间内蛋白质和非蛋白质的产热量,进而计算出能量代谢率。因蛋白质在体内氧化不完全,分解时产生的氮在体内不能继续氧化而从尿中排出,因此可以先测定一定时间内尿氮量,根据尿氮量计算出蛋白质分解量(1g 尿氮相当于 6.25g 蛋白质分解),再根据表 7-1 计算出氧化蛋白质的产热量,以及蛋白质分解时的耗 O_2 量和 CO_2 产生量。从测得的总耗 O_2 量和 CO_2 产生量中减去蛋白质分解时的耗 O_2 量和 CO_2 产生量,即可计算出非蛋白呼吸商。随后,从表 7-2 查找相应的氧热价,用氧热价乘耗 O_2 量即可得到非蛋白质代谢的产热量,加上之前计算出的蛋白质产热量,最终可得出机体总产热量。下面举例说明间接测热法的具体步骤:

(1)首先测定受试者一定时间内的耗 O_2 量、CO_2 产生量及尿氮排出量。假定某受试者 24h 的耗 O_2 量为 400L、CO_2 产生量为 340L(均已换算成标准状态的气体容积),尿氮排出量为 12g。

(2)蛋白质代谢的有关数据:

$$蛋白质分解量 =12g \times 6.25=75g$$
$$蛋白质产热量 =18kJ/g \times 75g=1\ 350kJ$$
$$耗\ O_2\ 量 =0.95L/g \times 75g=71.25L$$
$$CO_2\ 产生量 =0.76L/g \times 75g=57L$$

(3)非蛋白物质代谢有关数据:

$$耗\ O_2\ 量 =400L-71.25L=328.75L$$
$$CO_2\ 产生量 =340L-57L=283L$$
$$NPRQ=283L \div 328.75L=0.86$$

(4)查表 7-2,当 NPRQ 为 0.86 时,氧热价为 20.41kJ/L,因此,24h 非蛋白物质代谢的产热量为:

$$非蛋白物质代谢的产热量 =20.41kJ/L \times 328.75L=6\ 709.79kJ$$

(5) 24h 总产热量：

$$总产热量 = 6\,709.79kJ + 1\,350kJ = 8\,059.79kJ$$

计算的数值 8059.79kJ 即为该受试者 24h 的能量代谢值。

3. 简化测定法   上述测算步骤复杂而繁琐，在实际工作中常采用以下两种简化方法。第一种方法：一般情况下用于氧化的蛋白质量极少，故忽略蛋白质氧化分解的产热量，把测得的呼吸商看作非蛋白呼吸商，查表 7-2 得出相应的氧热价，用总耗 O_2 量乘此氧热价，即可得出该时间内的产热量。第二种方法：先测一定时间内耗 O_2 量，以基础状态下国人混合膳食的呼吸商 0.82 时的氧热价 20.20kJ/L 为标准，此氧热价乘耗 O_2 量，即可得出此段时间内的产热量。

实践表明，简化测定法与经典复杂测定法所得结果非常接近，因而被广泛应用。

三、影响能量代谢的因素

影响机体能量代谢的因素有很多，如年龄、性别、环境、精神活动和肌肉活动等。一般来说，处于生长发育期的儿童比成年人高，成年人比老年人高，男性比女性高。以下主要介绍肌肉活动、精神活动、食物的特殊动力效应和环境因素对能量代谢的影响。

(一) 肌肉活动

肌肉活动对能量代谢的影响最为显著，机体任何轻微活动都可以提高能量代谢率。机体产热量的增加与肌肉活动的强度呈正变关系。剧烈运动或进行高强度劳动时，短时间内产热量比平时增加数倍至数十倍。因此，通常可用能量代谢率作为评估肌肉活动强度的指标。表 7-3 显示进行不同强度的劳动或运动时，能量代谢的增长情况。

表 7-3   不同活动状态时能量代谢率

人体活动项目	平均产热量 [kJ/(m²·min)]
静卧	2.73
开会	3.40
擦窗	8.30
洗衣	9.89
扫地	11.37
打排球	17.50
打篮球	24.22
踢足球	24.98

(二) 精神活动

与肌肉相比，脑的血流量大且代谢率高，安静状态下每 100g 脑组织耗 O_2 量为 3~3.5ml/min，约为安静状态下肌肉组织耗 O_2 量的 20 倍。虽然脑组织的代谢率较高，但在不同精神活动状态下脑组织的代谢率变化并不大。研究表明人体在睡眠时与精神活动活跃时相比，脑组织的葡萄糖代谢率无明显差异。可见，在精神活动活跃时（如激动、愤怒、恐惧及焦虑等），中枢神经系统本身代谢率的增加很少，这时产热量显著增加的主要原因是由于骨骼肌紧张性增加，以及交感神经兴奋，甲状腺素、肾上腺素等刺激代谢的激素释放增多，使机体代谢活动增强所致。

(三) 食物的特殊动力效应

进食后一段时间内，人虽处于安静状态，但机体产热量比进食前有所增加，这种现象一般从进食后 1h 左右开始，持续 7~8h。食物能引起机体额外产生热量的现象称为**食物特殊动力效应**（food specific dynamic effect）。三种营养物质中，蛋白质的特殊动力效应最高，在进食蛋白质类食物后，机体额外的产热量可达 30% 左右；糖和脂肪较低，额外产热量分别为 6% 和 4% 左右；一般混合食物产热量约为 10%。因此,在计算机体所需摄入的能量时,应注意到额外消耗的这部分能量而给予相应的补充。

食物特殊动力效应产生的确切原因目前尚未完全清楚,在动物实验中,氨基酸经静脉注入动物体内后仍可见到这种现象,但切除肝脏后此现象即消失,因而认为可能与肝脏处理氨基酸或合成糖原有关,与食物在消化道内的消化和吸收无关。

(四) 环境温度

安静状态下人的能量代谢,在 20~30℃ 的环境中最稳定,低于或高于此范围能量代谢率均增高。环境温度低于 20℃ 时,寒冷刺激反射性引起寒战和骨骼肌紧张性增强,使能量代谢率提高;环境温度高于 30℃ 时,体内化学反应速度加快、发汗功能旺盛、呼吸和循环功能增强等,也可引起能量代谢率增加。

四、基础代谢

如上所述,影响能量代谢的因素很多,在比较能量代谢的高低和判断能量代谢是否正常时,需要消除这些因素的影响,通常把基础代谢作为判断能量代谢的标准。

(一) 基础代谢和基础代谢率的概念

人体在基础状态下的能量代谢称为**基础代谢**(basal metabolism)。基础状态是指人处于清醒而又非常安静,不受肌肉活动、精神紧张、食物及环境温度等因素影响时的状态。单位时间内的基础代谢,称为**基础代谢率**(basal metabolism rate,BMR),其单位为 $kJ/(m^2 \cdot h)$。临床上测基础代谢率通常要求以下具体条件:①清醒、安静卧床且肌肉放松,以避免肌肉活动的影响;②无精神紧张、焦虑和恐惧心理,以避免精神活动的影响;③空腹,即距前次进餐 12h 以上,以排除食物特殊动力效应的影响;④环境温度保持在 20~25℃,以排除环境温度的影响。

基础状态下人体各种生理活动较稳定,基础代谢率也较稳定,因此基础代谢率常作为评价机体能量代谢水平的指标。基础代谢率比一般安静状态下低 8%~10%,但并非最低的代谢水平,人体在进入深度睡眠后能量代谢率更低,但在做梦时可增高。

(二) 基础代谢率的测定方法

1. **测定单位时间的产热量**　如前所述,常采用简化法来计算。先测出受试者在基础状态下单位时间内(1h)的耗 O_2 量,基础状态下一般混合膳食的呼吸商为 0.82(对应的氧热价为 20.20kJ/L),即可计算出 1h 的产热量:产热量 = 20.20× 耗 O_2 量。

2. **能量代谢率的衡量标准**　对体型各异的不同个体,若以每千克体重的产热量进行比较,身材瘦小的健康成年人每千克体重产热量显著高于身材高大的健康成年人;若以每平方米体表面积产热量进行比较,二者每平方米体表面积的产热量较接近。可见,判断能量代谢率的高低应以每平方米体表面积产热量为标准。

计算体表面积常用以下两种方法:

(1) 公式法:体表面积(m^2)=0.006 1× 身高(cm)+0.012 8× 体重(kg)−0.152 9

(2)测算图法:在人体表面积测算图中将受试者身高值和体重值连一直线,此线与体表面积标尺交点的对应数值即为受试者的体表面积(图 7-2)。

综上所述,能量代谢率的计算公式为:20.20× 耗 O_2 量 ÷ 体表面积,单位为 $kJ/(m^2 \cdot h)$。

图 7-2　人体表面积测算图

（三）基础代谢率的表示方法

1. **实际数值** 用上述公式计算的实际数值表示。基础代谢率有一定的生理变动,年龄和性别对其均有影响。中国人正常基础代谢率的平均值见表 7-4。

表 7-4 中国人正常基础代谢率的平均值　　　　　　　　　单位：$kJ/(m^2 \cdot h)$

年龄（岁）	11~15	16~17	18~19	20~30	31~40	41~50	51 以上
男性	195.5	193.4	166.2	157.8	158.6	154.0	149.0
女性	172.5	181.7	154.0	146.5	146.9	142.4	138.6

2. **相对值** 在临床实践中评价基础代谢率时,并非用实际数值,而常用基础代谢率的相对值。其计算公式为：BMR=（实测值 - 正常平均值）/ 正常平均值 ×100%。

知 识 拓 展

基础代谢率

生理学中基础代谢率的测定方法和步骤重视其科学性和严谨性,但测定参数存在条件的局限性。临床工作中常用易测的参数取代难测的参数,从而推导出更简易的计算方法,将基础代谢率的公式转化为：基础代谢率 =（脉率 + 脉压）-111,脉压单位为 mmHg,需要注意的是脉率和脉压的测定也要在基础状态下进行。

（四）基础代谢率的正常水平及其异常变化

由表 7-4 可见,基础代谢率在不同性别和年龄有生理变动。相同年龄的基础代谢率男性比女性高,幼年比成年高,年龄越大基础代谢率越低。

一般来说,基础代谢率的相对数值在 ±10%~ ±15% 范围内均为正常,相对数值超过 ±20% 时,说明可能是病理性变化。在临床上,一些疾病常伴有基础代谢率的异常变化。如甲状腺功能亢进时基础代谢率可比正常值高出 25%~80%；甲状腺功能低下时,基础代谢率可比正常值低 20%~40%。因此,基础代谢率在过去常作为诊断甲状腺疾病的指标之一。体温的改变对基础代谢率也会有影响,一般体温每升高 1℃,基础代谢率将升高 13% 左右。常见的引起基础代谢率升高的疾病还有：糖尿病、红细胞增多症和白血病等；常见的引起基础代谢率降低的疾病还有：肾上腺皮质功能低下、垂体功能低下、艾迪生病、肾病综合征和垂体性肥胖症等。

知 识 拓 展

甲状腺功能与基础代谢率

甲状腺功能亢进症是由于某些病因引起甲状腺激素分泌过多,从而使基础代谢率明显升高。病人表现为畏热,出汗多,食量大,体重减轻,心慌,情绪急躁,易疲劳,失眠,可伴有眼球突出等。基础代谢率在过去常作为判断甲状腺功能的指标,但随着医学的快速发展,已有许多新的简易方法用于临床。目前临床上判断甲状腺功能时,常把患者的临床表现、甲状腺摄 I^{131} 率、血清 T_3 和 T_4 及血清 TSH 等作为诊断依据。但由于基础代谢率能反映甲状腺激素的外周代谢情况,故而其仍是检测甲状腺功能的一项重要指标,可用于临床治疗甲状腺功能亢进症过程中的疗效观察。

第二节　体温及其调节

机体能量代谢过程中释放的热能用以维持自身体温。自然界中有变温动物和恒温动物两种，变温动物的体温随环境温度的改变而变化，如爬行类、两栖类动物；恒温动物的体温在一定范围内无论环境温度如何变化，仍能保持相对稳定，如鸟类、哺乳类动物。人类属于恒温动物，可通过机体内完善的体温调节机制，包括自主性体温调节和行为性体温调节，使体温保持相对恒定，这是内环境稳态的重要表现，也是机体新陈代谢和生命活动正常进行的必要条件。体温作为基本的生命体征，是判断人体健康状况的一项重要指标。

一、体温及其生理变动

（一）表层温度和核心温度

人类虽然属于恒温动物，但人体各部位温度并不相同。生理学在研究体温时把人体分为表层和核心两部分。人体表层的温度称为**表层温度**（shell temperature），又称体表温度；人体深部（包括心脏、肺、腹腔器官和脑）的温度称为**核心温度**（core temperature），又称体核温度。

1. **表层温度**　如图 7-3 所示，表层温度低于核心温度，且呈现从体表向深部逐渐增高的梯度。表层温度在人体各部分之间差异较大且不稳定，易受环境温度和衣着的影响。在寒冷环境中，表层温度分布区域相应扩大，在炎热环境中分布区域相应缩小。通常把机体最外层皮肤的温度称为皮肤温度。四肢末梢部分的皮肤温度最低，躯干和头部的皮肤温度较高；但环境温度在 32℃以上时，身体各部位的皮肤温度差别变小。

皮肤温度与皮肤血管的舒缩关系密切，血管舒张时皮肤血流量增加，温度随之升高，反之则皮肤温度降低。例如，在寒冷环境中或情绪激动时，交感神经兴奋引起皮肤血管紧张性增高，血流量减少，所以皮肤温度降低，特别是手的皮肤温度显著降低。局部皮肤温度在一定范围内可反应外周血管的功能状态，这在护理工作中有一定的现实意义。

2. **核心温度**　如图 7-3 所示，核心温度相对稳定，且各部位的温差较小，但核心温度的范围会随着环境温度改变而改变：寒冷环境中体核的区域缩小，核心温度的范围集中在头部和躯干；炎热环境中体核的区域扩大，核心温度的范围可扩展到四肢。肝脏温度最高（约为 38℃），脑温接近 38℃，肾、胰腺和十二指肠的温度略低，直肠的温度更低，约为 37.5℃。核心温度虽然因各器官代谢水平不同而有差异，但循环的血液使体内各器官的温度基本趋于一致，因此机体深部的血液温度可代表内脏器官温度的平均值，通常将机体核心部分的平均温度称为**体温**（body temperature）。

因机体深部血液温度不易检测，所以临床上常用腋窝温度、口腔温度和直肠温度代表体温。体温的正常范围：直肠温度为 36.9~37.9℃，口腔温度为 36.7~37.7℃，腋窝温度为 36.0~37.4℃。此外，在临床上或实验研究中，也常测量鼓膜和食管的温度来分别作为脑组织和核心温度的指标。

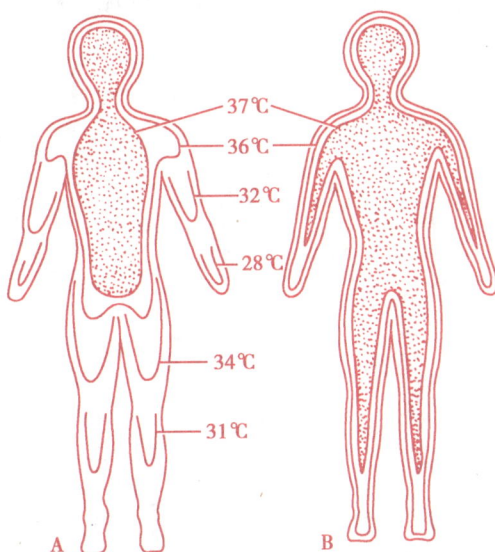

A. 环境温度 20℃；B. 环境温度 35℃。

图 7-3　不同环境温度下人体体温分布图

Note:

知 识 拓 展

常用的体温测量方法

临床上常用腋窝温度、口腔温度和直肠温度代表体温,测量体温前先将体温计的水银柱甩至35℃以下。

1. 腋窝温度　先将腋卜擦干,体温计的水银端放于腋窝深处紧贴皮肤,受试者上臂紧贴其胸廓,使腋窝紧闭形成密闭腔,10min 后取出。此测量方法比较安全方便,故临床上通常采用这种方法。

2. 口腔温度　将体温计的水银端放于舌下,让患者闭唇含住,用鼻呼吸,避免用牙齿咬体温计,3min 后取出。对于不能配合的患者,如哭闹的小儿和精神病患者不能用此法测量温度。

3. 直肠温度　测量时患者取屈膝侧卧位,肛用体温计水银端沾一些肥皂液作为润滑剂,将水银端插入肛门 6cm 以上,3min 后取出。

(二) 体温的生理变动

在生理情况下,体温可受昼夜、年龄、性别、环境温度、精神活动和体力活动等因素的影响,但这些因素引起体温变化的幅度一般不超过 1℃。

1. **昼夜变化**　正常人(新生儿除外)的体温在一昼夜中呈现周期性波动,清晨 2~6 时体温较低,午后 1~6 时较高。体温的这种昼夜周期性波动称为**日节律**(circadian rhythm),是**生物节律**(biological rhythm)的一种。体温的昼夜节律取决于生物体的内在因素,与精神活动或肌肉活动等无关。目前认为,生物节律主要受下丘脑视交叉上核的控制。

2. **性别**　相同状态下,成年女性的平均体温比男性高 0.3℃左右,且育龄期的女性基础体温(早晨醒后起床前测定的体温)随月经周期呈现规律性波动(图 7-4)。月经期和排卵前期体温较低,排卵日最低,排卵后升高 0.3~0.6℃。女性基础体温的这种周期性变化(月周期)与黄体分泌孕激素的周期性变化有关(详见第十二章)。临床工作中,测定成年女性的基础体温有助于确定受试者是否有排卵和排卵日期。

图 7-4　女性月经周期中基础体温的变化

3. **年龄**　儿童和青少年体温较高,老年人因基础代谢率低而体温较低。新生儿,特别是早产儿,因为体温调节能力差,体温易受环境温度变化的影响,生活和医疗工作中要注意对其加强保温护理。

4. **肌肉活动**　剧烈运动时肌肉活动能使机体的能量代谢增强,产热量增加,体温升高。因此,在测量体温时,要让受试者在安静状态下进行,小儿测体温时要避免其哭闹。

5. **其他因素**　麻醉药可通过抑制感受器和体温调节中枢的活动,以及扩张皮肤血管,增加机体散热而降低体温,故在术中和术后要注意麻醉病人的保温护理。此外,情绪激动、精神紧张、环境温度和进食等都会影响体温,在测量体温时也应考虑这些因素。

Note:

正常情况下,人的体温通过调节可以维持相对稳定。当体温异常升高或降低时,会影响人体正常的生理功能,甚至将危及生命。例如,当脑组织温度超过42℃时,脑功能将严重受损;当体温44~45℃时,可因体内蛋白质不可逆变性致死。因此,发热、中暑等体温异常升高时,应及时物理降温。反之,当体温低于34℃时可出现意识障碍,低于28℃时,心脏活动停止。护理工作中应针对患者的病情采取相应的护理措施。

二、机体的产热与散热

营养物质在体内代谢所释放的化学能经过转化和利用,除做外功外,其余最终都转变为热能,在维持机体体温的基础上,热能不断由血液循环传送到体表散发出体外。正常体温的维持是产热和散热两个过程动态平衡的结果,而产热和散热的平衡有赖于体温调节系统的调控。

(一) 机体的产热

1. 主要产热器官 三大营养物质在体内进行分解代谢以及机体利用 ATP 时产生热量,因此,代谢水平高的组织器官产热量大,反之,则产热量小。人体的主要产热器官是内脏、骨骼肌和脑(表7-5)。安静时主要由内脏产热,其中肝脏的代谢最旺盛,产热量最大;运动或劳动时,骨骼肌是主要的产热器官,骨骼肌紧张度稍有增强,产热量即明显增加。运动时,骨骼肌的产热量可由总产热量的18% 增加到73%,剧烈运动时骨骼肌的产热量可达总产热量的 90%。此外,机体的褐色脂肪组织在寒冷环境下也可以发挥重要的产热作用,特别是在新生儿。

表 7-5 几种组织器官在不同状态下的产热量

组织器官	重量占体重的百分比 /%	产热量占机体总产热量的百分比 /%	
		安静状态	运动或劳动
脑	2.5	16	3
内脏	34	56	22
骨骼肌	40	18	73
其他	23.5	10	2

2. 产热形式 基础状态下或安静时,机体的产热量主要来自全身各组织器官的基础代谢。寒冷环境中机体散热增多,主要依靠下列方式增加产热量,以维持体热平衡。

(1)寒战产热:在寒冷环境中骨骼肌发生的不随意节律性收缩称为**寒战**(shivering thermogenesis),其节律为 9~11 次 /min。寒战产热是人在寒冷环境中主要的产热形式。寒战时屈肌和伸肌同时收缩,肌肉不做外功,能量全部转化为热量。寒战能使机体代谢率增加 4~5 倍,有利于寒冷环境中的热平衡,从而维持体温。

(2)非寒战产热:**非寒战产热**(non-shivering thermogenesis)又称代谢产热,是一种通过提高组织代谢率增加产热的形式。非寒战产热作用最强的组织是分布在肩胛下区、颈背部、腋窝、纵隔及肾脏周围的褐色脂肪组织,其代谢产热量约占非寒战产热总量的 70%。褐色脂肪组织是近年才被发现的一种脂肪组织。目前认为,褐色脂肪组织类似 "产热器",其细胞内含有丰富的线粒体,当机体遇寒冷刺激时交感神经兴奋,使其迅速分解产热。体内褐色脂肪组织量在婴幼儿期所占比例较高,随着年龄的增长,褐色脂肪组织量逐渐减少。新生儿体温调节机制不完善,不能发生寒战,所以非寒战产热对新生儿具有重要意义。

3. 产热活动的调节 寒冷刺激使下丘脑后部的寒战中枢兴奋引起寒战,机体产热增加;也可使甲状腺激素分泌增加,甲状腺激素是调节产热活动的主要体液因素,作用的特点是缓慢但持续时间长;还能引起肾上腺素和去甲肾上腺素释放增多,二者均能增加机体产热,其特点是起效快但持续时间短。

Note:

(二) 机体的散热

1. 散热的途径　组织器官产生的热量约 85% 通过皮肤散发,所以皮肤是散热的主要途径。当环境温度低于表层温度,机体处于安静状态下,大部分体热通过辐射、传导和对流的方式向外界发散,其余小部分热量通过呼出的气体、排出的尿液和粪便散发到体外(表 7-6)。当环境温度等于或高于皮肤温度时,蒸发散热便成为机体唯一的散热方式。

表 7-6　机体的散热方式及其所占比例

散热方式	散热量 /kJ	百分比 /%
辐射、传导、对流	8 793	70.00
皮肤水分蒸发	1 821	14.50
呼吸道水分蒸发	1 445	11.50
加温吸入气	314	2.50
尿粪	188	1.50
合计	12 561	100.00

2. 皮肤主要的散热方式

(1) 辐射散热:**辐射散热**(thermal radiation)是指人体以热射线的形式向周围环境散发热量。辐射散热不需要导热介质,其散热量主要取决于皮肤与周围环境之间的温度差,当皮肤温度高于环境温度时,温度差越大,散发的热量就越多;反之,温度差越小,散发的热量就越少。此外,辐射散热量还受到有效散热面积的影响,有效辐射面积越大,散热量就越多;反之越少。人体在 21℃ 的环境中不着衣时,以辐射散热方式散发的热量占机体产热量的 60%。可见,在低温环境中辐射散热是散热的主要形式。

(2) 传导散热:**传导散热**(thermal conduction)是指人体的热量直接传给所接触的较冷物体。散热效率取决于皮肤与所接触物体的温度差、接触面积和接触物体的导热性。温度差越大、接触面积越大、导热性越强,散热效率越高;反之越低。空气和棉织物的导热性较低,因此,着衣可起到保暖作用。脂肪是不良导热体,所以肥胖者由深部传导到皮肤的热量较少,在夏日特别容易出汗。水的导热性好且比热大,所以临床上常用冰帽或冰袋为高热病人降温。

(3) 对流散热:**对流散热**(thermal convection)是通过冷、热空气的对流使机体热量散失的方式,为传导散热的一种特殊形式。人体散发的热量传给体表周围的一层空气,通过空气的流动,被体表加热的空气移去,较冷的空气移来,由此将体热不断地散发到周围空间。对流散热量受风速影响较大,风速越大散热量越多;反之越少。衣服覆盖在皮肤表层,在棉毛纤维间的空气不易流动,这样就能减少对流散热量,有利于保温。

(4) 蒸发散热:**蒸发散热**(evaporation)是水分在体表汽化时吸收体热而散发热量的一种方式。体表每蒸发 1g 水,可散发 2.43kJ 的热量。空气的湿度对蒸发散热影响很大,湿度越大蒸发散热越少,故在高温和高湿环境中不仅辐射、传导和对流散热停止,而且蒸发散热也很难进行,从而感觉闷热,体热无法散出易发生中暑。

蒸发散热有不感蒸发和发汗两种形式。①不感蒸发。**不感蒸发**(insensible perspiration)是指水分直接透出皮肤和黏膜(主要是呼吸道黏膜)表面,在未形成明显水滴前就蒸发掉的一种散热方式,也称不显汗。不感蒸发的水分来源与汗腺无关,是一种自然的水分蒸发,在低温环境中也可发生。在 30℃ 以下环境中,人体每天的不感蒸发量比较稳定(1 000ml 左右),其中从皮肤表面蒸发 600~800ml,通过呼吸道黏膜蒸发 200~400ml。婴幼儿不感蒸发速率比成人高,所以机体缺水时婴幼儿更易发生脱水。在临床上给患者补液时,应注意补充不感蒸发丢失的体液量;②可感蒸发。**可感蒸发**(sensible perspiration)是汗腺分泌的汗液形成汗滴后发生蒸发,带走热量的一种散热方式,也称**发汗**(sweating)。人体的汗腺包括大汗腺和小汗腺两种。大汗腺主要分布于腋窝和外阴等处,从青春期开始活动,分泌不被阿托品阻断,其活动可能与性功能有关;小汗腺分布在全身皮肤,其活动与体温调节有关。小汗腺主要受交感胆碱能纤维支配,乙酰胆碱有促进汗腺分泌的作用,阿托品及其他抗胆碱能药物可阻断其分泌,故炎热季节应慎用此类药物,以防诱发中暑。手、足和前额等处的小汗腺中部分受交感肾上腺素能纤维支配,精神紧张或情绪激动时可引起发汗,称为**精神性发汗**(mental sweating),其与体温调节关系不大。温热刺激下引起全身小汗腺的分泌活动称为**温热性发汗**(thermal sweating),其生理意义在于通过汗液的蒸发散热,维持体温的相对稳定。

正常情况下,汗液中水占 99% 以上,固体成分不到 1%,固体成分大部分为 NaCl,也有少量 KCl、尿素和乳酸等。汗液中 NaCl 浓度一般低于血浆,乳酸浓度高于血浆,葡萄糖和蛋白质浓度几乎为零。汗腺刚分泌的汗液是等渗液,经汗腺导管流向体表的过程中,在醛固酮作用下部分 NaCl 被汗腺导管吸收,所以最后排出的汗液为低渗液。因此,大量发汗时会导致高渗性脱水。但发汗速度过快时,汗腺导管来不及吸收 NaCl,机体丧失大量水分的同时,也损失大量 NaCl,导致水电解质失衡,甚至引起神经系统和骨骼肌组织的兴奋性改变而发生"热痉挛"。所以大量发汗时,不仅需要补充水也要适当补充 NaCl。由此可见,汗腺分泌汗液除散热作用外,还有排泄作用。

知识拓展

蒸发散热与护理实践

环境温度低于表层温度时,皮肤主要以辐射、传导和对流方式散发热量,而当环境温度等于或高于表层温度时,皮肤将不能以上述方式散热,蒸发散热就成了皮肤散热的唯一方式,所以高温环境中会出现"大汗淋漓"的现象。对于皮肤异常(如鱼鳞病和大面积深度烧伤)的患者,因其汗腺发育异常或严重受损,不能正常进行蒸发散热,如果较长时间处于高温环境中,会导致中暑甚至死亡,所以此类患者所处的环境温度要适宜,避免不良事件发生。

护理工作中也可利用蒸发散热的原理对患者进行有效降温,如用酒精和(或)水对发热患者进行擦浴使其降温。

3. 皮肤散热的调节 机体通过神经和体液机制调节皮肤的血流量和发汗活动,进而实现对皮肤散热量的调节。

(1)皮肤血流量的调节:调节皮肤血流量可直接影响皮肤温度,从而实现调节皮肤的辐射、传导和对流散热量。人体皮肤的血管受交感神经控制,炎热环境中交感神经紧张性降低,皮肤小动脉舒张、动静脉吻合支开放,使皮肤血流量增加,热量从机体深部运送到体表,皮肤温度升高,从而增加皮肤的散热量。在寒冷环境中交感神经活动增强,皮肤小动脉收缩,动静脉吻合支也关闭,使皮肤血流量减少,皮肤温度降低,从而减少皮肤的散热量。此时身体表层如同一个隔热器,起到防止体热散失的作用。机体通过调节皮肤血流量可以控制机体散热量,以维持体温的相对稳定。

(2)发汗的调节:安静状态下,当环境温度大约高于 30℃ 时人体开始发汗;人体劳动或运动时,即使环境温度不到 30℃ 也可发汗。发汗是一种反射活动,当体温升高或较强的温热性刺激作用于皮肤热感受器时,下丘脑发汗中枢开始活动,通过交感神经(胆碱能纤维)支配全身的小汗腺,引起温热性发汗。影响温热性发汗的因素包括人体劳动强度、环境温度和湿度等。劳动强度越大,环境温度越高,发汗速度和发汗量就越大;湿度越大,汗液越不易蒸发,体热不易散出,会反射性引起大量发汗。

三、体温调节

(一)体温调节的基本方式

体温的相对稳定有赖于行为性体温调节和自主性体温调节。**行为性体温调节**(behavioral thermoregulation)是指机体通过有意识的行为来保持体温的相对稳定。如气温下降时增加衣着、蜷缩身体和跺脚御寒,气温升高时减少衣着和风扇吹风,都属于行为性体温调节;**自主性体温调节**(automatic thermoregulation)是指在体温调节中枢控制下,通过增减皮肤血流量、发汗、寒战和改变代谢水平等生理反应,维持产热和散热的平衡,从而使体温保持相对稳定。这两种体温调节机制相互补充,使人体能更好地适应自然环境的变化。生理学主要讨论自主性体温调节的机制。

(二)自主性体温调节

自主性体温调节是体温调节的基础,通过负反馈控制系统来实现。下丘脑的体温调节中枢是控制部分,发出的传出信息控制受控系统的活动,受控系统包括内脏和骨骼肌等产热器官,也包括皮肤血管和汗腺等散热器官,从而使体温保持在一定的水平。体温调节中枢在发出传出信息的同时,还接受机体内环境、外环境温度变化信息的传入,这些信息由机体的温度检测装置(温度感受器)感知,温度感受器的作用是对内环境、外环境温度信息进行加工处理,并把信息传到体温调节中枢,通过中枢的整合作用,发出适当的信息调整受控系统的活动。

1. 温度感受器　根据存在部位的不同可将温度感受器分为外周温度感受器和中枢温度感受器;根据感受温度的性质不同可将其分为冷觉感受器和热觉感受器。

(1)外周温度感受器:**外周温度感受器**(peripheral thermoreceptor)指分布在皮肤、黏膜和内脏等处的对温度变化敏感的游离神经末梢,包括冷觉感受器和热觉感受器。在一定温度范围内,当局部温度上升时热觉感受器兴奋,反之冷觉感受器兴奋。人体皮肤的冷觉感受器数目比热觉感受器多5~11倍。因此,对冷刺激比较敏感。每种温度感受器只对一定范围的温度变化敏感,冷觉感受器的敏感温度在较低温度侧,热觉感受器的敏感温度在较高温度侧。当温度偏离各自敏感的范围时,感受器发放冲动的频率将减少(图7-5)。外周温度感受器可将温度信息传到体温调节中枢。

图 7-5　大鼠阴囊皮肤不同温度下冷、热感受器放电频率

(2)中枢温度感受器:**中枢温度感受器**(central thermoreceptor)是指在中枢神经系统内对温度变化敏感的神经元,包括热敏神经元和冷敏神经元。在一定范围内,当局部组织温度升高时热敏神经元放电频率增加,局部组织温度降低时冷敏神经元放电频率增加(图7-6)。中枢温度感受器对其局部温度变化非常敏感,温度变化0.1℃时放电频率就会发生相应变化,且不出现适应现象。脊髓、脑干网状结构和下丘脑等部位都有这两种神经元,其中在**视前区-下丘脑前部**(preoptic-anterior hypothalamus,PO/AH)热敏神经元比冷敏神经元多,在脑干网状结构冷敏神经元较多。PO/AH区冷敏神经元兴奋引起机体产热反应,热敏神经元兴奋引起机体散热反应,可见PO/AH区能对机体产热和散热进行调节。此外,PO/AH区的一些神经元还能对下丘脑以外部位(如中脑、延髓、脊髓和皮肤等处)的温度变化产生反应,中枢和外周的温度信息汇聚于此,提示下丘脑的PO/AH区是体温调节整合的中心。

2. 体温调节中枢　如前所述,下丘脑PO/AH区的温度敏感神经元,不仅能感受局部温度的变

化,又能对传入的温度信息进行整合处理,符合中枢整合作用的特征。从多种恒温动物分段切除脑的实验中看到,只要保留下丘脑及其以下的神经结构,动物即能维持正常稳定的体温。如果切除下丘脑,动物则不能维持正常体温。若破坏 PO/AH 区,则与体温调节有关的产热和散热反应都将明显减弱或消失。所以目前普遍认为,下丘脑的 PO/AH 区是体温调节的基本中枢。

3. 体温调节过程 正常体温为何能维持在一定温度(37.0℃)并保持相对稳定? 从 20 世纪 70 年代开始人们多以体温调节的**调定点**(set point)学说来解释。

调定点学说认为体温调节类似于恒温器的原理,下丘脑 PO/AH 区的温度敏感神经元在体温调节中起调定点作用。调定点指温度敏感神经元对温度的感受有一定的兴奋阈值,一般认为正常人为 37.0℃左右。当体温升高时其中的热敏神经元放电频率增加,并发动散热反应;当体温

图 7-6 下丘脑温度变化与温度敏感神经元的放电活动

降低时冷敏神经元放电频率增加,并发动产热反应。当体温处于 37.0℃时,热敏神经元引起的散热效应和冷敏神经元引起的产热效应相等,产热和散热维持平衡,从而使体温稳定在 37.0℃。具体调节过程如图 7-7 所示:下丘脑调定点属于控制系统,控制系统传出指令控制受控系统(产热和散热装置)的活动。当输出变量(体温)超过 37.0℃时,通过外周和中枢温度感受器,将体温变化信息传到 PO/AH 区,引起热敏神经元放电频率增加,散热效应加强,散热大于产热,从而将升高的体温调回 37.0℃;当体温低于 37.0℃时,冷敏神经元放电频率增加,产热效应加强,产热大于散热,从而使较低的体温回升到 37.0℃。由此可见,体温调定点的正常水平是体温稳定的必要条件。

图 7-7 体温调节自动控制示意图

四、异常体温

(一) 发热

1. 发热的机制 临床上由致热原引起的发热可用体温调定点学说解释。各种发热激活物(如细菌、病毒和螺旋体等)诱导产致热原细胞产生**内生致热原**(endogenous pyrogen,EP),EP 作用于下丘脑体温调节中枢,使调定点上移(如调至 40.0℃)。如图 7-8 所示,发热初期调定点由 37.0℃突然

上移至40.0℃,实际体温(37.0℃)低于现在的调定点(40.0℃),于是冷敏神经元活动增强,热敏神经元活动抑制,使产热增加(如寒战)和散热减少(如皮肤血管收缩),从而使体温逐渐上升到新调定点(40.0℃)。所以,体温上升过程中患者有冷的感觉。当体温上升到新调定点(40.0℃)后,产热和散热在这一水平达到新的平衡,体温也在新水平(40.0℃)保持稳定。如果应用药物使调定点恢复到正常水平(37.0℃),实际体温(40.0℃)又高于现在的调定点(37.0℃),于是热敏神经元活动增强,冷敏神经元活动抑制,导致散热增加(如发汗及皮肤血管舒张)和产热减少,使体温逐渐下降到现在的调定点(37.0℃)。因此,体温下降过程中患者有热的感觉。由此可见,发热是体温调定点上移的结果。

图7-8 体温调定点变化对机体产热和散热的影响

2. 发热对机体的影响 发热是一种常见临床表现,也是机体的一种防御反应,对机体既有利也有弊。一方面,发热可增强白细胞的游走和吞噬能力,促进干扰素的产生,促进T淋巴细胞增殖及抗体产生,从而提高机体的免疫能力,对感染性疾病的转归有积极意义。另一方面发热对机体也有不利影响,发热时可出现心率加快、食欲不振、头疼和头晕等,当体温大于42℃时甚至出现广泛的器官功能损害。一般认为人类最高致死体温大约是45.5℃,可能与蛋白质在42~50℃开始变性有关。

(二)低体温

一般将低于36℃的体温称为体温过低或低体温,通常因长时间处于低温环境中失去抗寒反应能力所致,可见于婴幼儿,也可见于甲状腺功能不足、脑血管疾病或麻醉药中毒等患者。人体的体温下降至20℃时,通常不能恢复。目前尚未能确定人的最低致死体温。

五、人体对高温、寒冷环境的反应和习服

(一)人体对高温环境的反应

高温环境中,机体通过增加皮肤血流量和发汗等方式加强散热,同时减少产热,从而保持正常体温。但人体耐受高温是有限的,人体持续在高温、高湿和低风速的环境中会发生中暑。**中暑**(heat illness)指长时间在高温和热辐射作用下,出现体温调节功能障碍,水、电解质代谢紊乱及神经系统功能损害等症状的总称。根据发病机制和临床表现不同,将其分为热痉挛、热衰竭和热(日)射病3种类型。机体在高温、高湿环境中通过大量发汗来散热,会丢失大量水和NaCl,发生肌肉痉挛,称为热痉挛,此时无明显体温升高。在高温环境中随着时间的延长甚至会发生热衰竭,其发病机制主要是人体对热环境不适应引起周围血管舒张和有效循环血量不足,从而发生虚脱,表现为疲乏无力、恶心呕

吐、眩晕、头痛、心动过速、低血压和呼吸加快等,此时体温可轻度升高。热衰竭可以是热痉挛和热射病的中介过程,如治疗不及时,可发展为热射病。热射病是一种致命性急症,主要表现为高热、神志障碍和多器官衰竭等。

知识拓展

重症中暑患者护理要点

中暑是机体在高温、高湿和低风速的环境中过久,体热不能及时散发出去,引起体温调节功能障碍,水、电解质代谢紊乱及神经系统功能损害等症状的一组疾病。临床上如何护理重症中暑患者呢?从生理学角度应主要有以下几点:

1. 采取正确的降温措施　将患者迅速转移到通风良好的低温环境中,室温控制在22~25℃,取平卧位,解开或脱去衣服,采取物理降温措施,如冷水擦浴、浸入27~30℃水中、冰盐水灌胃或直肠灌洗等。当体温降至38℃停止降温。

2. 对症处理　保持气道通畅,充分给氧,迅速建立静脉通路,补充血容量,纠正水、电解质、酸碱失衡。

3. 仔细观察病人的状态　及时发现早期周围循环衰竭、心力衰竭、肺水肿、呼吸衰竭等征象。

4. 加强基础护理　降温过程中加强皮肤护理,预防冻伤和压疮发生。根据病情,给予流质、半流质饮食或鼻饲饮食,加强营养支持。

(二) 人体对寒冷环境的反应

在低温环境中,人体通过神经调节和体液调节,减少散热并增加产热,从而维持正常体温。主要通过以下途径增加产热:①来自皮肤的冷感信息传到下丘脑体温调节中枢,中枢发出神经冲动到达脊髓运动神经元,增强肌紧张并发动寒战,使机体产热量增加;②寒冷刺激使交感神经兴奋,通过交感-肾上腺髓质系统,肾上腺素和去甲肾上腺素分泌增多,机体产热量增加。交感神经兴奋还可使褐色脂肪组织代谢产热加强;③寒冷刺激可通过中枢神经系统使下丘脑促甲状腺激素释放激素(TRH)释放,进而促进腺垂体促甲状腺激素(TSH)释放增加,TSH又促进甲状腺释放甲状腺激素,甲状腺激素具有显著的产热作用(见第十一章)。研究发现机体持续在寒冷环境中几周后,甲状腺激素的分泌量可增加两倍以上,基础代谢率增加20%~30%。

如果人体(特别是儿童、老年人及进食不足者)长时间处于低温环境中,可出现四肢冰冷、疼痛和麻木感,甚至体温下降。体温过低可导致组织损伤、反应迟钝、嗜睡及意识障碍等。但低温对机体也有有利的方面,低温使机体代谢率降低和耗氧量减少,从而提高组织对缺氧的耐受力,临床上常用低温麻醉为手术赢得时间。

(三) 习服

人体长期在较热或较冷环境中生活,会逐渐对环境发生适应而维持正常生理状态,这种对环境的适应称为**习服**(thermal acclimation),包括热习服和冷习服。经常在高温或寒冷环境中锻炼,可加速习服,但习服也是有限度的。

1. **热习服**　热习服(heat acclimation)是机体反复或持续暴露于高温环境后引起发汗反应的潜伏期缩短,发汗量增加,汗液中钠盐含量减少,皮肤血流量增加等适应性改变。

2. **冷习服**　冷习服(cold acclimation)是机体反复或持续处于冷环境后,出现基础代谢率增加,非战栗性产热增加,Na^+、K^+—ATP酶活性升高,热绝缘层(皮下脂肪层或动物的羽毛密度)增大等适应性变化。

(徐　丽　徐爱丽)

思 考 题

1. 影响能量代谢的主要因素是什么？
2. 试述体内能量的来源与去路。
3. 皮肤的散热方式有哪些？
4. 试述体温维持相对恒定的调节机制。
5. 因中暑而体温升高的患者,如何对其降温？

URSING

第八章

尿液的生成与排出

08章 数字内容

学习目标

- 知识目标：

掌握

1. 肾单位和集合管、皮质肾单位和近髓肾单位、球旁器的组成及其功能、滤过膜的构成、肾的神经支配和血管分布特点，肾血流量的特点及其调节。
2. 尿生成的基本过程、肾小球滤过率、滤过分数、有效滤过压、影响肾小球滤过的因素。
3. 肾小管和集合管中物质转运的方式、肾小管和集合管中各种物质的转运、肾糖阈、葡萄糖吸收极限量的概念，H^+、NH_3、K^+的分泌。
4. 小管液溶质的浓度(渗透性利尿)、球 - 管平衡(定比重吸收)、神经调节(肾交感神经的作用)、体液调节(血管升压素,肾素 - 血管紧张素 - 醛固酮系统的调节作用)。

熟悉

1. 尿液的稀释及其机制、尿液的浓缩及其机制、肾髓质部渗透梯度、逆流倍增和逆流交换现象、内、外髓质部渗透梯度的形成机制，直小血管在保持肾髓质高渗中的作用。
2. 尿的生成和排出在维持机体内环境相对稳定中的意义。
3. 自由水清除率的概念。

了解

1. 利用清除率的概念测定肾小球滤过率和肾血流量、以及推测肾小管的功能。
2. 尿的排放、膀胱和尿道的神经支配、排尿反射、排尿异常。
3. 肾的其他功能(内分泌功能等)。

- 能力目标：

1. 能应用超滤过的过程及有关概念和原理解释为什么肾小球滤过率对评价肾疾病的严重性及病程发展是重要的,并能思考疾病的健康指导和护理措施。
2. 能运用不同物质在各段肾小管的重吸收和分泌机制来初步理解尿的生成和排出在保持机体水平衡和酸碱平衡中的作用和意义,并能思考临床应用不同利尿药时的护理评估重点及护理措施。

3. 能运用尿生成过程中的自身调节、神经调节、体液调节等生理学原理初步解释一些疾病的尿量及成分等异常,并能思考疾病的健康指导和护理措施。

—————————————————— 导入情境与思考 ——————————————————

某病区一位 46 岁的乳腺癌患者正在使用一种化疗药物治疗。在用药的第二个疗程后,患者主诉站立时感觉眩晕,护士小张为她测量血压发现,当从仰卧位改变为直立位时,患者血压由 140mmHg/80mmHg 下降到 110mmHg/70mmHg。尿常规检查发现,患者尿液中含有大量葡萄糖、HCO_3^-、氨基酸、磷酸盐和有机阴离子。患者无其他疾病。主治医生初步考虑为化疗药物导致的肾脏损害。

试根据该案例思考:

1. 根据尿常规的结果,最可能是肾单位的哪一部分受损?

2. 医生认为该患者的体位性低血压可能是由于经肾脏丢失 Na^+ 增加而继发细胞外液量减少所致,请据此推测是哪些激素可能在调节肾小管重吸收 NaCl 和水的过程中发挥作用?

第一节 概 述

排泄(excretion)是指机体将物质代谢终产物、进入体内的异物(包括药物等)和过剩的物质经血液循环由排泄器官排出体外的过程。

机体对各种代谢终产物的排泄途径不同:①经呼吸器官排出 CO_2 和少量水分;②经消化道随粪便排出胆色素和无机盐类;③经皮肤随汗液和不感蒸发形式排出水、少量 NaCl 和尿素;④经肾脏以尿液的形式排出水和多种代谢终产物。由于尿量大,所含排泄物多,故经肾脏排泄的途径最为重要。

肾脏的主要功能是生成尿液。尿生成包括 3 个基本过程:血液经肾小球毛细血管滤过形成超滤液;超滤液被肾小管和集合管选择性重吸收到血液;肾小管和集合管的分泌,最后形成终尿。肾脏形成尿液受神经、体液及肾脏自身的调节。本章主要介绍尿液的生成及其调节机制,以及输尿管和膀胱的排尿活动。通过尿液排出体内的代谢尾产物、过剩的物质、水以及进入体内的药物、毒物等。肾脏在神经、体液的调节下,通过改变尿的质和量,维持机体水盐代谢和酸碱平衡,从而维持内环境的相对稳定。

1. 尿量 正常人每昼夜可排出尿量 1 000~2 000ml,平均为 1 500ml 左右。尿量的多少主要取决于机体所摄入的水量及通过其他途径排出的水量。如其他途径排出的水量不变,则摄入的水量多,尿量也多。在异常情况下,24h 的尿量在 2 500ml 以上则称为多尿,在 100~500ml 范围内为少尿,在 100ml 以下则称为无尿。

2. 尿的理化特性 一般情况下尿液呈淡黄色,当尿量减少而浓缩时颜色会变深。尿的比重可随尿量而改变,一般介于 1.015~1.025,最大变动范围为 1.001~1.035。尿的渗透压一般比血浆渗透压高,其最大变动范围为 30~1 400mmol/L。

正常人尿液的 pH 介于 5.0~7.0。其酸碱度可随摄入食物的性质不同而异,荤素杂食的人,由于蛋白质和磷脂分解后产生的硫酸盐、磷酸盐等随尿排出,使尿液呈酸性反应,pH 约为 6.0。素食的人由于植物中所含的植物酸可在体内氧化,酸性产物较少,而碱性产物排出相对较多,故尿液呈碱性。

尿液中含 95%~97% 的水,其余 3%~5% 是溶质成分。溶质中主要包括有机物和无机物两大类。有机物中除尿素外,还有肌酐、马尿酸、尿胆素等代谢尾产物。无机物主要是氯化钠,还有硫酸盐,磷酸盐和钾、钙、镁、铵盐等。当肾脏功能障碍时,尿的理化性质和尿量发生变化,会给机体带来一系列不良反应。

肾脏除具有泌尿功能外,还能分泌某些激素参与机体功能的调节。因此,肾脏也是一个重要的内分泌器官。它能合成和释放多种生物活性物质,如合成和释放的肾素是肾素 - 血管紧张素 - 醛固酮系统的限速物质,参与动脉血压和血容量的调节(见循环章);合成和释放促红细胞生成素,促进红细胞的生成(见血液章);肾脏中的 1- 羟化酶可使 25- 维生素 D_3 转化为 1,25- 二羟维生素 D_3,在调节钙的吸收和血钙水平中发挥重要作用(见内分泌章);肾脏还能生成激肽和前列腺素,参与局部或全身血管活动的调节。

一、肾脏的功能解剖

肾为实质性器官,分为皮质和髓质两部分,肾实质主要由大量的肾单位和集合管构成,肾的泌尿功能就是由它们的协同作用完成的。

(一) 肾单位

肾单位(nephron)是尿生成的基本功能单位。人类每个肾约有 100 万个肾单位,每个肾单位包括肾小体和肾小管两部分(图 8-1)。

图 8-1　肾单位示意图

1. **肾小体**(renal corpuscle)　肾小体包括**肾小球**(glomerulus)和**肾小囊**(Bowman capsule)两部分(图 8-2)。肾小球是位于**入球小动脉**(afferent arteriole)和**出球小动脉**(efferent arteriole)之间的一团彼此之间分支又再吻合的毛细血管网。肾小囊有脏层和壁层,脏层紧贴于毛细血管壁上,和肾小球毛细血管共同构成滤过膜,壁层则延续至肾小管;脏、壁两层之间的囊腔与肾小管腔相通(图 8-2)。

2. **肾小管**(renal tubule)　肾小管全长分为三段。

(1)**近端小管**(proximal tubule):包括近曲小管和髓袢降支粗段。近曲小管与肾小囊相连接,位于皮质部,呈弯曲状,以后伸直向髓质下降,成为髓袢降支粗段。

(2)**髓袢**(loop of Henle)细段:分为降支细段和升支细段两部分。

(3)**远端小管**(distal tubule):包括髓袢升支粗段和远曲小管,髓袢升支粗段末端与集合管相连通。

Note:

集合管不属于肾单位的组成成分,但其功能上与肾小管的远曲小管有许多相同之处。集合管与远曲小管在尿液浓缩过程中起重要作用。

3. 肾单位的类型 肾单位按其所在部位不同可分为两种类型(图 8-3)。

方框示近球小体。

图 8-2 肾小球、肾小囊穿刺和近球小体示意图

处于肾皮质不同部位的肾单位和肾血管的结构显著不同。

图 8-3 肾单位和肾血管示意图

(1)**皮质肾单位**(cortica nephron):位于外皮质层和中皮质层,约占肾单位总数的 85%~90%。这类

肾单位的特点为：①肾小体相对较小；②髓袢较短，只达外髓质层，有的甚至不到髓质；③入球小动脉口径比出球小动脉大，二者的比例约为 2∶1；④出球小动脉分支形成小管周围毛细血管网，包绕在肾小管的外面，有利于肾小管的重吸收。这类肾单位在肾小球滤过功能中起重要作用。

（2）**近髓肾单位**（juxtamedullary nephron）：近髓肾单位位于靠近髓质的内皮质层，占肾单位总数的 10%~15%。其特点是：①肾小球体积较大；②髓袢长，可深入内髓质层，有的可到达肾乳头部；③入球小动脉和出球小动脉口径无明显差异；④出球小动脉进一步分支形成两种小血管，一种为网状小血管，缠绕于邻近的近曲和远曲小管周围；另一种是细而长的 U 形直小血管（vasa recta）。网状血管有利于肾小管的重吸收，直小血管在维持肾髓质高渗功能中具有重要作用。这类肾单位和直小血管在尿液的浓缩和稀释中起重要作用。两种肾单位比较见表 8-1。

表 8-1　皮质肾单位和近髓肾单位的比较

项目	皮质肾单位	近髓肾单位
数目	85%~90%	10%~15%
肾小球体积	小	大
入小球小动脉 / 出球小动脉口径	>1	≈1
出球后血管	网状	直小血管

（二）集合管

集合管（collecting duct）的始端与远曲小管相连通，每条集合管收集多条远曲小管输送的小管液，许多集合管又汇入乳头管，开口于乳头。集合管是形成尿液的最终场所，它在尿生成中特别是尿液的浓缩中起重要作用。最后形成的尿液经肾盏、肾盂、输尿管流入膀胱。

（三）球旁器

球旁器（juxtaglomerular apparatus）由三种特殊细胞群组成。

1. **球旁细胞**（juxtaglomerular cell）　是位于入球小动脉中膜内的肌上皮样细胞，内含分泌颗粒（也称颗粒细胞）和类似平滑肌原纤维束，分泌颗粒内含有**肾素**（renin）。

2. **致密斑**（macula densa）　致密斑是远端小管起始部的一小块高柱状上皮细胞构成的组织，故称为致密斑。它可感受小管液中 Na^+ 含量的变化，并将信息传递至近球细胞，调节肾素的释放。

3. **球外系膜（间质）细胞**　系膜细胞是指在致密斑与出、入球小动脉之间的一组细胞。细胞体积小，有分支和突起，与球内系膜细胞相连，其功能尚未完全阐明。多数人认为其有吞噬功能、收缩功能、参与系膜的更新、产生系膜基质，可能与肾素分泌的环节有一定关系。

二、肾血流量的特点及其调节

肾脏的血液循环与其泌尿功能有着密切的关系。因此，了解肾脏血液供应特点及其血流量的调节，对理解泌尿功能具有重要作用。

（一）肾脏的血液供应特点

肾脏的血液供应非常丰富，正常成人安静时肾血流量约为 1 200ml/min，相当于心排血量的 1/5~1/4 左右，而肾脏仅占体重的 0.5%。流经肾脏的血液在肾脏组织中分布不均匀，约 94% 的血液供应肾皮质，5% 供应外髓，不到 1% 供应内髓。通常所说的肾血流量主要是指肾皮质的血流量。肾血液供应要经过两次毛细血管网。入球小动脉进入肾小体后，形成肾小球毛细血管网，而后汇集成出球小动脉离开肾小体，再次形成毛细血管网缠绕于肾小管和集合管周围。由于皮质肾单位的入球小动脉口径比出球小动脉口径大，肾小球毛细血管内压较高，利于肾小球的滤过；而肾小管周围的毛细血管中压力较低，利于肾小管的重吸收。

（二）肾脏血流量的调节

肾脏血流量一方面与肾的泌尿功能相适应，另一方面与全身的血液循环调节相匹配。前者主要

Note:

靠自身调节,后者主要靠神经和体液调节。

1. 肾脏血流量的自身调节　机体在安静状态下,当肾动脉灌注压在一定范围内(70~180mmHg)变动时,肾脏血流量能保持相对稳定,即使在离体实验中也存在此现象(图8-4)。在没有外来神经支配的情况下,肾脏血流量在动脉血压一定的变动范围内保持恒定的现象,称为肾血流量的自身调节。一般认为自身调节只涉及肾皮质的血流量,而肾髓质的血流量会随全身血压改变而发生变化。

图 8-4　肾血流量和肾小球滤过率的自身调节

关于自身调节的机制,目前以肌源学说较受重视。此学说认为,当动脉血压升高时,入球小动脉管壁因灌流压增加而受到较强的牵张刺激,入球小动脉的平滑肌紧张性增强,入球小动脉口径缩小,血流阻力也相应增加,从而对抗灌流压增强而保持肾脏血流量的相对稳定;当灌流压降低时,则发生相反的变化。当动脉血压低于70mmHg 或高于 180mmHg 时,入球小动脉平滑肌的舒张和收缩分别达到极限,则不能继续维持肾脏血流量的自身调节。肾脏血流量将随血压的变动而变化。只有在 70~180mmHg 的血压变动范围内,入球小动脉平滑肌才能发挥自身调节作用,保持肾血流量的相对恒定。

2. 肾脏血流量的神经和体液调节　支配肾血管的神经主要是交感神经。一般情况下,肾交感神经的紧张性活动较弱,在体位突然改变,如由卧位转为站立位或剧烈运动时,可反射性地引起交感神经兴奋,使肾血管收缩。同时,肾上腺髓质分泌肾上腺素和去甲肾上腺素,也使肾血管收缩,导致肾血流量减少,从而使大量血液得以转移到需要较多血液供应的组织,如脑、骨骼肌等。

机体在异常情况下,如大失血、中毒性休克、缺氧等,交感神经兴奋增强,肾脏血流量减少,一些重要器官(如脑、心等)的血液供应增加,这对维持重要器官功能有重要意义。另外,除交感神经 - 肾上腺素系统的作用外,还有血管升压素、血管紧张素等体液因素参与作用。

第二节　尿生成的基本过程

尿的生成是在肾单位和集合管中进行的,它包括三个基本过程:肾小球的**滤过**(filtration)、肾小管和集合管的选择性**重吸收**(reabsorption)以及肾小管和集合管的**分泌**(secretion)和**排泄**(excretion)。

一、肾小球的滤过功能

当循环血液流经肾小球毛细血管时,除了血液中的血细胞和血浆中的大分子蛋白质不能通过滤过膜外,其他血浆成分均可通过滤过膜滤入肾小囊腔中,形成肾小球**超滤液**(ultrafiltrate),又称为原尿。用微细玻璃管对蛙及大鼠等动物进行肾脏微穿刺,吸取肾小囊内液体,进行微量化学分析发现,肾小囊内液体的成分,除蛋白质外,其余成分如葡萄糖、氯化物、无机磷酸盐、尿素、尿酸和肌酐等的浓度与血浆非常接近,渗透压及酸碱度也与血浆非常接近。因此,可以认为肾小球滤液就是血浆的超滤液(表 8-2)。

表 8-2　血液、滤液和尿成分比较

成分	血浆(g/100ml)	滤液(g/100ml)	尿(g/100ml)	尿中浓缩倍数
水	90	98	96	1.1
蛋白质	8	0.03	0	—
葡萄糖	0.1	0.1	0	—
Na$^+$	0.33	0.33	0.35	1.1

续表

成分	血浆（g/100ml）	滤液（g/100ml）	尿（g/100ml）	尿中浓缩倍数
K^+	0.02	0.02	0.15	7.5
Cl^-	0.37	0.37	0.6	1.6
$H_2PO_4^-$ HPO_4^{2-}	0.004	0.004	0.15	37.5
尿素	0.03	0.03	1.8	60
尿酸	0.004	0.004	0.05	12.5
肌酐	0.001	0.001	0.1	100.0
氨	0.000 1	0.000 1	0.04	400.0

（一）滤过的结构基础

　　肾小球超滤作用的结构基础是滤过膜，其由内层、中间层和外层三层结构组成（图 8-5）：①内层为肾小球毛细血管内皮细胞层（endothelial cells）。这些薄层有孔的内皮细胞构成了血液成分从毛细血管腔进入到肾小囊腔的初始屏障。在电镜下，滤过膜的毛细血管内皮细胞随处可见缺乏细胞质的部分，称为窗孔（pores or fenestrae）结构，在人类肾脏内，这些孔径约 70~100nm，在正常情况下，水和小分子溶质如各种离子、葡萄糖、小分子蛋白质等可以自由通过，而血液中的红细胞、白细胞和血小板等成分则无法通过毛细血管内皮层；②中间层为非细胞结构的基膜层（glomerular basement membrane，GBM）。基膜的厚度约为 300nm，主要由 Ⅳ 型胶原蛋白、层粘连蛋白、蛋白多糖等成分组成，带负电荷，膜上有直径为 2~8nm 的多角形网孔，电荷和网孔的存在共同构成了滤过的尺寸选择屏障（size-selective barrier）和电荷选择屏障（charge-selective barrier）；③外层为肾小囊脏层，是具有足突的肾小囊上皮细胞，又称**足细胞**（podocytes）。足细胞的足突相互交错形成裂隙（slit），裂隙上有一层滤过裂隙膜（filtration slit membrane），膜上有直径 4~11nm 的小孔，它是滤过的最后一道屏障。肾小球滤过屏障上有一种蛋白质，称为**裂孔素**（nephrin），是足细胞裂隙膜的主要蛋白质成分，其作用是阻止蛋白质的漏出。缺乏裂孔素时，尿中将出现蛋白质。

　　图 8-5　滤过膜示意图

　　滤过膜的三层结构上有大小不等的孔，使血液中的分子或离子在滤过时的通透性不同，此即为滤过膜的机械屏障作用。如滤液中的小分子物质如葡萄糖（分子量为 180）可以自由通过滤过膜，其在滤液中的浓度和血浆中的浓度几乎完全相等。大分子物质如血浆白蛋白（分子量为 69 000）不能通过或只能部分通过，其在滤液中的浓度不超过血浆浓度的 0.2%。分子量介于葡萄糖和白蛋白之间的各种物质则随着其分子量的增加在滤液中的浓度逐渐降低。由于滤过膜的机械屏障作用，小分子物质可以很容易地通过各种大小孔道,而分子量较大的物质只能通过较大的孔道,分子量超过 69 000 的物质如球蛋白、纤维蛋白原等则不能通过滤过膜。血红蛋白分子量为 64 000,当它从红细胞中释放出来时,有可能通过滤过膜。但由于它和血浆中的蛋白结合形成复合物,所以不能滤出。只有在大量溶血时,血中血红蛋白浓度超过结合蛋白所能结合的量,未结合的血红蛋白才被滤过,形成血红蛋白尿。

滤过膜除有以上机械屏障作用外,还具有电学屏障作用。滤过膜的三层结构上,均覆盖着一层带负电荷的唾液糖蛋白。由图 8-6 所示,由于静电的同性相斥作用,分子量相近的物质,带电荷不同,其被滤过的量也有差异。因此滤过膜还起着电学屏障作用。

(二)滤过的动力

有效滤过压(effective filtration pressure)是肾小球滤过的动力,它等于肾小球毛细血管血压与血浆胶体渗透压和囊内压之差(图 8-7)。

纵坐标:1.0 表示自由滤过,0 表示滤过为 0。

图 8-6 不同物质滤过率示意图

图 8-7 有效滤过压示意图

有效滤过压 =(肾小球毛细血管静水压 + 囊内液胶体渗透压)-(血浆胶体渗透压 + 囊内压)

肾小球毛细血管血压是推动滤过的原动力,由于肾小球出、入球小动脉口径和长度的差别,皮质肾单位的入球小动脉口径较出球小动脉粗一倍,因此,肾小球毛细血管血压较其他器官的毛细血管血压高。用微穿刺法测得慕尼黑大鼠浅表肾单位的肾小球毛细血管血压为 45mmHg,相当于主动脉平均压的 40%,而且入球小动脉端与出球小动脉端测得的血压数值接近,表明血液由入球端流向出球端过程中,血压降落不大。正常情况下,肾小球毛细血管静水压即等于肾小球毛细血管血压,即为 45mmHg,囊内液胶体渗透压接近 0mmHg,肾小球毛细血管始端胶体渗透压约为 25mmHg,肾小囊内压(也简称囊内压)约为 10mmHg,则在肾小球入球小动脉端的有效滤过压 =(45+0)-(25+10)= 10mmHg。在出球小动脉端,有效滤过压 =(45+0)-(35+10)= 0mmHg。

可见,肾小球毛细血管不同部位的有效滤过压并不相同,越靠近入球小动脉端,有效滤过压越高,这主要是因为肾小球毛细血管内的血浆胶体渗透压在不断改变,当毛细血管血液从入球小动脉端流向出球小动脉端时,由于不断生成超滤液,血浆中蛋白质浓度便逐渐升高,使滤过的阻力逐渐增大,因而有效滤过压就逐渐减小。当滤过阻力等于滤过动力时,有效滤过压降为零,称为**滤过平衡**(filtration equilibrium)。当达滤过平衡时,滤过便停止(图 8-8)。

(三)评价肾脏滤过功能的指标

肾小球生成滤液的速率常用**肾小球滤过率**(glomerular filtration rate,GFR)表示。肾小球滤过率是指每分钟两肾生成的超滤液总量。体表面积为 1.73m² 的个体,其肾小球滤过率一般为 125ml/min 左右。肾小球滤过率与肾血浆流量有密切关系,肾小球滤过率与肾血浆流量的比

Note:

值称为**滤过分数**(filtration fraction,FF)。经测算,肾血浆流量为660ml/min,所以滤过分数为125/660×100%≈19%,由此说明流经肾的血浆约有1/5由肾小球滤出。因此,GFR和FF可作为衡量肾小球滤过功能的指标。

图8-8　滤过平衡示意图

(四)影响肾小球滤过的因素

1. 有效滤过压的改变　凡能影响有效滤过压的三个因素之一者,均可使有效滤过压发生变化,从而影响肾小球滤过率。

(1)肾小球毛细血管血压的改变:当全身动脉血压在70~180mmHg范围内变动时,通过肾血流量的自身调节,肾小球毛细血管血压相对稳定,肾小球滤过率无明显变化。当大失血全身血压下降到70mmHg以下时,通过交感-肾上腺髓质系统作用,使肾血管收缩,肾血流量减少,肾小球毛细血管血压降低,有效滤过压降低,从而使肾小球滤过率减少。当全身动脉血压降到40~50mmHg以下时,滤过率降到零,导致无尿。在高血压病晚期,入球小动脉发生器质性病变而口径狭窄,肾小球毛细血管血压因为血流量减少而降低,从而导致肾小球滤过率减少,发生少尿现象。

(2)肾小囊内压的改变:在正常情况下,肾小囊内压是比较稳定的。但在肾盂和输尿管结石、肿瘤等的压迫引起尿路梗阻时,囊内压可逐渐升高,使有效滤过压和滤过率降低。

(3)血浆胶体渗透压的改变:在正常情况下,血浆胶体渗透压变化很小,但在全身血浆蛋白浓度明显降低时,血浆胶体渗透压降低,有效滤过压升高,肾小球滤过率也随之增加。如从静脉快速输入生理盐水时,尿量增加,其原因之一是生理盐水稀释了血浆的胶体成分,使血浆胶体渗透压降低,有效滤过压增大,从而肾小球滤过率增大,尿量增加。

2. 肾小球血浆流量的改变　肾小球血浆流量的改变对肾小球滤过率有很大影响。当肾小球血浆流量增大时,血液在流经肾小球毛细血管过程中,血浆胶体渗透压升高的速度减慢,使之与跨毛细血管血压达到平衡的时间延后,使具有滤过作用的毛细血管段延长,从而使肾小球滤过率增加;当肾小球血浆流量减少时则出现相反的变化。

3. 滤过膜通透性及有效滤过面积的改变

(1)滤过膜通透性的改变:正常情况下,滤过膜的通透性相对稳定。但在病理情况下,滤过膜通透性会发生变化,例如,在肾小球肾炎(尤其轻微病变型)时,由于滤过膜的基膜层损伤、破裂,上皮细胞层带负电荷的离子减少、足突融合或消失,使机械屏障和电学屏障作用减弱,滤过膜通透性显著增大,使原来不能通过的蛋白质、甚至红细胞也可漏入肾小囊,形成蛋白尿或血尿。

拓 展 知 识

急性肾小球肾炎

急性肾小球肾炎(acute glomerulonephritis,AGN),简称急性肾炎,是一组起病急,以血尿、蛋白尿、水肿和高血压为主要临床表现的肾脏疾病,可伴有一过性肾功能损害。多见于β-溶血性链球菌致肾炎菌株感染后,其他细菌、病毒和寄生虫感染后也可引起,是感染诱发的免疫反应所致。针对链球菌致病抗原如蛋白酶外毒素B等的抗体可能与肾小球内成分发生交叉反应、循环或原位免疫复合物沉积诱发补体异常活化等均可参与致病。本病多见于儿童,男性略多,典型病例呈急性肾炎综合征表现。临床均有肾小球源性血尿,约30%为肉眼血尿,可以伴有轻度蛋白尿。80%患者可有晨

Note:

起眼睑及下肢水肿,可有一过性高血压,少数重症可发生充血性心力衰竭,常与水、钠潴留有关。

护理原则:急性肾小球肾炎的临床治疗以支持及对症治疗为主。急性期卧床休息,静待肉眼血尿消失、水肿消退及血压恢复正常。急性期饮食护理应严格限制钠的摄入,一般每天盐的摄入应低于3g,以减轻水肿和心脏负担。尿量明显减少者还应注意控制水和钾的摄入,同时应根据肾功能调整蛋白质的摄入量,肾功能不全时适当减少蛋白质的摄入。用尿护理需注意利尿药的疗效和不良反应。注意与水肿、营养不良相关的皮肤完整性受损的情况。积极进行健康指导,向患者及家属介绍病因及预后,使其了解本病为自限性疾病,多预后良好,避免出现不良情绪,痊愈后在1~2年内避免重体力劳动和劳累。

(2)滤过膜有效滤过面积的改变:人两肾的全部肾小球毛细血管总面积约为 1.5m² 以上,因此有利于血浆的滤过。生理情况下,滤过面积可以保持相对稳定。然而在急性肾小球性肾炎时,部分肾小球毛细血管管壁肿胀、管腔狭窄或阻塞,使活动的肾小球数目减少,总的有效滤过面积减小,导致肾小球滤过率降低,结果出现少尿甚至无尿。

二、肾小管与集合管的重吸收作用

肾小管和集合管的**重吸收**(reabsorption)是指小管液中的成分被肾小管上皮细胞转运返回血液的过程。超滤液进入肾小管称为**小管液**(tubular fluid),经肾小管和集合管的重吸收和分泌后形成**终尿**(final urine)。人体两肾每分钟生成原尿约125ml,相当于每天180L,而每天排出的终尿却只有1.5L,占不到原尿的1%,表明其中约99%的水被肾小管和集合管重吸收。原尿中的葡萄糖浓度与血浆的相同,小管液中的葡萄糖和氨基酸全部被重吸收,Na^+、Ca^{2+} 和尿素等不同程度地被重吸收。与小管液相比,终尿的质和量都发生了很大变化(表8-3)。可见,肾小管和集合管上皮细胞对小管液中的各种物质进行了高度选择性重吸收(selective reabsorption)和主动分泌或排泄(见后文)。

表8-3　几种物质的滤过量、重吸收量与排泄量

成分	滤过量(g/24h)	排泄量(g/24h)	重吸收量(g/24h)
Na^+	540	3.3	537
Cl^-	630	5.3	625
HCO_3^-	300	0.3	300
K^+	28	3.9	24
葡萄糖	140	0	140
尿素	53	25	28
肌酐	1.4	>1.4	0

(一) 重吸收的方式

1. **主动重吸收**　指肾小管上皮细胞逆着电-化学梯度将小管内溶质转运到小管外组织间液的过程。这是肾小管上皮细胞主动活动的结果,需要消耗能量。小管液中的葡萄糖、氨基酸、Na^+、K^+等都是由肾小管主动重吸收的。主动重吸收方式有原发性和继发性两种,如离子泵转运属于原发性主动转运,而 Na^+-葡萄糖或 Na^+-氨基酸等同向转运体的转运则属于继发性主动转运。此外,肾小管上皮细胞通过吞饮入胞的方式重吸收少量小管液中的小分子蛋白质,此过程消耗能量。

2. **被动重吸收**　指小管液中的水和溶质依靠物理和化学的机制,通过肾小管上皮细胞转运到小管外组织间液的过程。主要有渗透、扩散、静电吸引等转运方式。对水来说,渗透压是其被动重吸收的动力;对溶质来说,浓度梯度和电位梯度(两者合称电-化学梯度)是被动重吸收的动力。如当小管

液中的 Na^+ 被重吸收后,产生了渗透压梯度,水便随之进入组织间液;一些带负电的离子也会顺电位梯度被重吸收。随着 Na^+、带负电的离子、水的重吸收,小管液中的尿素浓度升高,如果管壁对其通透性较高时,则尿素就会向管外顺浓度梯度扩散。

(二) 几种物质的重吸收

由于显微穿刺及分段隔离微灌流技术的运用,人们对肾小管重吸收功能有了更多的认识。肾小管与集合管的重吸收具有选择性。原尿中的氨基酸和葡萄糖被全部重吸收,水和电解质(Na^+、K^+、Cl^- 等)被大部分重吸收,尿素被小部分重吸收,肌酐则完全不被重吸收。此外,不同部位肾小管对物质重吸收的能力及机制不同,其中近端小管重吸收物质的种类多数量大,是物质重吸收的主要部位(图 8-9)。

1. Na^+、Cl^- 和水的重吸收　原尿中 Na^+、Cl^- 和水在肾小管和集合管被重吸收 99% 以上,其中,在近端小管重吸收约 65%~70%,在远曲小管约重吸收 10%,其余在髓袢和集合管被重吸收。

(1)近端小管前半段重吸收的关键动力是上皮细胞基侧膜上的 Na^+ 泵(图 8-9)。由于 Na^+ 泵的作用,Na^+ 被泵出至细胞间隙,使细胞内 Na^+ 浓度降低、细胞内带负电位,小管液中的 Na^+ 则顺电化学梯度进入肾小管壁上皮细胞而被重吸收。在 Na^+ 通过管腔膜的同时,可经 Na^+- 葡萄糖同向转运体及 H^+-Na^+ 交换体使葡萄糖重吸收,并向小管液中分泌 H^+。由于细胞间隙 Na^+ 浓度升高,使渗透压随之升高,水则靠渗透压差进入细胞间隙,造成细胞间隙静水压升高,这一压力促使 Na^+ 和水通过基膜进入相邻的毛细血管而被重吸收。在近端小管前半段由于 Na^+ 的主动重吸收,使小管腔内电位为负值,又由于水的重吸收多于 Cl^- 的重吸收,且 HCO_3^- 重吸收的速率明显大于 Cl^- 的重吸收,致使近端小管中的 Cl^- 浓度高于管周组织约 20%~40%,形成 Cl^- 的电化学梯度。在此动力的推动下,当小管液流经近端小管后半段时,Cl^- 通过细胞旁路(即紧密连接)而被动重吸收。由于 Cl^- 被动重吸收是生电性的,使小管液中正离子相对较多,管腔内带正电,管腔外带负电,在电位差推动下,Na^+ 顺电位梯度通过细胞旁路而被动重吸收。因此,在近端小管的后半段 NaCl 的重吸收是被动的(图 8-9)。

总之,近端小管对 NaCl 的重吸收包括前半段的跨细胞途径的主动重吸收和后半段经细胞旁路的被动重吸收过程,前者约占 NaCl 重吸收的 2/3,后者占 1/3。而水的重吸收是伴随 Na^+、HCO_3^-、葡萄糖和 Cl^- 等物质的重吸收而被动重吸收的。

图中 X 代表葡萄糖、氨基酸、磷酸盐和 Cl^-。

图 8-9　近端小管的物质转运示意图

(2)超滤液中约 20% 的 NaCl 在髓袢被重吸收。髓袢升支粗段 NaCl 的继发性主动重吸收,在尿液浓缩和稀释机制中具有重要意义。实验证明,髓袢升支粗段管腔内为正电位(+10mV),所以,Cl^-的重吸收是逆电位梯度进行的主动重吸收;同时,加入选择性Na^+泵抑制剂哇巴因后,Cl^-的转运受阻,在无K^+液灌流中,Cl^-重吸收率很低。根据上述试验,有人提出用Na^+、$2Cl^-$、K^+同向转运模式来解释NaCl的重吸收。该模式认为:①髓袢升支粗段上皮细胞基侧膜上的Na^+泵将Na^+泵向组织间液,使细胞内Na^+浓度下降,造成管腔内与细胞内Na^+有明显的浓度梯度;②Na^+与管腔膜上同向转运体结合,形成$Na^+:2Cl^-:K^+$同向转运体复合物,Na^+顺电化学梯度将$2Cl^-$和K^+一起同向转运至细胞内;③进入细胞内的Na^+、Cl^-和K^+的去向各不相同,Na^+经Na^+泵泵至组织间液,Cl^-经管周膜上Cl^-通道进入组织间液,而K^+则顺浓度梯度经管腔膜返回小管液循环使用;④由于Cl^-进入组织间液,K^+返回管腔内,导致管腔内出现正电位,管腔内正电位使小管液中Na^+顺电位差从细胞旁路进入组织间液。可见,通过Na^+泵的活动,继发性主动重吸收了2个Cl^-,同时伴有2个Na^+的重吸收,其中1个Na^+为主动重吸收,另一个Na^+为被动重吸收。

升支粗段中Na^+跨管腔膜的转运是通过**II型Na^+-K^+-$2Cl^-$同向转运体**(Na^+-K^+-$2Cl^-$cotransporter type 2,NKCC2)介导的(图8-10)。NKCC2表达在上皮细胞的顶端膜,可同向转运1个Na^+,1个K^+和2个Cl^-。呋塞米(furosemide)和依他尼酸(ethacrynic acid)抑制NKCC2后,能抑制髓袢对Na^+和Cl^-的重吸收,使NaCl的重吸收减少,小管液中溶质浓度增加,渗透压增大,进而抑制水分的重吸收,是较强的利尿剂。

(1)NKCC2:II型Na^+-K^+-$2Cl^-$同向转运体;(2)ROMK通道:ROM钾通道,肾外髓质(皮质集合管)钾通道,一种ATP敏感的内向整流钾通道;(3)ClC-K氯离子通道,包含CLC-Ka和CLC-Kb两个亚型,可在耳蜗和肾小管表达。在肾小管内,CLC-Ka主要分布于升段细胞,而CLC-Kb则主要分布在升段粗段;(4)Barttin蛋白:人CLC-K离子通道需要亚基蛋白barttin的协助才能发挥作用。

图8-10 髓袢升支粗段的几种关键转运蛋白

髓袢升支粗段对水不通透,故小管液在沿升支粗段流动时,渗透压逐渐降低,而管外渗透压却逐渐升高。这种水盐重吸收分离的现象是尿液稀释和浓缩的重要基础。

(3)远端小管和集合管对NaCl和水的重吸收的一个重要特点是,此段小管对Na^+、Cl^-和水的重吸收可根据机体水和盐平衡的状况进行调节。Na^+的重吸收主要受醛固酮的调节,水的重吸收则主要受抗利尿激素的调节。在远曲小管上皮细胞顶端膜存在Na^+-Cl^-**同向转运体**(Na^+-Cl^-cotransporter,NCC),主动重吸收NaCl,小管液中的Na^+和Cl^-进入细胞内,细胞内的Na^+由钠泵泵出。远端小管初段对水的通透性很低,小管液呈低渗。由于管周膜Na^+泵活性高,仍能逆电化学梯度重吸收Na^+,使细胞内Na^+浓度低于小管液,小管液中的Na^+和Cl^-通过Na^+-Cl^-同向转运体(NCC)进入细胞(图8-11A)。Na^+-Cl^-同向转运体可被噻嗪类利尿药所抑制。远曲小管对水仍不通透,因而随着NaCl的重吸收,小管液渗透压继续降低。

集合管上皮细胞有**主细胞**(chief cell,principal cell)和**闰细胞**(intercalated cell)两种细胞类型。主细胞重吸收NaCl和水,分泌K^+(见后),闰细胞主要分泌H^+,但也涉及K^+的重吸收(图8-11)。主细胞基底侧膜中的钠泵活动可造成并维持细胞内低[Na^+]$_i$,并成为小管液中 Na^+ 经一种位于顶端膜的上皮钠通道(epithelial sodium channel,ENaC)进入细胞的动力来源(图 8-11C 和 11D)。而 Na^+ 的重吸收又造成小管液呈负电位,可驱使小管液中的 Cl^- 经细胞旁途径而被动重吸收,也成为 K^+ 从细胞内分泌入小管腔的动力。阿米洛利(amiloride)可抑制 ENaC,既可减少 Na^+ 的重吸收,又能减少 Cl^- 经细胞旁途径的被动转运,可用作利尿剂。远曲小管和集合管上皮细胞的紧密连接对 Na^+,K^+,Cl^- 等的通透性较低,因此这些离子不易透过该部位返回小管液。

集合管对水的重吸收量取决于主细胞对水的通透性。主细胞顶端膜和胞质中的囊泡内含**水通道蛋白2**(aquaporin 2,AQP2),而在基底侧膜中则有 AQP3 和 AQP4 分布(图 8-11)。上皮细胞对水的通透性取决于顶端膜 AQP2 的数量,抗利尿激素参与这一调节过程,但 AQP3 和 AQP4 不被抗利尿激素调控。

A. 远端小管 NaCl 的重新收;B. 集合管 A 型闰细胞的物质转运;C. 皮质和外髓部集合管主细胞的物质转运;D. 内髓部集合管主细胞的物质转运。

CA:碳酸酐酶;AQP:水通道蛋白;ENaC:上皮钠通道;UT:尿素通道;ROMK:ROM 钾通道。

图 8-11　远端小管和集合管重吸收 NaCl、分泌 K^+、H^+ 示意图

远曲小管和集合管对水的重吸收占水重吸收总量的 10%~15%。当水的重吸收量降低 1% 时,尿量即可增加 1 倍。远曲小管和集合管对水的通透性受抗利尿激素的调节。当机体缺水时,抗利尿激素分泌增多,远曲小管和集合管对水的通透性增高,水的重吸收增多。反之,当体内水分过多时,水的重吸收减少,引起尿量增多。因此,远曲小管和集合管对水的重吸收在机体水平衡的调节中具有重要意义。

2. HCO_3^- 的重吸收　正常由肾小球滤过的 HCO_3^- 约 85% 在近端小管被重吸收。由于小管液中的 HCO_3^- 不易透过管腔膜,可与肾小管细胞分泌的 H^+ 结合生成 H_2CO_3,再分解为 CO_2 和水。CO_2 是高脂溶性物质,可迅速通过细胞膜进入上皮细胞,并在细胞内**碳酸酐酶**(carbonic anhydrase,CA)的

催化下与 H_2O 结合生成 H_2CO_3，再解离成 HCO_3^- 和 H^+。H^+ 可通过 H^+-Na^+ 交换从细胞分泌到小管液中。HCO_3^- 则与 Na^+ 一起重吸收入血（图 8-12）。可见，小管液中 HCO_3^- 是以 CO_2 形式重吸收的。如果滤过的 HCO_3^- 量超过肾小管细胞分泌的 H^+，则 HCO_3^- 就不能全部被重吸收，未被重吸收的 HCO_3^- 随尿排出体外。乙酰唑胺（acetazolamide）可抑制碳酸酐酶的活性，使 H^+-Na^+ 交换减少，Na^+、水、和 HCO_3^- 重吸收也会减少，引起尿量增多。由于近端小管液中 CO_2 的高脂溶性，其透过管腔膜的速度明显高于 Cl^-，使 HCO_3^- 的重吸收优先于 Cl^- 的重吸收。

（CA: 碳酸酐酶）

图 8-12　近端小管重吸收 HCO_3^- 的细胞机制

3. K^+ 的重吸收　原尿中 67% 左右的 K^+ 在近端小管被重吸收，25%~30% 在髓袢重吸收，而终尿中的 K^+ 主要是由远曲小管和集合管分泌的。由于小管液中 K^+ 浓度为 4mmol/L，远低于细胞内 K^+ 浓度 150mmol/L，因此，近端小管对 K^+ 的重吸收是逆浓度梯度而进行的主动过程，但其主动重吸收的机制尚不清楚。

4. 葡萄糖的重吸收　原尿中葡萄糖浓度与血浆中相同，但在终尿中几乎不含葡萄糖，说明葡萄糖被全部重吸收。微穿刺实验证明，葡萄糖重吸收的部位仅限于近端小管特别是在近端小管的前半段被重新收。

葡萄糖的重吸收是与 Na^+ 协同重吸收的。小管液中的葡萄糖是通过近端小管上皮细胞顶端膜中的 Na^+-葡萄糖同向转运体，以继发性主动转运的方式被转入细胞的。进入细胞内的葡萄糖则由基底侧膜中的**葡萄糖转运体** 2（glucose trans-porter 2，GLUT2）以易化扩散的方式转运入细胞间液。由于近端小管细胞膜上该同向转运体的数量有限，因此近端小管对葡萄糖的重吸收有一定限度。每一个肾单位的肾糖阈并不完全相同。当血糖浓度达 180mg/100ml 血液时，有一部分肾小管对葡萄糖的吸收已达极限，尿中开始出现葡萄糖，此时的血浆葡萄糖浓度称为**肾糖阈**（renal glucose threshold）。当血糖浓度继续升高时，尿中葡萄糖浓度随之增高；当血糖浓度升至 300mg/100ml 时，全部肾小管对葡萄糖的重吸收均已达到或超过近曲小管对**葡萄糖的最大转运率**（maximal rate of glucose transport），此时每分钟葡萄糖的滤过量达两肾葡萄糖重吸收的极限，尿糖排出率则随血糖浓度升高而增加。人两肾全部肾小管每分钟所能重吸收的葡萄糖的最大量称为葡萄糖重吸收的极限量，以体表面积为 $1.73m^2$ 的成年个体，男性平均为 375mg/min，女性平均为 300mg/min。

知 识 拓 展

糖尿病肾病

糖尿病肾病（diabetic nephropathy）是糖尿病最常见的微血管并发症之一。无论是 1 型还是 2 型糖尿病，大约 30~40% 的病人可出现肾脏损害，而 2 型糖尿病中约 5% 的病人在临床确诊糖尿病时就发现已存在糖尿病肾病。糖尿病时全身脏器出现糖代谢障碍，其中以肾脏、神经、眼等组织 / 器官糖代谢明显增强，此时约 50% 的葡萄糖在肾脏代谢，肾脏糖代谢增加，加重了肾脏的糖负荷。①肾细胞葡萄糖转运体 1 活性增强及肾组织细胞胰岛素受体数目和亲和力增加；②细胞内高糖引起各种损伤介质如 IGF-1、Ang Ⅱ 等过多，进而促使葡萄糖转运体的活性增强；③高血糖导致活性氧产生增加；④多元醇途径的活化、二酰基甘油 - 蛋白激酶 C 途径激活等。糖尿病时肾小球高灌注压、高跨膜压和高滤过在糖尿病肾病发生中起关键作用。此外，糖尿病状态下，葡萄糖自身氧化造成线粒体超负荷，活性氧（ROS）产生过多，ROS 诱导多种损伤介质产生，促进肾小球细胞外基质增多,导致肾小球纤维化;过多的 ROS 也造成上皮细胞黏附性消失,间质炎性浸润,肾小管纤维化。在 1 型糖尿病发病 5 年和 2 型糖尿病确诊时如出现持续微量蛋白尿,就应该怀疑糖尿病肾病。如糖尿病病程更长,临床逐渐出现蛋白尿、大量蛋白尿或肾病综合征同时合并其他并发症,如糖尿病眼底病变,就应考虑糖尿病肾病。

护理原则:糖尿病肾病病人早期应限制蛋白质摄入,糖化血红蛋白应控制在 7% 左右,肾功能异常时应谨慎乃至避免使用磺酰脲类和双胍类药物,应选用较少经肾脏排泄的药物。血压控制在 130/80mmHg 以下,以血管紧张素转化酶(ACE)抑制剂 / 血管紧张素 II 受体阻滞剂作为首选药物。对血压控制不佳的病人可加用钙通道阻滞药、利尿药等。应用 ACE 抑制剂或血管紧张素 II 受体阻滞剂要注意监测病人肾功能、血钾及血容量变化。

5. Ca^{2+} 的重吸收　约 50% 的血浆 Ca^{2+} 呈游离状态,其余部分与血浆蛋白结合。经肾小球滤过的 Ca^{2+},约 70% 在近端小管被重吸收,与 Na^+ 的重吸收平行;20% 在髓袢,9% 在远端小管和集合管被重吸收,小于 1% 的 Ca^{2+} 随尿排出。

近端小管对 Ca^{2+} 的重吸收约 80% 由溶剂拖曳的方式经细胞旁途径进入细胞间液,约 20% 经跨细胞途径被重吸收。**溶剂拖曳**(solvent drag)是指当水分子通过渗透被重吸收时有些溶质可随水分子一起被转运。上皮细胞内的 Ca^{2+} 浓度远低于小管液中的 Ca^{2+} 浓度,且细胞内电位相对小管液为负,此电化学梯度驱使 Ca^{2+} 从小管液扩散进入上皮细胞内,细胞内的 Ca^{2+} 则由基底侧膜上的质膜 Ca^{2+}-ATP 酶(plasma membrane Ca^{2+}-ATPase,PMCA)和 Na^+-Ca^{2+} 交换体(Na^+-Ca^{2+} exchanger,NaCX)逆电-化学梯度转运出细胞。髓袢降支细段和升支细段对 Ca^{2+} 不通透,仅升支粗段能重吸收 Ca^{2+}。升支粗段小管液为正电位,该段对 Ca^{2+} 也有通透性,故可能存在被动重吸收,也存在主动重吸收。在远端小管和集合管,小管液为负电位,故 Ca^{2+} 的重吸收是跨细胞途径的主动转运(图 8-13)。

PMCA, 质膜 Ca^{2+}-ATP 酶(plasma membrane Ca^{2+}-ATPase);NaCX: Na^+-Ca^{2+} 交换体(Na^+-Ca^{2+} exchanger);TRP V5,6:一种顶端膜钙通道(apical calcium channel);Claudin-2: 紧密连接蛋白 -2,紧密连接蛋白家族成员之一,有 4 个跨膜区。

图 8-13　近端小管 Ca^{2+} 的重吸收

6. 尿素的重吸收 尿素是作为蛋白质代谢产物由肝脏产生,经过肾小球滤过进入小管液中,40%~50% 在近端小管被重吸收。除近端小管外,肾单位的其他部分节段对尿素通透性很低,部分节段通过**尿素通道蛋白**(urea transporter,UT)增加该节段对尿素的通透性,存在**肾内尿素再循环**(intrarenal urea recycling)(图 8-14):从髓袢升支细段至皮质和外髓部集合管对尿素不通透,集合管开始对水进行重吸收,导致尿素在集合管内浓度不断增高;内髓部集合管末端依赖抗利尿激素(ADH)调控的尿素通道蛋白 UT-Al 和 UT-A3 对尿素高度通透(图 8 14),使浓缩的尿素扩散到内髓部组织;髓袢降支细段则由于 UT-A2 介导的尿素通透性增加,尿素重新进入髓袢。

内髓部组织的高浓度尿素通过直小血管升支的窗孔(fenestrae)进入血液,由直小血管升支从内髓部带走的尿素,在向外髓部走行过程中再扩散到尿素浓度比较低的组织间液,然后通过直小血管降支表达的尿素通道进入血液回到内髓部,从而维持从肾外髓部到内髓部的尿素浓度梯度和渗透压梯度。此过程在尿浓缩机制中具有非常重要的意义。除直小血管升支内皮细胞以微孔方式通透尿素外,髓袢降支细段、内髓部集合管和直小血管降支对尿素的通透均由不同的尿素通道蛋白介导。

图 8-14 尿素再循环

7. 其他物质的重吸收 小管液中氨基酸的重吸收与葡萄糖的重吸收机制相同,HPO_4^{2-}、SO_4^{2-} 的重吸收也是与 Na^+ 同向转运。正常时进入滤液中的微量蛋白质则通过肾小管上皮细胞的**吞饮作用**被重吸收。

(三)影响肾小管和集合管重吸收的因素

1. **小管液溶质浓度** 小管液中溶质所形成的渗透压是对抗肾小管重吸收水分的力量。如果小管液中溶质浓度升高,渗透压也增高,从而妨碍水的重吸收而使尿量增多。例如糖尿病患者的多尿,就是因为血糖浓度过高,超过了肾糖阈、滤入小管液中的葡萄糖,不能被近端小管全部重吸收,致使小管液渗透压增高,阻碍了水的重吸收所致。根据这一原理,临床上应用不被肾小管重吸收的药物如甘露醇等,以增加小管液溶质浓度,达到利尿和消除水肿的目的,这种利尿方式称为**渗透性利尿**(osmotic diuresis)。

2. **肾小球滤过率** 正常情况下,近端小管的重吸收率与肾小球滤过率之间密切相关。GFR 增加或减少时,近端小管的重吸收率也会相应的增减,使滤液的重吸收率总是占 GFR 的 60%~70% 左右,这种关系称为**球管平衡**(glomerulotubular balance)。其生理意义在于保持尿量不致因 GFR 的变化而大幅度变动。球管平衡的机制可能是,当 GFR 增加时,近端小管旁毛细血管中血流量就会减少,血浆蛋白浓度则相对增加,血浆胶体渗透压升高,重吸收动力增大,近端小管重吸收率必然增加。当 GFR 减少时,则发生相反的变化。有观点认为,某些心、肝、肾疾病引起的水肿可能与球管平衡破坏有关。

近端小管重吸收率的改变,也可以反过来影响 GFR,使之也发生相应的改变,称为**管 - 球反馈** (tubuloglomerular feedback)。其机制可能是,近端小管重吸收量减少,可导致小管内压增加,进而使囊内压也增加,有效滤过压降低,于是 GFR 减少;反之增加。

三、肾小管与集合管的分泌和排泄作用

肾小管和集合管的分泌(secretion)是指肾小管上皮细胞将一些物质经顶端膜分泌到小管液的过程。排泄(excretion)是指机体将代谢产物、进入机体的异物以及过剩的物质排出体外的过程。肾的排泄包括经肾小球滤过但未被重吸收的物质和由肾小管分泌从尿中排出的物质。分泌和排泄都是通过小管上皮细胞进行的,分泌物和排泄物都进入小管液中,故通常对二者不作严格区分。

(一) H^+ 的分泌

肾小管和集合管均能分泌 H^+。这些部位的小管细胞中含有丰富的碳酸酐酶,可催化 CO_2 和 H_2O 生成 H_2CO_3,继而解离出 H^+ 和 HCO_3^-。H^+ 被分泌到小管液中去,并与 Na^+ 进行交换(H^+-Na^+ 交换),H^+-Na^+ 交换借助载体蛋白方可实现。由于 H^+、Na^+ 转运方向相反,故称为**逆向转运** (antiport)。H^+-Na^+ 交换入胞的 Na^+ 与胞内的 HCO_3^- 经管周膜转运入组织间液并回血;分泌入小管液的 H^+ 则与其中的 HCO_3^- 结合成 H_2CO_3,然后 H_2CO_3 在碳酸酐酶的作用下再次解离为 CO_2 和 H_2O。CO_2 可扩散入细胞,又在 CA 的催化下生成 H_2CO_3。如此循环往复,每分泌一个 H^+,小管液中即减少一个 HCO_3^-,而组织间液则增加一个 HCO_3^-。故 H^+ 的分泌除与 Na^+ 交换外,还与 HCO_3^- 的重吸收相互关联。

远端小管和集合管除 H^+-Na^+ 交换外,还有 K^+-Na^+ 交换。二者都是 Na^+ 依赖性的,故发生相互竞争。例如在酸中毒时,CA 活性增强,H^+ 生成增多,H^+-Na^+ 交换增强,K^+-Na^+ 交换则被抑制,致使血 K^+ 升高。用**乙酰唑胺**(acetazolamide)抑制 CA 活性,H^+ 生成减少,则 H^+-Na^+- 交换减弱,K^+-Na^+ 交换增强,可导致排 K^+ 量增加和血中 H^+ 浓度升高。可见,在远端小管和集合管处,H^+ 的分泌还与 K^+ 的分泌相互关联。

知 识 拓 展

排钾利尿药和保钾利尿药

肾脏对 K 的排出量主要取决于远端小管和集合管上皮细胞 K^+ 的分泌量。在血量增加或应用利尿药等情况下,远端小管液流量增大,分泌入小管液中的 K^+ 可被快速带走,由于小管液中 K^+ 浓度大大降低,细胞内的 K^+ 向小管液扩散的驱动力就增大,故有利于 K^+ 的分泌,大多数利尿药通常是排钾的,使用时要注意机体血钾的水平。在各种利尿剂中,噻嗪类利尿剂和速尿引起低血钾症较为明显,应用时可加保钾利尿剂或适量补钾。

小管上皮细胞与小管间电位差也会影响 K^+ 分泌,小管液中的正电位是 K^+ 扩散的阻力,而小管液负电位值增大可增加 K^+ 扩散的驱动力,使 K^+ 的分泌增加。如阿米洛利可抑制上皮细胞顶端膜的钠通道,减少 Na^+ 的重吸收,使小管液的负电位减小,因此也减少 K^+ 的分泌,这类利尿药称为保钾利尿药 (potassium-sparing diuretic)。

(二) NH₃的分泌

正常情况下,NH_3主要由远端小管和集合管分泌。这些NH_3约60%来自上皮细胞内谷氨酰胺在谷氨酰胺酶作用下脱氨形成的,其余40%来自其他氨基酸。NH_3为脂溶性小分子,容易通过细胞膜而扩散出胞。经管腔膜扩散入小管液的NH_3可与小管细胞分泌的H^+结成NH_4^+,NH_4^+又与小管中的Cl^-结合成NH_4Cl随尿排出,使NH_3浓度下降,形成的浓度差更加速了NH_3的分泌。可见,NH_3的分泌与H^+的分泌密切相关,共同起着排酸保碱作用,以调节体内酸碱平衡。在酸中毒时,近端小管也可以分泌NH_3(图8-15)。

（CA：碳酸酐酶）

图 8-15　肾小管分泌 H^+ 和 NH_3/NH_4^+ 的机制示意图

(三) K⁺的分泌

原尿中的K^+绝大部分已在近曲小管重吸收,尿中排出的K^+主要是远曲小管和集合管分泌的(图8-16)。K^+的分泌与Na^+的重吸收有密切关系。一般来说,有Na^+的主动重吸收时才有K^+的分泌。由于Na^+的主动重吸收使小管内外产生了电位梯度,这种电位梯度成为K^+分泌的动力,促使K^+由胞内扩散至小管液。由此可以认为,K^+的分泌是被动的,是以K^+-Na^+交换形式进行的,并且与H^+-Na^+交换相互竞争。因此,K^+的分泌与H^+的分泌也相互关联。

BK, "big" potassium channel："大"钾通道；ENaC, epithelial sodium channel：上皮钠通道；ROMK, renal outer medullary potassium channel；肾外髓质钾通道。

图 8-16　远端小管和集合管主细胞的几种钾通道

Note:

知识拓展

肾在保持 K^+ 平衡中的作用

肾排泄饮食中摄入的 90%~95% 的 K^+,甚至即使在 K^+ 摄入增加 10 倍时,K^+ 的排泄仍能与摄入保持相当。尿液排泄 K^+ 与饮食摄入 K^+ 的平衡说明肾脏在维持生理条件下 K^+ 稳态中的重要性。尽管每天从粪便和汗液中丢失少量 K^+(占饮食摄入 K^+ 的 5%~10%),但这部分排泄的 K^+ 量基本是恒定的,不受调节,因此不如肾排泄 K^+ 那么重要。远端小管和集合管细胞将 K^+ 从血液分泌进入小管液,是决定 K^+ 排泄的关键因素。

由于 K^+ 不与血浆蛋白结合,因此可被肾小球自由滤过,当正常人在进行常规饮食时尿液排泄 K^+ 的量约为滤过量的 15%,因此,K^+ 必须在肾单位中被重吸收。近端小管在大多数情况下重吸收的 K^+ 的量为滤过量的 67%,大约滤过的 K^+ 量中 20% 被髓袢重吸收,但近端小管重吸收 K^+ 的量在滤过量中具有恒定比例。而远端小管和集合管不同,它们既能重新收 K^+ 又能分泌 K^+,且远端小管和集合管重新收和分泌 K^+ 的速率取决于各种激素和调节因子。当 K^+ 的摄入量增加时可促进 K^+ 分泌,K^+ 分泌导致尿液中 K^+ 增加,可以达到滤过量的 80%;相反,低 K^+ 饮食可刺激远端小管和集合管对 K^+ 的重吸收,以致尿中排泄 K^+ 量可以减少到滤过量的 1%。远端小管和转运 K^+ 的量和方向是可变的,最后排泄的 K^+ 量取决于远端小管和集合管。

患有急性肾疾病的人,其肾脏不能将 K^+ 排出机体,因为血浆 $[K^+]$ 升高。高钾血症可降低静息膜电位(即电压负值减小),这种情况下可通过膜上快钠通道的失活来降低神经元、心肌细胞的兴奋性。血浆中 $[K^+]$ 如严重而迅速的增加可导致心脏骤停和死亡。相反,在高血压患者应用利尿药治疗时,尿液排泄 K^+ 通常超过饮食中摄入的 K^+ 量,这种情况下 K^+ 处于负平衡,可以出现低钾血症。细胞外 $[K^+]_o$ 降低使细胞静息膜电位超级化(即电位更负),因而降低了神经元、心肌细胞的兴奋性。严重的低钾血症也能导致心律失常和死亡。此外,低钾血症还损害肾浓缩尿液的能力,刺激肾产生 NH_4^+。

(四) 其他物质的排泄

某些代谢产物,如肌酐、对氨基马尿酸等,既能由肾小球滤过,又能由肾小管排泄。进入体内的外来物质,如青霉素、酚红等,在血液中大部分与血浆蛋白结合而运输,因此,在经过肾小球时很少被滤过,主要由近球小管排泌到小管液而排出。酚红试验就是用来检查肾小管的排泄功能的。

四、尿的浓缩和稀释

肾脏有很强的浓缩和稀释尿的能力。所谓尿的浓缩和稀释是根据尿的渗透压与血浆渗透压相比较而确定的。如果机体缺水,尿的渗透压比血浆渗透压高,称为高渗尿(hyperosmotic urine),表示尿被浓缩;反之,如果饮水过多,尿的渗透压将比血浆渗透压低,称为低渗尿(hypotonic urine),表示尿被稀释。当肾浓缩和稀释尿的能力发生障碍时,则不论体内水缺乏或过剩,尿的渗透压均与血浆渗透压相近,称为等渗尿(isotonic urine)。故测定尿的渗透压可了解肾浓缩和稀释尿的功能。

(一) 尿浓缩和稀释的机制

关于肾浓缩和稀释尿的机制研究甚多,目前得到多数学者公认的是逆流学说(countercurrent theory)。

物理学上将一端相通,其中液体流动方向相反的两个并列管道,称为逆流系统(countercurrent system)。如果两管之间的纵隔具有通透性,则浓度不同的液体在逆流管道中流动时,溶质就会在两管之间交换,称为逆流交换(countercurrent exchange)。如果两管之间的纵隔能主动将溶质从升支转运入降支,那么就会使降支内溶液的浓度愈向下愈高,而升支内溶液的浓度愈向上愈低。这种由于逆流交换而使管内溶液浓度由上到下成倍增长的现象,称为逆流倍增(countercurrent multiplication)。逆流学说认为,肾脏存在着逆流系统,对尿的浓缩和稀释起重要作用。其要点如下:

1. **形态学基础**　肾髓质部存在着两套 U 形管道,构成了逆流系统,一为近髓肾单位的髓袢;二为近髓肾单位出球小动脉形成的直小血管。

2. **肾髓质的高渗状态**　有人用冰点下降法测定鼠肾分层切片中的组织液体的渗透浓度发现,从皮质到髓质(由外向内)逐步升高。它与血浆的渗透浓度之比分别为:1.0、2.0、3.0、4.0,呈现出明显的渗透压梯度(图 8-17)。

(1) 肾髓质渗透压梯度的形成:各段肾小管的不同生理特性及髓袢的逆流倍增作用,对肾髓质渗透压梯度的形成有重要关系。

如表 8-4 所示,髓袢升支粗段能主动重吸收 Na^+ 和 Cl^-,而对水不易通透。故升支粗段内小管液向皮质方向流动时,管内 NaCl 浓度逐渐降低,小管液渗透压逐渐下降,而升支粗段外围组织间液则变成高渗。髓袢升支粗段位于外髓部,故外髓部的渗透压梯度主要是由髓袢升支粗段对 NaCl 的重吸收形成的。

组织液渗透浓度
血浆渗透浓度
1.0　2.0　3.0　4.0
4.0
渗透浓度梯度
髓质
皮质

线条越密,表示渗透浓度越高。

图 8-17　肾髓质渗透浓度梯度示意图

内髓部渗透压梯度由髓袢升支细段扩散出来的 NaCl 以及内髓部集合管扩散出来的尿素共同形成。其过程是,髓袢细段降支对水通透而对 NaCl 不通透,当小管液流过时,水在渗透压梯度作用下不断外渗,使管内 NaCl 浓度愈来愈高,至髓袢底部达最高值。位于内髓部的髓袢升支细段对 NaCl 易通透,于是小管液中的 NaCl 扩散出管外,参与该处渗透压梯度形成。远曲小管、皮质及外髓部的集合管对尿素不易通透,而在 ADH 作用下,该处小管液中的水被大量重吸收,于是滞留在小管内的尿素浓度逐渐升高。由于内髓部集合管对尿素易通透,小管中高浓度的尿素便扩散出管外,也参与了内髓渗透压梯度的形成。内髓部的尿素也可进入对其中等通透的髓袢升支细段,于是形成了:髓袢升支→远端小管→集合管→内髓组织间液→髓袢升支之间的尿素再循环。

表 8-4　兔肾小管不同部位的通透性

肾小管部分	水	Na^+	尿素
髓袢降支细段	易通透	不易通透*	不易通透*
髓袢升支细段	不易通透	易通透	中等通透*
髓袢升支粗段	不易通透	主动重吸收 (Cl^- 继发性主动重吸收)	不易通透*
远曲小管	有 ADH 时易通透	主动重吸收	不易通透*
集合管	有 ADH 时易通透	主动重吸收	皮质和外髓部不易通透,内髓部易通透

注:ADH 为抗利尿激素,* 不同动物中的通透性不同。

综上所述,髓袢升支粗段对 NaCl 的主动重吸收,是形成肾髓质渗透压梯度的主要动力,而尿素的再循环,则促成了整个肾髓质渗透压梯度的建立。

(2) 肾髓质渗透压梯度的保持:肾髓质渗透压梯度的保持有赖于直小血管的逆流交换作用。当血

Note:

液沿直小血管降支流动时,NaCl 和尿素就从髓质组织间液进入血管,使其浓度愈来愈高,至底部时达最高值;当血液沿直小血管升支流动时,由于血管壁通透性很高,血液中的 NaCl 和尿素又不断扩散至管外。于是,NaCl 和尿素便在直小血管降支→升支→组织间液→降支之间短路循环,从而使肾髓质内的溶质不被带走、肾髓质渗透压梯度得以维持(图 8-18)。

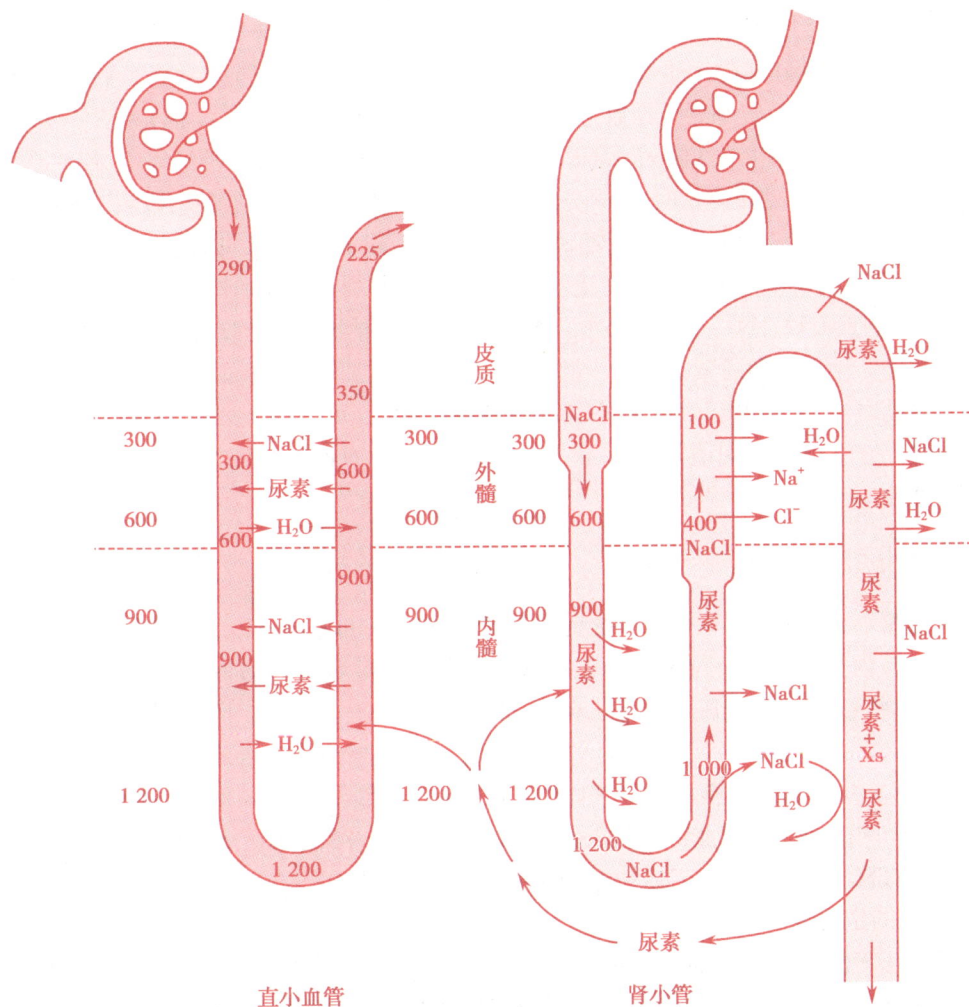

左侧:直小血管在肾髓质渗透梯度维持中的作用;右侧:髓袢在肾髓质间液渗透梯度建立中的作用。粗箭头表示升支粗段主动重吸收 Na⁺ 和 Cl⁻。粗线表示髓袢升支粗段和远曲小管前段对水不通透。字体大小表示溶质浓度。Xs 表示未被重吸收的溶质。图中数字代表该处的渗透浓度［单位:mOsm/(kg·H₂O)］。

图 8-18　尿浓缩机制示意图

(二)影响尿浓缩的因素

凡能影响髓袢、集合管和直小血管功能的因素,均会影响尿的浓缩。临床上使用的利尿剂速尿和利尿酸,能抑制髓袢升支粗段对 NaCl 的主动重吸收,使肾髓质渗透压梯度不能正常建立,尿的浓缩功能减弱,从而产生利尿作用。营养不良时,蛋白质缺乏,体内产生的尿素减少,使内髓部渗透压梯度降低,尿浓缩的能力显著下降。

第三节　尿生成的调节

机体对尿生成的调节是通过对肾小球滤过作用和肾小管、集合管的重吸收及分泌和排泄作用的调节来实现的。对肾小球滤过作用的调节是通过对肾血流量的调控实现的,这已在前面叙述过。本

Note:

节主要讨论神经和体液因素对肾小管重吸收和分泌功能的调节作用。

一、肾交感神经

肾交感神经在肾脏内除了支配肾血管,还支配肾小管上皮细胞和球旁细胞,在对各段肾小管的支配中以对近端小管、髓袢升支粗段和远端小管的支配为主。

肾交感神经兴奋时,释放递质去甲肾上腺素,进而通过下列途径调节尿液的生成:①通过激活肾血管平滑肌上的 α_1 肾上腺素能受体使入球小动脉和出球小动脉收缩,由于前者收缩比后者更明显,肾小球毛细血管血浆流量减少,肾小球毛细血管血压下降,肾小球滤过率降低;②通过激活 β 受体,刺激球旁器近球细胞也称球旁细胞(juxtaglomerular cell)释放肾素(renin)。当交感神经兴奋、各种原因引起肾血流量减少或血浆中 Na^+ 浓度降低时,肾素分泌增多,并经肾静脉进入血液循环,以启动 RAS 的链式反应(参见循环章),进而导致循环血中的血管紧张素 II 和醛固酮水平升高(见后文),增加肾小管对 NaCl 和水的重吸收,尿量减少;③通过与 β_1- 肾上腺素能受体结合,刺激近端小管和髓袢(主要是近端小管)对 Na+、Cl⁻ 和水的重吸收。这一效应可被 β_1- 肾上腺素能受体拮抗剂派唑嗪(prazosin)所阻断。

肾交感神经活动受多种因素的影响。例如当动脉血压增高时,机体可以通过压力感受器反射引起交感神经活动减弱(参见循环章)。而当机体出现功能紊乱,如严重失血时,肾交感神经兴奋,分泌递质增加,通过上述机制使肾小球滤过率减少、增加肾小管对 NaCl 和水的重吸收,尿量减少,以保证重要器官的血供。

二、抗利尿激素

血管升压素(vasopressin,VP)也称**抗利尿激素**(antidiuretic hormone,ADH)是由下丘脑视上核和室旁核的神经内分泌细胞分泌的一种九肽激素。在人和某些哺乳动物,其第八位氨基酸残基为精氨酸,故又称精氨酸血管升压素(arginine vasopressin,AVP)。它由位于下丘脑视上核(supraoptic nucleus)和室旁核 paraventricular nucleus)的神经内分泌细胞所合成。合成的激素被包裹在囊泡中,沿下丘脑 - 垂体束被转运并储存在神经垂体中(参见内分泌章)。抗利尿激素的 V1 受体分布于血管平滑肌,激活后可引起平滑肌收缩,血流阻力增大,血压升高。V2 受体主要分布在肾集合管主细胞基底侧膜,属于 G 蛋白耦联受体,激活后增加水的重吸收,浓缩尿液。

(一)ADH 的生理作用

ADH 的主要作用是与远曲小管和集合管上皮细胞膜上的 V_2 受体结合,增加小管上皮细胞对水的通透性,促进水的重吸收;还能增加内髓部集合管对尿素的通透性;促进髓袢升支粗段对 NaCl 的重吸收,因此调节髓质渗透压梯度和髓质高渗的形成。结果使尿液浓缩,尿量减少,发挥抗利尿作用。

知识拓展

抗利尿激素受体

目前已知至少有三种抗利尿激素受体。V1a 受体激活通过磷脂酰肌醇水解动员细胞内 Ca^{2+},参与血管收缩、血小板聚集、凝血因子释放和糖异生等过程。V1 受体主要在血管平滑肌表达,有当机体失血,血量显著减少,或脱水导致血浆晶体渗透压显著升高时(血中浓度可达生理水平的数倍以上)该受体亚型被大剂量配体激活,产生强烈缩血管作用,参与动脉血压的调节,维持循环功能。V1b 受体(也称 V3 受体)主要在垂体表达,增加 ACTH 的释放。V2 受体主要在肾集合管主细胞底侧膜表达,在生理浓度下,抗利尿激素主要通过与 V2 受体结合,激活 PKA,使其胞质中的水通道蛋白 2(aquaporin 2,AQP2)囊泡转位并嵌入面向管腔的顶端膜形成跨膜水通道,有助于增强对小管液中水的重吸收,从而发挥抗利尿作用。此外,AVP 的一些生物学效应是通过结合另一种受体 VACM-1/cullin-5（cul5）而实现。cullin-5 主要表达于血管内皮和肾集合管,也称为血管升压素/抗利尿激素激活的钙动员受体（vasopressin-activated calcium-mobilizing receptor, VACM-1）,ADH/AVP 通过与该受体结合可以动员细胞内钙。

水通道蛋白 2（AQP2）是调节肾脏集合顶端膜对水通透性的关键蛋白,主要受抗利尿激素调节。抗利尿激素与主细胞基底侧膜 V2 受体亲和力较高,当抗利尿激素与 V2 受体结合时,可促使细胞内含有 AQP2 的囊泡转移并镶嵌到细胞的顶端膜,从而使顶端膜对水的通透性增加,小管液中的水经水通道重吸收进入细胞内,随即通过表达在基底侧膜的水通道蛋白 AQP3 和 AQP4 的作用进入组织间隙,最终被重吸收入血(图 8-19)。

图 8-19　ADH 作用机制示意图

（二）影响 ADH 分泌和释放的因素

ADH 的分泌和释放主要受血浆晶体渗透压和循环血量改变的影响。

1. **血浆晶体渗透压的改变**　在正常生理状态下,血浆晶体渗透压是调节抗利尿激素分泌最重要的因素。血浆晶体渗透压改变可刺激位于下丘脑前部室周器的渗透压感受器(osmoreceptor),引起抗利尿激素分泌量的改变。下丘脑渗透压感受器对血浆晶体渗透压的变化敏感,当血浆晶体渗透压升高 1%~2% 时,即可引起反应,使抗利尿激素分泌增加。当机体失水(如大量出汗、严重呕吐或腹泻等)时,血浆晶体渗透压升高,对下丘脑渗透压感受器的刺激增加,视上核神经元兴奋,ADH 的合成和释放增加,促进远端小管和集合管对水的重吸收,尿量减少,有利于保留机体的水分,恢复和维持体内水平衡。反之,大量饮清水,体内水分增多,血浆晶体渗透压降低,ADH 的合成和释放减少,远端小管和集合管对水的重吸收减少,使进入体内过量的水分由尿排出,使血浆晶体渗透压不至过低。将大量饮清水而使尿量增多的现象称为**水利尿**(water diuresis)。正常人一次饮用 1 000ml 清水约半小时后,尿量便开始增加,到第 1 小时末,尿量可达到最高值,随后尿量减少,2~3h 后尿量恢复到原来水平。临床上可利用此现象来检测肾的稀释能力。如果饮用的是等渗盐水,则排尿量不出现上述变化(图 8-20)。

2. **循环血量的改变**　在左心房内膜下和胸腔大静脉壁上存在着容量感受器。当循环血量增加时,心房及大静脉被扩张,刺激容量感受器,传入冲动经迷走神经传入中枢,间接地抑制下丘脑-垂体

Note:

后叶系统 ADH 释放，远曲小管和集合管重吸收水分减少，尿量增多，通过排出过多水分，使血容量恢复正常。反之，当急性失血导致循环血量减少时，对容量感受器的刺激减弱，传入冲动减少，ADH 释放量增多，尿量减少，有利于血量恢复。

3. **其他因素**　动脉血压的改变也可通过压力感受性反射对抗利尿激素的释放进行调节。当动脉血压在正常范围时（平均约为 100mmHg），压力感受器传入冲动对抗利尿激素的释放起抑制作用，当动脉血压低于正常水平时，这种抑制作用减弱，抗利尿激素释放增加。疼痛刺激或其他因素引起的情绪紧张，可促进 ADH 的释放，使尿量减少。寒冷刺激可减少 ADH 的释放，使尿量增加。恶心是引起抗利尿激素分泌的有效刺激；疼痛、窒息、应激刺激、低血糖和血管紧张素 Ⅱ 等均可刺激抗利尿激素分泌；某些药物（如烟碱和吗啡）也能刺激抗利尿激素分泌；乙醇则可抑制抗利尿激素分泌，故饮酒后尿量可增加。

图 8-20　一次饮一升清水（实线）和饮一升等渗盐水（0.9%NaCl）（虚线）后的排尿率箭头表示饮水时间

知 识 拓 展

尿 崩 症

尿崩症（diabetes insipidus）是指由于各种原因使抗利尿激素（antidiuretic hormone，ADH）的产生或作用发生障碍，肾脏不能保留水分，临床上表现为排出大量低渗透、低比重的尿和烦渴、多饮等症状的一种疾病。如由于 ADH 分泌不足可使水的重吸收减少，尿的浓缩能力降低，导致排出大量稀释尿，这种情况称为**中枢性尿崩**（central diabetes insipidus）、**神经原性尿崩症**（neurogenic diabetes insipidus）或**垂体性尿崩症**（pituitary diabetes insipidus）。通常，中枢性尿崩症发生在头颅创伤后、患有脑肿瘤或脑部感染等。患有中枢性尿崩症的患者表现出尿液浓缩障碍，给予外源性 ADH 可以纠正这一症状。中枢性尿崩症也可被遗传但比较罕见，编码 ADH 分子的基因的多种不同变异会引起中枢性尿崩症的常染色体显性遗传。ADH 基因位于 20 号染色体上，它编码的前激素原最后可以被加工成 3 种肽：ADH、糖蛋白、神经垂体激素运载蛋白（见神经系统）。这些患者中，最常见的基因变异发生在编码神经垂体运载蛋白的基因区域，这些变异可使前激素原的运输发生障碍而使前激素原在内质网中堆积。前激素原的异常堆积最终导致视上核和室旁核中的 ADH 分泌细胞死亡。

另一种情况是，有些患者的集合管对 ADH 不能正常起反应，这可能是由于 ADH 受体缺陷、水通道蛋白不能插入小管上皮细胞顶端膜或者水通道蛋白缺陷，这些患者也表现出不能很好地浓缩尿液，这种情况称为**肾原性尿崩症**（nephrogenic diabetes insipidus）以区别于中枢性尿崩症。肾原性尿崩症尽管也可遗传，但绝大多数病例是继发于其他因素或某些药物，例如，临床上发现因双极精神紊乱症（Bipolar Disorder，BD）服用锂治疗的患者中约有 35% 会发生肾原性尿崩症。肾原性尿崩症的遗传类型是由于 ADH 受体（V2）或水通道蛋白 AQP2 的变异所引起。由于 V2 基因位于 X 染色体上，因此这一遗传类型是性连锁的。编码 AQP2 基因位于 12 号染色体，为常染色体隐性遗传，是一种不常见的肾原性尿崩症的遗传类型。肾原性尿崩症的后天类型是由于集合管细胞内 AQP2 的表达减少所致，AQP2 的表达减少已经在尿液浓缩障碍的病例中得到证实，研究发现，这种尿液浓缩障碍与低钾血症、锂的摄入、输尿管堵塞和高钙血症等有关。相反，AQP2 表达增加可在充血性心力衰竭肾水潴留的病例中见到。

三、醛固酮

(一) 醛固酮的生理作用

醛固酮(aldosterone)是肾上腺皮质球状带所分泌的一种激素。其生理作用是促进远端小管和集合管对 Na^+ 的主动重吸收、促进 K^+ 的排出,同时也促进水及 HCO_3^- 的重吸收和 H^+ 的分泌。醛固酮进入远曲小管和集合管上皮细胞胞质后,与胞质内受体结合,形成激素 - 受体复合物,该复合物进而穿过核膜进入核内,通过基因调节机制,生成多种**醛固酮诱导蛋白**(aldosterone-induced protein)。醛固酮通过多种机制增强远端小管和集合管中的 NaCl 通过主细胞(renal principal cell)被重新收(图 8-21):①增加顶端膜上皮钠通道(ENaC)的表达,有利于小管液中的 Na^+ 向细胞内扩散;②增加线粒体中合成 ATP 的酶,有利于 ATP 的生成,为基底侧膜钠泵提供能量;③增加基底侧膜上的 Na^+-K^+-ATP 酶的数量,加速将 Na^+ 泵出细胞和 K^+ 泵入细胞,增大细胞内与小管液之间的 K^+ 浓度差,有利于 K^+ 的分泌;④提高血清中糖皮质激素调节激酶(glucocorticoid-regulated kinase,SGK)的水平,SGK 也能增强顶端细胞膜 ENaC 的表达;⑤刺激通道活化蛋白酶(CAP),该酶可以直接激活 ENaC。在醛固酮作用下,由于 Na^+ 的重吸收,小管腔呈负电位,也有利于 K^+ 的分泌,同时间接促进了 Cl^- 和水的重吸收。

所示为肾小管上皮主细胞。SGK:通道活化蛋白酶;SGK:糖皮质激素调节激酶;
ENaC:(amiloride 敏感的)上皮钠通道。

图 8-21　醛固酮增强远端小管和集合管 Na^+ 重吸收的作用机制示意图

(二) 醛固酮分泌的调节

醛固酮的分泌主要受肾素 - 血管紧张素 - 醛固酮系统和血 K^+,血 Na^+ 浓度的调节。

1. 肾素 - 血管紧张素 - 醛固酮系统(renin-angiotensin-aldosteron system)　如前述,肾素是由肾球旁细胞分泌的一种蛋白水解酶,能催化血浆中血管紧张素原(肝脏产生的 α_2 球蛋白),使之水解成血管紧张素 I(十肽),它可在血浆和组织中,特别是在肺循环中进一步受转换酶(肺血管内皮细胞最多)催化分解成血管紧张素 II(八肽),血管紧张素 II 有很强的缩血管的作用,并能刺激肾上腺皮质球状带分泌醛固酮。血管紧张素 II 在氨基肽酶的作用下,水解为血管紧张素 III(七肽),血管紧张素 III 的作用主要是刺激肾上腺皮质球状带合成和分泌醛固酮,也可直接作用于下丘脑,使血压升高、促进 ADH 分泌和引起渴感(见第四章)。

肾素 - 血管紧张素 - 醛固酮系统的活性主要取决于血浆中肾素的浓度。肾素的分泌受多种因素的调控,包括肾内机制、神经和体液机制。(1)肾内机制是指可在肾内完成的调节,也就是肾内自身调节机制。目前认为,肾内有两种感受器与肾素分泌的调节有关。一种是入球小动脉处的牵张感受器,另一种是致密斑感受器。位于入球小动脉的牵张感受器能感受肾动脉的灌注压(对动脉壁的牵张程度),位于远曲小管起始部的致密斑能感受流经该处小管液中的 NaCl 量。当循环血量减少时,流经入球小动脉的血流量减少,压力降低,于是对小动脉壁受牵张刺激作用减弱,可激活牵张感受器,使肾素释放量增加;另一方面由于入球小动脉的血流量减少、压力降低,则肾小球滤过率减少,滤过的 Na^+ 量也因此减少,到达致密斑的 Na^+ 量减少,因此激活致密斑感受器,肾素释放量增加;(2)神经和体液机制:球旁细胞上有 β 肾上腺素能受体,肾交感神经兴奋末梢释放去甲肾上腺素可刺激该受体,引起肾素释放增加。此外,循环血液中的儿茶酚胺(肾上腺素和去甲肾上腺素),肾内生成的 PGE_2 和 PGI_2 均可刺激球旁细胞释放肾素,低盐饮食也可显著增加肾素表达水平。而血管紧张素 II、抗利尿激素、心房钠尿肽、内皮素和 NO 则可抑制肾素的释放。释放的肾素则通过激活血管紧张素原而使血管紧张素 - 醛固酮系统活动增强,醛固酮分泌增多,保 Na^+、保水以便恢复循环血量(图 8-22)。

图 8-22 肾素 - 血管紧张素 - 醛固酮系统

Ang II 除能刺激肾上腺皮质球状带分泌醛固酮外,也可通过激活其 I 型受体 AT1
(Angiotensin II type I receptor)从而刺激管腔膜上的 Na^+-H^+ 转运体(sodium-hydrogen exchange,NHE)、Na^+-K^+ 泵、Na^+-HCO_3^- 同向转运体的活动,增加近端小管对 Na^+ 的重吸收。

图 8-23 Ang II 对近端小管 Na^+ 重吸收的直接调节效应

2. 血 K^+ 和血 Na^+ 浓度对醛固酮分泌的调节 在尿生成的调节中,醛固酮是肾调节 Na^+ 和 K^+ 排出量最重要的体液因素。醛固酮的合成和分泌除受 Ang II 和 Ang III(作用更强)外,还受血 K^+ 和 Na^+ 浓度的负反馈控制,当血 K^+ 浓度升高和(或)血 Na^+ 浓度降低时,可直接刺激肾上腺皮质球状带分泌醛固酮;而当血 K^+ 浓度降低和(或)血 Na^+ 浓度升高时,醛固酮分泌减少。醛固酮的分泌对血 K^+ 浓度的变化更为敏感。血 K^+ 仅增加 0.5~1.0mEq/L 就能引起醛固酮分泌,而血 Na^+ 浓度必须降低很多才能引起同样的反应。因此,醛固酮通过促进肾保 Na^+ 排 K^+ 的功能活动可对血 Na^+ 和血 K^+ 浓度起到精确的调控作用。饮食中 Na^+ 和 K^+ 摄入量增加,尿中 Na^+ 和 K^+ 的排出也相应地增加,反之亦然,这主要依靠醛固酮对肾的调节作用。

四、甲状旁腺激素

甲状旁腺激素(parathyroid hormone,PTH)对肾的作用是:①抑制近端小管 Na^+ 和 HPO_4^{2-} 协同转运的载体,从而抑制磷酸盐的重吸收;②抑制近端小管对 Na^+、K^+、HCO_3^- 及氨基酸的重吸收和 H^+ 分泌;③促进远端小管和集合管对 Ca^{2+} 的重吸收(参见内分泌章)。因此,当血液中甲状旁腺激素浓度升高时,尿中排出磷酸盐增多,尿 Ca^{2+} 量则减少(参见内分泌章)。

五、心房钠尿肽

心房钠尿肽(atrial natriuretic peptide,ANP)是由心房肌细胞产生和释放的 28 肽激素,因其主要作用是使血管平滑肌舒张和促进肾脏排钠和排水而命名。研究发现,心房钠尿肽能使血管平滑肌胞质中的 Ca^{2+} 浓度下降,使入球小动脉舒张,并可使滤过分数增加,肾小球滤过率增大。心房钠尿肽还能使系膜细胞舒张,导致 K_f 值增大。同时,心房钠尿肽可通过第二信使 cGMP 使集合管上皮细胞顶端膜中的钠通道关闭,从而抑制 NaCl 的重吸收,使水的重吸收也减少。此外,心房钠尿肽还能抑制肾素、醛固酮和抗利尿激素的合成和分泌。因此,心房钠尿肽还能使系膜细胞舒张,导致 K_f 值增大。可产生强大的利 Na^+ 和利尿效应。

当血容量和摄 Na^+ 增多时,均可刺激心房钠尿肽释放,对维持正常水盐平衡有重要作用。当心房壁受牵拉(如血量过多、头低足高位、中心静脉压升高等)时可刺激心房肌细胞释放心房钠尿肽。此外,乙酰胆碱、去甲肾上腺素、降钙素基因相关肽(CGRP)、抗利尿激素和高血钾也能刺激心房钠尿肽的释放。

第四节　血浆清除率

血浆清除率(plasma clearance)是指肾脏在每分钟内能将多少毫升血浆中某种物质完全清除出去,此血浆毫升数即为该物质的血浆清除率(ml/min)。例如,在 1min 内,肾脏能将 70ml 血浆内所含的全部尿素清除掉,则尿素的血浆清除率即为 70ml/min。

需要指出来的是,每分钟被完全清除了某物质的血浆毫升数,仅是一个计算出来的数值。实际上,肾脏并不一定把某毫升血浆中的某物质完全清除,可能仅清除了其中一部分。

一、血浆清除率的测定方法

首先测定某物质在尿中的浓度(U)及平均每分钟尿量(V),即可求得每分钟由尿排出该物质的量为 U×V。

再测定该物质在血浆中的浓度(P)即可换算出尿中排出该物质量相当于多少毫升血浆所含的量(C)。因 U×V=P×C,所以该物质的血浆清除率 C=U×V/P。

现以菊粉的血浆清除率为例加以说明。若以菊粉溶液恒定地滴注于人的静脉内,保持其血浆浓度为 1 mg/100ml,在此时期内,受试者的排尿量为 1 ml/min,尿中所含菊粉浓度为 125mg/100ml,将各数代入上述公式,则得菊粉的清除率 =125/100 × 1/1/100=125ml/min

二、测定血浆清除率的生理意义

血浆清除率可以作为衡量肾脏功能和了解肾脏生理活动情况的指标。因为肾脏的功能是净化血液、清除外来的异物和代谢产物,维持内环境相对恒定,故肾脏清除某物质的量可反映肾脏的排泄功能。

肾小球滤过率常可作为衡量肾脏滤过功能的指标。由于肾小管对菊粉既不重吸收也不分泌,因此,可用菊粉的血浆清除率来代表肾小球的滤过率,即为 125ml/min。

肾血浆流量是影响肾小球滤过率的重要因素,故测定血浆流量可间接地反映肾脏的滤过功能。肾血浆流量也可以应用血浆清除率来测定。碘锐特或对氨基马尿酸这两种物质的血浆清除率均可代表肾的血浆流量。经测定,这两种物质的清除率均平均为 660ml/min,即肾血浆流量为 660ml/min,如果血浆占全血的 55%,则肾血流量为 660/55×100=1 200ml/min,约占心排血量的 1/5~1/4。

供应肾脏的血液应包括供应肾脏的泌尿部分和非泌尿部分(如肾被膜、肾盂等)两个数值,而上述测得的数据仅是泌尿部分的肾血浆流量和肾血流量,因此,应分别称为有效肾血浆流量和有效肾血流量。

血浆中各种物质的清除率是不同的,正常葡萄糖和氨基酸的清除率为 0,尿素清除率为 70ml/min,而碘锐特和对氨基马尿酸清除率可达 660ml/min。这表明肾脏对不同物质的清除程度不同,一般对营养物质不予清除,而只是清除代谢产物、外来物质、过剩的水及盐类等。

由于肾小管对菊粉既不重吸收也不分泌,还可以以菊粉清除率为标准,同某些物质清除率对比,推测出肾小球对该物质的重吸收和分泌功能。

假如某一物质(如葡萄糖)的清除率为零,则表示该物质滤出后全部被重吸收。如果某物质(如尿素)的清除率小于菊粉清除率,则表示该物质仅能被肾小管重吸收,而不被分泌,或该物质被重吸收的量大于被分泌的量。如果另一物质(如碘锐特)的清除率大于菊粉的清除率,则表示该物质能被分泌。

综上所述,血浆清除率试验是测定整体内肾功能的一种较准确的定量方法,因此,比一般肾功能试验(浓缩稀释试验、酚红排泄试验)更具有定量意义。

第五节　尿液的排放

肾脏生成尿是连续不断的过程,而排尿(micturition)则是间歇进行的。这是因为尿由肾脏生成后,即经由集合管、肾盏、肾盂和输尿管进入膀胱,只有在膀胱内储存达到一定量时,才能引起反射性的排尿动作,将膀胱内的尿液经尿道排出体外。尿液的排出一般是通过**排尿反射**(micturition reflex)进行的,这一反射在脊髓即可完成,但在正常情况下,排尿反射受到脑的高级中枢控制,可有意识地抑制或加强其反射过程。

一、膀胱和尿道的神经支配

膀胱逼尿肌和内括约肌受副交感和交感神经的双重支配(图 8-24)。有三对来自腰骶部脊髓的神经支配膀胱和尿道,即盆神经、腹下神经和阴部神经。它们都含有传入和传出纤维。排尿反射的初级中枢在脊髓腰骶部(图 8-24)。

由骶部脊髓发出的盆神经属于副交感神经。副交感神经节前神经元胞体位于第 2-4 骶段脊髓,节前纤维行走于盆神经(pelvic nerve)中,在膀胱壁内换元后,节后纤维分布于逼尿肌和尿道内括约肌,其末梢释放乙酰胆碱,能激活逼尿肌的 M 受体,使逼尿肌收缩和尿道内括约肌舒张,故能促进排尿。盆神经中也含感觉纤维,能感受膀胱壁被牵拉,膀胱充胀感觉的程度。

支配膀胱的交感神经起自腰段脊髓,经腹下神经(hypogastric nerve)到达膀胱。交感神经末梢释放去甲肾上腺素,后者通过作用于 β 受体使膀胱逼尿肌松弛,而通过作用于 α 受体引起内括约肌收缩和血管收缩。交感神经中也含感觉传入纤维,可将引起膀胱痛觉的信号传入中枢。此外,阴部神经(pudendal nerve)支配膀胱外括约肌。

图 8-24　膀胱和尿道的神经支配

阴部神经为躯体运动神经,膀胱外括约肌为骨骼肌,其活动可受意识控制。神经的活动。阴部神经兴奋时,膀胱外括约肌收缩;反之,膀胱外括约肌舒张。传导尿道感觉的传入纤维也走行在阴部神经中。

在正常情况下,膀胱逼尿肌受副交感神经影响,处于轻度收缩状态,使膀胱内压经常保持在 $10cmH_2O$(0.98kPa)以下。当膀胱内尿量增加时,膀胱内压也将升高,但由于膀胱逼尿肌紧张性减弱,内腔扩大,使内压升高不多。直到尿量增加到 400ml~500ml 时,膀胱内压才有明显升高(图 8-25)。如果膀胱内尿量增加到 700ml 时,排尿反射就不易被抑制,并可能产生痛觉。膀胱的胀满感觉主要由盆神经中的感觉纤维传入。

二、排尿反射

排尿反射的主要因素是膀胱内压的升高。当膀胱尿液充盈到一定程度(400ml~500ml),膀胱内压升高到 $15cmH_2O$(1.5kPa)以上时,便刺激膀胱壁的牵张

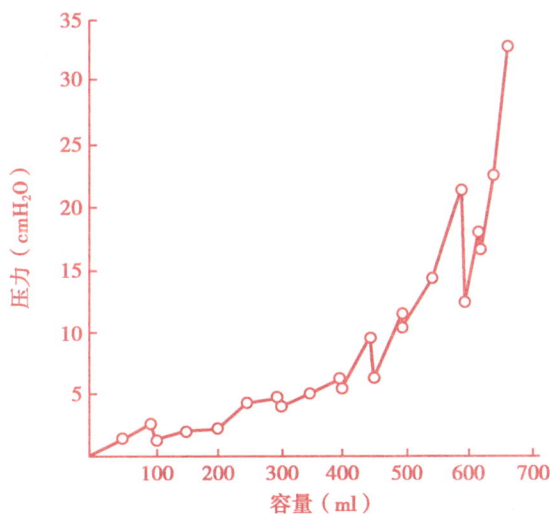

图 8-25　人膀胱充盈过程中膀胱容量与压力的关系

感受器,冲动沿盆神经传入,到达腰骶部排尿反射的初级中枢;同时,冲动也上传到脑干和大脑皮层的排尿反射高位中枢,并产生排尿欲。如条件不许可,脊髓的初级排尿中枢便受到大脑皮层的抑制,当条件许可时,抑制才被解除。排尿反射进行时,冲动沿盆神经传出,引起膀胱逼尿肌收缩,尿道内括约肌松弛,尿液进入后尿道,刺激后尿道的感受器。刺激冲动再次沿盆神经传到脊髓初级排尿中枢,反射性地抑制阴部神经,使尿道外括约肌松弛。于是,尿液被强大的膀胱内压(可高达 15kPa)驱出。尿液对尿道的刺激可进一步反射性地加强排尿中枢活动。这是一个正反馈过程,它使排尿反射一再加强,直至膀胱内的尿液排完为止。排尿后期,残留在尿道内的尿液,在男性可通过球海绵体肌的收缩排尽;女性则靠重力作用排尽。排尿时,腹肌和膈肌也强有力收缩,使腹内压增高,有助于克服排尿阻力。

三、排尿异常

排尿是一个反射过程,反射弧的任何一个部位受损或与高位中枢失去联系时均可表现出排尿异常(abnormality of micturition)。

Note:

若膀胱的传入神经受损,膀胱充盈的传入信号将不能传到骶段脊髓,膀胱充盈时不能反射性引起张力增加,故膀胱充盈膨胀而膀胱壁张力却下降,称为无张力膀胱(atonic bladder)。当膀胱过度充盈时,则可从尿道溢出数滴尿液,即发生溢流性滴流,称为溢流性尿失禁(overflow incontinence)。如果支配膀胱的传出神经(盆神经)或骶段脊髓受损时,排尿反射也不能发生,膀胱变得松弛扩张,大量尿液滞留在膀胱内,称为尿潴留(urine retention)。若高位脊髓受损,低部排尿中枢的活动不能得到高位中枢的控制,虽然脊髓排尿反射的反射弧完好,此时可出现尿失禁(urine incontinence),这种情况主要发生在脊髓休克恢复后(见神经系统)。在脊髓休克期间,由于骶段脊髓排尿中枢处于休克状态,排尿反射消失,可发生溢流性尿失禁。小儿大脑发育尚未完善,对初级中枢的控制能力较弱,排尿活动受意识控制较弱,因此小儿排尿次数多且可发生夜间遗尿现象。

(李　晨　徐爱丽)

思 考 题

1. 人在急性大失血后动脉血压降至 60mmHg 时尿量和尿渗透压有何变化?

2. 什么是肾糖阈? 人在什么情况下可能出现糖尿? 试比较糖尿病多尿、垂体损伤出现尿崩症,以及大量饮清水所致水利尿的不同机制。

3. 试述尿液的浓缩和稀释机制。

4. 体液的渗透压、血管系统的容量和压力的变化是怎样影响 ADH 分泌的? ADH 对肾的主要作用是什么?

5. 人在大量出汗且未饮水的情况下,尿量和尿渗透压如何变化?

6. 试述肾素分泌的肾内调节机制。

7. 原发性醛固酮增多症患者为什么可以出现水肿、高血压、低血钾?

8. 何谓清除率? 如何利用对清除率的测定来了解肾脏的排泄功能?

9. 试述脊髓腰骶段损伤或胸段损伤对排尿功能有何影响? 为什么?

URSING

第九章

感觉器官的功能

09章 数字内容

学习目标

- 知识目标：

掌握

1. 感受器的定义、分类和一般生理特性。
2. 眼的折光系统组成及其调节、视网膜的两种感光换能系统、视网膜的感光功能。
3. 外耳和中耳的传音功能、耳蜗的感音换能作用。
4. 前庭器官的适宜刺激和平衡感觉功能。

熟悉

1. 人眼的基本结构、视觉产生的过程、暗适应和明适应产生的原因、视敏度和视野的概念。
2. 人耳的基本结构、听觉产生的过程、听阈和听域的概念。
3. 前庭器官的感受细胞感受外界刺激的一般规律。

了解

1. 眼折光系统的光学特性、视后像、融合现象、双眼视觉和立体视觉现象。
2. 耳蜗内电位、耳蜗微音器电位和听神经动作电位的产生原因。
3. 前庭器官的姿势反射、前庭自主神经反应、眼震颤。
4. 嗅觉器官和味觉器官的位置、结构和功能、皮肤的感觉功能。

- 能力目标：

1. 能运用视紫红质光化学反应的相关知识解释夜盲症的发生原因和临床表现，并能思考眼部疾病的健康指导和护理措施。
2. 能运用三原色学说，解释人眼能分辨颜色的原因。
3. 能运用声波传入内耳的途径及人耳对声音频率的分析功能，分析产生耳聋的原因及可能出现病变的部位。

- 素质目标：

1. 通过本章感觉器官生理功能的相关知识学习，激发学生探讨感觉出现的复杂过程和机制，促使学生明白感知外界事物的重要性，培养学生善于观察的习惯，形成良好的洞察能力。

2. 通过理解不同类别的感觉器官可以捕获不同的信息,培养学生利用感觉器官全方位、多角度地去观察学习对象,形成通过现象抓住本质的能力。

导入情境与思考

夏季的某日,某医科大学的小张同学在图书馆自习。刹那间,她听到外面狂风大作,雨点打得窗户啪啪直响。小张同学起身离开座位,走到窗边,只见天空布满了乌云,紧接着她看见远处有一道闪电,过了一会儿,突然一个霹雳,震耳欲聋。此时,她若有所思。

试根据该案例思考:

1. 我们的眼睛为什么能看见外面的乌云?耳朵能听见外面的雷声?
2. 为什么我们先看到闪电,再听到雷声?

感觉(sensation)是客观事物在人脑中的主观反映。机体通过对内外环境变化的感受或感觉,可维持机体内环境的稳态、规避各种危险、寻找食物等。机体内环境、外环境中的各种刺激首先作用于不同的感受器或感觉器官,通过感受器的换能作用,将各种形式的刺激能量转换为神经冲动,然后沿特定的神经传导通路传至大脑皮层的特定区域,再经中枢神经系统的整合分析,产生相应的感觉。可见,感觉是由感受器或感觉器官、传入通路和感觉中枢三个部分共同活动完成的。本章只讨论感受器或感觉器官的功能,着重阐述视觉器官和听觉器官,其余内容将在第十章中加以阐述。

第一节　感受器及其一般生理特性

一、感受器、感觉器官的定义和分类

感受器(sensory receptor)是指分布在体表或组织内部的专门感受机体内环境、外环境变化的结构或装置。感受器的结构形式多种多样,最简单的感受器是游离神经末梢,如痛觉和温度觉感受器;有些感受器是在裸露的神经末梢周围包绕一些由结缔组织构成的被膜样结构,如环层小体和肌梭等;还有一些则是在结构和功能上都高度分化的感受细胞,如视网膜上的视锥细胞和视杆细胞以及耳蜗中的毛细胞等,这些感受细胞连同它们的附属结构(如眼的屈光系统),构成了专门传递某一特定感觉类型的器官,即感觉器官(sense organ)。在高等动物中,主要的感觉器官有眼、耳、前庭、鼻和舌等。

感受器的分类有多种方法。根据感受器所感受刺激的性质不同,可将感受器分为机械感受器、化学感受器、光感受器、温度感受器和伤害性感受器等;根据感受器分布部位的不同,又分为外感受器(exteroceptor)和内感受器(interoceptor)。外感受器感受外界环境的变化,可进一步分为距离感受器(如视觉、听觉、嗅觉)和接触感受器(如触压觉、味觉、温度觉等),通常能引起主观感觉;内感受器感受机体内部的环境变化,可再分为本体感受器和内脏感受器,如颈动脉窦的压力感受器、颈动脉体的化学感受器等。目前使用较普遍的分类法是综合考虑刺激物和所引起的感觉或效应,如视觉、听觉、触压觉、动脉压力感受器等。

二、感受器的一般生理特性

(一)感受器的适宜刺激

一种感受器通常只对某种特定形式的刺激最敏感,感受阈值最低,这种形式的刺激称为该感受器的适宜刺激(adequate stimulus)。如一定波长的电磁波是视网膜感光细胞的适宜刺激,一定频率的机械震动是耳蜗毛细胞的适应刺激等。感受器对适宜刺激非常敏感,只需很小的刺激强度就能引起感受器兴奋。每种感受器都有其一定的**感觉阈值**(sensory threshold)。引起感受器兴奋所需的最小刺激强度称为强度阈值,而所需的最短作用时间称为时间阈值。当刺激一定时,刺激作用还需达到一定的面积,称为面积阈值。感受器对于一些非适宜刺激也可引起反应,如所有感受器均能对电刺激产生兴奋,压迫眼球可刺激视网膜感光细胞产生光感等,但所需的刺激强度要比适宜刺激的强度大得多。因此,机体内环境、外环境中所发生的各种形式的变化,总是先作用于适宜该刺激形式的感受器。

(二) 感受器的换能作用

感受器的换能作用(transducer function)是指感受器能将作用于它们的特定形式的刺激能量转换为传入神经纤维上的动作电位。因此,感受器可以被看成是生物换能器。

感受器在换能过程中,是先引起感受器细胞或感觉神经纤维末梢产生一种过渡性的电位变化,再将刺激能量转变为神经冲动,在感受器细胞产生的膜电位变化称为**感受器电位**(receptor potential),而在初级传入神经末梢产生的膜电位变化称为**发生器电位**(generator potential)。感受器电位既有跨膜离子流引起的膜去极化,也有跨膜离子流引起的膜超极化。感受器电位产生的机制各不相同,介导这一过程的跨膜信号转导分子主要是 G 蛋白耦联受体、**瞬时受体电位通道**(transient receptor potential channel,TRP channel)和机械门控通道等。

感受器电位和发生器电位在本质上都属于局部电位。他们都具有局部电位的特性,即其电位幅度随刺激强度增大而增大,可以总和,并以电紧张的形式沿所在细胞膜短距离传播。因此,感受器电位或发生器电位的幅度、持续时间和波动方向,可真实反映外界刺激信号所携带的信息。

发生器电位和感受器电位的产生并不意味着感受器作用的完成,只有当这些过渡性电位达到一定水平,最终使该感受器的传入神经纤维发生去极化而产生动作电位时,才标志着这一感受器或感觉器官作用的完成。

(三) 感受器的编码作用

感受器在把刺激信号转换成动作电位时,不仅发生了能量的转换,而且把刺激所包含的环境变化的信息也转移到了动作电位的序列之中,起到了信息转移的作用,这种现象称为感受器的**编码作用**(coding)。

各种感受器所产生的传入神经冲动都是一些波形和幅度十分相似的动作电位。因此,不同性质感觉的引起,不但取决于刺激的性质和被刺激的感受器种类,还取决于传入冲动所到达的大脑皮层的特定部位。在自然状态下,由于感受器细胞在进化过程中的高度分化,使得某一感受细胞选择性地只对某种特定性质的刺激敏感,而由此产生的传入信号又只能沿着特定的途径到达特定的大脑皮层,引起特定性质的感觉。事实上,即使是同一性质的刺激,它们的一些次级属性也都有特殊分化了的感受器和专用传入途径。

目前认为,刺激的强度是通过单一神经纤维上冲动的频率高低和参加这一信息传输的神经纤维的数目的多少来编码的。如当给人手皮肤的触、压感受器施以触压刺激时,随着触压力量的增大,触、压感受器传入纤维上的动作电位频率逐渐增高;不仅如此,产生动作电位的传入纤维的数目也逐渐增多。由此可见,刺激的强度既可通过每一条传入纤维上冲动频率的高低来编码,还可通过参与电信号传输的神经纤维的数目多少来编码。

(四) 感受器的适应现象

当某一恒定强度的刺激持续作用于某种感受器时,相应的感觉神经纤维上动作电位的频率会随刺激持续时间的延长而降低,这种现象称为感受器的**适应现象**(adaptation)。适应是所有感受器的一个共同特点,但不同感受器有很大差别。根据感受器适应的快慢不同,常将感受器分为快适应感受器和慢适应感受器两种。前者仅在刺激开始后的短时间内有传入冲动发放,很短时间内传入神经上的冲动频率就会明显降低甚至消失,如皮肤触觉感受器和嗅觉感受器;这有利于机体探索新的物体或障碍物,有利于感受器及中枢再接受新的刺激。慢适应感受器在刺激持续作用时,一般只是在刺激开始后不久出现冲动频率的小幅下降,以后可在较长时间内维持在这一水平。如鲁菲尼小体、肌梭、关节囊感受器、颈动脉窦压力感受器和颈动脉体化学感受器等都属于慢适应感受器,慢适应感受器的这一特性有利于机体对某些功能状态如姿势、血压等进行持久而恒定的调节,以达到保护机体的目的。

适应并非疲劳,因为感受器对某一强度的刺激产生适应后,如进一步增加该刺激的强度,又可引起传入冲动频率的增加。感受器产生适应的机制比较复杂,它可发生在感觉信息转换的不同阶段,可能与感受器的换能过程、离子通道的功能状态及感受器细胞与感觉神经纤维之间的突触传递特性等有关。

第二节 眼的视觉功能

据研究,人从外界获得的信息中,大约有 70% 以上是来自视觉。通过视觉系统,人们能感知外界物体的大小、形状、颜色、明暗、动静、远近等。

人的视觉器官是眼,人右眼的基本结构如图 9-1 所示。眼内与视觉的产生有直接关系的结构是眼的折光系统和感光换能系统。折光系统由角膜、房水、晶状体和玻璃体组成。视觉感受器是位于视网膜上的视锥细胞和视杆细胞,它们的适宜刺激是波长为 380~760nm 的电磁波。来自外界物体的光线经过折光系统折射后,在视网膜上形成清晰的物像,再由视锥细胞和视杆细胞将视网膜像所包含的视觉信息变成电信号并进行编码、加工,然后由视神经传入视觉中枢做进一步分析处理,形成视觉。因此,研究眼的功能,首先要研究眼内折光系统的光学特性,掌握它们是如何将不同远近的物体清晰地成像在视网膜上,其次要熟悉视网膜是怎样对视网膜上的物像进行换能和编码的。

图 9-1 右眼的水平切面示意图

一、眼的折光系统及其调节

(一)眼折光系统的光学特性

根据光学原理,当光线通过两个折射率不同的透明介质界面时,要发生折射,其折射的程度决定于界面的曲率半径和两种介质的折光率。进入眼内的光线在到达视网膜之前,需经过角膜、房水、晶状体和玻璃体 4 个折射率不同的折光体发生多次折射,而这些折光体的前后表面的曲率半径也各不相同。因角膜的折射率明显高于空气,且眼内 4 个折光体之间的折射率和各界面之间的曲率半径相差不大,故入眼光线的折射主要发生在角膜。人眼的折光系统是个复杂的光学系统,要用一般几何光学的原理精确地计算和描述光线在眼内的行进途径和成像情况相当困难。因此,有人根据眼的实际光学特性,设计了与正常眼在折光效果上相同,但结构更为简单的等效光学系统,称为**简化眼**(reduced eye)。简化眼是一种假想的人工模型,但其光学参数和其他特性与正常眼等值,故可用来研究折光系统的成像特性。简化眼模型由一前后径为 20mm 单球面折光体构成,折光率为 1.333,外界光线由空气进入球形界面时只折射一次。此球面的曲率半径为 5mm,即节点 n 在角膜后方 5mm 的位置,后主焦点在节点后方 15mm 处,相当于视网膜的位置。这个模型和正常安静时的人眼一样,正好能使平行光线聚焦在视网膜上,形成一个清晰的物像(图 9-2)。

利用简化眼可以很方便地计算出不同远近的物体在视网膜上成像的大小(图 9-2),根据对顶角相似三角形原理,其计算公式为:

$$\frac{AB(物体的大小)}{Bn(物体至节点的距离)} = \frac{ab(物象的大小)}{nb(节点至视网膜的距离)}$$

式中 nb 固定不变,相当于 15mm。正常人眼在光照良好的情况下,如果物体在视网膜上的成像小于 4.5μm,一般不能产生清晰的视觉,这表明正常人的视力是有限度的。这个限度只能用人所能看清楚的最小视网膜像的大小来表示,而不能用所能看清楚的物体的大小来表示。因为物像的大小不仅取决于物体本身的大小,还取决于物体与眼的距离。人眼所能看清楚的最小视网膜像的大小与视网膜中央凹处一个视锥细胞的平均直径相当。

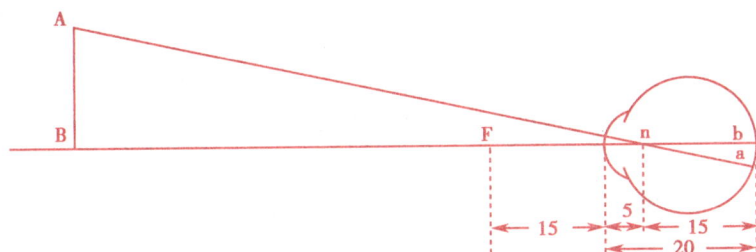

单位：mm

n 为节点,AnB 和 anb 是两个相似三角形；如果物距为已知,就可由物体大小算出物像大小,也可算出两个三角形对顶角（即视角）的大小。

图 9-2　简化眼及其成像情况

（二）眼的调节

从眼的光学特性可知,人眼在看 6m 以外的物体时,因为从物体发出的光线到达人眼时接近平行光线,正常眼不需做任何调节即可在视网膜上形成清晰的物像。通常将人眼不作任何调节时所能看清物体的最远距离称为**远点**（far point）。远点理论上可在无限远处。但离眼太远的物体发出的光线太弱,且这些光线在空间及眼内传播时被散射和吸收,使得它们在到达视网膜时不足以兴奋感光细胞；或因物体太远使得视网膜上的物像太小,以至于超出了感光细胞分辨能力的极限,导致眼不能看清楚距离太远的物体。

当看近物（6m 以内）时,近处物体发出的光线进入眼时呈不同程度的辐射状,通过眼的折光系统后将成像在视网膜的后方,由于光线到达视网膜时尚未聚焦,因而只能引起一个模糊的视觉形象。但正常眼在看近物时也非常清楚,这是由于眼看近物时已进行了调节,使进入眼内的光线经过较强的折射成像在视网膜上。眼的调节包括晶状体的调节、瞳孔的调节和双眼会聚三种方式,其中以晶状体的调节最重要。

1. 晶状体的调节　晶状体是一个富有弹性的双凸透镜形的透明体,其四周通过悬韧带与睫状体相连,睫状体内有睫状肌,受动眼神经中的副交感纤维支配。视近物时,视网膜上模糊的物像到达视皮层,由此发出的下行冲动经皮层中脑束到达中脑正中核,继而由正中核传到动眼神经缩瞳核,再经动眼神经中副交感节前纤维传到睫状神经节,最后再经睫状神经传到睫状肌,使该肌收缩,从而引起悬韧带松弛,晶状体靠自身的弹性向前方和后方凸出,尤以前凸更为明显（图 9-3）,折光能力增强,物像前移,正好成像在视网膜上。被视物体离眼越近,入眼光线的辐散程度越大,晶状体需要变得更凸才能使物像落在视网膜上。所以,长时间看近物时,睫状肌始终处于收缩状态,眼睛容易感到疲劳。

角膜

晶状体

左图为安静时的情况,右图为看近物经过调节后的情况,注意晶状体前凸比后凸明显。

图 9-3　眼调节前后晶状体形状的改变

Note:

晶状体的最大调节能力可用眼能看清物体的最近距离来表示,这个距离称为**近点**(near point)。近点越近,表明晶状体的弹性越好,也就是眼的调节能力越强。随着年龄的增加,晶状体的弹性将逐渐下降,因而眼的调节能力降低。这种现象称为**老视**(presbyopia)。如 10 岁的儿童近点平均为 9cm,20 岁时平均为 11cm,60 岁时近点可延伸至 83cm。可通过配戴凸透镜来进行矫正,以弥补晶状体调节能力的不足。

2. **瞳孔的调节** 瞳孔是光线进入眼内的门户,正常人眼瞳孔的直径可变动于 1.5~8.0mm。当视近物时,可反射性引起双侧瞳孔缩小,称为**瞳孔近反射**(near reflex of the pupil)或**瞳孔调节反射**(pupilary accommodation reflex)。在上述晶状体变凸的反射中,由缩瞳核发出的副交感神经也到达虹膜环行肌,使之收缩,引起瞳孔缩小。瞳孔缩小的意义在于减少入眼的光量,并减少折光系统的球面像差和色像差,使视网膜成像更为清晰。

瞳孔的大小可因入射光量的强弱而发生变化,强光下瞳孔缩小,弱光下瞳孔放大,这种现象称为**瞳孔对光反射**(pupillary light reflex),是眼的一种重要适应功能。这一反射的意义是经过调节入眼的光量,使视网膜不致因光量过强而受到损害,也不会因光线过弱而影响视觉。其反射过程是:强光照射到视网膜时产生的神经冲动经视神经传入中脑顶盖前区,更换神经元后到达双侧动眼神经缩瞳核,再经动眼神经中的副交感纤维传至睫状神经节,最后经睫状短神经进入眼球,分布于瞳孔括约肌。瞳孔对光反射的特点是双侧性的,即一侧眼被照射时,两侧瞳孔均减小,这种现象称为**互感性对光反射**(consensual light reflex)。瞳孔对光反射的中枢在中脑,故临床上常把它作为判断麻醉深度和病情危重程度的重要指标。

3. **双眼会聚** 当双眼注视一个由远移近的物体时,两眼视轴向鼻侧发生会聚,这一现象称为**双眼会聚**(convergence)。眼球会聚是由于两眼球内直肌反射性收缩所致,也称为**辐辏反射**(convergence reflex)。其意义在于使物像落在两眼视网膜的对称点上,避免产生复视。

(三) 眼的折光异常

正常人的眼睛无须进行调节就可使平行光线聚焦在视网膜上,因而可以看清远处的物体。看近物时,只要物距不小于近点,经过调节也可以在视网膜上形成清晰的物像,称为**正视眼**(emmetropia)。若眼的折光能力异常或眼球的形态异常,使平行光线不能聚焦在视网膜上,则称为**非正视眼**(ametropia),或称**屈光不正**,包括近视眼、远视眼和散光眼。

1. **近视** 近视(myopia)是由于眼球的前后径过长(轴性近视)或折光系统的折光力过强(屈光性近视)引起的。近视眼在看远物时,由远处物体发来的平行光线在视网膜前聚焦,因而在视网膜上形成模糊的图像。当看近物时,由于近物发出的光线呈辐射状,故眼不需调节或只作较小程度的调节,就能使光线聚焦在视网膜上。因此,近视眼的近点和远点都移近。矫正的方法是配戴一适当焦度的凹透镜(图 9-4)。

2. **远视** 远视(hyperopia)是由于眼球前后径过短(轴性远视)或折光系统的折光力过弱(屈光性远视)引起的。远视眼在看远物时,入眼的平行光线聚焦在视网膜后方,因而不能清晰地成像于视网膜上。新生儿的眼轴往往过短,多呈远视,在发育过程中眼轴逐渐变长,一般至 6 岁时成为正视眼。远视眼看远物时就需要进行调节,看近物时则需更大程度的调节才能在视网膜上形成清晰的物像。因此远视眼的近点较正视眼远。可见,远视眼无论看近物还是看远物,都需要进行调节,故容易发生疲劳。矫正的方法是配戴一适当焦度的凸透镜(图 9-4)。

远视眼与老花眼虽然均用凸透镜矫正,但老花眼只是在看近物时才需要凸透镜矫正,而远视眼不管看近物还是远物,均需用凸透镜矫正。

3. **散光** 散光(astigmatism)是指角膜表面在不同方位上曲率半径不同、折光能力不一致引起的。在正常情况下,眼的折光系统的各个折光面都是正球面,即折光面每个方位的曲率半径都是相等的。由于某种原因造成角膜某个折光面失去正球面形,使角膜在某一方位上的曲率半径变大或变小,导致通过角膜不同方位的光线部分聚焦于视网膜上,部分聚焦在视网膜前,还有部分在视网膜后,造成物像变形和视物不清。可用适当的柱面镜矫正,使角膜的曲率异常得到纠正(图 9-4)。

Note:

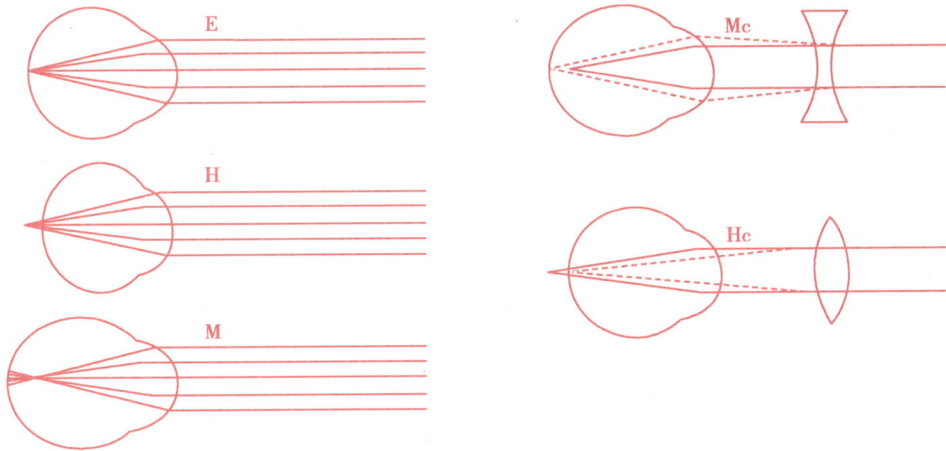

E. 正视眼；H. 远视眼；M. 近视眼；Mc. 近视眼矫正；Hc. 远视眼矫正。

图 9-4　眼的折光异常及其矫正

二、眼的感光换能系统

来自外界物体的光线通过眼的折光系统在视网膜上形成的物像是一个物理范畴的像，它和外界物体在照相底片上形成的物像并无本质的区别；但视觉系统最后在主观意识上形成的"像"，则是属于意识或心理范畴的主观映像，它由来自视网膜的神经信息最终在视觉中枢内形成。

（一）视网膜的结构特点

视网膜是位于眼球最内层的神经组织，厚度仅 0.1~0.5mm，但其结构十分复杂，细胞种类很多。视网膜在组织学上可分成 10 层，其中神经层内主要含有视杆细胞和视锥细胞两种感光细胞以及双极细胞、神经节细胞、水平细胞和无长突细胞（图 9-5）。

图 9-5　视网膜的主要细胞层次及其联系模式图

1. 色素上皮层　视网膜最外层是色素上皮层，它不属于神经组织。色素上皮细胞内含有大量黑色素颗粒,后者能捕捉光传导过程中未被光感受器吸收的光子,防止光的散射和反射。在强光照射视网膜时,色素上皮细胞可伸出伪足样突起,包被视杆细胞外段,使其相互隔离,减少光刺激;当射入光线较弱时,伪足样突起缩回到胞体,视杆细胞外段才被暴露,从而能充分接受光刺激。

2. 感光细胞层 视网膜感光细胞包括**视锥细胞**(cone cell)和**视杆细胞**(rod cell),它们都含有特殊的视色素,是真正的光感受细胞。视锥和视杆细胞在形态上可分为三部分,由外到内依次为外段、内段和突触部(图 9-6),其中外段是视色素集中的部位,在感光换能中起重要作用。视锥细胞外段呈短圆锥状,视杆细胞外段呈圆柱状。视锥细胞和视杆细胞的外段均有特殊的超微结构,绝大部分为一些重叠成层而整齐排列的圆盘状结构,这些圆盘状结构称为**膜盘**(membranous disc),它们是一些具有一般细胞膜脂质双分子层结构的扁平囊状物,膜盘膜上镶嵌着蛋白质,这些蛋白质绝大部分是一种称为**视紫红质**(rhodopsin)的视色素,视杆细胞所含的视紫红质实际上几乎全部集中在膜盘膜中。人每个视杆细胞外段中有近千个膜盘,每一膜盘约有 100 万个视紫红质分子。这样的结构有利于使进入视网膜的光量子有更大的机会在外段中接触到视紫红质分子。视锥细胞外段的膜盘膜中则含有三种不同的视色素,分别存在于三种不同的视锥细胞中。

3. 双极细胞和神经节细胞 两种感光细胞都通过突触终末和双极细胞发生化学性突触联系,双极细胞再和神经节细胞联系。在人类视杆细胞与双极细胞及神经节细胞之间普遍存在会聚现象,而视锥细胞的会聚程度很小,在中央凹处常见一个视锥细胞与一个双极细胞联系,而该双极细胞又只与一个神经节细胞联系的"单线联系"方式。神经节细胞的轴突构成视神经。视网膜由黄斑向鼻侧约 3mm 处有一直径约 1.5mm 境界清楚淡红色圆盘状结构称为**视神经乳头**(papilla of optic nerve)。此处是视网膜上视觉纤维汇集穿出眼球的部位,无感光结构,没有感光功能,是生理上的**盲点**(blind spot)。但由于人们用双眼视物,一侧盲点可以被对侧视野补偿,人们并不会感觉到自己的视野中有盲点的存在。

图 9-6 哺乳动物视杆细胞和视锥细胞模式图

视网膜中除了这种纵向的细胞间联系,还存在着横向的联系,如在感光细胞层和双极细胞层之间有水平细胞,在双极细胞层和神经节细胞层之间有无长突细胞。这些细胞的突起在两层细胞间横向延伸,可以在水平方向传递信息,使视网膜在不同区域之间有可能相互影响;有些无长突细胞还可以直接向神经节细胞传递信号。此外在各神经元之间甚至还存在缝隙连接,通过这些连接,细胞间在电生理上互相耦合起来。

Note:

（二）视网膜的两种感光换能系统

目前认为在人和大多数脊椎动物的视网膜中存在着两种感光换能系统,即视杆系统和视锥系统。

视杆系统:由视杆细胞和与它们相联系的双极细胞和神经节细胞等组成,它们对光的敏感度较高,能在昏暗环境中感受弱光刺激而引起视觉,但对被视物体的细节分辨力差,只能有较粗略的轮廓,且无色觉,只能分辨明暗,又称为**晚光觉或暗视觉**(scotopic vision)系统。

视锥系统:由视锥细胞和与它们相联系的双极细胞和神经节细胞等组成,它们对光的敏感性较差,只有强光条件才能被激活,但视物时可辨别颜色,且对物体表面的细节具有较高的分辨能力,又称为**昼光觉或明视觉**(photopic vision)系统。

证明视网膜中确实存在两种不同感光换能系统的主要依据有以下几方面:

1. 人视网膜中两种感光细胞的分布是不同的:愈近视网膜周边部,视杆细胞愈多而视锥细胞愈少;愈近视网膜中心部,视杆细胞愈少而视锥细胞愈多;在黄斑中心的中央凹处,感光细胞全部是视锥细胞而无视杆细胞;与上述细胞分布相对应,人眼视觉的特点是在明亮处中央凹的视敏度最高,并有色觉功能;在暗处,视网膜的周边部光敏感度较中央凹处高,能感受弱光刺激,但分辨力差,且无色觉功能。

2. 两种感光系统的会聚程度不同:两种感光细胞和双极细胞以及神经节细胞形成信息传递通路时,逐级之间都有一定程度的会聚现象,但这种会聚在视锥系统程度较小,在中央凹处甚至可以看到一个视锥细胞只同一个双极细胞联系,而该双极细胞也只同一个神经节细胞联系,使视锥系统有较高的分辨能力;与此相对照,视杆系统则普遍存在多个视杆细胞同一个双极细胞联系,而多个双极细胞再同一个神经节细胞联系的会聚式排列;在视网膜周边部,可看到多达 250 个视杆细胞经少数几个双极细胞会聚于一个神经节细胞的情况,形成了细胞间传递信息的聚合式通路,这是刺激产生总和的结构基础,从而使视杆细胞对光的敏感度增高。

3. 两种感光细胞在不同种系动物的分布不同:某些只在白昼活动的动物如鸡、鸽等,其视网膜的感光细胞以视锥细胞为主,而另一些在夜间活动的动物,如猫头鹰等,它们的感光细胞只有视杆细胞。

4. 两种感光细胞含有的视色素不同:视杆细胞中只含有一种视色素,即视紫红质,而视锥细胞却含有三种吸收光谱特性不同的视色素,这与视杆系统无色觉而视锥系统有色觉的事实相符合。

（三）视网膜的感光功能

1. **视紫红质的光化学反应** 视杆细胞内的感光物质是视紫红质,它在暗处呈紫红色。这是一种由**视蛋白**(opsin)与**视黄醛**(retinene)组成的结合蛋白质,对波长为 500nm(蓝绿色)的光线吸收能力最强。当光线照射视紫红质时,可使视紫红质迅速分解为视蛋白与视黄醛,其颜色也由红色变为黄色,最后变为白色,称为**漂白**。视黄醛在光照条件下其分子构象发生改变,光照前为 11-顺型,是一种较弯曲的构象,光照时变为全反型,是一种较直的构象,视黄醛分子构象的改变,又会引起视蛋白分子构象的改变,经过较复杂的信号传递系统的活动,可诱导视杆细胞产生感受器电位。

当光线照射时,视紫红质分解为视蛋白和**全反型视黄醛**(all-trans retinal),在暗处视紫红质又可重新合成,这是一个可逆反应。合成时,全反型视黄醛从视杆细胞中释放出来,转变为 **11-顺型视黄醛**(11-cis retinal),再返回视杆细胞与视蛋白结合成视紫红质以备用。此外,全反型视黄醛转变为 11-顺型视黄醛还可通过另外一条化学途径,即全反型视黄醛首先转变为全反型视黄醇,然后在异构酶作用下转变为 11-顺视黄醇,最后转变为 11-顺型视黄醛并与视蛋白结合形成视紫红质(图 9-7)。另一方面,贮存于色素上皮中的维生素 A,即全反型视黄醇,也能转变为 11-顺视黄醛。因此,正常情况下,维生素 A 可被用于视紫红质的合成与补充。视紫红质合成或分解过程的快慢取决于光线的强弱,光线越弱,合成过程越大于分解过程,视杆细胞内视紫红质越多,这也使视网膜对弱光越敏感;相反,光线越强,视紫红质的分解过程越强,合成过程越弱,使较多的视紫红质处于分解状态,视杆细胞几乎失去感受光刺激的能力。在视紫红质分解与合成的过程中,总有一部分视黄醛被消耗,正常时可由体内贮存的维生素 A 来补充。食物中维生素 A 长期供应不足,会影响人的暗视觉,是引起**夜盲症**(nyctalopia)最常见的原因。

图 9-7 视紫红质的光化学反应示意图

2. 感受器电位的产生 视网膜未经光照时,视杆细胞的静息电位只有 $-30 \sim -40mV$,比一般细胞小得多。视杆细胞的感受器电位是一种超极化的电位,这在所有被研究过的发生器或感受器电位中是特殊的。视杆细胞在不受光照时主要存在两种电流,一种是外段膜中 cGMP 门控式 Na^+ 内向电流,可使膜发生去极化;另一种是内段膜中的非门控式 K^+ 外向电流,可使膜发生超极化。视杆细胞内段膜中的高密度钠泵活动维持细胞内 Na^+、K^+ 浓度的相对稳定。cGMP 门控式钠通道受胞质内 cGMP 浓度的影响,在暗处,胞质内的 cGMP 浓度较高,能维持该通道处于开放状态,产生稳定的内向电流,这个电流称为**暗电流**(dark current)。

当视杆细胞受到光照时,通过一系列的信号转导过程使外段胞质内的 cGMP 被大量分解为无活性的 5'-GMP,导致 cGMP 浓度下降,外段膜中的 cGMP 门控式钠通道关闭,内向电流减小或消失,而内段膜中的非门控式钾通道继续开放,K^+ 持续外流,于是膜电位向着 K^+ 平衡电位方向变化,出现膜的超极化。

3. 视锥系统的换能和颜色视觉 视锥细胞的视色素也是由视蛋白和 11- 顺视黄醛结合而成,只是视蛋白的分子结构略有不同。正是视蛋白分子结构中的微小差异,决定了与它结合在一起的视黄醛分子对某种波长的光线最为敏感,因而才可以区分出三种不同的视锥色素。当光线作用于视锥细胞外段时,其外段膜的两侧也发生了同视杆细胞类似的超极化型感受器电位,作为光电转换的第一步,最终在相应的神经节细胞上产生动作电位。

视锥细胞功能的重要特点是它有辨别颜色的能力。**颜色视觉**(color vision)是一种复杂的物理心理现象,是由于不同波长的光线作用于视网膜后在人脑引起的主观印象。正常人眼可区分波长在 380~760nm 的约 150 种颜色,每种颜色都有一定波长光线相对应。因此,在可见光谱的范围内,波长长度只要有 3~5nm 增减,就可被视觉系统分辨为不同的颜色。显然,视网膜中不可能存在上百种对不同波长的光线起反应的视锥细胞或视色素。关于颜色视觉的形成,早在 19 世纪初,有人就提出了视觉的**三原色学说**(trichromatic theory)。该学说认为,视网膜中有三种视锥细胞,分别含有三种感光色素,它们最敏感的光波波长分别为 564nm、534nm 和 420nm,分别相当于红、绿、蓝三色光的波长。当某一种波长的光线作用于视网膜上时,会使三种视锥细胞以一定的比例兴奋,这样的信息传到中枢,就会产生某一种颜色感觉。

三原色学说可以较好地解释色盲或色弱的发病机制。**色盲**(color blindness)是一种对全部颜色或某些颜色缺乏分辨能力的色觉障碍,可分为全色盲和部分色盲。全色盲表现为只能分辨光线的明暗,呈单色视觉,极为少见;部分色盲又可分为红色盲、绿色盲及蓝色盲,其中红色盲和绿色盲最为多见,在临床上统称为红绿色盲。部分色盲可能是由于缺乏相应的特殊视锥细胞所致。红绿色盲患者不仅不能识别红色和绿色,也不能区分红与绿之间、绿与蓝之间的颜色等。色盲除了极少数是由于视网膜后天病变引起外,绝大多数是由遗传因素决定的。有些色觉异常的产生并非由于缺乏某种视锥细胞,而是由于某种视锥细胞的反应能力较弱,导致患者对某种颜色的识别能力较正常人稍差,这种色觉异常称为**色弱**(color weakness)。色弱常由后天因素引起。

Note:

三、视网膜的信息处理

由视杆和视锥细胞产生的电信号,在视网膜内要经过复杂的细胞网络的传递,最后才能由神经节细胞发出的神经纤维以动作电位的形式传向视觉中枢。由于视网膜内各种细胞之间的排列和联系非常复杂,且与细胞间信息传递有关的递质种类繁多,故视觉信息在视网膜的传递过程中必然要经历种种改变。这就是视网膜本身对视觉信息的初步处理。现在能初步肯定的是,只有神经节细胞和少数无长突细胞可产生动作电位,而视杆和视锥细胞、双极细胞和水平细胞均没有产生动作电位的能力。当光线照射到光感受细胞时,这种感受器电位是超极化型慢电位,而非去极化型慢电位。这种超极化型慢电位以电紧张的形式扩布到突触前膜,使突触前膜的递质释放减少,从而引起下一级细胞产生慢电位变化。只有当这样的慢电位传递到神经节细胞体时,经过总和,才会使神经节细胞产生“全或无”式的动作电位,动作电位作为视网膜的最后输出信号传向中枢,产生视觉。

四、与视觉有关的若干生理现象

(一) 暗适应与明适应

1. **暗适应**　当人长时间在明亮的环境中而突然进入暗处时,最初看不见任何物体,经过一定时间后,视觉敏感度逐渐升高,能逐渐看见暗处的物体,这种现象称为**暗适应**(dark adaptation)。暗适应是人眼在暗处对光的敏感度逐渐提高的过程。一般是在进入暗处后的最初 5~8min 内,人眼感知光线的阈值出现一次明显下降,大约进入暗处后 25~30min 时,阈值下降到最低点,并稳定于这一水平。上述视觉阈值的第一次下降主要与视锥细胞视色素的合成增加有关;第二次下降亦即暗适应的主要阶段,则与视杆细胞中视紫红质的合成增加有关。

2. **明适应**　当人长时间在暗处而突然进入明亮处时,最初只感到一片耀眼的光亮,看不清物体,稍待片刻后才能恢复视觉,这种现象称为**明适应**(light adaptation)。明适应是人眼突然进入明亮环境后视觉逐渐恢复正常的过程,明适应较快,几秒内即可完成。其产生机制是视杆细胞在暗处蓄积了大量视紫红质,到亮处时遇强光迅速分解,因而产生耀眼的光感。待较多的视紫红质大量分解后,对光较不敏感的视锥细胞色素才能在亮光环境下感光而恢复视觉。

(二) 视敏度

视敏度(visual acuity)也称**视力**,是指眼对物体细微结构的分辨能力。检查证明,正常人眼即使在光照良好的情况下,如果视网膜像小于 5μm,一般就不能引起清晰的视觉。这说明,正常人的视力有一个限度,通常用人所能看清的最小视网膜像的大小来表示。人眼所能看清的最小的视网膜像的大小,大致相当于视网膜中央凹处一个视锥细胞的平均直径。

视网膜上物像的大小与视角的大小有关,通常以视角的大小作为衡量标准。所谓**视角**(visual angle),是指物体上两点发出的光线射入眼球后,在节点上相交时形成的夹角(图 9-2 中角 AnB)。一般正常人眼能分辨的最小物体,需要视角大约等于 1 分(1/60 度),换言之,当物体在视网膜上形成视角为 1 分的物像能被眼睛辨认时,就认为此眼具有正常视力。通常视力用公式 $V=d/D$ 来表示。式中 d 表示所看清物体距人眼的距离,D 为物体在眼内形成 1 分视角时的距离。检查视敏度常用国际标准视力表(也称小数视力表)。国际标准视力表上对应 1.0 行的 E 字形视标,在距 5m 远处看,整个字符形成的视角为 5 分,其每一笔画的宽度和每两笔画间空隙的宽度(相距 1.5mm)各形成 1 分视角,在视网膜成像的大小约 4.5μm,所以如能正确辨认这一行的字符的缺口的方向时,意味着此眼具有正常视力,为 1.0。视力表上最上面一排图标的大小为 1.0 行视标的 10 倍,如将距离加大 10 倍,即在 50m 处看,视角也为 1 分,但如仍在 5m 处才能看清,即在视角为 10 分时才能看清,则其视敏度仅为正常眼的 1/10,则视力定为 0.1。人眼辨别两点所构成的视角越小,表示视力越好。

(三) 视野

单眼固定注视前方一点时,该眼所能看到的空间范围,称为**视野**(visual field)。视野的最大界限应以它和视轴所成夹角的大小来表示。在同一光照条件下,用不同颜色的目标物测得的视野大小不一样,白色视野最大,其次为黄色、蓝色、红色,绿色视野最小(图9-8)。视野的大小与各类感光细胞在视网膜中的分布范围有关。另外,由于面部结构阻挡视线,也影响视野的大小和形状,如一般人颞侧和下方的视野较大,鼻侧和上方视野较小等。临床上检查视野可帮助诊断视网膜或视觉传导通路的病变。

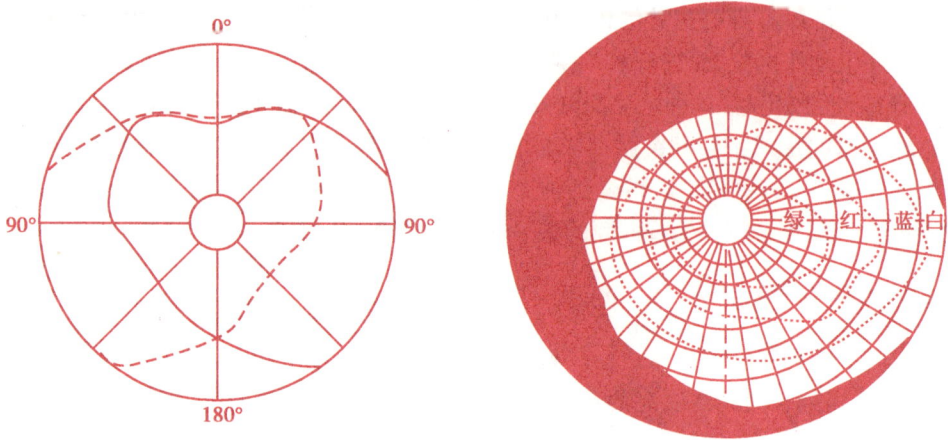

甲:双眼视野(虚线范围内为左眼视野,实线范围内为右眼视野,两眼鼻侧视野相互重叠);
乙:单眼(右眼)视野,白色去中各环行虚线范围内为各种不同颜色视野,黑色区为盲区。

图9-8 人视网膜视野

(四) 视后像和融合现象

注视一个光源或较亮的物体,然后闭上眼睛,这时可以感觉到一个光斑,其形状和大小均与该光源或物体相似,这种主观的视觉后效应称为**视后像**(afterimage)。如果给以闪光刺激,则主观上的光亮感觉的持续时间比实际的闪光时间要长,这是由于光的后效应所致。后效应的持续时间与光刺激的强度有关。

如果用重复的闪光刺激人眼,当闪光频率较低时,主观上能分辨出一次又一次的闪光。当闪光频率增加到一定程度时,重复的闪光刺激可引起主观上的连续光感,这一现象称为**融合现象**(fusion phenomenon)。融合现象是由于闪光的间歇时间比视后像的时间更短而产生的。

能引起闪光融合的最低频率,称为**临界融合频率**(critical fusion frequency,CFF)。在中等光照强度下,临界融合频率约为25周/s。电影每秒钟放映24个画面,电视每秒钟播放60个画面。因此,观看电影和电视时主观感觉其画面是连续的。临界融合频率与光的强度有关。光线较暗时,融合频率低至3~4周/s即可产生融合现象;而光线较强时,临界融合频率需高达100周/s。其原因之一可能是视锥细胞分辨闪光频率的能力比视杆细胞强。另外,闪光的颜色、视角的大小、受试者的年龄及某些药物等均可影响临界融合频率,尤其是中枢神经系统疲劳可使临界融合频率下降。因此,在劳动生理中常将临界融合频率作为判断中枢疲劳的指标。

(五) 双眼视觉和立体视觉

两眼同时观看物体时所产生的视觉为**双眼视觉**(binocular vision)。人的双眼在面部前方,视物时两眼视野的像又各循自己特有的神经通路传向中枢,但正常人主观感觉上只产生一个"物"的感觉。两眼视物而只产生一个视觉形象的前提条件是:由物质同一部分发出的光线,应成像在两侧视网膜的相称点上。例如,两眼的黄斑部就互为相称点,当两眼注视墙上一个小黑点时,由于有眼外肌的调节,此点就正好成像在两侧眼的黄斑上,于是在视觉中只"看到"一个点。此时如用手轻推一侧眼球的外侧,使此眼视轴稍作偏移,则这时此眼视网膜上的黑点像就要从黄斑部移开,落在与对侧视网膜像非相称的点上,于是会感到墙上有两个黑点存在,这就是**复视现象**(diplopia)。与**单眼视觉**(monocular vision)相比,双眼视觉可扩大视野,弥补生理性盲点,增加对物体距离和形态判断的准确性,还可形成**立体感觉**(stereoscopic vision)。这是因为用两眼注视同一物体时,在两眼视网膜上所形

Note:

成的物像并不完全相同,左眼看到物体的左侧面较多,右眼看到物体的右侧面较多。这些来自两眼稍有不同的信息经过高级中枢处理后,就形成立体感觉。

第三节　耳的听觉功能

听觉的感觉器官是耳,由外耳、中耳和内耳的耳蜗组成。其适宜刺激是空气振动产生的一定频率的疏密波(声波)。声波通过外耳和中耳组成的传音系统传递到内耳,经内耳的换能作用将声波的机械能转变为听神经纤维上的神经冲动,后者传送到大脑皮层听觉中枢,产生听觉。听觉对动物适应环境和人类认识自然有着重要的意义;在人类,有声语言是互通信息、交流思想的重要工具。

耳的适宜刺激是空气振动产生的疏密波,但振动的频率必须在一定的范围内,并且达到一定强度,才能引起听觉。通常人耳能感受的振动频率在 20~20 000Hz,而且对于其中每一种频率,都有一个刚好能引起听觉的最小振动强度,称为**听阈**(hearing threshold)。当振动强度在听阈以上继续增加时,听觉的感受也相应增强,但当振动强度增加到某一限度时,引起的将不单是听觉,同时还会引起鼓膜的痛觉,这个限度称为**最大可听阈**(maximal hearing threshold)。由于对每一个振动频率都有自己的听阈和最大可听阈,因而就能绘制出表示人耳对振动频率和强度的感受范围的坐标图,如图 9-9 所示。其中下方曲线表示不同频率振动的听阈,上方曲线表示它们的最大听阈,两者所包含的面积则称为**听域**(hearing span)。人耳最敏感的声波频率在 1 000~3 000Hz;而人类日常语言的频率较此略低,在 300~3 000Hz 范围内。语音的强度则在听阈和最大可听阈之间的中等强度处。

图 9-9　人的正常听阈和听域图

一、外耳和中耳的传音功能

(一)外耳的功能

外耳由耳郭和外耳道组成。耳郭的形状有利于收集声波,起采音作用;耳郭还可帮助判断声源的方向。外耳道是声波传导的通路,其一端开口于耳郭,另一端终止于鼓膜。人类的外耳道长约 2.5cm,它的共振频率约 3 800Hz,当频率为 3 000~5 000Hz 的声波传至鼓膜时,其强度比外耳道口增强 12 **分贝**(decibel,dB)。

(二)中耳的功能

中耳包括鼓膜、鼓室、听骨链和咽鼓管等结构。中耳的主要功能是将空气中的声波振动能量高效地传递到内耳淋巴液,其中鼓膜和听骨链在声音传递过程中起着重要作用。

鼓膜为椭圆形,面积约为 50~90mm^2,厚度约为 0.1mm。它形同一个浅漏斗,其顶点朝向中耳,内

Note:

侧与锤骨柄相连。鼓膜是一个压力承受装置,具有较好的频率响应和较小的失真度。

听骨链由锤骨、砧骨及镫骨依次连接而成。锤骨柄附着于鼓膜,镫骨脚板和卵圆窗膜相接,砧骨居中,将锤骨和镫骨连接起来,使三块听小骨形成一个固定角度的杠杆系统。锤骨柄为长臂,砧骨长突为短臂(图9-10)。杠杆支点刚好在整个听骨链的重心上,因而在能量传递过程中惰性最小,效率最高。鼓膜振动时,如锤骨柄内移,则砧骨的长突和镫骨亦和锤骨柄作同方向的内移,如图9-10中点线所示。

声波由鼓膜经听骨链向卵圆窗膜传递的过程中,可使振动的振幅减小而压强增大,这是中耳的增压作用。中耳增压效应主要有以下两个因素:一是由于鼓膜面积和卵圆窗膜的面积大小有差别,鼓膜振动时,实际发生振动的面积约55mm²,而卵圆窗膜的面积只有3.2mm²,如果听骨链传递时总压力不变,则作用于卵圆窗膜上的压强将增大55÷3.2≈17.2倍;二是听骨链中杠杆长臂和短臂之比约为1.3∶1,即锤骨柄较长,于是经杠杆作用后,短臂一侧的压力将增大为原来的1.3倍。这样算来,整个中耳传递过程的增压效应为17.2×1.3≈22.4倍,从而大大提高了声波传递的效率。

图 9-10　人中耳和耳蜗关系模式图

与中耳传音功能有关的,还有中耳内的鼓膜张肌和镫骨肌。强烈的声响(70dB以上)可反射性地引起这两块小肌肉的收缩,结果使鼓膜紧张度增加,各听小骨之间的连接更为紧密,导致听骨链传递振动的幅度减小,阻力加大,可以阻止较强的振动传到耳蜗,对感音装置起到一定的保护作用;但完成该反射活动需40~160ms,故对突然发生的短暂爆炸声的保护作用不大。

咽鼓管是连通鼓室和鼻咽部的通道,其鼻咽部的开口常处于闭合状态。在吞咽、打哈欠或打喷嚏时可暂时开放,使鼓室内空气和外界大气之间保持压力平衡,这对于维持鼓膜的正常位置、形状和振动性能有重要意义。如果咽鼓管因炎症等发生阻塞,鼓室内的空气被组织吸收,可引起鼓膜内陷并产生耳鸣,影响听力。

(三) 声波传入内耳的途径

声波是通过气传导和骨传导两种途径传入内耳的,正常情况下以气传导为主。

1. **气传导**　声波经外耳道引起鼓膜振动,再经听骨链和卵圆窗膜传入耳蜗,这种传导路径称为**气传导**(air conduction),是声波传导的主要途径。此外,鼓膜的振动也可引起鼓室内空气的振动,再经圆窗传入耳蜗。但这一途径在正常情况下并不重要,当听骨链运动障碍时可发挥一定的传音作用,但这时的听力大为降低。

2. **骨传导**　声波直接引起颅骨的振动,再引起位于颞骨骨质中耳蜗的内淋巴振动,这种传导路径称为**骨传导**(bone conduction)。骨传导的敏感性比气传导低得多,因此在正常听觉产生中的作用不大。但当鼓膜或中耳发生病变时,气传导途径受损,引起传音性耳聋,此时气传导作用减弱而骨传导作用相对增强。当耳蜗病变引起感音性耳聋时,音叉试验的结果变现为气传导和骨传导均减弱。

知 识 拓 展

贝多芬利用骨传导作曲

德国古典作曲家贝多芬(L.V.Beethoven,1770~1827)一生写了许多闻名世界的乐曲。他的作品最著名的有9部交响曲,32首钢琴奏鸣曲和钢琴、小提琴协奏曲等。可是这位著名的作曲家,在20多岁时就开始听力减退,31岁时就开始耳聋。令人难以置信的是,他的大部分著名作品是在他耳聋以后完成的。贝多芬在耳聋十分严重的时候,仍然不放弃创作。他用一根小木杆,一端插在钢琴箱内,一端咬在牙上,借着钢琴的震动,通过骨传导获得听觉而作曲。后来,有一位著名的机械学家,为他特制了一个听音器,他才放弃了那根小木杆。

据若干迹象推测,贝多芬的耳聋很可能是耳硬化症。我们暂且不去评议贝多芬患的是何种耳病,从他用木杆听声可以说明,当空气传导发生障碍时,可通过骨传导进行补偿,仍然可听到声音。

二、内耳的感音功能

内耳又称**迷路**(labyrinth)由**耳蜗**(cochlea)和**前庭器官**(vestibular apparatus)组成,耳蜗的作用是将机械振动转变为听神经纤维的神经冲动,引起听觉;前庭器官与平衡感觉有关。

(一)耳蜗的结构

耳蜗是由一骨质管腔围绕一锥形骨轴旋转 $2\frac{1}{2}\sim2\frac{3}{4}$ 周构成。在耳蜗的横断面上有两个分界膜,一个为斜行的前庭膜;一为横行的基底膜。此两膜将管道分为三个腔,分别称为前庭阶、鼓阶和蜗管(图 9-10)。前庭阶在耳蜗的底部与卵圆窗膜相接,内充**外淋巴**(perilymph);鼓阶在耳蜗底部与圆窗膜相接,也充满外淋巴,前庭阶与鼓阶在耳蜗顶部相交通。蜗管是一充满**内淋巴**(endolymph)的盲管,其中内淋巴浸浴着位于基底膜上的声音感受器—**螺旋器**(spiral organ),也称**柯蒂器**(organ of Corti)的表面。螺旋器的构造极为复杂,由**毛细胞**(hair cell)及支持细胞等组成。在蜗管的横断面上靠近蜗轴一侧有一行纵向排列的内毛细胞,靠外一侧有 3~5 行纵向排列的外毛细胞(图 9-11)。每一毛细胞顶部都有上百条排列整齐的听毛,其中较长的一些埋植于盖膜的胶冻状物质中,有些则只和盖膜接触。盖膜在内侧连耳蜗轴,外侧游离在内淋巴中。毛细胞的顶部与蜗管中的内淋巴相接触,而毛细胞的周围和底部则和外淋巴相接触。耳蜗神经从骨质蜗轴中通过,深入到基底膜毛细胞底部。

A.耳蜗纵行剖面;B.耳蜗管横断面。

图 9-11 耳蜗及耳蜗管的横断面示意图

(二)耳蜗的感音换能作用

当声波振动通过听骨链到达卵圆窗膜时,如镫骨的运动方向是压向卵圆窗膜的,就会引起卵圆窗膜内移,并立刻将压力变化传给前庭阶的外淋巴,再依次传到前庭膜和蜗管的内淋巴,进而使基底膜下移,最后是鼓阶的外淋巴压迫圆窗膜外移。相反,当卵圆窗膜外移时,则整个耳蜗内的淋巴和膜性结构均作反方向的移动,如此反复,引起了内淋巴的振动和基底膜的振动,正常气传导过程中,圆窗膜起着缓冲耳蜗内压力变化的作用,是耳蜗内结构发生振动的必要条件。

基底膜的振动是从底部开始,按照物理学的**行波理论**(theory of travelling wave)向耳蜗的顶部方向传播,就像抖动一条绸带时,行波沿绸带向远端传播一样。不同频率的声波引起的行波都从基底膜底部开始,但声波频率不同,行波传播的远近和最大振幅出现的部位也不同(图9-12)。声波频率越高,行波传播越近,最大振幅出现的部位越靠近耳蜗底部;反之,声波频率越低,则行波传播越远,最大振幅出现的部位越靠近蜗顶部。对于每一个振动频率来说就,在基底膜上都有一个特定的行波传播范围和最大振幅区,与这个特定区域有关的毛细胞受到的刺激最强,与这部分毛细胞相联系的听神经纤维上的传入冲动就最多。这样,来自基底膜不同区域的听神经纤维的神经冲动传到听觉中枢的不同部位,就可引起不同音调的感觉,这是耳蜗能区分不同频率声音的基础。与行波理论完全相符的是,不同听神经纤维对不同的声音频率发生反应并传送该频率的声音信号,这种对应关系决定于该纤维末梢在基底膜上的分布位置,而这一部位正好是该频率声音引起最大振幅行波的所在位置。

当声波振动引起卵圆窗外移时,基底膜上移,由于基底膜中外毛细胞顶端一些较长的纤毛埋植于盖膜的胶状质中,且基底膜和盖膜的附着点不在同一轴上,当基底膜振动时,它们便沿各自不同的轴上下移动,于是两膜之间发生切向移动,使埋于盖膜中较长的纤毛受到一个切向力的作用而弯曲(图9-13),促使声波振动的机械能转化为生物电能。

图 9-12 不同频率的纯音引起的行波在基底膜上传播的距离以及行波最大振幅的出现部位

图 9-13 耳蜗感音换能作用示意图

(三)耳蜗及听神经的生物电现象

耳蜗及蜗神经的电变化主要有三种:一是未受声波刺激时的耳蜗静息电位;二是受到声波刺激

时耳蜗产生的微音器电位；三是由耳蜗微音器电位引发的听神经的动作电位。

1. 耳蜗内电位　实验发现耳蜗未受到声波刺激时，从内耳不同的部位中，可以引导出不同的电位。如果把一个电极放在鼓阶（外淋巴）并接地使之保持在零电位，将测量电极插入蜗管（内淋巴）内，可测得电位为 +80mV 左右，称为**内淋巴电位**（**耳蜗内电位** endocochlear potential，EP）；如将此测量电极插入螺旋器的毛细胞内，测得其电位为 −70~−80mV，此为毛细胞的静息电位。

由于毛细胞顶端浸浴液在内淋巴中，而其他部位的细胞膜则浸浴在外淋巴中，因此毛细胞顶端膜内外的的电位差可达 160mV 左右。而毛细胞基底部浸浴在外淋巴中，该处毛细胞膜内外的电位差只有 80mV 左右，这是毛细胞静息电位和一般细胞的不同之处。

2. 耳蜗微音器电位　当耳蜗接受声音刺激时，在耳蜗及其附近结构可记录到一种与声波的频率和振动幅度完全一致的电位变化，称为**耳蜗微音器电位**（cochlear microphonic potential，CM）。这一现象正如向一个电话机的受话器或微音器（即麦克风）发声时，它们可将声音振动转变为波形类似的音频电信号一样，这正是把耳蜗的这种电变化称为微音器电位的原因。

微音器电位无真正的阈值，没有潜伏期和不应期，可以总和，不易疲劳，不发生适应现象；在听域范围内，微音器电位的振幅随声压的增大而增大；它对缺氧和深麻醉不敏感，在听神经纤维变性时仍能出现。它是耳蜗受到声波刺激时，由多个毛细胞产生的感受器电位的复合型电位变化，它可以诱发蜗神经纤维产生动作电位。

感受器电位的产生是由于毛细胞顶部膜中有机械门控通道的存在，听毛受力引起该处膜的轻微变形，改变了这种通道蛋白质的功能状态，引起跨膜离子移动和相应的电位反应。毛细胞的感受器电位可引起细胞底部递质的释放，进而引起传入纤维产生动作电位，传向听觉中枢，产生听觉。

3. 听神经动作电位　听神经动作电位是耳蜗对声音刺激一系列反应中最后出现的电变化，是耳蜗对声波刺激进行换能和编码作用的总结果，它的作用是向听觉中枢传递声音信息。听神经动作电位的波幅和形状并不能反映声音的特性，但通过神经冲动的节律、间隔时间以及发放冲动的纤维在基底膜上起源的部位等，来传递不同形式的声音信息。作用于人耳的声波十分复杂，因此基底膜的振动形式和由此而引起的听神经纤维的兴奋及其序列组合也是千差万别的，其冲动传入中枢后，人脑便可依据其中特定的规律而区分不同的音量、音调和音色等信息。

第四节　前庭器官的平衡感觉功能

内耳除耳蜗外，还有三个半规管、椭圆囊和球囊，后三者合称为前庭器官，是人体对自身姿势和运动状态及头部在空间位置的感受器，在保持身体平衡中起重要作用。当机体进行旋转或直线变速运动时，速度的变化（包括正、负加速度）会刺激三个半规管或椭圆囊中的感受细胞；当头的位置和地球引力的作用方向出现相对关系的改变时，就会刺激球囊中的感受细胞。这些刺激引起的神经冲动沿听神经的前庭支传向中枢，引起相应的感受和其他效应。

一、前庭器官的感受细胞和适宜刺激

前庭器官的感受细胞都是毛细胞，它们具有与耳蜗毛细胞类似的结构和功能。这些毛细胞有两种纤毛，其中一条最长，位于细胞顶端一侧的边缘处，称为动纤毛；其余的纤毛较短，数量较多，每个细胞有 60~100 条，呈阶梯状排列，称为静纤毛。毛细胞的底部与来自前庭神经节的双极神经元周围突形成突触联系。各类毛细胞的适宜刺激是与纤毛发出处平面平行方向的机械力作用。电生理实验研究发现，当纤毛处于自然状态时，细胞膜内存在着约 −80mV 的静息电位，同时与毛细胞相联系的神经纤维上有一定频率的持续放电；此时如果用外力使毛细胞顶部的静纤毛向动纤毛一侧弯曲或偏转，毛细胞的膜电位将发生去极化，若去极化达到阈电位（−60mV）的水平，支配毛细胞的传入神经冲

动发放频率增加,表现为兴奋效应;相反,当外力使动纤毛向静纤毛一侧弯曲或偏转时,毛细胞膜电位发生超极化,传入神经冲动频率降低,表现为抑制效应(图9-14)。这是前庭器官中所有毛细胞感受外界刺激的一般规律。在正常情况下,由于各前庭器官中毛细胞的所在位置和附属结构不同,使得不同形式的变速运动都能以特定的方式改变毛细胞纤毛的倒向,使相应神经纤维的冲动发放频率发生改变,把机体运动状态和头部在空间位置的信息传到中枢,引起特殊的运动觉和位置觉,并出现相应的躯体和内脏功能的反射性变化。

图 9-14 前庭器官中毛细胞顶部纤毛受力情况影响

(一)半规管的功能

人体两侧内耳各有上、外、后三个**半规管**(semicircular canal),形状大致相同,但各处于三个不同的平面,这三个平面互相垂直,分别代表三维空间的三个平面。当头向前倾30°时,外半规管与地面平行,故又称水平半规管,其余两个半规管与地面垂直。每个半规管与椭圆囊连接处有一膨大部位,称为**壶腹**(ampulla),内有一块隆起的结构称**壶腹嵴**(crista ampularis),壶腹嵴内有一排毛细胞面对管腔,毛细胞顶部的纤毛埋植在一种胶质性的圆形**壶腹帽**(cupula)之中。毛细胞上动纤毛和静纤毛的相对位置是固定的。在水平半规管内,当充满管腔的内淋巴由管腔向壶腹嵴方向移动时,能使静纤毛向动纤毛一侧弯曲,引起毛细胞兴奋,于是引起该侧壶腹的传入神经向中枢发放大量的神经冲动。而内淋巴向相反方向移动时则使动纤毛向静纤毛一侧弯曲,引起毛细胞抑制,传入神经上的冲动频率将减少。在上半规管和后半规管,因毛细胞排列方向不同,内淋巴流动的方向与毛细胞反应的方式相反,内淋巴离开壶腹方向的流动引起毛细胞兴奋,而朝向壶腹方向的流动引起毛细胞抑制。

半规管壶腹嵴的适宜刺激是正、负角加速度运动。旋转开始时,由于管腔中内淋巴的惯性作用,它的起动将晚于人体和管本身的运动,因此当人体向左旋转时,左侧水平半规管中的内淋巴将压向壶腹的方向,使该侧毛细胞兴奋而产生较多的神经冲动;与此同时,右侧水平半规管中的内淋巴压力作用方向正好是离开壶腹,于是由该侧壶腹传向中枢的冲动减少。人脑正是根据来自两侧水平半规管传入信号的不同,"判定"人体是否开始旋转和向何方旋转的。当旋转变为匀速旋转时,管腔中内淋巴与半规管同步运动,于是两侧壶腹中的毛细胞都处于不受力状态,中枢获得的信息与不进行旋转时无异。但当人体停止旋转时,内淋巴运动的停止又由于惯性作用晚于管本身,于是两侧壶腹中的毛细胞又有受力情况的改变,其受力方向和冲动发放情况正好与旋转开始时相反。由于人体有三对半规管,而且它们互相垂直,就可以感受任何平面上不同方向旋转变速运动的刺激,从而产生不同的旋转运动感觉,并引起姿势反射以维持身体平衡。

(二)椭圆囊和球囊

椭圆囊(utricle)和**球囊**(saccule)是膜质的小囊,内部充满内淋巴,囊内各有一个称为囊斑的特殊结构。囊斑中含有毛细胞,其纤毛埋植在一种称为位砂膜的结构内。位砂膜是一块胶质板,内含**位砂**(otoliths),主要由蛋白质和碳酸钙所组成,其比重大于内淋巴,因而也有较大的惯性。

椭圆囊和球囊囊斑的适宜刺激是直线加速度运动。当人体直立而静止不动时,椭圆囊囊斑所处平面与地面平行,位砂膜在纤毛上方,而球囊囊斑所处平面则与地面垂直,位砂膜悬在纤毛外侧。两个囊斑平面上几乎每个毛细胞的排列方向都不相同(图9-15)。毛细胞纤毛的这种配置,使得它们有可能分辨人体在囊斑平面所作的各种方向的直线变速运动。例如,当人体在水平方向以任何角度作直线变速运动时,由于位砂膜的惯性,在椭圆囊囊斑上总会有一些毛细胞由于它们的静纤毛和动纤毛的独特的方位,能使静纤毛向动纤毛一侧作最大的弯曲,于是由此引起的某些特定的传入神经纤维的冲动发放增加,引起机体产生某种方向的直线变速运动的感觉。球囊囊斑上的毛细胞,通过类似的机制,可以感受头在空间位置和重力作用方向之间的差异,因而可以判断头以重力作用方向为参考点的相对位置变化。同时引起姿势反射和调节肌张力,以维持身体平衡。

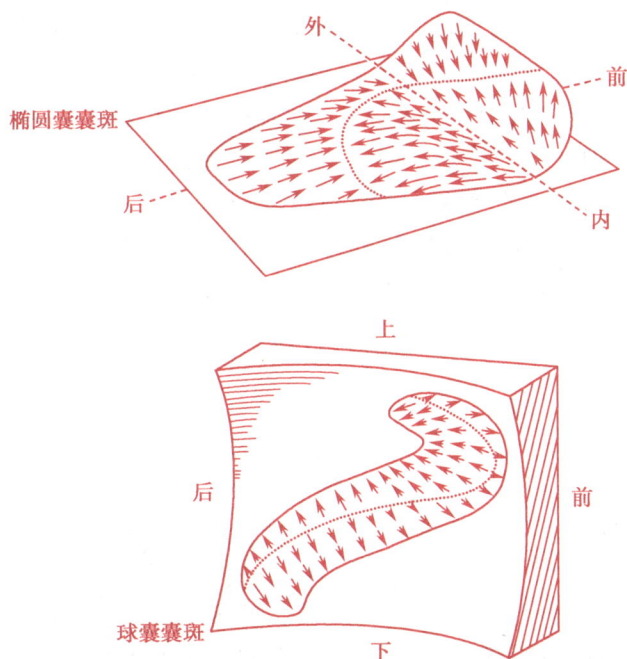

图 9-15 椭圆囊和球囊中囊斑的位置以及毛细胞顶部纤毛的排列方向

二、前庭反应

当前庭器官受刺激而兴奋时,其传入冲动到达有关的神经中枢后,除引起一定的位置觉、运动觉以外,还能引起各种不同的骨骼肌和内脏功能的改变,这种现象称为**前庭反应**。

(一)前庭器官的姿势反射

当进行直线变速运动时,可刺激椭圆囊和球囊,反射性地改变颈部和四肢肌紧张的强度。例如,乘车时车向前开动或突然加速,由于惯性,身体后仰,但在出现后仰之前,可反射性引起躯干部屈肌和下肢伸肌紧张性增强,使身体前倾而保持身体平衡。人们在乘电梯时电梯突然上升时,可反射性引起头前倾,四肢伸肌紧张抑制而下肢屈曲;电梯突然下降时,则反射性引起抬头,伸肌紧张性加强而下肢伸直。同样,在进行旋转变速运动时,可刺激半规管,反射性地改变颈部和四肢肌紧张的强度,以维持

Note:

姿势的平衡。例如,当人体向左侧旋转时,可反射性地引起右侧颈部肌紧张增强,左侧减弱,头向右偏移,左侧上、下肢伸肌紧张增强,肢体伸张,右侧上、下肢屈肌肌紧张加强,肢体屈曲,躯干向右侧偏移,以防歪倒。由此可知,当发生直线变速运动或旋转变速运动时,产生的姿势反射的结果,常同发动这些反射的刺激相对抗,其意义在于使机体尽可能地保持在原有空间位置上,以维持一定的姿势和保持身体平衡。

(二) 前庭自主神经反应

当半规管感受器受到过强或过久的刺激时,或刺激未过量而前庭功能过敏时,通过前庭核与网状结构的联系而引起自主神经功能失调,导致心率加快、血压下降、呼吸频率增加、出汗以及面色苍白、恶心、呕吐等现象,称为**前庭自主神经反应**(vestibular autonomic reaction),也称**晕动症**(motion sickness)。主要表现为以迷走神经兴奋占优势的反应。在前庭感受器过分敏感的人,一般的前庭刺激也会引起自主神经反应。晕车、晕船等反应就是因为船身的上下颠簸及左右摇摆使上、后半规管的感受器受到过度刺激而造成的。

(三) 眼震颤

眼震颤(nystagmus)是指躯体作旋转变速运动时出现的眼球不自主的节律性运动,是前庭反应中最特殊的一种反应。在生理情况下,两侧水平半规管受到刺激时可引起水平方向的眼震颤,上半规管受到刺激时引起垂直方向的眼震颤,后半规管受到刺激时可引起旋转性眼震颤。下面以水平震颤为例说明眼震颤出现的情况。水平震颤包括两个运动时相:先是两眼球向一侧缓慢移动,当到达眼裂的顶端时,再突然快速地返回到眼裂的中心位置。前者称为**慢动相**(slow component),后者称为**快动相**(quick component)。例如,当头部保持前倾 30 度的姿势,人体以垂直方向为轴向左旋转,开始时因内淋巴的惯性滞后移位使左侧壶腹嵴的毛细胞受到刺激而兴奋,右侧则相反,于是出现两侧眼球先缓慢向右侧移动,然后突然返回到眼裂正中,接着又出现新的震颤(图 9-16)。当继续匀速旋转时,由于内淋巴的惯性滞后作用消除,眼球不再震颤而居于正中。当旋转减速或停止时,内淋巴因惯性而不能立刻停止运动,使壶腹嵴产生与旋转开始时相反的压力变化,又可出现与旋转开始时方向相反的眼震颤。

图 9-16　眼震颤示意图

第五节　其他感觉器官的功能

人类的感觉器官,除上面提到的以外,还有其他几种,如鼻、舌、皮肤,这些器官都属于多功能器官,感觉功能是他们的功能之一。其中皮肤内分布有多种感受器,可以接受多种形式的刺激,产生多种类型的感觉,如触、压、冷、温和痛觉。

一、嗅觉器官

人的嗅觉器官是鼻。**嗅觉**(olfaction)的感受器位于上鼻道及鼻中隔后上部的**嗅上皮**(olfactory mucous membrane)中,两侧总面积约 $5cm^2$。嗅上皮由**嗅细胞**(olfactory cell)、支持细胞、基底细胞和 Bowman 腺组成。嗅细胞属于双极神经元,顶端有 4~25 条短的纤毛埋于 Bowman 腺分泌的黏液中,细胞的底端是嗅丝(属于无髓纤维),穿过筛骨到达嗅球。

嗅觉感受器的适宜刺激是空气中有气味的化学物质,即嗅质。这些化学物质被吸入并扩散到嗅细胞的纤毛,与纤毛表面膜上的特异嗅受体结合,这种结合可通过 G-蛋白引起第二信使类物质的产生,最后导致膜上电压门控钙通道开放,Na^+、Ca^{2+} 流入细胞内,引起感受器细胞去极化,并以电紧张方式传播至嗅细胞中枢突的轴突始段产生动作电位,动作电位沿轴突传向嗅球,再传向更高级的嗅觉中枢,产生嗅觉。

人与动物对嗅质的敏感程度称为**嗅敏度**(olfactory acuity),也就是能引起嗅觉的某种物质在空气中的最小浓度。不同动物的嗅觉敏感程度差异很大,即使同一动物,对不同气味的敏感程度也不相同。如人类对不同嗅质具有不同的嗅觉阈:粪臭素为 4×10^{-10}mg/L;人工麝香为 5×10^{-9}~5×10^{-6}mg/L;乙醚约为 6mg/L。人的嗅觉感受器是快适应感受器。

二、味觉器官

人的味觉器官是舌,**味觉**(gustation)的感受器是**味蕾**(taste bud),主要分布在舌背部表面和舌缘,口腔和咽部黏膜的表面也有散在的味蕾存在。味蕾由**味细胞**(gustatory cell)、支持细胞和基底细胞组成。味细胞是味觉感受细胞,顶端有纤毛,称为味毛,从味蕾的味孔中伸出,暴露于口腔,是感受味觉的关键部位。它是一种化学感受器,适宜刺激是食物中有味道的物质,即味质。味细胞平均每 10 天更新一次。

人类能分辨出的不同味觉可能有 4 000~10 000 种,但众多的味道都是由甜、咸、酸、苦和鲜 5 种基本的味觉组合而成的。中枢可能通过来自传导四种基本味觉的专用神经通路上的神经信号和不同组合来"认知"这些基本味觉以外的多种味觉。舌表面的不同部位对不同味质刺激的敏感程度是不一样。一般是舌尖部对甜味比较敏感,舌两侧对酸味比较敏感,舌两侧前部对咸味比较敏感,而软腭和舌根部对苦味比较敏感。鲜味一词来自日语,是由谷氨酸钠所产生的味觉,目前对鲜的认识尚不多。味觉的敏感程度可受刺激物温度的影响,在 20~30℃,味觉的敏感度最高。味觉的分辨力和对某些食物的偏爱,也受血液中化学成分的影响,如肾上腺皮质功能低下的患者,由于血液中 Na^+ 减少,因而喜食咸味的食物,且对 Na^+ 浓度的分辨能力也提高。

味觉强度与味质浓度有关,浓度越高,所产生的味觉越强。另外,味觉强度也与唾液的分泌量有关,唾液可稀释味蕾处的味质浓度,从而改变味觉强度。

三、皮肤的感觉功能

皮肤内分布着多种感受器,能产生多种感觉。一般认为皮肤感觉主要有四种,即触觉、冷觉、温觉和痛觉。不同感觉的感受区在皮肤表面呈互相独立的点状分布。

(一) 触、压觉

给皮肤施以触、压等机械刺激所引起的感觉,分别称为**触觉**(touch)和**压觉**(pressure)。触觉是微

Note:

弱的机械刺激引起的,压觉是较强的机械刺激导致深部组织变形时引起的,两者在性质上类似,统称为触、压觉。触、压点在皮肤表面分布密度和该部位对触压觉的敏感程度成正比,如鼻、口唇、指尖等处感受器密度最高,胸、腹部次之,手腕、足等处最低。

触、压觉感觉器可以是游离的神经末梢、毛囊感受器或带有附属结构的环层小体、麦斯纳小体、鲁菲尼终末和梅克尔盘等。不同的附属结构可能决定它们对触、压觉刺激的敏感性或适应出现的快慢。机械刺激是触、压觉感觉器的适宜刺激。

(二)温度感觉

冷觉(cold)和**温觉**(warmth)合称温度觉,分别由冷、热两种感受器兴奋引起。皮肤的温度感觉受皮肤基础温度、温度变化的速度及被刺激皮肤的范围等因素影响。在25~40℃,皮肤温度越高,热觉的阈值越低;反之,皮肤温度越低,冷觉的阈值越低。在30~36℃,温度感觉可产生适应。在36℃以上或30℃以下,即使皮肤温度没有变化,也常常会有热或冷的感觉。在冷点下方主要分布有游离神经末梢,由Ⅲ类纤维传导传入冲动;热感受器可能也主要是游离神经末梢,传导纤维以Ⅳ类为主。

(三)痛觉

痛觉(pain)是由体内外各种伤害性刺激所引起的一种主观感觉,常伴有情绪活动和防卫反应。

知 识 拓 展

没有疼痛的痛苦生活

痛觉是由体内外伤害性刺激所引起的一种令人厌恶的、并伴有情绪活动和防卫反应的主观感觉。但是,事情总是一分为二的,痛觉可为机体提供受到威胁时的警报信号,因而具有保护意义。

一个先天缺乏疼痛的人,他们将一直在有可能伤害自己的危险环境中度日,因为他们受到威胁时缺乏警报信号,他们中的许多人往往很年轻就丧失了生命。例如,一位加拿大妇女出生时就对痛刺激没有反应,但她没有其他感觉障碍,而且人非常聪明。虽然在幼年时期她的父母就训练她避开有害场景,但是因骨骼变形、退化、感染等,她在28岁就失去了生命。

显然,痛觉感受器的低水平活动在我们的生活中起着重要的作用。即使在我们睡眠时痛觉感受器也在活动,它让我们尽量翻身以防止褥疮的发生及脊椎变形。总之,没有疼痛的生活是一种痛苦的生活。

(李 翔 钟 静)

思 考 题

1. 人眼视近物时,眼的调节如何进行?有什么生理意义?
2. 简述视杆细胞的感光换能机制。
3. 试分析鼓膜外伤穿孔后对中耳功能的影响。

神经系统的功能

10章 数字内容

---- 学习目标 ----

- 知识目标：

掌握

1. 神经纤维和突触传导兴奋的特征、突触传递的过程、突触后电位的类型和机制。

2. 特异和非特异投射系统的概念、特点和意义、第一体表感觉区代表区、特点和功能、内脏痛和皮肤痛的区别、牵涉痛的概念和意义。

3. 条件反射的概念和特点、大脑皮层的语言中枢和一侧优势。

熟悉

1. 神经递质和受体以及递质共存的概念、乙酰胆碱和儿茶酚胺类递质和受体的分布和效应。

2. 反射弧的概念、分类、特点和意义。

3. 脊休克和去大脑僵直的概念和表现。

4. 大脑皮层运动区、特点和功能、运动传导通路和功能。

了解

1. 内脏神经的功能和功能特点、内脏神经的递质和受体。

2. 脑电图的概念、基本波形和意义、觉醒和睡眠的分类、睡眠的表现。

3. 丘脑的核团和功能、第二体表感觉代表区、本体感觉、视觉代表区和功能。

- 能力目标：

1. 理解神经元的结构和功能，神经的轴浆运输和营养功能，突触抑制的类型、机制和意义，递质和受体的分类，中枢神经递质的分布、受体和作用，神经系统可塑性的概念。

2. 理解各级中枢尤其是下丘脑对内脏功能的调节和神经内分泌整合。

3. 理解条件反射的形成机制，学习的类型，记忆的分类和过程，语言障碍的类型，两侧大脑皮层的联系。

4. 说明脊休克和去大脑僵直的机制，基底神经节的功能及异常的临床表现，运动的机制。

5. 说明皮层诱发电位和皮层自发电位的概念，觉醒和睡眠的维持机制。

- 素质目标：

1. 运用神经纤维和中枢传导兴奋的特征、神经递质和受体、突触传递等现象联系临床实际，激发学生学习兴趣,培养学生创新精神。

2. 运用感觉传入通路的特点说明脊髓或高位中枢损伤时感觉异常的表现,培养学生临床思维。

3. 运用运动的机制和通路分析临床运动障碍的表现,培养学生发现问题及解决问题的能力。

导入情境与思考

1983 年,著名数学家陈景润被诊断患帕金森病。此后的 13 年中,他全身僵直,手、脚颤抖,吞咽困难,只有头脑还很清醒。他时常在病床上指导他的学生,或思考数学问题。深感遗憾的他却还常常安慰别人说:"哥德巴赫一个,帕金森一个,一加一等于二。哥德巴赫猜想是在祖国完成的,我的病也只有祖国医学能拯救。"

试根据该案例思考:

1. 中枢神经系统是如何支配四肢运动的?

2. 试从生理学角度分析应怎样护理帕金森病患者?

神经系统(nervous system)是机体最重要和最复杂的功能调节系统。体内各系统和器官都在神经系统的直接或间接调控下,协调精确地完成正常的生理功能,并能对体内外环境的各种变化作出迅速且完善的适应性调节,共同维持整体的正常生命活动。相较于其他动物,人类神经系统更为发达,大脑皮质在社会交流和生产劳动中高度发展和不断完善,产生了语言、思维、学习和记忆等高级功能活动,使人类能够自主地认识、适应和改造环境。神经系统主要由**神经细胞**(neurocyte)和**神经胶质细胞**(neurogliocyte)两大类细胞构成,通常可分为**中枢神经系统**(central nervous system)和**外周神经系统**(peripheral nervous system)两部分,前者指脑和脊髓部分,后者则为脑和脊髓以外的部分。本章主要介绍中枢神经系统的生理功能。

第一节 神经元与神经胶质细胞的一般功能

一、神经元和神经纤维

(一) 神经元

1. **神经元的基本结构** 神经细胞又称**神经元**(neuron),是一种高度分化的细胞。一般认为神经元是神经系统功能的主要承担者,是构成神经系统结构和功能的基本单位。人类中枢神经系统内约有 10^{11} 个神经元,一个神经元可以与成千上万个其他神经元构成联系,形成极为复杂的神经网络系统。尽管各类神经元的大小和形态差别很大,但其结构大致都由胞体和突起两部分组成。突起分为**树突**(dendrite)和**轴突**(axon)(图 10-1)。一个神经元可有一或多个树突,但一般只有一个轴突。胞体发出轴突的部位称为**轴丘**(axon hillock),轴突起始的部分称为**始段**(initial segment);轴突末端分成许多分支,每个分支末梢的膨大部分称为**突触小体**(synaptic knob),它与另一神经元相接触而形成**突触**(synapse)。

2. **神经元的主要功能** 神经元的主要功能是接受、整合和储存、传导信息。中枢神经元通过传入神经接受刺激信号,并对这些信号加以分析、整合或储存,再经传出神经将信息传到所支配的器官和组织,

图 10-1 有髓运动神经元结构与功能模式图

产生调节和控制效应。此外,有些神经元还能分泌激素,将神经信号转变为体液信号。一个神经元一般可分为以下四个功能部位(图 10-1):①胞体或树突膜上的受体部位,接受和整合信息;②轴突始段,产生动作电位;③轴突,传导动作电位;④轴突末梢,释放神经递质。

在树突分支上,树突膜突起而形成众多的多形性**树突棘**(dendritic spine),与其他神经元的轴突末梢形成突触(图 10-2)。树突的分支及树突棘都使细胞膜面积大幅扩展,从而提高了神经元信息接收的范围和敏感性。树突棘在数量和形态上都具有易变性,被认为是脑功能可塑性的基础。在脑发育期,树突棘数量的不断增加与智力的发育有关。智障儿童脑内树突棘数量相对稀少,形态相对细长(图 10-2)。

A. 突触发生于树突棘的模式图;B. 树突棘的数量和形态随年龄增长而改变,图示树突棘数量从胎儿到新生儿再到出生后 8 个月明显增多,但在出生后 18 个月的先天智障儿(Down 综合征),其数量明显减少,且变得异常细长。

图 10-2　大脑皮层锥体细胞顶树突上的树突棘示意图

(二) 神经纤维

1. 神经纤维的基本结构　运动神经元的轴突和感觉神经元的周围突二者统称为**轴索**(axis-cylinder),轴索外面包有**髓鞘**(myelin sheath)或**神经膜**(neurilemma),成为**神经纤维**(nerve fiber),其末端称为**神经末梢**(nerve terminal)。有些神经纤维被胶质细胞形成的髓鞘或神经膜反复卷绕,严密包裹,形成**有髓神经纤维**(myelinated nerve fiber);另一些则被胶质细胞稀疏包裹,髓鞘单薄或不严密,形成**无髓神经纤维**(unmyelinated nerve fiber)。构成髓鞘或神经膜的胶质细胞在周围神经系统主要是**施万细胞**(Schwann cell),在中枢则为**少突胶质细胞**(oligodendrocyte)。

2. 神经纤维的主要功能　传导兴奋和运输物质。

(1)神经纤维的兴奋传导功能:神经纤维上传导的兴奋或动作电位称为**神经冲动**(nerve impulse)。轴突和感觉神经元周围突的主要功能是传导兴奋,亦即传导动作电位。

1)神经纤维传导兴奋的特征为:①完整性,神经纤维只有在其结构和功能都完整时才能传导兴奋;如果神经纤维被切断、损伤,其结构上不能保持完整,神经冲动则不能通过;在应用麻醉药或低温处理后,虽然结构上完整,但正常功能受到抑制,冲动传导也会受阻。②绝缘性,一条神经干包含多条神经纤维,但各纤维传导兴奋时基本上互不干扰。③双向性,刺激神经纤维上任何一点所引发的兴奋均可沿神经纤维向两端传导。但在整体内,由于突触传递只能由突触前膜传向突触后膜,因此轴突总是将神经冲动由胞体传向末梢,从而表现为传导的单向性。④相对不疲劳性,连续电刺激神经数小时至十几小时,神经纤维仍能保持其传导兴奋的能力。这是由于神经冲动在神经纤维传导耗能极少。

2)影响神经纤维传导速度的因素:不同类型神经纤维传导兴奋的速度与神经纤维直径大小、有无髓鞘、髓鞘厚度以及温度高低等因素有关。一般来说,神经纤维越粗,传导速度越快,其大致关系为:传导速度(m/s)≈6× 直径(μm),直径是指包括轴索与髓鞘在一起的总直径。因此,有髓神经纤维传导速度比无髓神经纤维快。另外,在一定范围内,髓鞘越厚,传导越快。轴索直径与神经纤维总直径之比为 0.6:1 时,出现速度峰值。临床上,测定神经传导速度可辅助诊断神经纤维的疾患并估计神经损伤程度和预后。

3)神经纤维的分类:根据神经纤维兴奋传导速度的差异,将哺乳类动物的周围神经纤维分为 A、B、

C 三类,其中 A 类为有髓鞘的躯体传入和传出纤维,其中又可分为 α、β、γ、δ 四个亚类;B 类为有髓鞘的自主神经节前纤维;C 类为无髓鞘的躯体传入纤维和自主神经节后纤维。在感觉神经中,根据纤维的直径的大小和来源将传入纤维分为 I(包括 I_a 和 I_b)、II、III、IV 四类。两种分类方法有一定的相关关系,但又不完全相等(表 10-1)。目前对传出纤维多采用第一种分类法,对传入纤维则常用第二种分类法。

表 10-1　哺乳类动物周围神经纤维的分类

纤维分类	功能	纤维直径 /μm	传导速度 /(m/s)	相当于传入纤维的类型
A(有髓鞘)				
α	本体感觉、躯体运动	13~22	70~120	I_a、I_b
β	触 - 压觉	8~13	30~70	II
γ	支配梭内肌(引起收缩)	4~8	15~30	
δ	痛觉、温度觉、触 - 压觉	1~4	12~30	III
B(有髓鞘)	自主神经节前纤维	1~3	3~15	
C(无髓鞘)				
后根	痛觉、温度觉、触 - 压觉	0.4~1.2	0.6~2.0	IV
交感	交感节后纤维	0.3~1.3	0.7~2.3	

注:I_a 类纤维直径稍粗,为 12~22μm;I_b 类纤维直径稍细,约 12μm。

(2)神经纤维的轴浆运输功能:**轴浆**(axoplasm)即充盈于轴突中的细胞质,因经常在胞体与轴突末梢之间流动而称为**轴浆流动**(axoplasmic flow)。轴浆流动是双向性的,既可从胞体流向末梢,也可从末梢流向胞体。借助轴浆流动在胞体与轴突末梢之间运输物质的现象即称为**轴浆运输**(axoplasmic transport),自胞体向轴突末梢的运输称为**顺向轴浆运输**(anterograde transport);反之则称为**逆向轴浆运输**(retrograde transport)。通常轴浆以顺向流动为主,但胞体的蛋白质合成也受逆向轴浆流动的反馈控制。神经元是一种分泌细胞,其分泌部位通常位于轴突末梢,然而所有必需的蛋白质都是在胞体的粗面内质网和高尔基复合体内合成,然后通过轴浆流动运输到神经末梢的突触小体。如果切断轴突,不仅轴突远端部分发生变性即**沃勒变性**(Wallerian degeneration),而且近端部分甚至胞体也会发生变性。轴浆运输障碍已在多种神经退行性疾病中被发现,其可能与这些疾病的发生有关。

1)顺向轴浆运输:根据轴浆运输的速度,将顺向轴浆运输分为快速和慢速两类。**快速轴浆运输**(fast axoplasmic transport),指具有膜结构的细胞器,如线粒体、递质囊泡、分泌颗粒等可快速由胞体到达轴突末梢,动物坐骨神经内的快速运输速度约 410mm/d;**慢速轴浆运输**(slow axoplasmic transport),指由胞体合成的蛋白质所构成的微管和微丝等结构不断向末梢方向延伸,其他轴浆的可溶性成分也随之以较慢的速度(1~12mm/d)被顺向运输,其具体机制仍不清楚。

2)逆向轴浆运输:一些被轴突末梢摄取的物质,如神经营养因子、破伤风毒素、狂犬病病毒等,在轴突末梢被吞噬摄入轴浆后,沿轴突被逆向运输到神经元胞体,影响神经元的活动和存活。这种逆向流动的速度约为快速顺向运输速度的一半,为 205mm/d。

3. **神经对效应组织的营养性作用**　神经对所支配的组织有两方面的作用:一方面是借助神经冲动的传导,引起末梢释放神经递质,递质与后膜受体结合后,调控所支配的器官组织的功能活动,如肌肉收缩、腺体分泌等,称为神经的**功能性作用**(functional action);另一方面,神经末梢还释放某些营养因子,调整被支配组织的代谢活动,缓慢但持续地影响其结构和功能状态,称为神经的**营养性作用**(trophic action)。神经的营养性作用与神经冲动无关,且在正常情况下不易被察觉,短暂缺失时后果不明显,但长期缺失则后果严重,其作用较易逆向判断。如神经被切断后,它所支配的肌肉内糖原合成减慢,蛋白分解加速,肌肉逐渐萎缩。脊髓灰质炎患者出现肌肉萎缩,主要是因为支配相应肌肉的

Note:

脊髓中央灰质前角运动神经元变性死亡,对肌肉失去营养作用所致。

神经元能生成营养性因子维持所支配组织的代谢与功能,反过来所支配组织(如肌肉、腺体等)和神经胶质细胞(主要是星形胶质细胞)也能产生支持神经元的**神经营养因子**(neurotrophin,NT)。NT 的本质都是蛋白质,一些是由组织细胞产生后被神经末梢摄取,经逆向轴浆运输到达胞体,促进胞体生成有关的蛋白质;也有一些是由神经元产生,经顺向轴浆运输到达神经末梢,但最终都是对神经元的生长、发育和功能完整性产生支持和促进作用。目前已被确定的较重要的 NT 有**神经生长因子**(nerve growth factor,NGF)、**脑源性神经营养因子**(brain-derived neurotrophic factor,BDNF)、神经营养因子 3(NT3)和神经营养因子 4/5(NT-4/5)等。近年还发现很多营养因子,如施万细胞和星形胶质细胞产生的**睫状神经营养因子**(ciliary neurotrophic factor,GNTF)能促进受损伤的和胚胎的脊髓神经元存活。**胶质细胞源神经营养因子**(glial cell line-derived neurotrophic factor,GDNF)能支持中脑多巴胺能神经元的生存,可提高多巴胺能神经元存活率和神经末梢密度。此外,促进神经元生长的还有白血病抑制因子、胰岛素样生长因子 -1、转化生长因子、成纤维细胞生长因子和血小板源生长因子等。

二、神经胶质细胞

(一)神经胶质细胞的特征

在神经系统内,除神经元外,还有大量**神经胶质细胞**(neurogliocyte),总数达 10 000 亿 ~50 000 亿个,约为神经元数量的 10~50 倍,广泛分布于中枢和周围神经系统中。在中枢神经系统中,主要有**星形胶质细胞**(astrocyte)、**少突胶质细胞**(oligodendroglia)和**小胶质细胞**(microglia)等;在周围神经系统中,有包绕轴索形成髓鞘的施万细胞和脊神经节中的卫星细胞等。与神经元相比,胶质细胞也有突起,但无树突和轴突之分;细胞之间不形成化学性突触,但普遍存在缝隙连接;它们的膜电位也随细胞外 K^+ 浓度而改变,但不能产生动作电位。在某些胶质细胞膜上还存在多种神经递质的受体。此外,胶质细胞终身具有分裂增殖的能力。

(二)神经胶质细胞的功能

1. 星形胶质细胞 脑组织中神经元和血管外的空间主要由星形胶质细胞充填,是脑内数量最多、功能最复杂的胶质细胞。其功能有如下几方面:

(1)机械支持作用:星形胶质细胞与神经元紧密相邻且胶合在一起构成支架,对神经元的胞体和纤维构成机械支持。

(2)参与物质代谢及营养作用:星形胶质细胞的血管周足与毛细血管相连,突起与神经元相接,构成神经元和毛细血管之间的桥梁,为神经元运输营养物质和排除代谢产物;此外,星形胶质细胞还能分泌多种神经营养因子,对神经元的生长、发育、存活和功能维持起营养作用。

(3)隔离和屏障作用:①隔离作用:胶质细胞具有隔离中枢神经系统内各个区域的作用。其突起可将每一神经末梢覆盖,也可包裹神经元树突干上的轴突末端,形成小球样结构,将突起以及神经元间相互分隔开,可避免不同传入纤维的信号以及神经元之间相互干扰。②屏障作用:星形胶质细胞的血管周足与毛细血管内皮及内皮下基膜一起构成**血脑屏障**(blood brain barrier,BBB)。血管周足与毛细血管内皮富含葡萄糖和氨基酸转运体,利于这两种物质跨血 - 脑屏障转运;而甘露醇、蔗糖和许多离子,因缺乏相关转运体或通道而不能在血 - 脑屏障间转运。

(4)引导迁移作用:发育中的神经细胞沿着星形胶质细胞(主要是辐射状星形胶质细胞和小脑 Bergmann 细胞)突起的方向迁移到它们最终的定居部位。

(5)修复和增生作用:当脑和脊髓因缺氧、外伤或疾病发生变性,组织碎片被小胶质细胞转变成的巨噬细胞清除后,星形胶质细胞依靠增生充填组织缺损,但过度增生可形成脑瘤,成为引起癫病发作的病灶。

(6)免疫应答作用:星形胶质细胞作为中枢神经系统的抗原提呈细胞,其细胞膜上表达的特异性**主要组织相容性复合分子Ⅱ**(major histocompatibility complex moleculeⅡ,MHCⅡ)能与外来抗原结合,并呈递给 T 淋巴细胞。

(7)稳定细胞外液的 K^+ 浓度:星形胶质细胞膜上的钠钾泵可将细胞外液中过多的 K^+ 转运进入胞内,并通过缝隙连接将其分散到其他胶质细胞,形成 K^+ 的储存和缓冲池,稳定细胞外的 K^+ 浓度,以维持神经元的正常电活动。

(8)参与某些递质和活性物质的合成、代谢过程:星形胶质细胞能摄取神经元释放的谷氨酸和 γ-氨基丁酸,并将其转变为谷氨酰胺后再转运到神经元内。这一过程既可避免氨基酸类递质对神经元的持续作用,也能为神经元重新合成氨基酸类递质提供前体物质。此外,星形胶质细胞还参与多种活性物质的合成、分泌或转化,如血管紧张素原、前列腺素以及白细胞介素等。

2. 少突胶质细胞和施万细胞 少突胶质细胞和施万细胞可分别在中枢和周围神经系统形成髓鞘。其功能有如下几方面:

(1)提高神经纤维传导兴奋的速度,在有髓的神经纤维中,髓鞘使动作电位跳跃式传导,从而大大提高神经纤维传导兴奋的速度。

(2)髓鞘引导轴突生长,并促进与其他细胞建立突触联系。

(3)在周围神经损伤变性后的再生过程中,轴突可沿施万细胞所构成的索道生长。

3. 小胶质细胞 相当于中枢神经系统中的吞噬细胞。脑组织发生变性时,小胶质细胞能转变成巨噬细胞,与来自血液中的单核细胞和血管壁上的巨噬细胞一起清除变性的神经组织碎片。

4. 脉络丛上皮细胞和室管膜细胞 通过形成紧密连接参与血 - 脑脊液屏障和脑 - 脑脊液屏障的构成。

5. 卫星细胞 存在于周围神经系统的脊神经节内,其作用可能是为神经元提供营养及形态支持以及调节神经元外部的化学环境。

第二节 神经元的信息传递

一、突触传递

神经元与神经元之间、或神经元与其他类型细胞之间的功能联系部位或装置称为**突触**(synapse)。传出神经元与效应器细胞之间的突触也称为**接头**(junction)。中枢内突触数量巨大,其数量和功能可随突触功能活动而发生变化。突触处的信息传递是神经系统中信息交流的重要方式。根据突触传递媒质的不同,可将突触分为**化学性突触**(chemical synapse)和**电突触**(electrical synapse),前者的信息传递媒介是神经递质,后者的信息传递媒介为局部电流。

(一)化学性突触传递

化学性突触是以神经元所释放的化学物质为信息传递媒质(即神经递质)的突触,是最多见的类型。它们多由一个神经元的轴突末梢与另一个神经元或效应细胞相接触而形成,因此轴突末梢常被认作突触前成分;靶神经元或效应细胞则被视为突触后成分。根据突触前、后两部分之间有无紧密的解剖学关系,可将化学性突触分为**定向突触**(directed synapse targeted synapse)和**非定向突触**(non-directed synapse 或 non-targeted synapse)。

1. 定向化学突触传递 定向突触末梢释放的递质仅作用于突触后范围极为局限的部分膜结构,其典型例子是骨骼肌神经 - 肌接头和神经元之间经典的突触。

(1)突触结构:定向化学突触的经典结构由突触前膜、突触间隙和突触后膜三部分组成(图 10-3)。在电子显微镜下,突触前膜和突触后膜较一般神经元膜稍有增厚,约 7.5nm,突触间隙宽 20~40nm。在突触前末梢的轴浆内,富含线粒体和突触囊泡,囊泡的直径为 20~80nm,内含高浓度神经递质。不同的突触内含突触囊泡的大小和形态不完全相同,其内含的递质也不同。递质释放仅限于特定的膜结构区域,即为**活化区**(active zone)。突触间隙内含有黏多糖和糖蛋白,与组织间隙相通。在间隙两侧膜上存在一些分解相应递质的酶,以控制递质与受体作用的时间和强度。突触后膜具有密集的特异性受体或递质门控通道,它能与突触前膜释放的递质结合,在突触后神经元上发挥生理效应。

图 10-3 突触微细结构模式图

(2)突触分类:人类中枢神经系统中神经元数量巨大,接触方式各异。根据神经元相互接触的部位不同,通常将经典的突触分为三类:轴突 - 胞体式、轴突 - 轴突式和轴突 - 树突式(图 10-4A),他们分别是由前一神经元的轴突与后一神经元的胞体、轴突或树突相接触而形成的突触。这些类型的突触较多见。此外,还有较少见的树突 - 树突式、树突 - 轴突式、树突 - 胞体式、胞体 - 胞体式、胞体 - 树突式和胞体 - 轴突式突触等,它们在局部神经元构成的局部神经元回路中多见。此外,还有两个化学性突触以及化学性突触与电突触组成的交互性突触、串联性突触和混合性突触等(图 10-4B)。

A. 突触的基本类型:a. 轴突 - 胞体式突触,b. 轴突 - 轴突式突触,c. 轴突 - 树突式突触;B. 几种特殊形式的突触:
箭头分别表示突触传递的方向,交互式突触中 a′、b′ 分别代表两个不同方向的突触传递。

图 10-4 突触类型模式图

Note:

(3)突触传递：定向化学突触传递是经典的突触传递。

1)传递过程：当突触前神经元的兴奋抵达末梢时，末梢去极化产生动作电位，前膜上电压门控性 Ca^{2+} 通道开放，胞外 Ca^{2+} 进入突触前末梢轴浆内，Ca^{2+} 浓度迅速升高，激活轴浆内的某些蛋白质，使一定数量的突触囊泡从细胞骨架上游离出来，游离的囊泡逐渐向前膜的活化区移动，随后与突触前膜接触并固定于前膜上，在某些蛋白质的帮助下，着位的囊泡膜与前膜紧贴融合，形成融合孔；囊泡内的递质通过小孔出胞到突触间隙，并扩散到达突触后膜，作用于后膜上特异性受体或递质门控通道，引起突触后膜对某些离子通透性改变，使某些带电离子进出后膜，或使进出量发生变化，从而引起后膜的膜电位发生去极化或超极化。这种突触后膜上的电位变化称为**突触后电位**（postsynaptic potential）。经典的突触传递过程是一个电-化学-电的传递过程。

2)影响因素：突触传递过程的影响因素可影响神经系统的功能，甚至导致机体发生病理变化。主要分为以下几方面：①影响递质的释放。递质的释放主要取决于进入末梢的 Ca^{2+} 量。细胞外 Ca^{2+} 浓度升高，Ca^{2+} 内流增加可促进递质释放；反之，则抑制递质的释放。如肌无力综合征是因为破坏了轴突末梢上的 Ca^{2+} 通道，使 Ca^{2+} 内流受阻，递质释放减少，从而导致骨骼肌松弛；②影响递质的消除。释放的递质发挥作用后常常要被酶解代谢或前膜末梢重摄取而清除，若清除障碍则可影响突触传递过程。如三环类抗抑郁药能抑制脑内去甲肾上腺素的末梢重摄取，新斯的明、有机磷农药等抑制胆碱酯酶，使乙酰胆碱不能被降解而持续发挥作用；③影响突触后膜的受体和反应性。突触后膜的受体数量、亲和力也是影响突触传递的因素。

2. 非定向化学突触传递 这种突触类型不具有经典突触的结构，但也是以神经递质作为媒介物。其突触前末梢释放的递质可扩散至距离较远和范围较广的突触后成分，所以也称为**非突触性化学传递**（non-synaptic chemical transmission）。

非定向化学突触传递首先是在交感神经与其所支配的平滑肌中发现的。交感神经肾上腺素能神经末梢有许多分支，在分支上有大量的串珠状的膨大结构，称为**曲张体**（varicosity）。曲张体内含有大量的突触囊泡（图10-5），囊泡内含大量高浓度的去甲肾上腺素。一个神经元上的曲张体可多达 20 000 个，因此一个神经元具有大量的递质释放部位。但是，曲张体并不与效应细胞形成经典的突触联系，而是处在效应细胞附近。当神经冲动抵达曲张体时，递质从曲张体释放出来，通过扩散与效应细胞上相应受体结合，使效应细胞发生反应。大脑皮质肾上腺素能神经元、黑质多巴胺能神经元以及5-羟色胺能纤维的信息传递均以这种模式进行。

非定向化学突触传递与定向化学突触传递相比，有以下几个特点：①不存在特定的突触后结构即一对一的支配关系，一个曲张体释放的递质能作用于较多的突触后成分；②曲张体与效应细胞间的距离不等，一般在 20nm 以上，甚至可超过 400nm，因而递质弥散的距离大，弥散时间不等。③递质弥散到效应细胞时，能否发生传递效应取决于效应细胞上有无相应的受体。

3. 突触后电位 根据突触后膜发生去极化或超极化电位变化，即突触后神经元的兴奋性变化，可将突触后电位分为兴奋性突触后电位和抑制性突触后电位两种。

右上部分示放大的曲张体和平滑肌。

图 10-5 非定向突触传递的结构模式图

（1）兴奋性突触后电位：突触后膜在兴奋性递质的作用下发生的局部去极化，使该突触后神经元的兴奋性增高，这种电位变化称为**兴奋性突触后电位**（excitatory postsynaptic potential，EPSP）。例如，脊髓前角运动神经元与伸肌肌梭的传入纤维形成突触，当电刺激伸肌肌梭的传入纤维后约0.5ms，伸肌运动神经元胞体的突触后膜发生去极化（图 10-6A），这是一种快 EPSP。EPSP 产生的机制为：突触前膜释放兴奋性递质，递质经突触间隙扩散并作用于突触后膜相应的受体，导致突触后膜对 Na^+ 和 K^+，尤其是 Na^+ 的通透性升高，发生净内向电流，使得突触后膜发生去极化电位变化，形成 EPSP（图 10-6B，a）。EPSP 在突触后神经元轴突始段转化成动作电位，爆发扩布性兴奋传至整个神经元。

（2）抑制性突触后电位：突触后膜在抑制性神经递质的作用下发生的局部超极化，使突触后神经元的兴奋性降低，这种电位变化称为**抑制性突触后电位**（inhibitory postsynaptic potential，IPSP）。如来自伸肌肌梭的传入冲动在兴奋脊髓伸肌运动神经元的同时，通过抑制性中间神经元抑制与该伸肌相拮抗的屈肌运动神经元。当刺激伸肌肌梭传入纤维时，会发现屈肌运动神经元发生超极化（图 10-6A）。这种 IPSP 与快 EPSP 在变化时程上相似，是一种快 IPSP。IPSP 产生的机制为：突触前膜释放抑制性递质，导致突触后膜对 Cl^- 的通透性升高，Cl^- 内流从而引起后膜发生超极化电位变化，形成 IPSP（图 10-6B，b）。突触后膜在超极化状态下，轴突始段部位不易爆发动作电位，从而使突触后神经元的兴奋性降低。此外，IPSP 的形成可能还与钾通道的开放或钠通道和钙通道的关闭有关。

A.将记录电极插入支配骨直肌（伸肌）的脊髓前角运动神经元内，以适当强度电刺激相应的后根传入纤维，在该运动神经元内可记录到兴奋性突触后电位（EPSP）；将电极插入支配半膜肌（屈肌）的运动神经元内，可记录到抑制性突触后电位（IPSP）。
B.兴奋性突触后电位（a）和抑制性突触后电位（b）产生机制；上图曲线：突触前膜、突触后膜和轴突始段产生的电位变化；下图：突触传递的过程。

图 10-6 兴奋性突触后电位和抑制性突触后电位的记录（A）和产生机制（B）示意图

Note:

4. **突触后神经元的兴奋与抑制**　由于一个突触后神经元常与多个突触前神经末梢构成突触,而产生的突触后电位既有 EPSP,也有 IPSP,因此,突触后神经元胞体就像是个整合器,突触后神经元胞体电位改变的总趋势取决于同时或几乎同时产生的 EPSP 和 IPSP 的总和。当突触后膜总趋势为超极化时,突触后神经元表现为抑制;而当总趋势为去极化时,则神经元的兴奋性升高,如去极化达阈电位,即可爆发动作电位。动作电位并不是首先发生在胞体,而是发生在轴突始段。这是因为始段较为细小,EPSP 扩布至该处引起的跨膜电流密度较大;更重要的可能是由于此处膜上电压门控 Na^+ 通道的密度较大,而在神经元胞体和树突膜上分布很少。在轴突始段爆发的动作电位,可沿轴突扩布至末梢而完成兴奋传导;也可逆向传到胞体,其意义可能在于消除细胞此次兴奋前不同程度的去极化或超极化的影响,使其状态得到一次“更新”。

5. **突触的可塑性**　突触可塑性(synaptic plasticity)是指突触的形态、数量和功能可发生持久改变的特性,主要是指突触效能的改变。这些改变普遍存在于中枢神经系统中,尤其是处于发育期的神经系统和成熟后脑的学习与记忆等高级功能活动有关的部位,是学习和记忆产生机制的基础。

(1)强直后增强:突触前末梢在接受一短串高频刺激后,突触效能增强的现象称为**强直后增强**(posttetanic potentiation)。强直后增强的持续时间可长达数分钟或数小时。这可能是强直性刺激使 Ca^{2+} 大量进入突触前神经末梢,轴浆内游离 Ca^{2+} 的浓度暂时过剩,使突触前末梢持续释放神经递质,导致突触后电位持续增强。

(2)习惯化和敏感化:当重复给予较温和的刺激时,短时间内突触对刺激的反应逐渐减弱甚至消失,这种可塑性称为**习惯化**(habituation)。习惯化是由于重复刺激使突触前膜 Ca^{2+} 通道逐渐失活,Ca^{2+} 内流减少,递质释放减少所致。**敏感化**(sensitization)是指伤害性刺激后,突触对刺激的反应短时间增强或延长,传递效能提高的现象。由于突触前末梢钙通道开放时间延长,Ca^{2+} 内流增加,递质释放增多。一般认为,习惯化和敏感化都是短时程的,但有时也可持续数小时或数周。

(3)长时程突触可塑性:包括长时程增强和长时程抑制两种。

1)**长时程增强**(long-term potentiation,LTP):指突触前神经元在短时间内受到快速重复性的刺激后,在突触后神经元快速形成的持续时间较长的突触后电位增强的现象。表现为 EPSP 幅度增高、斜率增大、潜伏期缩短。LTP 比强直后增强的持续时间要长得多,最长可达数天。其形成机制也和强直后增强不同,是由突触后神经元胞质内 Ca^{2+} 增加(而非突触前神经元胞质内 Ca^{2+} 增加)所致。LTP 普遍存在于中枢神经系统,尤其在海马等与学习记忆有关的脑区发生,是脊椎动物学习和记忆的生理学基础。

2)**长时程压抑**(long-term depression,LTD):指突触传递效能的长时程减弱。LTD 也广泛见于中枢神经系统,如海马、小脑皮层和新皮层等脑区。

(二)电突触传递

电突触传递(electrical synaptic transmission)的结构基础是**缝隙连接**(gap junction)(图 10-7),传递的媒质是电流。构成电突触的两个神经元的对应膜均无增厚,膜内侧无囊泡。电突触的两膜相对应的部位有水相通道蛋白,这些通道是亲水的,对离子通透性大,电阻低,允许带电小离子和小分子通过。局部电流和 EPSP 也能以电紧张方式从一个细胞传向另一个细胞。电突触的传递一般是双向性的,由于两个神经元间的电阻低,因此兴奋传导速度快,几乎不存在潜伏期。电突触广泛存在于中枢神经系统和视网膜中,大多数发生在同类神经元之间,可促进神经元活动同步化。

图 10-7　电突触传递模式图

突触传递与疾病

破伤风是由破伤风杆菌特异性感染所致。破伤风杆菌广泛存在于泥土和人畜粪便中。破伤风杆菌产生强烈的外毒素主要是破伤风痉挛毒素,或称**神经毒素**(neurotoxin),可由外周向中枢神经系统转运(逆向轴浆运输),作用于脊髓前角细胞或神经肌肉终板,灭活与突触囊泡着位有关的蛋白,从而抑制递质释放,引起有特征性的全身横纹肌紧张性收缩或阵发性痉挛。典型症状表现为咀嚼不便,张口困难,牙关紧闭,颈项强直,头略向后仰,面部表情肌群呈阵发性痉挛,患者出现"苦笑脸",背肌、腹肌、四肢肌发生僵硬,出现角弓反张,四肢屈曲等。患者死亡原因多为窒息、心力衰竭或肺部并发症。

二、神经递质和受体

(一)神经递质

神经递质(neurotransmitter)是指由突触前神经元合成并在突触前膜释放,经突触间隙扩散,特异性地作用于突触后神经元或效应器细胞上的受体而引起一定效应的信息传递物质。神经元的化学性突触传递,无论是定向突触传递还是非定向突触传递,都需通过突触前膜释放神经递质作用于相应的受体来完成。此外,在神经系统中还有一类化学物质,虽由神经元产生,也作用于特异性受体,但并非在神经元之间起传递信息的作用,而是调节信息传递的效率,起到增强或减弱递质传递的效应,这类化学物质称为**神经调质**(neuromodulator)。通常递质与调质并无明确划分的界限,某媒质在一种突触中作为递质,也可在其他突触中作为调质而发挥作用。不少情况下递质包含调质,调质也起递质的作用,统称为递质。

1. **神经递质的鉴定** 在神经系统内存在许多化学物质,但非都为神经递质。一般认为,经典的神经递质应符合或基本符合以下条件:①在突触前神经元内,应具有合成该递质的前体及相应的酶系统,能够合成该递质;②合成的递质贮存于囊泡中,以防止被胞质中相应的酶所破坏。当神经冲动到达突触末梢时,囊泡释放递质入突触间隙;③递质与突触后膜相应的受体结合,并产生特定的生理效应。用人工方法将递质施加到突触后神经元或效应细胞旁能引起相同的生理效应;④突触部位存在使递质失活的酶或其他环节(摄取回收);⑤用特异性受体激动剂或受体阻断剂,能增强或阻断递质的突触传递效应。上述鉴定递质的条件并非绝对的,目前新发现的一些递质,如一氧化氮、一氧化碳等就不完全符合上述条件,但能起到与递质完全相同的作用,也将他们称为神经递质。

2. **神经递质的分类** 递质和调质具有丰富的多样性,目前已知的神经递质和调质超过一百多种,根据其化学结构,可将其分为若干个大类并列出其中代表性成员(表10-2)。

表 10-2 哺乳类动物神经递质的分类

分类	主要成员
胆碱类	乙酰胆碱
胺类	多巴胺、去甲肾上腺素、肾上腺素、5-羟色胺、组胺
氨基酸类	谷氨酸、门冬氨酸、甘氨酸、γ-氨基丁酸
肽类	速激肽、阿片肽(β-内啡肽、脑啡肽和强啡肽)、下丘脑调节肽、脑-肠肽(缩胆囊素、血管活性肠肽、胃泌素等)、促胃液素、血管紧张素Ⅱ等
嘌呤类	腺苷、ATP
气体类	一氧化氮、一氧化碳
脂类	花生四烯酸及其衍生物(前列腺素等)、神经活性类固醇*

注:* 为一类物质的总称。

3. **递质共存** 以往认为,一个神经元内只存在一种神经递质,其全部神经元末梢只释放同一种递质,这一现象称为**戴尔原则**(Dale principle)。但随着研究的深入,目前已发现可有两种或两种以上的神经递质(包括调质)共存于同一神经元内,这种现象称为**递质共存**(neurotransmitter co-existence)。

4. **递质代谢** 递质的代谢包括递质的合成、贮存、释放、降解、重摄取和再合成等过程。一些经典的递质如乙酰胆碱、胺类等,大多是在胞内相应酶的催化下合成,合成后储存于囊泡中。从突触前膜释放后作用于突触后膜相应受体发挥效应,之后会很快被降解或清除而失去作用。其中乙酰胆碱主要通过胆碱酯酶水解成胆碱和乙酸而失活,而胆碱则被胆碱转运体重新摄取回末梢内用于再合成新递质;去甲肾上腺素大部分是被突触前膜重新摄取并贮存于囊泡内以备再用,小部分在效应细胞经酶解失活。多数肽类递质是在基因调控下,通过核糖体的翻译和翻译后的酶切加工等作用下而形成,其失活主要通过酶促降解。

(二) 受体

1. **受体的概念** 受体(receptor)是指位于细胞膜上或细胞内与某些化学物质(如递质、调质、激素等)发生特异性结合并诱发生物效应的特殊生物分子。位于细胞膜上的受体称为膜受体,是带有糖链的跨膜蛋白质分子。与递质结合的受体主要为膜受体,且主要分布于突触后膜上。有些受体还存在于突触前膜,称为**突触前受体**(presynaptic receptor)或自身受体。突触前受体激活后,可调节突触前末梢递质的释放,表现为抑制或易化递质的释放。大多数突触前受体起负反馈调节突触前递质释放的作用,如去甲肾上腺素作用于突触前 α_2 受体,可抑制突触前膜对去甲肾上腺素的进一步释放;突触前受体也可易化递质释放,如交感神经末梢的突触前血管紧张素受体激活后,可促进前膜释放去甲肾上腺素。

能与受体发生特异性结合后增强受体的生物活性的化学物质称为受体的**激动剂**(agonist);能与受体发生特异性结合但不改变受体的生物活性,反而会占据受体而产生对抗激动剂效应的化学物质称为受体的**拮抗剂**(antagonist)或**阻断剂**(blocker)。两者统称为**配体**(ligand)。

2. **受体的分类** 受体具有丰富的多样性,根据分子结构、细胞内传递信息方式以及引起效应的差异,目前所知道的神经递质都有多种种类。各类受体还可进一步分出若干的亚型,构成受体家族或超家族。如胆碱能受体 N 受体可再分为 N_1 和 N_2 受体亚型;肾上腺素能受体 α 受体和 β 受体可分别再分为 α_1、α_2 受体亚型和 β_1、β_2、β_3 受体亚型。受体亚型的出现,表现一种递质能选择性作用于多种效应器细胞而产生多种的生物学效应。

递质和受体发生特异性结合后受体被激活,然后通过一定的跨膜信号转导途径,使突触后神经元活动改变或使效应细胞产生效应,根据受体的作用机制可将受体分为:①离子通道型受体或**促离子型受体**(ionotropic receptor)。这类受体与离子通道耦联,如神经 - 骨骼肌接头处的 N 型乙酰胆碱门控通道。这类受体为数不多,主要是烟碱受体和部分氨基酸类递质受体;②G 蛋白耦联受体或**促代谢型受体**(metabotropic receptor)。大多数介导跨膜信号转导的受体属于这个超家族的成员,如毒蕈碱受体、肾上腺素能受体、几乎所有肽类递质受体以及部分氨基酸类递质受体等。

3. **受体的调节** 膜受体蛋白的数量和与递质结合的亲和力在不同的生理或病理情况下均可发生改变。当递质分泌不足时,受体的数量将逐渐增加,亲和力也逐渐升高,称为受体的**上调**(up regulation);反之,称为受体的**下调**(down regulation)。有些膜受体的上调可通过膜的流动性将暂时储存于胞内膜结构上的受体蛋白表达于细胞膜上而实现;而有些膜受体的下调则可通过受体蛋白的内吞入胞,即受体的**内化**(internalization),以减少膜上受体的数量而实现;也有些膜受体的下调是由于受体蛋白发生磷酸化而降低其反应性所致。

(三) 主要的递质和受体系统

神经递质及其受体都具有丰富的多样性,下面列出每类神经递质中的几种主要递质及其受体(表 10-3)。

表 10-3　几种主要神经递质及其受体

分类	神经递质	受体	类型
胆碱类	乙酰胆碱（ACh）	M 受体（M_1~M_5）	G 蛋白耦联受体
		N 受体（N_1、N_2）	促离子型受体
单胺类	去甲肾上腺素（NE）	α 受体（α_1、α_2）	G 蛋白耦联受体
		β 受体（β_1、β_2、β_3）	G 蛋白耦联受体
	多巴胺（DA）	D 受体（D_1~D_5）	G 蛋白耦联受体
	5- 羟色胺（5-HT）	5-HT 受体	$5\text{-}HT_3$ 为促离子型受体
		（$5\text{-}HT_1$~$5\text{-}HT_7$）	其余为 G 蛋白耦联受体
	组胺（histamine）	H 受体（H_1、H_2、H_3、H_4）	G 蛋白耦联受体
氨基酸类	谷氨酸（Glu）	KA、AMPA、NMDA 受体	促离子型受体
		mGluR 受体	促代谢型受体
	γ- 氨基丁酸（GABA）	$GABA_A$、$GABA_C$ 受体	促离子型受体
		$GABA_B$	促代谢型受体
	甘氨酸（Gly）	Gly 受体	促离子型受体
肽类	速激肽	NK-1、NK-2、NK-3 受体	G 蛋白耦联受体
	阿片肽	μ、κ、δ 受体	G 蛋白耦联受体
嘌呤类	腺苷	P1 受体（A_1、A_{2A}、A_{2B}、A_3）	G 蛋白耦联受体
	ATP	P2 受体（P2X、P2Y）	P2X 是促离子型受体
			P2Y 是 G 蛋白耦联受体

1. 乙酰胆碱及其受体　乙酰胆碱（acetylcholine，ACh）是最早被发现的神经递质，也是在中枢神经系统内分布较为广泛的一种递质。以 ACh 为递质的神经元称为胆碱能神经元（cholinergic neuron）。能与 ACh 特异性结合的受体称为胆碱能受体（cholinergic receptor）。根据其药理特性，胆碱能受体可分为两类：一类能与天然植物中的毒蕈碱结合，称为毒蕈碱受体（muscarinic receptor），简称 M 受体；另一类能与天然植物中的烟碱结合，称为烟碱受体（nicotinic receptor），简称 N 受体。目前，根据氨基酸编码和基因序列的差异，M 受体可分为 M_1~M_5 五种亚型，它们均为 G 蛋白耦联受体；根据分布差异，N 受体可分为 N_1 和 N_2 两种亚型，都为促离子型受体。

在外周，M 受体分布于大部分的副交感神经节后纤维和少部分交感胆碱能节后纤维（汗腺细胞、骨骼肌血管平滑肌细胞）所支配的效应细胞上。当这类受体与乙酰胆碱或毒蕈碱结合，即 M 受体激活时，会产生一系列胆碱能节后神经纤维兴奋的效应，包括心脏活动抑制，内脏平滑肌收缩，消化腺和汗腺的分泌增加以及骨骼肌血管舒张等。这些作用称为毒蕈碱样作用，简称 M 样作用。阿托品是 M 型受体的阻断剂。N 受体分布于自主神经节后神经元和神经 - 肌肉接头的终板膜上，当小剂量的 ACh 或烟碱与这类受体结合时，会引起自主神经节后神经元兴奋或激活 N_2 受体使骨骼肌收缩，但大剂量的 ACh 与这类受体结合后可阻断自主神经节的突触传递，大剂量 ACh 致 N_1 受体脱敏，神经元过度去极化，导致钠通道失活可能是其部分原因。这些效应称为烟碱样作用，简称 N 样作用。由于 N_1 受体分布于自主神经节突触后膜和中枢神经系统，故称为神经元型烟碱受体（neuro-type nicotinic receptor）；而 N_2 受体主要位于神经 - 骨骼肌接头的终板膜上，称为肌肉型烟碱受体（muscle-type nicotinic receptor）。六烃季铵和美卡拉明能阻断 N_1 受体的功能，十烃季铵能阻断 N_2 受体的功能，而筒箭毒碱可阻断 N_1 受体和 N_2 受体的功能。

2. 单胺类递质及其受体　单胺类递质包括去甲肾上腺素、肾上腺素、多巴胺、5- 羟色胺和组胺等。它们的共同特点是神经元胞体在中枢分布相对集中,但纤维投射及受体分布的范围非常广泛。

(1) 去甲肾上腺素和肾上腺素及其受体:去甲肾上腺素(norepinephrine,NE 或 noradrenaline,NA)和肾上腺素(epinephrine,E 或 adrenaline,A)都属于儿茶酚胺类。在中枢,以 NE 为递质的神经元称为去甲肾上腺素能神经元(noradrenergic neuron),其胞体绝大多数位于低位脑干,尤其是中脑网状结构、脑桥的蓝斑以及延髓网状结构的腹外侧部分。以 E 为递质的神经元称为肾上腺素能神经元(radrenergic neuron),如不特意区分,肾上腺素能神经元通常也包括 NE 能神经元。以 NE 为递质的神经纤维称为肾上腺素能纤维(adrenergic fiber)。尚未发现以肾上腺素为递质的神经纤维,肾上腺素在外周仅作为一种内分泌激素。

与 NE 或 E 结合的受体称为肾上腺素能受体(adrenergic receptor),主要分为 α 型肾上腺素能受体(简称 α 受体)和 β 型肾上腺素能受体(简称 β 受体)两种。α 受体有 α_1 和 α_2 受体两种亚型,β 受体有 β_1、β_2 和 β_3 受体三种亚型。所有的肾上腺素能受体都为 G 蛋白耦联受体。在外周,多数交感节后纤维末梢支配的效应器细胞膜上都有肾上腺素能受体,但在某一效应器官上不一定都有 α 和 β 受体,有的仅有 α 受体,有的仅有 β 受体,也有的兼有两种受体。如在心肌主要有 β 受体;在血管平滑肌上则有 α 和 β 受体,但在皮肤、肾、胃肠的血管平滑肌上以 α 受体为主,而骨骼肌和肝脏的血管则以 β 受体为主。α_2 受体主要存在于突触前膜,属于突触前受体。NE 对 α 受体的作用较强,对 β 受体的作用较弱。一般而言,NE 与 α 受体(主要是 α_1 受体)结合后产生的平滑肌效应主要是兴奋性的,使血管、子宫、虹膜辐射状肌等的收缩,但也有抑制的,如使小肠平滑肌舒张;NE 与 β 受体(主要是 β_2 受体)结合后产生的平滑肌效应是抑制性的,使血管、子宫、小肠、支气管等舒张,但与心肌 β_1 受体结合产生的效应却是兴奋性的。β_3 受体主要分布于脂肪组织,与脂肪分解有关。

酚妥拉明能非选择性地阻断 α 受体,主要是 α_1 受体。哌唑嗪和育亨宾分别可选择性阻断 α_1 和 α_2 受体。普洛萘尔(心得安)能阻断 β 受体,但对 β_1 和 β_2 受体无选择性。阿替洛尔和美托洛尔主要阻断 β_1 受体,丁氧胺则主要阻断 β_2 受体。

(2) 多巴胺及其受体:多巴胺(dopamine,DA)也属于儿茶酚胺。DA 主要存于中枢神经系统,包括黑质 - 纹状体、中脑边缘系统和结节漏斗三个部分,分别与运动调控、奖赏行为和成瘾、垂体内分泌活动调节等有关。脑内的 DA 主要由黑质产生,沿黑质 - 纹状体投射系统分布,在纹状体贮存,其中尾核含量最多。已发现并克隆出 $D_1 \sim D_5$ 等五种受体亚型,都是 G 蛋白耦联受体。

(3) 5- 羟色胺及其受体:5- 羟色胺(serotonin 或 5-hydroxytryptamine,5-HT)系统也主要存在于中枢神经系统。在中枢,5-HT 能神经元主要集中于低位脑干的中缝核内。5-HT 主要调节痛觉、精神和情绪、睡眠、体温、性行为、垂体内分泌、心血管活动和躯体运动等功能。在外周,5-HT 能神经元在血小板及胃肠道的肠嗜铬细胞和肌间神经丛浓度最高,主要调节消化系统功能和血小板聚集等活动。

(4) 组胺及其受体:组胺(histamine)系统有 H_1、H_2 和 H_3 三种受体,广泛存在于中枢和周围神经系统内。中枢组胺能神经元胞体分布非常局限,主要在下丘脑后部的结节乳头核内,但其纤维投射广泛,几乎达中枢的所有部位。

3. 氨基酸类递质及其受体   主要分为兴奋性氨基酸和抑制性氨基酸两类。

(1) 兴奋性氨基酸:主要包括谷氨酸和门冬氨酸。

1) 谷氨酸(glutamic acid 或 glutamate,Glu):脑和脊髓内主要的兴奋性递质,以大脑皮层和脊髓背侧部分含量相对较高。谷氨酸受体有促离子型受体和促代谢型受体两种类型。前者可再分为海人藻酸(kainate,KA)、AMPA(α-amino-3-hydroxy-5-methyl-4-isoxazoleproprionate)受体和 NMDA(N-methyl-D-aspartate)受体三种类型。KA 受体和 AMPA 受体又合称为非 NMDA 型受体,它们对 Glu 的反应较快,其耦联通道的电导较低。KA 受体激活时可允许 Na^+ 内流和 K^+ 外流;AMPA 受体激活时,主要对 Na^+ 通透,有些也允许 Ca^{2+} 通透;NMDA 受体对 Glu 的反应较慢,其耦联通道的电导较高,激活时对 Na^+、K^+ 和 Ca^{2+} 都可通透。谷氨酸及其受体在机体的各种功能,如兴奋传递、痛觉、中枢的可塑性以及兴奋毒性和神经系统退行性疾病中都有一定的作用。

2）门冬氨酸：多见于视皮层的锥体细胞和多棘星状细胞。

（2）抑制性氨基酸：主要包括γ- 氨基丁酸（γ-aminobutyric acid，GABA）、**甘氨酸**（glycine，Gly）、**β- 丙氨酸**（β-alanine，Ala）、**牛磺酸**（taurine，Tau）和γ- 氨基己酸（γ-aminocaproic acid）。

1）γ- 氨基丁酸：其在大脑皮层的浅层和小脑皮层的浦肯野细胞层含量较高，是脑内的主要抑制性递质。GABA 受体可分为 $GABA_A$、$GABA_B$、$GABA_C$ 三种亚型。$GABA_A$ 和 $GABA_B$ 广泛分布于中枢神经系统中，而 $GABA_C$ 主要分布于视网膜和视觉通路中。$GABA_A$ 和 $GABA_C$ 均属于促离子型受体，激活时主要允许 Cl^- 内流；$GABA_B$ 为促代谢型受体，激活后通过相耦联的 G 蛋白而增加 K^+ 电导。两者都可引起突触后膜超极化而产生抑制效应。

2）甘氨酸：主要分布于脊髓和脑干中，甘氨酸受体也是促离子型受体，其通道为 Cl^- 通道，可被士的宁阻断。此外，甘氨酸也能结合于 NMDA 受体，但此时产生兴奋效应。

4. 神经肽及其受体　神经肽（neuropeptide）是指分布于神经系统起信息传递或调节信息传递作用的肽类物质。它们以调质、递质或激素的形式发挥作用。神经肽主要有以下几类：

（1）速激肽：哺乳类动物的**速激肽**（tachykinin）包括 P 物质（substance P）、神经激肽 A、神经肽 K、神经肽 α、神经激肽 A 和神经激肽 B 等六个成员。已发现和克隆出三种神经激肽受体，即 NK-1、NK-2、和 NK-3 受体，分别对 P 物质、神经肽 K 和神经激肽 B 敏感，它们都是 G 蛋白耦联受体。

（2）阿片肽：**阿片肽**（opioid peptide）主要包括**内啡肽**（endorphin）、**脑啡肽**（enkephalin）和**强啡肽**（dynorphin）三类。内啡肽中主要是β- 内啡肽，分布于腺垂体、下丘脑、杏仁核、丘脑、脑干和脊髓等处，主要起抑制性调节作用。脑啡肽在脑内分布广泛，尤其是在脊髓后角胶质区浓度很高，可能与痛觉传入的调节有关。强啡肽在脑内的分布与脑啡肽有较多重叠，但浓度低于脑啡肽。已确定的阿片受体有 μ、κ 和 δ 受体，均为 G 蛋白耦联受体。激活 μ 受体可增加 K^+ 电导，引起中枢神经元的超极化；激活 κ 和 δ 受体，可导致 Ca^{2+} 通道关闭。阿片肽的生理作用极为广泛，在调节感觉（主要是痛觉）、内脏活动、免疫、内分泌、体温、摄食活动等方面均有作用。

（3）下丘脑调节肽：下丘脑调节腺垂体功能的肽类激素称为**下丘脑调节肽**（hppothalamic regulatory peptides）。其中大部分激素及其受体也存在于下丘脑以外的脑区和周围神经系统。如生长抑素可在许多脑区发挥神经递质的作用，参与感觉传入、运动传出等方面的调节。已发现五种生长抑素受体，即 SSTR1~SSTR5 受体，都与 G 蛋白耦联，以神经递质或调质的方式发挥调节作用。

（4）脑 - 肠肽：**脑 - 肠肽**（brain-gut peptide）是指在胃肠道和脑内双重分布的肽类物质。主要有缩胆囊素（CCK）、血管活性肠肽（VIP）、胃泌素、神经降压素、甘丙肽和胃泌素释放肽等。脑内的 CCK 前体经加工后产生长短不一的活性片段，以 CCK-8 为主，主要分布于大脑皮质、纹状体、杏仁核、下丘脑和中脑等处。脑内有两种 CCK 受体，即 CCK-A 受体和 CCK-B 受体，均为 G 蛋白耦联受体。

神经系统中还发现多种其他肽类物质，如促胃液素、血管紧张素 Ⅱ、心房钠尿肽、降钙素基因相关肽、神经肽 Y、肾上腺髓质素、内皮素等均存于许多脑区，参与多种功能活动的调节。

5. 嘌呤类递质及其受体　嘌呤类递质主要有**腺苷**（adenosine）和 ATP。腺苷是中枢神经系统中的一种抑制性递质。咖啡和茶的中枢兴奋效应是由咖啡因和茶碱抑制腺苷的作用而产生的。ATP 在体内也具有广泛的受体介导效应，如自主神经系统的快速突触反应和缰核的快反应。嘌呤能受体可分为腺苷（P1）受体和嘌呤核苷酸（P2）受体两类。前者以腺苷为自然配体，后者则以 ATP 为自然配体。P1 受体在中枢和周围神经中均有分布，有 A_1、A_{2A}、A_{2B} 和 A_3 四种类型，均为 G 蛋白耦联受体。P2 受体主要存于周围神经系统中，主要有 P2X、P2Y 两种亚型，各自均有多种亚型。P2X 是化学门控通道，P2Y 是 G 蛋白耦联受体。

6. 其他可能的递质　一些气体分子，如**一氧化氮**（nitric oxide，NO）、**一氧化碳**（carbon monoxide，CO）和硫化氢具有某些神经递质的特征。此外，前列腺素和糖皮质激素及性激素等神经活性类固醇也被视为可能的递质。

神经递质与疾病

　　神经递质和神经肽,对机体功能的完成和平衡都具有重要的作用。神经递质失调会导致机体发生功能异常,甚至导致疾病的发生。目前公认的帕金森病在中枢神经元和递质水平的主要发病机制是由于黑质-纹状体通路多巴胺能神经元的大量减少。诸如此类的脑血管疾病、癫痫、偏头疼和神经退行性疾病,以及其他如脑水肿、脑损伤等疾病给人类带来了巨大的痛苦,作为护理工作者,我们应给予患者更多的耐心、温暖和关爱,做一名有担当有爱心的白衣天使。

三、神经反射

　　反射是神经调节的基本方式,反射弧结构和功能的完整是发挥作用的前提。反射和反射弧的概念详见绪论,以下主要介绍反射弧中枢部分的活动规律。

(一)反射的分类及中枢控制

　　1. 反射的分类　巴甫洛夫将反射分为非条件反射和条件反射两类。**非条件反射**(unconditioned reflex)是指在出生后无需训练就具有的反射,防御反射、食物反射、性反射等。这类反射具有生来就有、数量有限、形式固定和较低级等特点,它的建立无需大脑皮层的参与,通过皮层下各级中枢即可形成。在机体初步适应环境,及个体生存和种系延续方面有重要的生理意义。**条件反射**(conditioned reflex)是指通过后天学习和训练而形成的反射,是人和动物在个体生活过程中按照所处的生活环境,在非条件反射的基础上不断建立起来的。它可以建立,也可消退,数量可不断增加,其形成的主要中枢部位在大脑皮层,是反射的高级形式。

　　2. 反射的中枢控制和调节　反射是信息经感受器、传入神经、中枢、传出神经和效应器等五个环节构成的反射弧传递的过程。一般地说,在传入神经元和传出神经元之间(中枢)只经过一次突触传递的反射称为**单突触反射**(monosynaptic reflex)。这种反射中枢范围较窄,是最简单的反射。腱反射是体内唯一的单突触反射(见第三节)。在中枢经过多次突触传递的反射,称为**多突触反射**(polysynaptic reflex)。机体内大部分反射都为多突触反射。

(二)中枢神经元的联系方式

　　神经元依在反射弧中所处地位的不同可分为传入神经元、中间神经元和传出神经元三种。中枢神经元相互连接成网,形成复杂的相互连接方式(图 10-8),主要有以下几种:

　　1. 单线式联系(single line connection)　一个突触前神经元仅与一个突触后神经元发生突触联系。如视网膜视锥系统的联系方式,这种联系可使视锥系统更精确和准确,具有较高的分辨能力,但在神经系统中这种联系方式很少见。

　　2. 辐散式联系(divergence connection)　一个神经元的轴突可通过分支与许多神经元建立突触联系。这种方式在传入通路中多见,能在一个神经元兴奋时引起多个神经元同时兴奋或抑制。

　　3. 聚合式联系(convergence connection)　一个神经元的细胞体或树突可接受许多不同轴突来源的投射而建立的突触联系。这种方式在传出神经通路中多见,能使多个神经元同时作用于同一神经元,从而使兴奋和抑制在同一神经元上发生整合,使后者发生兴奋或抑制。

　　4. 链锁式联系(chain connection)或**环式联系**(recurrent connection)　中间神经元之间由于辐散与聚合式联系同时存在时形成。神经冲动通过链锁式联系,可在空间上加大作用范围;兴奋冲动通过环式联系,因正反馈活动使兴奋增强或延续,或因负反馈活动使兴奋及时终止。在环式联系中,即使最初的刺激已经停止,传出通路上的冲动仍会持续一段时间,产生后发放现象。

（三）中枢兴奋传播的特征

在多突触反射中，兴奋在反射中枢部分传递时，往往需要通过多次突触传递。因此，中枢兴奋传递与突触传递密切相关。由于化学突触的结构和神经递质的参与，使得兴奋通过突触的传递与在神经纤维上的传导有明显不同。中枢传递的特征主要表现为以下几个方面：

1. **单向传播**　兴奋经化学性突触传递时，只能由突触前膜传向突触后神经元，而不能逆向传播，这一现象称为**单向传播**（one-way conduction）。限定了神经兴奋传导所携带的信息只能沿着指定的路线运行。

2. **中枢延搁**　兴奋通过中枢传播时比较缓慢，这一现象称为**中枢延搁**（central delay）。它是指兴奋在中枢传播时，比在相同长度的神经纤维上传导所额外花费的时间，其本质是在反射过程中花费在反射中枢所有化学性突触传递上的时间，反射进行过程中通过的突触数愈多，中枢延搁所耗时间就愈长。

3. **兴奋可发生总和**　在反射活动中，单根神经纤维的传入冲动一般不能使中枢发出传出效应，而需若干神经纤维的传入冲动同时到达同一中枢，才可能产生传出效应。这是因为单根纤维传入冲动引起的 EPSP 是局部电位，其去极化幅度较小，不能引发突触后神经元的扩布性动作电位。但若干传入纤维引起的多个 EPSP 可发生空间总和与时间总和，如果去极化总和达到阈电位，即可爆发动作电位；如果总和仍未到达阈电位，此时突触后神经元虽未出现兴奋，但其兴奋性有所提高，即为**易化**（facilitation）。

4. **兴奋节律可发生改变**　在一个反射弧同时分别记录传入神经与传出神经的放电频率，可测得两者的频率不同。这是因为传出神经常常同时接受多个突触前神经元的突触传递，且反射中枢常经过多个中间神经元接替，因此，最后传出冲动的频率取决于各种影响因素的综合效应。

5. **后发放**　即使原先刺激已经停止，传出通路仍可在一定时间内持续发放冲动称为**后发放**（after discharge）。可发生在环式联系的反射通路中，也可发生在各种神经反馈活动中。如随意运动时中枢发出的冲动到达骨骼肌引起肌肉收缩后，骨骼肌内的肌梭不断发出传入冲动，将肌肉的运动状态和被牵拉的信息传入中枢。

6. **对内环境变化敏感和易疲劳**　由于突触间隙与细胞外液相通，因此在反射活动中，突触部位容易受内环境变化影响，如缺氧、二氧化碳和某些药物等。此外，突触部位也是反射弧中最易疲劳的环节，用较高频率连续刺激突触前神经元后，突触后神经元的放电频率便逐渐降低，反射活动也明显减弱，可能与递质的耗竭有关。

（四）中枢抑制和中枢易化

各种反射能协调进行，是因为中枢活动总是既有兴奋又有抑制。通过**中枢抑制**（central inhibition）和**中枢易化**（central facilitation），使各种功能活动准确和精确地完成。

1. **中枢抑制**　根据抑制发生的突触部位，将其分为突触前抑制和突触后抑制两种类型。

（1）突触前抑制：通过改变突触前膜的活动，使突触后神经元产生的抑制，称为**突触前抑制**（presynaptic inhibition）。即第一个神经元兴奋时释放的递质相对地降低了第二个神经元兴奋时在其突触后的第三个神经元胞体产生的 EPSP。如图 10-9 所示，轴突末梢 A 与运动神经元构成轴突 - 胞体式突触；轴突末梢 B 与末梢 A 构成轴突 - 轴突式突触，但与运动神经元不直接形成突触。若仅兴

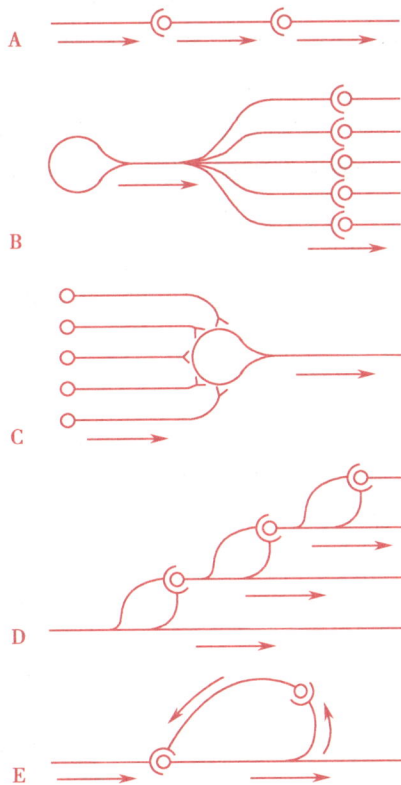

A. 单线式联系；B. 辐散式联系；C. 聚合式联系；D. 链锁式联系；E. 环式联系。

图 10-8　中枢神经元的联系方式模式图

奋末梢 A,则引起运动神经元产生一定大小的 EPSP;若仅兴奋末梢 B,则运动神经元不发生反应;若末梢 B 先兴奋,一定时间后末梢 A 再兴奋,则运动神经元产生的 EPSP 将明显减小。目前认为可能的机制是:①末梢 B 兴奋时,释放 GABA 作用于末梢 A 上的 $GABA_A$ 受体,引起末梢 A 的 Cl^- 电导增加,膜发生去极化,使其跨膜静息电位变小,而致使传导到末梢 A 的动作电位幅度变小,时程缩短,结果使进入末梢 A 的 Ca^{2+} 减少,由此而导致突触前递质释放减少,进而使突触后的运动神经元的 EPSP 减小;②在某些轴突末梢上(如末梢 A)还存在 $GABA_B$ 受体,该受体激活时,通过耦联的 G 蛋白,使膜上 K^+ 通道开放,引起 K^+ 外流,使膜的复极化加快,同时也减少末梢 A 的 Ca^{2+} 内流而产生抑制效应。

A. 神经元的联系方式;B. 机制(详见正文),虚线表示突触前抑制和突触前易化变化过程。

图 10-9　突触前抑制和突触前易化的神经元联系方式及机制示意图

(2)突触后抑制:由抑制性中间神经元末梢释放抑制性递质,使突触后膜产生 IPSP,从而使突触后神经元发生抑制,称为**突触后抑制**(postsynaptic inhibition)。突触后抑制又可分为传入侧支性抑制和回返性抑制两种形式。

1)传入侧支性抑制:传入纤维进入中枢后,一方面通过突触直接兴奋某一中枢的神经元,另一方面通过侧支兴奋另一抑制性中间神经元,通过后者的活动再抑制另一中枢的神经元,这种抑制称为**传入侧支性抑制**(afferent collateral inhibition)也称**交互性抑制**(reciprocal inhibition)。这种抑制能使不同中枢之间的活动协调起来。例如,伸肌的肌梭传入纤维进入脊髓后,直接兴奋伸肌的 α 运动神经元,同时发出侧支兴奋一个抑制性神经元,转而抑制屈肌的 α 运动神经元,导致伸肌收缩而屈肌舒张,保证了伸肌和屈肌活动的协调控制(图 10-10A)。

2)回返性抑制:中枢神经元兴奋时,传出冲动沿主轴突向外传导,同时又经轴突侧支兴奋另一抑制性中间神经元,后者释放抑制性递质,反过来抑制原先发生兴奋的神经元及同一中枢的其他神经元,这种抑制称为**回返性抑制**(recurrent inhibition)。如脊髓前角运动神经元的轴突支配骨骼肌,同时通过其轴突侧枝兴奋闰绍细胞,后者兴奋时释放抑制性递质甘氨酸,其活动经轴突回返作用于原先发动运动的脊髓前角运动神经元和其他同类神经元(图 10-10B)。这种抑制能使神经元的活动及时终止,也促使同一中枢内许多神经元之间的活动步调一致。这种形式的抑制在海马和丘脑内也明显存在。

Note:

A：传入侧支性抑制；B：回返性抑制。
黑色神经元代表抑制性神经元，(+)兴奋 (−)抑制。

图 10-10 两类突触后抑制示意图

2. 中枢易化 可分为突触前易化和突触后易化。

(1) **突触前易化**(presynaptic facilitation)：与突触前抑制具有同样的结构基础。在图 10-9 中，如果到达末梢 A 的动作电位时程延长，则 Ca^{2+} 通道开放的时间延长，因此进入末梢 A 的 Ca^{2+} 数量增多，末梢 A 释放递质增多，最终使运动神经元的 EPSP 增大，即产生突触前易化。至于末梢 A 动作电位时程延长的原因，可能是由于轴突 - 轴突式突触末梢释放某种递质(如 5- 羟色胺)，引起细胞内 cAMP 水平升高，使 K^+ 通道发生磷酸化而关闭，从而延缓动作电位的复极化过程。

(2) **突触后易化**(postsynaptic facilitation)：表现为 EPSP 的总和，使膜电位接近阈电位水平，如果在此基础上再出现一个刺激，就更容易达到阈电位而爆发动作电位。

第三节 神经系统的感觉分析功能

机体内外的各种刺激，首先作用于不同的感受器，然后被转换成传入神经上的神经冲动，通过特定的神经通路传向特定的中枢，中枢将传入信息进行分析整合，从而产生各种特定的感觉。

一、脊髓的感觉传导与分析功能

各种躯体感觉的传入通路首先是由感受器换能后经初级传入神经元传入，在后根(或脑)神经节中更换神经元(简称换元)接替后进入脊髓或脑干，上传到上位中枢。感觉传导通路可分为浅感觉传导通路和深感觉传导通路两大类。

1. 浅感觉传导通路 传导痛觉、温度觉和粗略触 - 压觉。其传入纤维由后根的外侧部(细纤维部分)进入脊髓，在脊髓后角换元，换元后的第二级神经元再发出纤维在中央管前经白质前连合交叉到对侧，在脊髓前外侧部，分别经脊髓丘脑侧束(传递痛、温觉)和脊髓丘脑前束(传递粗略触 - 压觉)上行抵达丘脑，形成前外侧索传入系统。前外侧索传入系统中大部分纤维终止于丘脑的特异感觉接替核，少部分纤维投射到丘脑中线区和髓板内的非特异投射核。

2. 深感觉传导通路 传导肌肉本体感觉和深部压觉以及精细触 - 压觉。其传入纤维由后根的内侧部(粗纤维部分)进入脊髓后，其上行分支在同侧后索上行，抵达延髓下部薄束核和楔束核后换元，第二级神经元再发出纤维交叉到对侧，组成内侧丘系，继续上行投射到丘脑的后外侧腹核并在此处更换第三级神经元。这条通路称为后索 - 内侧丘系传入系统。

皮肤触觉中的辨别觉，其传导路径和深感觉传导路径一致。因此，浅感觉传导路径是先交叉再上行，而深感觉传导路径是先上行再交叉(图 10-11A)。在脊髓半离断的情况下，浅感觉的障碍发生在离断水平以下的对侧(健侧)，而深感觉(包括辨别觉)的障碍则发生在离断水平以下的同侧(病侧)。在脊髓空洞症患者，如果破坏在中央管前交叉的浅感觉传导路径，会造成相应节段皮节的浅感觉障

Note：

碍。但由于痛、温度觉传入纤维进入脊髓后，仅在进入水平的 1~2 个节段内换元交叉到对侧，而粗略触-压觉传入纤维进入脊髓后分成上行与下行纤维，分别在多个节段内换元交叉至对侧，因此较局限地破坏中央管前交叉的浅感觉传导通路，仅使相应节段双侧皮节的痛、温度觉发生障碍，而粗略触-压觉基本不受影响的感觉分离现象。

上述两个传入系统内的上行纤维也有一定的空间分布。来自骶、腰、胸、颈区域的轴突在前外侧索依次由外到内加入；而在后索则依次由内到外加入（图 10-11B）。因此，如果脊髓外有病变，首先受压的是来自骶和腰部的纤维，如果病变在脊髓内部，则首先受损的是来自颈和胸部的浅感觉。

A.躯体感觉传导通路；B.感觉通路的脊髓横断面：S.骶；L.腰；T.胸；C.颈。

图 10-11　躯体感觉传导通路及脊髓横断面示意图

来自头面部的痛觉和温度觉主要由三叉神经脊束核中继，而触-压觉与本体感觉则主要由三叉神经经主核和中脑核中转，换元后发出的二级纤维越至对侧组成三叉丘系到丘脑后内侧腹核换元，最终投射到大脑皮层中央后回的下部。内脏感觉的传入神经主要为自主神经，包括交感神经和副交感神经，它们的胞体主要位于脊髓胸$_1$~腰$_2$和骶$_{2-4}$后根神经节，以及第Ⅶ、Ⅸ、Ⅹ对脑神经内。内脏感觉的传入冲动进入中枢后，沿着与躯体感觉的同一路径上行（脊髓丘脑束）到丘脑。

二、丘脑及其感觉投射系统

1. 丘脑的核团　丘脑是除嗅觉外各种感觉传入通路的重要中继站，能对感觉传入进行初步的分析和综合。丘脑的核团或细胞群大致可以分为以下三大类（图 10-12）。

（1）第一类细胞群：统称为**特异感觉接替核**（specific sensory relay nucleus），是除嗅觉外各种感觉的第二级投射纤维所到达的主要核团，换元后进一步投射到大脑皮层感觉区，其中，后外侧腹核为脊髓丘脑束与内侧丘系的换元站，与躯干、肢体感觉的传导有关；后内侧腹核为三叉丘系的换元站，与头面部感觉的传导有关。后腹核发出的纤维向大脑皮层感觉区投射，不同部位传来的纤维在后腹核内换元有一定的空间分布，下肢感觉在后腹核的最外侧，头面部感觉在后腹核内侧，而上肢感觉在中间部位。这种空间分布与大脑皮层感觉区的空间定位相对应。此外，内、外侧膝状体也归入此类，它们分别是听觉和视觉传导通路的换元站，发出的纤维分别向听皮层和视皮层投射。

Note:

1. 网状核（大部分已除去，只显示前面一部分）；2. 前核；3. 前腹核；4. 苍白球传来纤维；5. 外侧腹核；6. 外髓板；7. 小脑传来纤维；8. 内髓板及髓板内核群；9. 背外侧核；10. 后外侧核；11. 后外侧腹核；12. 内侧丘系；13. 背内核；14. 中央中核；15. 束旁核；16. 后内侧腹核；17. 视束；18. 外侧膝状体；19. 内侧膝状体；20. 外侧丘系；21. 丘脑枕。

图 10-12　右侧丘脑主要核团示意图

(2) 第二类细胞群：这类核统称为**联络核**（associated nucleus）。它们接受来自丘脑特异感觉接替核和其他皮层下中枢的纤维（但不直接接受感觉的投射纤维），换元后发出纤维投射到大脑皮层的某一特定区域。联络核的功能主要是协调各种感觉在丘脑和大脑皮层的联系。如丘脑前核接受来自下丘脑乳头体的传入纤维，并发出纤维投射到大脑皮层的扣带回，参与内脏活动的调节；丘脑外侧腹核主要接受来自小脑、苍白球和后腹核的传入纤维，发出纤维投射到大脑皮层的运动区，参与运动的调节；丘脑枕核接受内、外侧膝状体的传入纤维，发出纤维投射到大脑皮层的顶叶、枕叶和颞叶联络区，参与各种感觉的联系功能。

(3) 第三类细胞群：这类细胞群称为**非特异投射核**（nonspecific projection nucleus），主要包括内髓板内的中央中核、束旁核、中央外侧核等。其通过多次换元接替后弥散地投射到整个大脑皮层，起着维持大脑皮层兴奋状态的重要作用。

2. 感觉投射系统　丘脑各部分向大脑皮层的投射称为**感觉投射系统**（sensory projection system）。根据不同特征，可分为特异投射系统和非特异投射系统（图 10-13）。

(1) 特异投射系统：丘脑的特异感觉接替核和联络核及其投射至大脑皮层的神经通路称为**特异投射系统**（specific projection system）。来自躯体各部位和各种类型的感觉传入以点对点的方式投射到大脑皮层的特定区域。一般认为，经典的感觉传导通路由三级神经元接替完成：第一级神经元位于脊神经节或脑神经感觉神经节内，第二级神经元位于脊髓后角或脑干有关的神经核内，第三级神经元在丘脑特异感觉接替核内。但特殊感觉（视、听、嗅）的传导通路则较复杂，视觉传导通路包括视杆细胞和视锥细胞在内，为四个神经元接替；听觉传导通路则由更多的神经元接替；而嗅觉传导通路与丘脑特异感觉接替核无关。一般经典的感觉传导通路是通过特异投射系统作用于大脑皮层。特异投射系统投射纤维主要终止于皮层第四层，形成突触联系，从而引起特定感觉。此外，这些投射纤维还通过多个中间神经元接替，与大锥体细胞形成突触联系，从而激发大脑皮层发出传出神经冲动。

(2) 非特异投射系统：丘脑的非特异投射核及其投射至大脑皮层的神经通路称为**非特异投射系统**（non-specific projection system）。该系统多次换元并弥散性地投射到大脑皮层广泛区域，且在投射途中经多次换元，因而与大脑皮层不具有点对点的投射关系。此外，上述经典传导通路的第二级神经元的纤维经过脑干时，发出侧支与脑干网状结构内的神经元发生突触联系，在网状结构内反复换元上行，到达丘脑非特异投射核，再经多次突触换元后，弥散投射到大脑皮层的广泛区域。因此，这个系统没有专一的感觉传导功能，不能引起特定感觉，但起着维持和改变大脑皮层兴奋状态的作用。而特定感觉是在大脑皮层兴奋的基础上才能产生,因此非特异投射系统的活动是特异投射系统实现功能的必要条件。

实线表示特异性投射系统,虚线表示非特异性投射系统。

图 10-13　感觉投射系统示意图

动物实验中发现,刺激动物的中脑网状结构,能唤醒动物,其脑电波呈现去同步化快波;而在中脑头端切断网状结构时,动物出现类似睡眠的现象,脑电波呈现同步化慢波(见第五节)。这说明脑干网状结构中存在具有上行唤醒作用的功能系统,称为**脑干网状结构上行激动系统**(ascending reticular activating system)。此系统的损伤,可导致人和动物昏睡不醒。由于这一系统上行时需要经多突触换元接替,易受药物影响而发生传导阻滞。如巴比妥类催眠药的作用可能就是由于阻断上行激动系统的传导而起催眠作用的。

三、大脑皮层的感觉分析功能

人类大脑皮层神经元数量巨大、类型多,神经元之间的联系十分复杂,但有严格的分层和定位。根据神经元成分与结构特征,Brodmann 将大脑皮层分为 52 区(图 10-14)。

(一)躯体感觉

从丘脑后腹核携带的躯体感觉信息经特异投射系统投射到大脑皮层的特定区域,该区域称为**躯体感觉代表区**(somatic sensory area),主要包括体表感觉区和本体感觉区。

1. **体表感觉代表区**　主要分为第一和第二两个体表感觉区,以前者较为重要。

(1)第一体表感觉区:位于中央后回,相当于 Brodmann 分区的 3-1-2 区(图 10-13)。其感觉投射规律为:①躯干和四肢部分的感觉为交叉性投射,即一侧躯体感觉传入冲动向对侧皮层投射,但头面部感觉的投射是双侧性的;②投射区域的大小与感觉分辨精细程度有关,分辨愈精细的部位在中央后回的代表区也愈大,如大拇指和示指的代表区面积比躯干的代表区面积大几倍;③投射区域具有一定的分野,总体安排是倒置的。即下肢代表区在顶部,膝部以下的代表区在大脑半球内侧面,上肢代表区在中间部,头面部代表区在底部,但头面部代表区内部是正立的(图 10-15)。

中央后回负责处理相同或相似功能的神经元一般呈纵向柱状排列,相互间通过密切的突触联系构成感觉皮层最基本的功能单位,称为**感觉柱**(sensory column)或**皮层功能柱**(cortical functional column)。同一个柱内的神经元对同一感受野的同一类感觉刺激起反应,是一个传入 - 传出信息整合处理单位。一个细胞柱发生兴奋时,相邻细胞柱就受到抑制,形成兴奋和抑制的镶嵌模式。这种柱状结构的形态和功能特点,在第二感觉区、视区、听区皮层和运动区皮层中也一样存在。

上：大脑半球外侧面；下：大脑半球内侧面。

图 10-14 人类大脑皮层的 Brodmann 分区

人大脑皮层感觉区。

图 10-15 体表感觉在中央后回的投射规律示意图

Note:

(2)第二体表感觉区：位于大脑外侧沟的上壁，中央前回与岛叶之间，面积远比第一体感区小，感觉分析功能粗糙，具有双侧性，身体各部分向第二感觉区的投射并不完善，定位也不太具体。切除人类第二体感区后并不会引起显著的感觉障碍。但该区与痛觉关系较密切。

2. 本体感觉代表区　中央前回(4区)是运动区，也是本体感觉代表区。在猫、兔等较低等的哺乳类动物，体表感觉区与运动区基本重合在一起，称为**感觉运动区**(sensorimotor area)。在猴、猩猩等灵长类动物，体表感觉区与运动区逐渐分离，前者位于中央后回，后者位于中央前回，但这种分化也是相对的。各种躯体感觉的感知，取决于皮层兴奋的特定部位；感觉的强度则取决于：①感觉神经纤维上的动作电位的频率；②参与反应的感受器数目(见第九章)。此外，皮肤感觉(包括触 - 压觉、本体感觉、温度觉等)与感受器的点状分布密度有关。只有在分布有感受器处的皮肤，刺激才能引起相应的感觉。

(1)触 - 压觉：触 - 压觉是在内侧丘系(传导精细触 - 压觉，与刺激的具体定位、空间和时间辨别有关)和前外侧系(传导粗略触 - 压觉，具有粗略定位功能)两条通路中上行，只有当中枢损伤非常广泛时，触 - 压觉才可能完全被阻断。触 - 压觉在皮肤呈点状分布，不同的部位敏感性不同，如四肢皮肤比躯干敏感，手指尖的敏感性最高。

知 识 拓 展

触压觉特点与临床应用

人的皮肤内有多种触 - 压觉感受器，如环层小体、麦斯纳小体、梅克尔盘和鲁菲尼小体等。相邻两个引起触觉的点为触点，最小距离称为两点辨别阈。麦斯纳小体和梅克尔盘的感受野较小，两点辨别阈较低，其分辨力较强；而环层小体和鲁菲尼小体则相反，因此其分辨力较低。引起触 - 压觉的最小压陷深度称为触觉阈。触觉阈的高低与感受器的感受野大小和皮肤上感受器的分布密度有关。在人的皮肤、口唇和指尖，感受器分布密度较高，感受野小；而在腕、足等处则相反。触压觉是最不易缺损的感觉，但在临床上进行触压觉检查、肌肉和静脉注射以及穿刺和采血等操作时即要注意不同的部位其特点的不同。

---

(2)本体感觉：指来自躯体深部的肌肉、肌腱、骨膜和关节等处的组织结构对躯体的空间位置、姿势、运动状态和运动方向的感觉。感受器主要包括肌梭、腱器官和关节感受器等。经脊髓后索上行，大量传入冲动进入小脑，也有部分投射到大脑皮层。本体感觉的传入对躯体平衡感觉的形成具有一定作用。

(3)温度觉：丘脑的温度觉投射纤维除到达中央后回外，还投射到同侧的岛叶，后者可能是温度觉的初级皮层。温度觉有热觉和冷觉之分，皮肤冷感受器多于热感受器，躯干对冷的敏感性高于四肢。冷感受器主要感受低于体温(10~38℃)的温度刺激，而热感受器主要感受高于体温(30~45℃)的温度刺激。当超过45℃时，热感觉消失，代之而出现痛觉。

(二) 视觉

视网膜中神经节细胞的轴突在视神经乳头处汇集并穿过眼球后壁形成**视神经**(optic nerve)，视神经中来自两眼鼻侧视网膜的纤维交叉投射而形成**视交叉**(optic chiasm)，来自颞侧视网膜的纤维则不交叉直接上行。因此，左眼颞侧视网膜和右眼鼻侧视网膜的纤维汇集成左侧视束，投射到左侧外侧膝状体。经外侧膝状体换元后投射到左侧初级视皮层。右侧则相反(图 10-16A)。人的初级视觉皮层位于枕叶皮层内侧面距状沟的上下两缘(17 区)。距状沟的上缘与下缘分别接受视网膜的上半部与下半部纤维的投射；距状沟的后端与前端分别接受视网膜中央凹(黄斑区)与视网膜周边区域的投射(图 10-16B)。

A. 视觉传入通路；B. 视网膜各部分在视皮层投射规律。

图 10-16　视觉传入通路及视网膜各部分在视皮层投射规律示意图

（三）听觉

听神经传入纤维首先在同侧脑干的蜗腹侧核和蜗背侧核换元,换元后的纤维大部分交叉到对侧上橄榄核的外侧折向上行,形成外侧丘系,小部分不交叉,进入同侧的外侧丘系,外侧丘系的纤维直接或经下丘换元后抵达内侧膝状体,后者再发出纤维组成听放射,至初级听皮层。人脑的初级听皮层位于颞叶的颞横回和颞上回（41、42 区）。由于外侧丘系内含有双侧传入纤维,故一侧通路在外侧丘系以上受损,不会产生明显的听觉障碍。

（四）嗅觉和味觉

嗅觉在大脑皮层的投射区随着进化而愈益缩小,在高等动物仅存在于边缘叶前底部、梨状皮层的前部、杏仁核的周围皮层。味觉的处理可能在孤束核、丘脑和味皮层,味皮层主要位于中央后回的舌代表区附近（43 区）。

（五）平衡感觉

人体的平衡感觉主要与头部的空间方位有关。头部的空间方位在很大程度上决定于前庭感受器的传入信息,但视觉的提示作用也很重要,以及关节囊本体感受器的传入冲动提示躯体不同部位的相对位置的信息,皮肤的外感受器尤其是触 - 压觉感受器的传入冲动。以上四种传入信息在皮层水平进行综合,为整个躯体的连续的空间图像。

四、痛觉

痛觉（pain）是由体内、外伤害性刺激所引起的一种主观感觉,常伴有情绪变化、防卫反应和自主神经反应。任何形式（机械、温度、化学）的刺激只要达到对机体伤害的程度均可使痛觉感受器兴奋,因此痛觉感受器又称伤害性感受器。痛觉感受器不易发生适应,属于慢适应感受器,因而痛觉可成为机体遭遇危险的警报信号,对机体具有保护意义。痛觉通常可分为躯体痛、内脏痛和牵涉痛。

Note:

(一)躯体痛

1. 体表痛 发生在体表某处的痛感称为体表痛。因其产生的时间快慢,可分为**快痛**(fast pain)与**慢痛**(slow pain)两种。

(1)快痛 传导快痛的外周神经纤维主要是有髓鞘的 A 类纤维,其兴奋阈较低;快痛主要是经特异投射系统到达大脑皮层的第一和第二体表感觉区。因此具有以下特点:①潜伏期短,后作用也短;②为尖锐的针刺样痛;③定位明确;④常伴有反射性的屈肌收缩。

(2)慢痛 传导慢痛的外周神经纤维主要是无髓鞘的 C 类纤维,其兴奋阈较高;慢痛纤维主要投射到扣带回。特点是:①潜伏期长(0.5~1s),后作用也长,可达几秒钟;②为强烈而难以忍受的烧灼痛;③定位不明确;④常伴有情绪反应以及恶心、出汗和血压等改变的自主神经反应。在外伤时,上述两种痛觉常常相继出现,不易明确区分,但皮肤有炎症时,常以慢痛为主。

2. 深部痛 发生在躯体深部,如骨、关节、骨膜、肌腱、韧带和肌肉等处的痛觉称为深部痛。一般表现为慢痛,其特点是:定位不明确,可伴有出汗、恶心、血压和呼吸改变的自主神经反应。发生深部痛时,可反射性引起邻近骨骼肌收缩而导致局部组织缺血,而缺血又使疼痛进一步加剧,形成恶性循环。缺血性疼痛可能是与肌肉收缩时局部组织释放某种致痛物质(Lewis P 因子,可能是 K^+)有关。

(二)内脏痛

1. 内脏感觉代表区 内脏感觉的皮层代表区混杂在第一体表感觉区的躯干及下肢代表区中,人脑的第二体感区和运动辅助区也与内脏感觉有关。此外,边缘系统皮层也接受内脏感觉的投射。内脏感觉代表区同内脏器官的总面积相比非常小,而且不集中,也可能是内脏感觉较模糊的原因之一。内脏中有痛觉感受器,但无本体感受器,所含温度觉和触-压觉感受器也很少。因此,内脏感觉主要是痛觉。

2. 内脏痛的类型 内脏痛是临床常见的症状,常因机械牵拉、缺血、平滑肌痉挛和炎症等刺激作用于内脏器官而产生。内脏痛可分为真脏器痛和体腔壁痛,前者是指脏器本身的活动状态或病理变化所引起的疼痛,如痛经、分娩痛、肠绞痛、膀胱胀痛等。后者是指内脏疾患引起邻近体腔壁浆膜受刺激或骨骼肌痉挛而产生的疼痛,如胸膜炎或腹膜炎时可发生体腔壁痛。这种疼痛与躯体痛相似,也由躯体神经,如膈神经、肋间神经和腰上部脊神经传入。

3. 内脏痛的特点 内脏痛的特点是:①定位不准确,这是内脏痛最主要的特点。如腹痛时患者常不能说清楚发生疼痛的明确位置,这是因为痛觉感受器在内脏的分布比在躯体的分布要稀疏得多;②发生缓慢,持续时间较长,主要表现为慢痛,常呈渐进性增强,但有时也可迅速转为剧烈疼痛;③中空内脏器官(如胃、肠、胆囊和胆管等)对扩张性刺激、机械牵拉刺激以及缺血等刺激敏感,而对切割、烧灼等易引起体表痛的刺激却不敏感;④常伴有情绪和自主神经活动的改变。内脏痛特别能引起不愉快的情绪反应,常伴有出汗、恶心、呕吐、血压及呼吸活动的改变;⑤一些内脏痛还伴有牵涉痛。

(三)牵涉痛

内脏疾患往往引起身体远隔的体表部位发生疼痛或痛觉过敏,这种现象称为**牵涉痛**(referred pain)。由于牵涉痛的体表放射部位比较固定,因而在临床上常提示某些疾病的发生。常见内脏疾病牵涉痛的体表定位见表10-4。

表 10-4 常见内脏疾病牵涉痛的体表定位

患病器官	心脏	胃胰	小肠	肝胆	阑尾	肾脏	膀胱	子宫
疼痛投射部位	心前区或左臂尺侧	左上腹及肩胛间	脐部	右肩胛	脐部或上腹部	腰及腹股沟	耻骨上部、会阴部或阴茎	耻骨上部、会阴部或背下部

牵涉痛往往发生在与患病内脏具有相同胚胎节段和皮节来源的体表部位,它们都受同一脊髓节段的背根神经支配。如膈神经的传入纤维和肩上部的神经传入纤维在同一水平进入脊髓;心脏和上臂源于同一节段水平;睾丸及其支配神经是从尿生殖嵴迁移而来的,而尿生殖嵴也是肾和输尿管的发源部位。来自内脏和躯体的痛觉传入纤维会在感觉传入的第二级神经元会聚(图10-17),即在脊髓后角胶状质层。来自体表的感觉纤维通常不激活脊髓后角的第二级神经元,但当来自内脏的伤害性刺激冲动持续存在时,则对体表的传入产生易化作用,从而使脊髓后角的第二级神经元被激活,上传到大脑皮层产生痛觉。这时中枢则无法判断刺激究竟是来自内脏还是来自体表发生牵涉痛的部位,由于疼痛刺激多来源于体表部位,大脑皮层更习惯于识别体表信息,因而把内脏痛误认为是体表痛。

图 10-17 牵涉痛产生机制示意图

第四节 神经系统对躯体运动的调节

躯体运动是人类生存的最基本功能之一。人体的躯体运动可以是不受意识控制的反射活动,也可以是按照一定目标进行的随意活动。各种躯体运动,都是在神经系统的控制下,通过骨骼肌的收缩和舒张,牵动骨和关节的运动来完成的。姿势为运动的前提和基础,骨骼肌一旦失去中枢神经系统的调节,就会发生麻痹。

一、脊髓对躯体运动的调节

脊髓是躯体运动最基本的反射中枢。脊髓不仅能单独完成屈肌反射和牵张反射等较简单的反射活动,而且是机体各种复杂运动的基础。换言之,高级中枢是通过调节脊髓的基本反射来完成许多复杂的躯体运动的。

(一)脊髓的运动神经元

脊髓灰质前角有大量的神经元,即 α、β 和 γ 运动神经元;在脑干的大部分脑神经核(除第Ⅰ、Ⅱ、Ⅷ对脑神经核外)也有运动神经元。α 运动神经元轴突经前根传出,称为 α 传出纤维,其末梢分出许多分支,每一分支直接支配骨骼肌一条普通肌纤维(梭外肌纤维)。当一个 α 运动神经元兴奋时,可引起它所支配的全部肌纤维收缩。通常将一个 α 运动神经元及其所支配的全部肌纤维构成了一个肌肉运动的功能单位,称为**运动单位**(motor unit)。不同肌肉的运动单位大小不同,一般肌肉越粗大,运动单位所含肌纤维数也越多;反之,肌肉越细小,运动单位所含肌纤维数越少。同一个运动单位的肌纤维,可和其他运动单位的肌纤维交叉分布。

α 运动神经元既接受从脑干到大脑皮层等高位中枢下传的信息,也接受来自皮肤、肌肉和关节等外周传入的信息,产生一定的反射传出冲动,到达所支配的骨骼肌,引起躯体运动。因此,α 运动神经元又称为躯体运动反射的**最后公路**（final common path）。许多来自高位中枢和外周的各种神经元在脊髓（包括脑运动神经元）这个运动的最后公路处进行整合，最终发出一定形式和频率的冲动到达效应器，从而发生随意运动；并且调节姿势，为运动提供一个稳定的背景和基础；同时协调不同肌群的活动，使运动能够平稳而精确地进行。

γ运动神经元散在于α运动神经元之间，胞体较α运动神经元小。其轴突经前根传出，称为γ传出纤维，其末梢分支直接支配骨骼肌梭内肌纤维，主要终止于梭内肌纤维的两端。γ运动神经元的兴奋性较高，常以较高的频率持续放电，其主要功能是调节肌梭对牵张刺激的敏感性。β运动神经元发出的纤维对骨骼肌的梭内肌和梭外肌都有支配，其功能尚不清楚。

（二）脊髓的调节功能

机体许多反射可在脊髓水平完成，通常脊髓活动处于高位中枢控制之下，本身独立的功能不易表现出来。

1. 脊髓休克　脊髓休克（spinal shock）简称脊休克，是指人和动物在脊髓与高位中枢之间离断后其反射活动能力暂时丧失，进入无反应状态的现象。在动物实验中，为了保持动物的呼吸功能，常在颈髓第5节水平以下切断，以保留膈神经对膈肌呼吸运动的支配。这种脊髓与高位中枢离断的动物称为脊髓动物，简称脊动物。

脊休克主要表现为：在横断面以下的脊髓整合的屈反射、交叉伸肌反射、腱反射与肌紧张均丧失，外周血管扩张，血压下降，发汗、排便和排尿等自主神经反射均不能出现，说明躯体与内脏反射活动均减弱或消失。经过一定时间后，一些以脊髓为基本中枢的反射活动可以逐渐恢复。其恢复的速度快慢，与动物进化程度有密切关系。低等动物（如蛙）在脊髓离断后数分钟内反射即恢复，犬需几天，人类则需数周以至数月。在恢复过程中，一些较简单和较原始的反射先恢复，如屈肌反射、腱反射等；较复杂的反射后恢复，如对侧伸肌反射、搔爬反射等。反射恢复后，血压也逐渐回升到一定水平，可具有一定的排便与排尿能力，但反射往往不能很好适应机体的生理需要。离断面水平以下的感觉和随意运动能力将永久丧失。

脊休克的产生并不是由于切断损伤的刺激而引起，因为反射恢复后若再次切断脊髓，并不能使脊休克重现；而是由于离断的脊髓突然失去了高位中枢的调节，使脊髓暂时处于兴奋性极低的状态，以致对任何刺激都失去反应。脊休克的产生与恢复，说明脊髓可以完成某些简单的反射活动，但这些反射平时在高位中枢控制下不易表现出来。脊休克后伸肌反射减弱而屈肌反射增强，说明高位中枢对脊髓反射既有易化作用，也有抑制作用。

知 识 拓 展

脊休克与临床护理

急性脊髓炎或外伤致高位截瘫的患者在临床上由于脊休克的发生，会表现出不同的现象。如在病变早期会发生尿、便潴留，患者无膀胱充盈感，膀胱会因充盈过度而出现充盈性尿失禁。因此，在人工导尿、排便的同时，可用按摩、针灸、热敷等方法促进膀胱或肠道功能恢复，而在病变恢复期会发生大小便失禁。由于断面以下感觉障碍，患者膀胱容量减小，会出现反射性神经源性膀胱，排尿的次数和频率会增加，但要注意与尿路或肠道感染的区别。

高位中枢对脊髓反射既有易化作用，也有抑制作用。脊休克后伸肌反射减弱而屈肌反射增强。由于伸肌反射大多数为抗重力肌，脊休克后屈肌反射占优势，这不利于肢体支持体重。因此，在低位脊髓横贯性损伤的患者，护理时应注意让患者通过站立姿势的锻炼以促进恢复伸肌反射，尤其是使下肢伸肌具有足够的紧张性以保持肢体伸直，以便能依靠拐杖站立或行走。同时，通过加强锻炼充分发挥未瘫痪肌肉的功能。例如，背阔肌等由脊髓离断水平以上的神经所支配，但却附着于骨盆，这样就有可能使患者在借拐杖行走时摆动骨盆。

2. 脊髓对姿势的调节　中枢神经系统通过调节骨骼肌的紧张度或产生相应的运动,以保持或改正身体在空间的姿势,这种反射活动称为**姿势反射**(postural reflex)。脊髓能完成的姿势反射有对侧伸肌反射、牵张反射等。

(1)屈肌反射与对侧伸肌反射:脊动物在其皮肤接受伤害性刺激时,受刺激一侧肢体关节的屈肌收缩而伸肌弛缓,肢体屈曲,称为**屈肌反射**(flexor reflex)。屈肌反射具有保护性意义,但不属于姿势反射。若加大刺激强度,则可在同侧肢体发生屈肌反射的基础上出现对侧肢体伸直的反射活动,称为**对侧伸肌反射**(crossed extensor reflex)。对侧伸肌反射是一种姿势反射,在保持躯体平衡中具有重要意义。

(2)**牵张反射**(stretch reflex):指有神经支配的骨骼肌受到外力牵拉时,引起受牵拉的同一肌肉收缩的反射活动。牵张反射有两种类型,分别是腱反射和肌紧张。

腱反射(tendon reflex):指快速牵拉肌腱时发生的牵张反射。例如,叩击髌骨下方的股四头肌肌腱时,股四头肌即刻会发生一次收缩,这称为膝反射。跟腱反射和肘反射也属于腱反射。腱反射发生的速度快,反射的潜伏期短,只够一次突触传递的时间,因此为单突触反射。临床上常通过检查腱反射来了解神经系统的功能状态。腱反射减弱或消退提示反射弧损害或中断,而在反射弧中最容易受损伤的部位是中枢环节,因此腱反射消失可判断脊髓病变的部位;而腱反射亢进则提示高位中枢有病变,这是由于牵张反射受高位中枢的调节。

肌紧张(muscle tonus):指缓慢持续牵拉肌腱时发生的牵张反射。其表现为受牵拉的肌肉能发生紧张性收缩,阻止被拉长。人体为克服重力作用而保持一定的姿势,就需要全身各种肌肉保持一定的紧张性。肌紧张是维持躯体姿势最基本的反射活动,是姿势反射的基础。肌紧张是多突触反射。肌紧张的反射收缩力量并不大,只是抵抗肌肉被牵拉,表现为同一肌肉的不同运动单位进行交替性的收缩而不是同步性收缩。因此,不表现明显的动作,并且能持久进行而不易疲劳。通常伸肌和屈肌都有牵张反射,在人类,伸肌是抗重力肌,脊髓的牵张反射主要表现为伸肌。肌紧张的主要生理意义在于维持姿势,因此伸肌比屈肌的牵张反射明显符合生理需要。

腱反射和肌紧张的感受器主要是**肌梭**(muscle spindle),其外层为一结缔组织囊(图 10-18A),囊内所含的肌纤维称为梭内肌纤维,而囊外一般肌纤维则称为梭外肌纤维。肌梭与梭外肌纤维平行排列呈并联关系;梭内肌纤维的收缩成分位于纤维的两端,而感受装置位于中间,两者呈串联关系。因此,当梭外肌纤维收缩使肌肉缩短时,感受装置所受的牵拉刺激减少;而当梭内肌纤维收缩时,则感受装置对牵拉刺激的敏感性增高;当肌肉受外力牵拉时,梭内肌被动拉长,感受装置刺激增强(图 10-18B)。

牵张感受的另一种装置是**腱器官**(tendon organ),分布在肌腱胶原纤维之间,与梭外肌纤维呈串联关系,其传入纤维是较细的 I_b 类纤维,传入冲动到达脊髓后,对同一肌肉的 α 运动神经元起抑制作用。当梭外肌纤维发生等长收缩时,腱器官的传入冲动发放频率增加,肌梭的传入冲动不变;当梭外肌纤维发生等张收缩时,腱器官的传入冲动发放频率不变,肌梭的传入冲动频率减少;当肌肉受到被动牵拉时,腱器官和肌梭的传入冲动发放频率均增加。因此,腱器官是一种张力感受器,而肌梭是一种长度感受器。一般认为,当肌肉受到牵拉时,首先兴奋肌梭的感受装置发动牵张反射,引起受牵拉的肌肉收缩以对抗牵拉;当牵拉力量进一步加大时,则可兴奋腱器官使牵张反射受到抑制,也称为**反牵张反射**(inverse stretch reflex),以避免被牵拉的肌肉受到损伤。

二、脑干对肌紧张和姿势的调节

(一)脑干对肌紧张的调节

脑干对肌紧张的调节主要是通过脑干网状结构发出的下行纤维作用于脊髓而进行的。脑干网状结构对肌紧张的调节具有易化和抑制两种作用。

Note:

A. 肌梭的主要组成；B. 示不同状态下肌梭长度和传入神经放电的改变：肌静息时(图 B ①)，肌梭长度和 Ⅰa 类传入纤维放电处在一定水平；当肌肉牵拉而伸长时(图 B ②)，或肌梭长度不变而 γ 传出纤维的传出冲动增加时(图 B ③)，Ⅰa 类传入纤维放电频率增加；当梭外肌收缩而肌梭缩短时(图 B ④)，Ⅰa 类传入纤维放电频率减少或消失。

图 10-18 肌梭的主要组成及在不同状态下肌梭长度和放电改变示意图

1. 脑干网状结构易化区和抑制区及其作用 脑干网状结构中存在有抑制或加强肌紧张及肌运动的区域，前者称为**抑制区**(inhibitory area)，位于延髓网状结构的腹内侧部分；后者称为**易化区**(facilitatory area)，主要分布于脑干中央区域，包括延髓网状结构的背外侧部分、脑桥的被盖、中脑的中央灰质及被盖，此外，脑干以外的下丘脑和丘脑中线核群等部位也具有对肌紧张和肌运动的易化作用，也包括在易化区概念之中(图 10-19)。抑制区和易化区分别发出下行纤维作用于脊髓，从而对脊髓的牵张反射产生调节作用。从活动的强度来看，易化区的活动比抑制区要强，因此在肌紧张的调节中，易化区略占优势。

除脑干外，大脑皮层运动区、纹状体、小脑前叶蚓部等部位也有抑制肌紧张的作用；而前庭核、小脑前叶两侧部、和后叶中间部等部位则有易化肌紧张的作用。这些区域的功能可能都是通过脑干网状结构抑制区和易化区来完成的。

图中深灰色区域为抑制区，浅灰色区域为易化区。
图中虚线箭头表示下行抑制作用路径，实线箭头表示下行易化作用路径。

图 10-19 猫脑内与肌紧张调节有关的脑区及其下行路径示意图

2. 去大脑僵直 在动物中脑上、下丘之间切断脑干后，动物出现抗重力肌(伸肌)的肌紧张亢进现象，称为**去大脑僵直**(decerebrate rigidity)。其主要表现为动物四肢伸直，坚硬如柱，头尾昂起，脊柱挺硬(图10-20)。如果此时将局麻药注入僵直肌肉中，或切断相应的脊髓背根，以消除肌梭传入冲动进入中枢，则该肌的僵直现象就消失。可见去大脑僵直是一种增强的牵张反射。

去大脑僵直是由于切断了大脑皮层和纹状体等部位与脑干网状结构抑制区的功能联系，导致易化区的活动明显占优势的结果。去大脑僵直主要是抗重力肌的肌紧张明显增强。一般情况下伸肌是抗重力肌。有的动物，如南美洲的树懒栖于森林中，经常悬挂在树上，屈肌是抗重力肌，这类动物发生去大脑僵直时，屈肌的肌紧张明显增强。在某些人类疾病中，也可出现与动物去大脑僵直相类似的现象。例如，蝶鞍上囊肿引起皮层与皮层下失去联系时，可出现明显的下肢伸肌僵直及上肢的半屈状态，称为去皮层僵直。这也是抗重力肌肌

图 10-20 去大脑僵直示意图

紧张增强的表现。人类的去大脑僵直，常表现为头后仰，上、下肢均僵硬伸直，上臂内旋，手指屈曲(图10-21)。临床上如见到患者出现去大脑僵直现象，往往提示病变已严重地侵犯脑干，是预后不良的信号。

A、B、C. 去皮层僵直；A. 仰卧，头部姿势正常时，上肢半屈；
B 和 C. 转动头部时的上肢姿势；D. 去大脑僵直，上下肢均僵直。

图 10-21 人类去皮层僵直及去大脑僵直

(二) 脑干对姿势的调节

脑干还可通过一些反射，如状态反射、翻正反射、直线或旋转加速运动反射等对姿势进行调节。

1. 状态反射 头部在空间的位置发生改变以及头部与躯干的相对位置改变时，可反射性地改变躯体肌肉的紧张性，这种反射称为状态反射。状态反射包括迷路紧张反射与颈紧张反射两部分。迷路紧张反射是指内耳迷路的椭圆囊和球囊的传入冲动对躯体伸肌紧张性的反射性调节。如在去大脑动物，由于头部位置不同而刺激内耳迷路感受器，当动物取仰卧位时伸肌紧张性最高，而取俯卧位时则伸肌紧张性最低。颈紧张反射是指颈部扭曲时，颈部脊椎关节韧带或肌肉本体感受器的传入冲动对四肢肌肉紧张性的反射性调节。当头向一侧扭转时，下颏所指一侧的伸肌紧张性加强；如头后仰时，则前肢伸肌紧张性加强，而后肢伸肌紧张性降低；如头前俯时，则后肢伸肌紧张性加强，而前肢伸

Note:

肌紧张性降低。人类在去皮层僵直的基础上,也可出现颈紧张反射。即当颈扭曲时,下颏所指一侧的上肢伸直,而对侧上肢则处于更屈曲状态(图 10-21)。在正常人体中,由于高级中枢的存在,状态反射常被抑制而不易表现出来。

2. 翻正反射　正常动物可保持站立姿势,如将其推倒则可翻正过来,这种反射称为翻正反射。如将动物四足朝天从空中落下,则可清楚地观察到动物在坠落过程中,首先是头颈扭转,然后前肢和躯干跟随着扭转过来,随后后肢也扭转过来,最后四肢安全着地。这一反射包括一系列反射活动,先是由于头部位置不正常,视觉与内耳迷路感受刺激,从而引起头部的位置翻正;头部翻正以后,头与躯干的位置不正常,使颈部关节韧带或肌肉受到刺激,从而使躯干的位置也翻正。

三、小脑对躯体运动的调节

小脑对于维持身体平衡、调节肌紧张、协调与形成随意运动均有重要作用。根据小脑的传入和传出纤维联系,可将小脑分为前庭小脑、脊髓小脑和皮层小脑三个主要功能部分(图 10-22)。

A. 小脑的分区和传入纤维联系;以原裂和后外侧裂可将小脑横向分为前叶、后叶和绒球小结叶三部分;也可纵向分为蚓部、半球的中间部和外侧部三部分,小脑各种不同的传入纤维联系用不同的图例见图下方表示;
B. 小脑的功能分区(前庭小脑、脊髓小脑和皮层小脑)及其不同的传出投射,脊髓前角内侧部的运动神经元控制躯干和四肢近端的肌肉运动,与姿势的维持和粗大的运动有关,而脊髓前角外侧部的运动神经元控制四肢远端的肌肉运动、与粗细的、技巧性的运动有关。

图 10-22　小脑的分区与传入、传出纤维联系示意图

(一)前庭小脑

前庭小脑由绒球小结叶构成,与调节身体平衡和眼球运动有关。前庭小脑的平衡功能与前庭器官和前庭核活动密切相关,与前庭核存在双向纤维联系。其反射路径为:前庭器官→前庭核→绒球小结叶→前庭核→脊髓运动神经元→肌肉。切除绒球小结叶的动物或第四脑室附近患肿瘤压迫绒球小结叶的患者,可表现步基宽、站立不稳、步态蹒跚和容易跌倒等症状,但在躯体得到支持物扶持时,其随意运动仍能协调进行。此外,前庭小脑也能通过对眼外肌的调节而控制眼球的运动,从而协调头部运动时眼的凝视运动。切除绒球小结叶后的猫可出现位置性眼震颤。

(二)脊髓小脑

脊髓小脑是由蚓部和半球中间部组成。主要接受来自脊髓、三叉神经、视觉和听觉等的传入,其传出纤维下行投射到脊髓,也上行投射到运动皮层的躯体远端代表区。

脊髓小脑具有调节肌紧张的功能。小脑对肌紧张具有抑制和易化双重调节作用,分别通过脑干

网状结构抑制区和易化区而发挥作用。抑制肌紧张的区域是小脑前叶蚓部,其空间分布是倒置的。易化肌紧张的区域是小脑前叶两侧部和后叶中间部,前叶两侧部的空间安排也是倒置的。在进化的过程中,小脑的肌紧张抑制作用逐渐减退,而易化作用逐渐增强。因此,脊髓小脑损伤后可出现肌张力减退,四肢乏力等表现。

　　脊髓小脑能调节进行过程中的运动,协调大脑皮层对随意运动进行过程中适时的控制。当运动皮层向脊髓发出运动指令时,其传导纤维的侧支向脊髓小脑传递有关运动指令的"副本";另外运动过程中来自肌肉与关节等处的本体感觉传入以及视觉和听觉的传入也到达脊髓小脑。这两方面的反馈信息同时汇聚到脊髓小脑并进行比较和整合后,一方面向上到大脑皮层发出矫正信号,对运动进行修正;另一方面向下到脊髓调节肌肉运动,纠正运动偏差,使运动按照皮层预定的目标和轨道准确进行。脊髓小脑损伤后,由于不能有效地利用来自大脑皮层和外周感受器的反馈信息,使得运动变得笨拙而不协调,表现为随意运动的力量、方向、速度及限度的控制发生障碍。如不能完成精巧动作,在动作进行过程中肌肉抖动而把握不住方向,尤其在精细动作的终末出现震颤,称为意向性震颤;行走摇晃呈蹒跚步态,不能进行拮抗肌轮替快速恢复动作,且动作越迅速则协调障碍越明显,而在静止时则无肌肉运动异常的表现。上述这些动作协调障碍统称为**小脑性共济失调**(cerebellar ataxia)。

（三）皮层小脑

　　皮层小脑是指半球的外侧部,它不接受来自外周的感觉传入,而是与大脑皮层感觉区、运动区和联络区构成回路。其主要功能是参与随意运动的设计和程序的编制(主要在运动的进行过程中作用)。一个随意运动的产生包括运动的设计和执行两个阶段,并且需要脑在二者之间进行反复的比较来协调动作。精细运动是逐渐在学习过程中形成并熟练起来的。在反复练习过程中,通过大脑皮层与小脑之间不断进行的环路联系活动,逐渐纠正运动中发生的偏差,使运动逐步协调完善起来。当精巧运动熟练完善之后,小脑中就贮存了一整套程序。这时大脑皮层只要发动这项精巧运动,通过环路联系,就可以从小脑中提取贮存的程序,并将它回输到运动皮层,再通过运动传导通路发动运动。此时所发动的运动可以非常协调准确而快速地完成。

四、基底神经节对躯体运动的调节

　　基底神经节是指皮层下一些核团的总称。与运动调节密切相关的核团主要有纹状体、丘脑底核和中脑黑质。纹状体由尾核、壳核和苍白球组成,其中苍白球是较古老部分,称旧纹状体;而尾核和壳核进化较新,称新纹状体。基底神经节与大脑皮层和其他脑区以及基底神经节核团之间都有广泛的纤维联系。

（一）基底神经节与大脑皮层和其他脑区的纤维联系

　　1. 基底神经节与大脑皮层的联系　新纹状体是基底神经节接受来自大脑皮层纤维传入的部位,而苍白球和黑质是基底神经节的传出部位,它们与丘脑和大脑皮层构成环路,从而对躯体运动产生调节作用。根据投射路径的不同又分为直接通路和间接通路两条途径(图 10-23)。

　　直接通路:从皮层广泛区域到新纹状体,再到苍白球内侧部,经丘脑前腹核和外侧腹核中转后到皮层运动前区。如大脑皮层兴奋性增强时,通过直接通路易化大脑皮层运动区从而使运动发出的信息增多。间接通路:从皮层广泛区域到新纹状体,到苍白球外侧部,经丘脑底核,再到苍白球内侧部,通过丘脑前腹核和外侧腹核中转后到皮层运动前区。当间接通路兴奋时,对大脑皮层运动区产生抑制作用,从而使运动发出的信息减少。正常情况下,两条通路相互拮抗,保持相对的平衡,但平时以直接通路活动为主。一旦两条通路中的一些环节或某些神经递质异常将会引起运动障碍。

A. 基底神经节与大脑皮层的神经回路；B. 直接通路和间接通路。
DA：多巴胺，GABA：γ-氨基丁酸，GLU：谷氨酸。
实线和箭头：兴奋性作用；虚线和箭头：抑制性作用。
新纹状体内以 γ-氨基丁酸和乙酰胆碱为递质的中间神经元未标出。

图 10-23　基底神经节与大脑皮层之间神经回路模式图

2. 黑质-纹状体投射系统　黑质和纹状体之间也有环路联系。黑质的多巴胺能神经元的轴突上行抵达新纹状体内的中型多棘神经元，通过多巴胺能 D_1 受体而增强直接通路的活动，也可通过 D_2 受体而抑制间接通路的活动，二者均会导致大脑皮层兴奋性增强，使运动信息增多。同时黑质的多巴胺能神经元纤维通过控制纹状体内的胆碱能神经元的活动，转而改变新纹状体内 γ-氨基丁酸能神经元的活动，然后 γ-氨基丁酸能神经元的轴突下行抵达黑质，反馈控制多巴胺能神经元的活动。黑质和纹状体之间双向的调节作用，相互拮抗，保持平衡（图 10-24）。若二者之间的平衡失调，则会引起运动障碍。

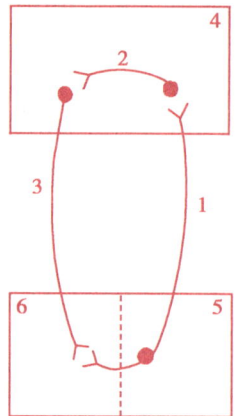

1. 多巴胺能神经元；2. 胆碱能神经元；3. γ-氨基丁酸能神经元；4. 纹状体；5. 黑质致密部；6. 黑质网状部。

图 10-24　黑质-纹状体环路示意图

(二) 基底神经节的功能

基底神经节可参与运动的设计和程序的编制，并将一个抽象的设计转换为一个随意运动过程（主要在运动的准备和发起阶段作用）；在随意运动的产生和稳定、肌紧张的调节、本体感受器传入等过程中发挥重要的调节功能。此外，基底神经节中某些核团还参与自主神经的调节、感觉传入、心理行为和学习记忆等功能活动。

(三) 与基底神经节损伤有关的疾病

基底神经节损伤可引起一系列运动功能障碍，主要分两大类：一类是运动过少而肌紧张亢进的综合征，如**帕金森病**（Parkinson disease，PD），另一类是运动过多而肌紧张低下的综合征，如舞蹈病和手足徐动症等。

1. 帕金森病　又称为**震颤麻痹**（paralysis agitans）。其主要症状为：①运动不能。即患者进行某种活动时，不能以正常的方式完成伴随的运动，如行走时不能摆动手臂。其症状主要发生在运动的准备和发起阶段，运动一旦发起，则可继续进行。②肌张力过强，伴有随意运动减少及动作迟缓。相互拮抗的肌群肌张力都增加，呈现僵硬状态，累及面部肌肉时，表现为刻板的或假面具样的表情。③**静止性震颤**（static tremor）。常发生于手，表现为手部屈肌与伸肌接连发生节律性的收缩和松弛，形

Note:

成"搓丸样动作",也常发生头部的震颤性摇动。震颤在静止时出现,随意运动时减少,入睡后停止。帕金森病的病因是双侧黑质病变,多巴胺能神经元变性受损,使直接通路活动减弱而间接通路活动增强,使皮层对运动的发动受到抑制。同时,脑内多巴胺含量减少,导致纹状体内 γ- 氨基丁酸和 ACh 递质系统功能相对亢进,从而引起一系列症状。因此,临床上常用多巴胺的前体左旋多巴(L-Dopa)能明显改善患者的症状;用 M 受体拮抗剂东莨菪碱或安坦等也能治疗震颤麻痹。

2. 舞蹈病 又称**亨廷顿病**(Huntington disease,HD),是以神经变性为主要病理变化的遗传性疾病。其主要表现为肌张力降低及不自主的上肢和头部的运动过多,随意运动幅度夸大。患者进行随意运动时,在正常动作中总伴有一系列无意义的、无法控制的多余动作。如行走时上肢与头部常不停地摆动。其病因是双侧新纹状体病变,新纹状体内胆碱能和 γ- 氨基丁酸能神经元功能减退,对黑质的反馈抑制功能减弱,导致黑质内多巴胺能神经元功能相对亢进,使间接通路活动抑制而直接通路活动相对增强,对大脑皮层运动的发起产生易化作用,从而导致运动过多。临床上常用利血平耗竭多巴胺可缓解其症状。

五、大脑皮层对躯体运动的调节

躯体运动是一个十分复杂的过程,至今仍不十分清楚。目前认为,一个随意运动包括设计和执行两个阶段。随意运动的设想起源于**皮层联络区**(cortical association area)。运动的设计在大脑皮层和皮层下的两个重要运动脑区,即基底神经节和皮层小脑中进行,设计好的运动信息被传送到运动皮层(中央前回和运动前区),再由运动皮层发出指令经由运动传出通路到达脊髓和脑干的运动神经元。因此,运动的设计在大脑皮层和皮层下的两个运动脑区之间不断进行信息交流;而运动的执行需要脊髓小脑的参与,后者利用其与脊髓、脑干和大脑皮层之间的纤维联系,将来自肌肉、关节等处的感觉传入信息与大脑皮层发出的运动指令进行反复比较,并修正大脑皮层运动区的活动。外周感觉反馈信息也可直接传入运动皮层,经过对运动偏差的不断纠正,使运动变得平稳而精确(图 10-25)。

图 10-25 产生和调节随意运动的示意图

(一) 大脑皮层运动区

在大脑皮层运动区也有与感觉皮层相似的纵向柱状排列的细胞柱,构成运动皮层的基本功能单位,称为**运动柱**(motor column)。一个运动柱可控制同一关节的几块肌肉的活动,而同一块肌肉可接受几个运动柱的控制。运动精细的肌肉,控制其运动的运动柱则较多。

1. 主要运动区 灵长类动物大脑皮层运动区包括中央前回、运动前区、运动辅助区和后顶叶皮质等区域。其主要皮层运动区在中央前回(4 区)和运动前区(6 区),是控制躯体运动最重要的区域。运动区的功能特征有:①交叉性支配,即一侧皮层支配对侧躯体的肌肉。但在头面部,除下部面肌与舌肌主要受对侧支配外,其余部分均为双侧性支配。因此,一侧内囊损伤时,将产生对侧下部面肌和舌肌麻痹,而头面部多数肌肉活动仍基本正常。②具有精细的功能定位,即功能区的大小与运动的精细复杂程度有关,运动愈精细愈复杂的肌肉,其代表区的面积愈大。③运动区定位从上到下的安排是

Note:

倒置的,下肢代表区在顶部,膝关节以下肌肉代表区在半球内侧面;上肢肌肉代表区在中间;头面部肌肉代表区在底部,但头面部内部代表区的安排是正立的(图10-26)。从运动区的前后安排来看,躯干和肢体近端肌肉的代表区在前(6区),肢体远端肌肉的代表区在后(4区),手指、足趾、唇和舌的肌肉代表区在中央沟前缘。

图 10-26 中央前回控制躯体运动的规律示意图

2. 其他运动区 人和猴的大脑半球内侧面扣带回沟以上,4区之前的区域是运动辅助区,电刺激该区的运动效应一般为双侧性。破坏该区可使双手协调性动作难以完成,复杂动作变得笨拙。此外,第一、第二体表感觉区,5、7、8、18、19区都与运动有关。

(二) 运动传导系统及其功能

由皮层发出,经内囊、脑干下行至脊髓前角运动神经元的传导束,称为**皮层脊髓束**(corticospinal tract);而由皮层发出,经内囊到达脑干内各脑神经运动神经元的传导束,称为**皮层脑干束**(corticobulbar tract)。二者是大脑皮层控制躯体运动最重要的通路,前者主要支配躯干、四肢的躯体运动,而后者主要支配头面部的躯体运动。皮层脊髓束中约80%的纤维经延髓锥体交叉跨过中线,在对侧脊髓外侧索下行,形成皮层脊髓侧束。侧束纵贯脊髓全长,其纤维与脊髓前角外侧部分的运动神经元发生突触联系,控制四肢远端的肌肉,与精细、技巧性的运动有关。其余20%的纤维在延髓锥体不交叉,在脊髓同侧前索下行,形成皮层脊髓前束。前束一般只下降到胸部,经白质前联合交叉,通过中间神经元接替后,终止于脊髓前角内侧的运动神经元,控制躯干和四肢近端的肌肉,与姿势的维持和粗大的运动有关。

此外,上述通路发出的侧支和一些直接起源于运动皮层的纤维,经脑干某些核团换元后形成纤维束,分别到达脊髓或脑干内脑神经运动神经元,从而调节四肢和头面部的躯体运动。如顶盖脊髓束、网状脊髓束和前庭脊髓束分别参与对近端肌肉粗略运动和姿势的调节;而红核脊髓束参与对四肢远端肌肉精细运动的调节。

运动传出通路损伤,临床上常出现柔软性麻痹(软瘫)和痉挛性麻痹(硬瘫)两种表现。两者都是随意运动的丧失,但前者伴有牵张反射的减退或消失,可伴有肌肉萎缩;后者为牵张反射亢进,肌肉萎缩不明显。目前认为单纯损伤皮层脊髓束和皮层脑干束可能仅出现软瘫和不全性麻痹,当合并损伤姿势调节通路后才出现硬瘫。此外,在人类损伤皮层脊髓侧束将出现一种特殊的反射:以钝物划足趾外侧时,出现足踇趾背屈,其他四趾向外呈扇形展开的体征,称为**巴宾斯基征**(Babinski sign)阳性。平时脊髓在高位中枢控制下,这一原始反射被抑制而不表现出来,为巴宾斯基征阴性,表现为所有足趾均发生趾屈。在婴儿皮层脊髓束尚未发育完全,或成人在深睡或麻醉状态下,也可出现巴宾斯基征阳性。临床上常用来检查皮层脊髓侧束功能是否正常。

知 识 拓 展

运动控制系统障碍的临床表现

　　临床上常将运动控制系统分为上、下运动神经元。下运动神经元是指脊髓运动神经元,而上运动神经元是指皮层或脑干中支配或控制下运动神经元的神经元。一般认为,下运动神经元障碍引起肌紧张和腱反射减弱或消失,肌萎缩明显等一系列柔软性麻痹(软瘫);而上运动神经元损伤则导致肌紧张增强,腱反射亢进,巴宾斯基征阳性,肌萎缩不明显等一系列痉挛性麻痹(硬瘫)。但这一结论在目前的实验证明并不是绝对的。目前认为,中枢运动控制系统中存在功能上的分化,部分上运动神经元主要在姿势调节中发挥作用,称为姿势调节系统,而临床上出现硬瘫主要是姿势调节系统功能受损所致。而如果上运动神经元损伤局限没有影响到姿势调节系统,则可能会出现不全性的麻痹而不会出现硬瘫。

第五节　神经系统对内脏活动及本能行为和情绪的调节

一、自主神经系统的功能

　　自主神经系统(autonomic nervous system)也称为内脏神经系统,其主要功能是调节内脏的活动。自主神经系统包括传入神经和传出神经两部分,但习惯上仅指传出部分。包括**交感神经**(sympathetic nerve)和**副交感神经**(parasympathetic nerve)两种(图10-27)。

(一) 自主神经系统的结构特征

　　从中枢发出的自主神经在抵达效应器官前先在外周神经节内换元(支配肾上腺髓质的交感神经不换元直接抵达),换元后再发出纤维支配效应器官。由中枢发出的纤维称为节前纤维,由节内神经元发出的纤维称为节后纤维。交感神经节位于椎旁节和椎前节中,离效应器官较远,因此节前纤维短而节后纤维长;副交感神经节常位于效应器官壁内,离效应器官较近,因此节前纤维长而节后纤维短。

　　交感神经起自脊髓胸腰段($T_1 \sim L_3$)灰质侧角,兴奋时产生的效应较广泛;副交感神经起自脑干的脑神经核和脊髓骶段($S_2 \sim S_4$)灰质相当于侧角的部位,兴奋时的效应相对局限。这是因为:①交感神经几乎支配全身所有的内脏器官;而副交感神经的分布较局限。某些器官无副交感神经支配,如皮肤和肌肉的血管、一般的汗腺、竖毛肌、肾上腺髓质和肾只有交感神经支配;②交感节前与节后神经元的突触联系辐散程度较高,而副交感神经则不然。此外,哺乳动物的交感节后纤维除了支配效应器官细胞外,还有少量纤维支配器官壁内的神经节细胞,对副交感神经发挥调节作用。

(二) 自主神经系统的功能

　　自主神经系统的功能主要是调节心肌、平滑肌和腺体(消化腺、汗腺、部分内分泌腺)的活动,其调节功能是通过不同的递质和受体系统实现的。副交感神经节后纤维和支配汗腺以及骨骼肌血管的交感神经节后纤维的递质为乙酰胆碱,与效应器上的 M 受体作用,产生 M 样作用;大部分交感神经节后纤维释放的递质是去甲肾上腺素,与效应器上的 α 或 β 受体结合产生相应的效应。另外,自主神经系统还存在肽类和嘌呤类递质及其受体。自主神经系统胆碱能和肾上腺素能受体的分布及其生理功能总结于表 10-5。

实线:节前纤维;虚线:节后纤维。

图 10-27　自主神经分布示意图

表 10-5　自主神经系统胆碱能和肾上腺素能受体的分布及其生理功能

效应器	胆碱能系统		肾上腺素能系统	
	受体	效应	受体	效应
自主神经节	N_1	节前 - 节后兴奋传递		
眼				
虹膜环行肌	M	收缩(缩瞳)		
虹膜辐射状肌			α_1	收缩(扩瞳)
睫状体肌	M	收缩(视近物)	β_2	舒张(视远物)

续表

效应器	胆碱能系统		肾上腺素能系统	
	受体	效应	受体	效应
心				
窦房结	M	心率减慢	β_1	心率加快
房室传导系统	M	传导减慢	β_1	传导加快
心肌	M	收缩力减弱	β_1	收缩力增强
血管				
冠状血管	M	舒张	α_1	收缩
			β_2	舒张（为主）
皮肤黏膜血管	M	舒张	α_1	收缩
骨骼肌血管	M	舒张[1]	α_1	收缩
			β_2	舒张（为主）
脑血管	M	舒张	α_1	收缩
腹腔内脏血管			α_1	收缩（为主）
			β_2	舒张
唾液腺血管	M	舒张	α_1	收缩
支气管				
平滑肌	M	收缩	β_2	舒张
腺体	M	促进分泌	α_1	抑制分泌
			β_2	促进分泌
胃肠				
胃平滑肌	M	收缩	β_2	舒张
小肠平滑肌	M	收缩	α_2	舒张[2]
			β_2	舒张
括约肌	M	舒张	α_1	收缩
腺体	M	促进分泌	α_2	抑制分泌
胆囊和胆道	M	收缩	β_2	舒张
膀胱				
逼尿肌	M	收缩	β_2	舒张
三角区和括约肌	M	舒张	α_1	收缩
输尿管平滑肌	M	收缩（？）	α_1	收缩
子宫平滑肌	M	可变[3]	α_1	收缩（有孕）
			β_2	舒张（无孕）
皮肤				
汗腺	M	促进温热性发汗[1]	α_1	促进精神性发汗
竖毛肌			α_1	收缩
唾液腺	M	分泌大量稀薄唾液	α_1	分泌少量黏稠唾液

Note:

续表

效应器	胆碱能系统		肾上腺素能系统	
	受体	效应	受体	效应
代谢				
糖酵解			β_2	加强
脂肪分解			β_3	加强

注:[1]为交感节后胆碱能纤维支配;[2]可能是胆碱能纤维的突触前受体调制乙酰胆碱的释放所致;[3]因月经周期、循环血中雌激素、孕激素水平、妊娠以及其他因素而发生变动。

(三) 自主神经系统的功能特征

1. **紧张性支配**　自主神经对效应器的支配,一般具有持久的紧张性作用。例如,切断支配心脏的迷走神经,心率即加快;切断交感神经,心率则减慢。一般认为,自主神经的紧张性来源于中枢,而中枢的紧张性源于神经反射和体液因素等多种因素的影响。例如,压力感受器的传入冲动对维持心交感和心迷走神经的紧张性有重要作用;而中枢组织内 CO_2 浓度对维持交感缩血管中枢的紧张性有重要作用。

2. **对同一效应器的双重支配**　大多数内脏器官都接受交感和副交感神经的双重支配,两者的作用往往是相互拮抗的。如心迷走神经具有抑制心脏的作用,而心交感神经则具有兴奋心脏的作用;迷走神经可促进小肠运动和分泌,而交感神经则起抑制作用。这种正反两方面调节可使器官的活动状态能很快调整到适合于机体需要。但是,有时二者在某些外周效应器上的作用是一致的,如两种神经都能促进唾液腺的分泌,交感神经兴奋可促进少量黏稠的唾液分泌;而副交感神经兴奋则能引起大量稀薄的唾液分泌。

3. **受效应器所处功能状态的影响**　自主神经的活动度还与效应器当时的功能状态有关。例如,刺激交感神经可引起无孕动物的子宫运动抑制,而对有孕子宫的运动却加强。这是因为子宫在不同功能状态时其上所表达的受体不同所致。胃幽门如果原来处于收缩状态,则刺激迷走神经使之舒张;如原来处于舒张状态,刺激迷走神经则使之收缩。

4. **对整体生理功能调节的意义**　交感神经系统活动一般比较广泛,常以整个系统来参加反应。交感神经系统主要是使机体在环境急骤变化的情况下,可以动员机体许多器官的潜在能力以适应环境的变化。例如,在剧烈肌肉运动、窒息、失血或寒冷环境等情况下,机体出现心率加速、皮肤与腹腔内脏血管收缩、血液储存库排出血液以增加循环血量、红细胞计数增加、支气管扩张、肝糖原分解加速以及血糖浓度升高、肾上腺素分泌增加等现象。交感神经系统活动具有广泛性,但对于不同程度的刺激,不同部位的交感神经的反应方式和程度是不同的,表现为不同的整合形式。

副交感神经系统的活动相对比较局限,其主要功能是保护机体、休整恢复、促进消化、积蓄能量以及加强排泄和生殖功能等。例如,机体在安静时副交感神经活动往往加强,此时心脏活动抑制、瞳孔缩小、消化道功能增强以促进营养物质吸收和胰岛素分泌增加补充能量等。

二、各级中枢对内脏活动的调节

(一) 脊髓对内脏活动的调节

脊髓是内脏活动调节的初级中枢。在脊髓高位离断的患者,脊休克过去以后,可见到血管张力反射、发汗反射、排尿反射、排便反射、勃起反射的恢复,但却不能很好适应生理功能的需要。如当由平卧位转成站立时,患者常感觉头晕。因为这时机体对体位性血压反射的调节能力很差,脊髓以上的心血管中枢活动不能控制脊髓的初级中枢,血管的外周阻力不能及时发生改变。又如,基本的排尿反射可以进行,但排尿不受意识控制,而且排尿也不完全。

（二）低位脑干对内脏活动的调节

由延髓发出的自主神经传出纤维支配头面部所有的腺体、心、支气管、喉头、食管、胃、胰腺、肝和小肠等；同时，脑干网状结构中存在许多与内脏活动功能有关的神经元，其下行纤维支配脊髓，调节脊髓的自主神经功能。许多基本生命现象（如循环、呼吸等）的反射调节在延髓水平已能初步完成。因此，延髓有"生命中枢"之称。此外，中脑是瞳孔对光反射的中枢所在部位。

（三）下丘脑对内脏活动的调节

下丘脑是由许多核团组成的复合结构，下丘脑与边缘前脑及脑干网状结构有紧密的结构和功能方面的联系，进入下丘脑的传入冲动可来自边缘前脑、丘脑、脑干网状结构；其传出冲动也可抵达这些部位。下丘脑还可通过垂体门脉系统和下丘脑-垂体束调节腺垂体和神经垂体的活动。下丘脑是较高级的调节内脏活动的中枢。它能把内脏活动和其他生理活动联系起来，调节体温、摄食行为、水平衡、内分泌功能、情绪反应、生物节律等重要生理过程。

1. 体温调节　视前区-下丘脑前部（PO/AH）是基本体温调节中枢，存在着温度敏感神经元，它们既能感受所在部位的温度变化，也能对传入的温度信息进行整合。当此处温度超过或低于调定点（正常时约为 36.8℃）时，即可通过调节产热和散热活动使体温保持相对稳定。

2. 水平衡调节　毁损下丘脑可导致动物烦渴与多尿，说明下丘脑能调节机体对水的摄入与排出，从而维持机体的水平衡。下丘脑控制肾排水的功能是通过改变抗利尿激素的分泌来完成的。下丘脑前部存在着渗透压感受器，它能按血液的渗透压变化来调节抗利尿激素的分泌。

3. 对腺垂体和神经垂体激素分泌的调节　下丘脑能分泌下丘脑调节肽，经垂体门脉系统到达腺垂体，促进或抑制某种腺垂体激素的分泌。下丘脑视上核和室旁核能合成血管升压素和催产素，通过下丘脑-垂体束运输到神经垂体储存。此外，下丘脑内还存在着监察细胞，能感受血液中某些激素的变化，反馈调节下丘脑调节肽的分泌。下丘脑起着一个神经内分泌换能器的作用，在神经-内分泌整合功能中起着重要的作用。

4. 对生物节律控制　机体内的多种活动按一定的时间顺序发生变化，这种变化节律称为**生物节律**（biorhythm）。人体许多生理功能具有**日节律**（circadian rhythm），如血细胞数、体温、促肾上腺皮质激素分泌等的日周期变动。日周期是机体最重要的生物节律。研究表明，下丘脑的视交叉上核可能是日周期的控制中心。视交叉上核可通过视网膜-视交叉上核束与视觉感受装置发生联系，因此外界的昼夜光照变化可影响视交叉上核的活动，从而使体内日周期节律与外环境的昼夜节律同步起来。松果体激素褪黑素可能对体内器官活动起着时钟指针的作用。

5. 其他功能　下丘脑能产生食欲、渴觉和性欲等，并能调节摄食、饮水和性行为等本能行为；还参与睡眠、情绪活动及情绪生理反应等多种功能。

（四）大脑皮层对内脏活动的调节

1. 边缘叶和边缘系统　边缘系统对内脏活动的调节作用复杂而多变。例如，刺激扣带回前部可出现呼吸抑制或加速、血压下降或上升、心率减慢、胃运动抑制、瞳孔扩大或缩小；刺激杏仁核出现咀嚼、唾液和胃液分泌增加、胃蠕动增强、排便、心率减慢、瞳孔扩大；刺激隔区出现阴茎勃起、血压下降或上升、呼吸暂停或加强。

2. 新皮层　新皮层是指哺乳动物新进化的大脑皮层，人类约占总皮层的 96%。电刺激动物的新皮层，除能引起躯体运动外，也可引起内脏活动的变化。如刺激皮层内侧面 4 区一定部位，会产生直肠与膀胱运动的变化；刺激皮层外侧面一定部位，会产生呼吸、血管运动的变化；刺激 4 区底部，会产生消化道运动及唾液分泌的变化，等等。说明新皮层与内脏活动有关，而且区域分布和躯体运动代表区的分布有一致的地方。新皮层在内脏活动的调节中以整合为主要特征。

三、神经系统对本能行为和情绪的调节

本能行为（instinctual behavior）是指动物在进化过程中形成而遗传固定下来的，对个体和种族生

存具有重要意义的行为,如摄食、饮水和性行为等。**情绪**(emotion)是指人类和动物对客观环境刺激所表达的一种特殊的心理体验和某种固定形式的躯体行为表现。情绪有恐惧、焦虑、发怒、愉快、痛苦、悲哀和惊讶等多种表现形式。发生本能行为和情绪改变时,常伴有自主神经系统和内分泌系统的改变。本能行为和情绪主要受下丘脑和边缘系统的调节。人类的本能行为和情绪受后天学习和社会因素的影响十分明显。

(一) 本能行为

1. 摄食行为　用埋藏电极刺激动物下丘脑外侧区,引起动物多食,而破坏此区域后,则动物拒绝饮食;刺激下丘脑腹内侧核,引起动物拒食,而破坏此核后,则动物食欲增大而逐渐肥胖。因此提示,下丘脑外侧区存在**摄食中枢**(feeding center),而腹内侧核存在**饱中枢**(satiety center),两者之间存在交互抑制的关系,它们对血液中葡萄糖水平敏感。杏仁核和隔区也参与摄食行为的调节。杏仁核基底外侧核群和隔区能易化下丘脑饱中枢并抑制摄食中枢的活动。

2. 饮水行为　下丘脑内控制摄水的区域与上述摄食中枢极为靠近。破坏下丘脑外侧区后,动物除拒绝饮食外,饮水也明显减少;刺激下丘脑外侧区某些部位,则可引起动物饮水增多。人类和高等动物的饮水行为是通过渴觉而引起的。引起渴觉的主要因素是血浆晶体渗透压升高和细胞外液量明显减少。前者通过刺激下丘脑前部的脑渗透压感受器而作用;而后者通过肾素 - 血管紧张素系统发挥作用。人类的饮水行为不一定都由渴觉引起,可为习惯性行为。

3. 性行为　性行为是动物维持种系生存的基本活动。神经系统中的许多部位参与对性行为的调节。交媾本身是由一系列的反射在脊髓和低位脑干中进行整合的,但伴随它的行为成分、交媾的欲望、发生在雌性和雄性动物一系列协调的顺序性调节,在很大程度上是在边缘系统和下丘脑进行的。刺激大鼠、猫、猴等动物的内侧视前区,雄性和雌性动物均会有性行为的表现;破坏该部位,则出现对异性的冷漠和性行为的丧失。在该区注入性激素也可诱发性行为。此外,杏仁核的活动也与性行为有密切关系。实验表明,杏仁核以及基底外侧核具有抑制性行为的作用;而杏仁皮层内侧区则具有兴奋性行为的作用。

(二) 情绪

1. 恐惧和发怒　动物在**恐惧**(fear)时表现为出汗、瞳孔扩大、左右探头和企图逃跑;而在**发怒**(rage)时则常表现出竖毛、张牙舞爪等攻击行为。恐惧和发怒一般都是在对动物的机体或生命可能或已经造成威胁和伤害时产生的信号。当危险信号出现时,动物通过快速判断后作出抉择,或者逃避,或者进行格斗。因此,恐惧和发怒是一种本能的**防御反应**(defense reaction),也称为格斗 - 逃避反应。

在间脑水平以上切除大脑的猫,只要给予微弱的刺激,就能激发出强烈的防御反应,并且呈现张牙舞爪,好似正常猫在搏斗时的表现,故称之为**假怒**(sham rage)。这是由于平时下丘脑的这种活动受到大脑皮层的抑制而不易表现出来,切除大脑后则抑制解除,下丘脑的防御反应功能被释放出来。研究表明,下丘脑内存在**防御反应区**(defense zone),主要位于下丘脑近中线的腹内侧区。在动物清醒的情况下,电刺激该区可出现防御行为。此外,电刺激下丘脑外侧区也可引起动物出现攻击撕杀行为,电刺激下丘脑背侧区则出现逃避行为。可见,下丘脑与情绪反应的关系很密切,人类下丘脑发生疾病时也往往伴随着不正常的情绪生理反应。此外,与情绪调节有关的脑区还包括边缘系统和中脑等部位。如电刺激中脑中央灰质背侧部也能引起防御反应。刺激杏仁核外侧部,动物出现恐惧和逃避反应;而刺激杏仁核内侧部和尾侧部,则出现攻击行为。

2. 愉快和痛苦　**愉快**(pleasure)通常由那些能够满足机体需要的刺激所引起,是一种积极的情绪,如在饥饿时得到美味的事物;**痛苦**(agony)一般由伤害躯体或精神的刺激或因渴望得到的需求不能得到满足而引起,是一种消极的情绪,如严重创伤、饥饿和寒冷等。

在动物实验中,预先于脑内埋藏一刺激电极,并让动物学会自己操纵开关而进行脑刺激,这种实验方法称为**自我刺激**(self stimulation)。如果将刺激电极置于大鼠脑内从中脑背盖腹侧区延伸到额叶皮层近中线部分,只要动物无意中有过一次自我刺激的体验后,就会一遍又一遍地重复自我刺激,很快发展到长时间连续地自我刺激。表明刺激这些脑区能引起动物的自我满足和愉快,这些脑区称为**奖赏系统**(reward system)或**趋向系统**(approach system)。已知从腹侧背盖区到伏隔核的多巴胺能神经通路与之有关。如果置电极于大鼠下丘脑后部的外侧部分、中脑的背侧和内嗅皮层等部位,则无意中的一次自我刺激将使动物出现退缩、回避等现象,且以后不再进行自我刺激。表明刺激这些脑区可使动物感到嫌恶和痛苦,因此称这些脑区为**惩罚系统**(punishment system)或**回避系统**(avoidance system)。在一些患有精神分裂症、癫痫或肿瘤伴有顽痛的患者中,用自我刺激的方法可在一定程度上减轻痛苦。

(三) 情绪生理反应

情绪生理反应(emotional physiological reaction)是指在情绪活动中伴随发生的一系列生理变化,主要包括自主神经系统和内分泌系统活动的改变。

1. **自主神经系统的功能活动改变** 在多数情况下,情绪生理反应表现为交感神经系统活动的相对亢进。例如,在动物发动防御反应时,可出现瞳孔扩大、出汗、血压升高、心率加快、骨骼肌血管舒张、皮肤和小肠血管收缩等交感神经活动的改变。这些变化可使各器官的血流得到重新分配,使骨骼肌在格斗和逃跑时获得充分的血液供应。在某些情况下,情绪反应也可表现为副交感神经系统活动的增强,如进食可增强消化液分泌和胃肠道运动;性兴奋时生殖器官血管舒张;悲伤时则表现为流泪等。

2. **内分泌系统的情绪反应** 情绪生理反应常引起多种激素的分泌。例如,在创伤、疼痛等原因引起应激而出现痛苦、恐惧和焦虑等情绪生理反应中,血液中促肾上腺皮质激素和肾上腺糖皮质激素浓度明显升高,肾上腺素、去甲肾上腺素、生长激素和催乳素等浓度也升高;在发生情绪波动时往往出现性激素分泌紊乱,并引起育龄期女性月经失调和性周期紊乱。

知 识 拓 展

整合生理学与临床

神经系统接受一切内外环境变化的信息,经过分析、综合,最后支配机体以各种功能变化形式作出恰当而又利于生存的适应反应,即是一种整合过程。人体是完整的个体,各器官各系统功能是高度关联的,因此探讨人体功能的生理和病理现象就需要用整合的理论去分析。脑是开放的、也是网络状联系的巨大系统,从多层次、多水平、多学科来研究脑的功能,这对于脑功能的研究尤为重要。

神经和内分泌系统是体内的两大调节系统,二者之间无论在功能或结构上都有着明显的相互联系及影响。下丘脑能将神经系统与内分泌系统以及免疫系统广泛地联系起来,从整体水平调节生理功能,是神经内分泌的高级整合中心。同时,大脑皮层尤其是新皮层对信息的高层次加工与整合是脑的高级功能的基础。一般认为,内脏活动不受意识控制,但人的情绪、思维、学习记忆等活动可明显影响机体的内脏活动和免疫功能。如精神上受刺激时,会出现心率加快,血压升高,出汗、骨骼肌血管舒张、皮肤和小肠血管收缩等交感神经活动的改变,以及消化系统功能失调的副交感神经改变,同时也会有多种激素分泌异常的内分泌系统功能改变,如女性月经周期紊乱等。在临床上情绪、精神活动,特别是一些心理性应激刺激,与许多疾病的发生和发展密切相关,甚至是肿瘤的发生。这方面应该引起广大医护工作者的广泛重视。

第六节 脑电活动与觉醒和睡眠

一、大脑皮层的电活动

大脑皮层的神经元具有生物电活动。脑电活动来源于神经元本身的膜电位及其波动、神经冲动的传导和突触传递过程中产生的后电位。脑电活动有皮层诱发电位和自发脑电活动两种形式。

皮层诱发电位（evoked cortical potential）是指刺激特定感受器或感觉传入系统时，在大脑皮层相应区域引出的电位变化。利用记录诱发电位的方法，有助于了解各种感觉投射的定位。诱发电位也可在颅外头皮上记录到。临床上测定诱发电位对中枢病变定位诊断具有一定价值。

在无明显刺激的情况下，大脑皮层经常性地自发地产生节律性的电位变化，称为自发脑电活动。这种自发脑电活动可用电极在头皮表面记录下来，称为**脑电图**（electroencephalogram，EEG）；在颅骨打开时直接在皮层表面记录到的电位变化，则称为皮层电图（图 10-28）。

I、II：引导电极放置位置（分别为枕叶和额叶）；R：无关电极放置位置（耳廓）

图 10-28 脑电图记录方法与正常脑电图波形

根据自发脑电活动的频率，可将脑电波分为 α、β、θ 和 δ 等波形（表 10-6）。各种波形在不同脑区和在不同条件下的表现可有显著差别。

表 10-6 正常脑电图各种波形的特征、常见部位和出现条件

脑电波	频率 /Hz	幅度 /μV	常见部位	出现条件
α	8~13	20~100	枕叶	成人安静、闭眼、清醒时
β	14~30	5~20	额叶、顶叶	成人活动时
θ	4~7	100~150	颞叶、顶叶	少年正常脑电，或成人困倦时
δ	0.5~3	20~200	颞叶、枕叶	婴幼儿正常脑电，或成人熟睡时

此外，在觉醒时还会出现频率较 β 波更高的 γ 波，而在睡眠时还可出现另一些波形较为特殊的正常波，如驼峰波、σ 波、λ 波、κ- 复合波、μ 波等。

脑电图的波形可随大脑皮层功能活动状态而改变，当大脑皮层神经元的电活动趋向步调一致时，则出现低频率高振幅的波形，称为同步化，如 α 波就是一种同步化波；当大脑皮层神经元的电活动不一致时，则出现高频率低振幅的波形，称为去同步化，如 β 波就是一种去同步化波。由高振幅慢波变为低振幅快波，常表示大脑皮层兴奋性增强；相反，则表示大脑皮层向抑制过程发展。

脑电波形成的机制复杂，皮层表面的电位变化是由大量神经元同步活动发生的突触后电位经总

和后形成的。而大量皮层神经元的同步电活动则依赖于皮层与丘脑之间的交互作用,一定的同步节律的非特异投射系统的活动,可促进皮层电活动的同步化。

二、觉醒与睡眠

觉醒(wakefulness)和睡眠(sleep)是人体所处的两种不同状态。两者昼夜交替,是人类生存的必要条件。觉醒状态可使机体迅速适应环境变化,能进行各种体力和脑力劳动;而睡眠能使机体的体力和精力得到恢复。一般情况下,成年人每天需要睡眠 7~9h,儿童需要更多睡眠时间,新生儿需要 18~20h,老年人睡眠时间较少。

(一)觉醒状态的维持

各种感觉冲动的传入与觉醒状态的维持直接相关。研究表明,觉醒状态与脑干网状结构上行激动系统有密切的关系。上行激动系统主要通过感觉的非特异投射系统到达大脑皮层,通过多突触和复杂的网络联系,以及在皮层广泛区域的弥散性投射,从而维持和改变大脑皮层的兴奋状态。此外,大脑皮层的感觉运动区、额叶、边缘系统以及下丘脑等脑区也可通过下行纤维兴奋网状结构。

觉醒状态有行为觉醒和脑电觉醒之分,前者指行为上表现为觉醒,即对新异刺激有探究行为;后者指行为上不一定表现为觉醒,但脑电波却呈现去同步化快波。动物实验发现,静脉注射阿托品阻断脑干网状结构胆碱能系统活动后,脑电波呈现同步化慢波而不出现快波,但动物在行为上并不出现睡眠;单纯破坏中脑黑质多巴胺系统后,动物对新异刺激不再产生探究行为,但脑电波可出现快波。实验还发现,破坏脑桥蓝斑上部去甲肾上腺素系统后,动物的脑电快波明显减少,在有感觉传入时,动物仍能被唤醒,脑电呈现快波,但这种作用很短暂,一旦刺激停止唤醒作用随即终止。因此,行为觉醒的维持可能与黑质多巴胺递质系统的功能有关;而脑电觉醒的维持则与蓝斑上部去甲肾上腺能系统和脑干网状结构胆碱能系统的作用有关。此外,中缝背核 5-羟色胺和脑干网状结构谷氨酸等也与脑电觉醒有关。临床上许多麻醉药(如巴比妥类)是通过阻断脑干网状结构胆碱能和谷氨酸能等系统的功能而实现的。

(二)睡眠的时相和产生机制

根据睡眠过程中脑电波和生理状态的不同,可将睡眠分为**慢波睡眠**(slow wave sleep,SWS)和**快波睡眠**(fast wave sleep,FWS)两种时相,前者也称为**非快眼动睡眠**(non-rapid eye movement sleep,NREM sleep),后者又称为**快眼动睡眠**(rapid eye movement sleep,REM sleep)。睡眠过程中两个时相相互交替。成人睡眠一般是以慢波睡眠开始的,持续 1~2h 后转入快波睡眠,维持约半小时左右又转入慢波睡眠。在整个睡眠期间,可反复交替 4~5 次。越接近睡眠后期,快波睡眠的时间也越长。两种睡眠时相都可以直接转为觉醒状态。但在觉醒状态下,一般只能进入慢波睡眠,而不能直接进入快波睡眠。

1. **慢波睡眠** 慢波睡眠表现为:①脑电波呈现同步化慢波,且脑电波随着睡眠逐渐加深而呈现由快逐渐减慢的阶段性变化;②各种感觉功能如嗅觉、视觉、听觉和触觉等暂时下降;③骨骼肌反射活动和肌紧张减弱;④伴有一系列自主神经功能改变,如瞳孔缩小、血压下降、心率减慢、呼吸变慢、体温下降、交感神经活动水平降低;⑤生长激素分泌增加。

慢波睡眠为正常人体所必需。成年人持续觉醒 15~16h,可称为睡眠剥夺,长期睡眠剥夺后,若任其自然睡眠,则慢波睡眠将明显增加,以弥补前阶段的睡眠不足。慢波睡眠中,机体的耗氧量下降但脑的耗氧量不变,同时腺垂体分泌的生长素明显增多,因此,慢波睡眠有利于促进生长和体力恢复。睡眠是一个主动过程,并不是脑活动的简单抑制。

2. **快波睡眠** 快波睡眠表现为:①脑电波呈现去同步化快波;②各种感觉功能进一步减退,以致唤醒阈提高;③骨骼肌反射活动和肌紧张进一步减弱,肌肉几乎完全松弛;④可有间断的阵发性表现,如眼球快速运动,部分躯体抽动,血压升高,心率加快,呼吸加快而不规则等表现;⑤快波睡眠期间,脑内蛋白质的合成加快。此外,做梦也是快波睡眠的特征之一。

快波睡眠也为正常人体所必需。如果受试者连续几夜在睡眠过程中一出现快波睡眠就被唤醒，则受试者将变得容易激动；然后任其自然睡眠，则快波睡眠会出现补偿性增加。此时，觉醒状态可直接进入快波睡眠，而不需要经过慢波睡眠阶段。快波睡眠期间，脑的耗氧量增加，脑血流量增多，脑内蛋白质合成加快，但生长素分泌减少。快波睡眠有助于幼儿神经系统的成熟，建立新的突触联系，促进学习记忆和精力恢复。但快波睡眠期间会出现间断性的阵发表现，这些表现可能是在夜间某些疾病（如心绞痛、哮喘和阻塞性肺气肿等）容易发作的原因。因此，在危重病患者，一定要严密监控其在夜间深睡时的功能变化。

知 识 拓 展

应用睡眠发生机制合理治疗睡眠障碍

睡眠障碍可以是某些疾病的并发症状，如睡眠呼吸暂停多见于肥胖、高血压等原因造成的上呼吸道狭窄的患者。多数的睡眠障碍如失眠是与睡眠和觉醒有关的中枢发生了功能失调。因此，抑制觉醒中枢和与其有关的神经递质功能，同时促进睡眠中枢以及相关的递质则可能有效地治疗失眠。研究表明腺苷有促进睡眠作用，腺苷是通过 A_1 受体抑制前脑基底部胆碱能神经元而抑制觉醒，同时通过 A_2 受体激活 γ-氨基丁酸能神经元抑制多个觉醒中枢活动从而促进睡眠。因此，临床上通过提高腺苷水平或其受体激动剂可治疗失眠，而咖啡因等通过阻断腺苷受体而促进觉醒活动。此外，前列腺素 D_2 和生长激素等也参与睡眠发生。

第七节　脑的高级功能

一、学习与记忆

学习和记忆是两个有联系的神经活动过程。**学习**（learning）指人和动物依赖于经验来改变自身行为以适应环境的神经活动过程。**记忆**（memory）则是将学习到的信息编码、储存和提取的神经活动过程。学习是记忆的前提，记忆是新的学习的基础。

1. 人类学习的形式

（1）非联合型学习：非联合型学习是指在刺激与反应之间不形成某种明确联系，是一种简单的学习形式。习惯化和敏感化属于非联合型学习。

（2）联合型学习：联合型学习是指在时间上很接近的两个事件重复发生，最后在脑内逐渐形成联系。人类的学习方式大多数是联合型学习，如条件反射的建立就属于联合型学习。

2. 人类的记忆形式和过程

（1）记忆的形式：根据记忆的存储和回忆方式，可分为陈述式记忆和非陈述式记忆两类。陈述式记忆与知觉和意识有关，这种记忆又可分为情景式记忆和语义式记忆两种。前者是对一件具体事物或一个场面的记忆；而后者则是对语言和文字的记忆。非陈述式记忆与知觉和意识无关，如某些技巧性的动作、习惯性的行为和条件反射等，又称为反射性记忆。陈述式记忆和非陈述式记忆两种形式可以相互转化。如在学习骑自行车的过程中需要对某种情景有陈述性记忆，一旦学会后，就成为一种技巧性动作，由陈述性记忆变为非陈述性记忆。根据记忆保留时间的长短可分为短时记忆和长时记忆。短时记忆保留时间短，仅几秒钟到几分钟，其特点是不稳定，易受干扰，容量有限。长时记忆是在脑区将信息进行加工处理的过程，其保留时间长，可从几分钟到几天或几年，有些信息可终生保持记忆，其记忆的容量几乎无限。经过反复的应用和强化，短时记忆可向长时记忆转化。

（2）记忆的过程：人类的记忆过程可细分为感觉性记忆、第一级记忆、第二级记忆和第三级记忆四个阶段(图 10-29)。前两个阶段属于短时性记忆,信息的储存是不牢固的,很快便会遗忘;后两个阶段属于长时性记忆。外界通过感觉器官进入大脑的信息量很大,但仅有 1% 的信息能被较长期地储存记忆,而大部分却被遗忘。感觉性记忆是指通过感觉系统获得信息后,首先储存在脑的感觉区内的阶段,这个阶段的时间很短,一般不超过一秒,如果未经注意和处理会很快消失。如果信息在这个阶段经过加工处理,将那些不连续的、先后进来的信息整合成新的连续的印象,就可以从短暂的感觉性记忆转入第一级记忆。信息在第一级记忆平均保留约几秒钟。通过反复的学习和运用,信息便在第一级记忆中循环,从而延长其在第一级记忆中停留的时间,这时信息就容易进入第二级记忆中。第二级记忆是一个大而持久的储存系统,可持续几分钟到几年。进入第二级记忆的信息可以遗忘,这是由于先前或后来的信息干扰所造成的。有些记忆的痕迹,如自己的名字和每天都在进行操作的手艺等,通过长年累月的运用是不容易遗忘的,这一类记忆是储存在第三级记忆中。

图示在每一级记忆内储存的持续时间以及遗忘的可能机制,只有一部分的储存材料
能够到达最稳定的记忆之中,复习(运用)使得从第一级记忆转入第二级记忆更为容易。

图 10-29　从感觉性记忆至第三级记忆的信息流图解

3. **遗忘**　遗忘(loss of memory)是指部分或全部失去回忆和再认的能力。遗忘是一种正常生理现象。产生遗忘的原因与条件刺激长时间不给予强化引起的消退抑制和后来信息的干扰有关。遗忘在学习后即已开始,最初遗忘的速率很快,以后逐渐减慢。遗忘并不表明记忆痕迹的完全消失,因为复习已经遗忘的内容比学习新的内容更容易些。临床上将疾病情况下发生的遗忘称为记忆障碍或遗忘症,可分为顺行性遗忘症和逆行性遗忘症两类。顺行性遗忘症表现为不能保留新近获得的信息,患者对一个新的感觉性信息虽然能作出合适的反应,但只限于该刺激出现时,一旦该刺激物消失,患者在数秒钟就失去作出正确反应的能力。多见于慢性酒精中毒。发生的机制可能是由于信息不能从第一级记忆转入第二级记忆。逆行性遗忘症表现为不能回忆发生脑功能障碍之前一段时间内的记忆。多见于脑震荡。发生的机制可能是第二级记忆发生了紊乱,而第三级记忆却不受影响。

知 识 拓 展

脑老化与神经系统退变性疾病

随着人类预期寿命的延长,大脑随着年龄的增长可在组织形态学和神经生化方面发生一系列的变化。这些组织形态及生化上的变化必然造成脑功能上的衰退,是脑老化的基础。神经系统退变性疾病是一组以原发性神经元变性为基础的疾病。最典型的疾病有阿尔茨海默病

Note:

(Alzheimer's disease,AD)和帕金森病。其中 AD 患者在 65 岁以上人群中约为 5%,75 岁以上人群中约为 10%,85 岁以上人群中约 20%。AD 不仅给患者及其家庭带来痛苦,而且给社会带来经济负担。

　　正常脑老化和 AD 患者都会出现学习和记忆能力的衰退。但是在内容上,前者有选择性,而后者是全面衰退;在程度上,前者轻,后者重;在时间上,前者是缓慢下降,而后者呈进行性衰退。AD 患者在发病 8~12 年,会发展为全面性痴呆,极度的智力障碍。生活完全不能自理,需人照料。AD 患者除了认知障碍和情绪反应异常等表现外,还会对各种事情失去主动性,常会变得懒惰,不愿参与任何活动,同时负面情绪增加,而这种情绪会进一步不愿意去活动。因此,在临床护理时要注意区分是正常脑老化或者是 AD 患者,同时一定要注意从精神和心理等方面对患者进行引导和关怀。

二、大脑皮层的语言中枢和一侧优势

　　1. 人类大脑皮层功能的一侧优势　人类两侧大脑半球的功能是不对等的。在主要运用右手的成年人,语言活动主要由左侧大脑皮层管理,而与右侧皮层无明显的关系,即左侧大脑皮层在语言活动功能上占优势。这种脑的高级功能向一侧半球集中的现象称为**一侧优势**(laterality cerebral dominance)。一般称左侧半球为优势半球。人类的一侧优势现象,虽然与遗传有一定的关系,但主要是在后天生活实践中逐步形成的,这与人类习惯运用右手有关。人类的一侧优势自十至十二岁时逐步建立,幼年时若左侧大脑半球损伤,尚可在右侧大脑皮层建立语言中枢;成年后若左侧大脑半球损伤,就很难在右侧大脑皮层建立语言中枢。虽然左侧半球为优势半球,并不意味着右侧半球不重要。右侧大脑皮层在非语词性的认识功能上占优势,如对空间辨认、深度知觉、触 - 压觉认识、图像视觉、音乐欣赏分辨等。右侧半球损伤的患者,常表现为对空间、视觉、颜色等辨别障碍,如分不清衣服的前后和左右关系,不能识别人的面部,对颜色不能辨别等。两侧半球的功能不一现象是相对的,左侧半球也有一定的非词语认知功能,而右侧半球也有一定的简单的语词活动功能。

　　2. 大脑皮层的语言活动功能　人类语言活动主要是由颞上回后端的 Wernicke 区发出纤维,通过弓状束投射到中央前回底部前方的 Broca 区,此区将信息处理后转化为相应的发声形式,再传到位于脑岛的说话区,启动唇、舌、喉的运动而发生(图 10-30)。人类大脑皮质存在有对语言和文字管理的中枢(图 10-31)。人类语言活动的完整与涉及语言有关的大脑皮层区域及其传递通路的功能有关。大脑皮层一定的区域或传导通路损伤,可引起相应的语言活动功能障碍。临床上可见的语言活动功能障碍有:①流畅性失语症,由 Wernicke 区损伤所致。有两种表现:一是患者说话正常,有时说话过度,但所说的话中充满了杂乱的词语和自创词,患者不能理解别人说话和书写的含义;二是患者说话很好,也能理解别人的说话,但对部分词不能很好地组织或想不起来,这种失语症称为传导性失语症;②运动性失语症,主要为 Broca 区(语言运动区)受损。患者可以看懂文字与听懂别人的谈话,其发音器官也正常,但不能用语词口头表达自己的思想;③失写症,额中回后部接近中央前回的手部代表区(语言书写区)损伤所致。患者可以听懂别人讲话,看懂文字,自己也会说话,但不会书写;④感觉性失语症,由颞上回后部(语言听觉区)损伤所导致。患者可以讲话和书写,也能看懂文字,但听不懂别人的谈话;⑤失读症,由顶叶角回(语言视觉区)损伤所引起。患者看不懂文字的含义,但视觉和其他语言功能良好。大脑皮层各区域的功能是密切相关的,严重的失语症可同时出现上述多种语言活动功能的障碍。

图 10-30　语言功能活动有关的脑区和纤维联系

图 10-31　人类大脑皮层语言功能区域示意图

3. 两侧大脑皮层功能的相关　两侧大脑皮层之间有许多连合纤维,其中最大的连合纤维结构是胼胝体。两侧大脑皮层的感觉分析功能是相关联的,胼胝体能将一侧皮层的活动向另一侧传送。电生理研究表明,刺激一侧皮层某一点可以加强另一侧皮层对应点的感觉传入冲动引发的诱发电位;如果事先将动物的胼胝体切断,则这种现象不会出现。因此,这一易化作用是通过胼胝体连合纤维完成的。人类两侧大脑皮层的功能也是相关的,两半球之间的连合纤维对完成双侧的运动、一般感觉和视觉的协调功能都有重要的作用。如右手学会了某种技巧运动,左手虽未经过训练,但也能一定程度上完成这种技巧运动。

（欧阳新平　伍庆华　钟　静）

思　考　题

1. 神经细胞与神经胶质细胞功能有何不同?
2. 神经纤维的兴奋传导特征有哪些?
3. 如何证实轴浆运输的存在?其生理意义是什么?
4. 举例说明神经的营养性作用。
5. 突触后抑制有哪些类型?产生机制和生理意义是什么?
6. 什么是 M 样作用和 N 样作用?有机磷农药中毒表现为什么样作用?该如何施救?

Note:

7. 何谓条件反射和非条件反射？他们之间有什么区别与联系？

8. 高位脊髓横断损伤后肌张力及排尿反射各有何变化？为什么？在功能恢复训练中应注意什么？

9. 下丘脑的功能有哪些？它在机体生理功能整合中的意义是什么？

10. 简述牵张反射的类型及特征。

11. 小脑对躯体运动主要有哪些调节功能？

12. 简述基底神经节受损后的主要表现。

13. 大脑皮层运动区的主要部位和特点？运动传导通路有哪些？各自的作用有哪些？简述运动障碍的类型和机制。

14. 简述正常脑电图的波形及生理意义。

15. 简述睡眠的过程及生理意义。

第十一章

内 分 泌

11章 数字内容

学 习 目 标

- 知识目标：

掌握

1. 内分泌和激素的概念、激素的一般特性、激素作用机制。

2. 下丘脑 - 腺垂体和下丘脑 - 神经垂体系统、掌握生长素、甲状腺素、糖皮质激素、盐皮质激素和胰岛素的生物学功能。

3. 生长素与甲状腺激素对机体生长发育影响的异同点。

4. 应激反应和应急反应。

熟悉

1. 激素作用方式和激素分泌的调节。

2. 腺垂体分泌的 7 种激素以及催产素和抗利尿激素的作用和分泌调节。

3. 肾上腺皮质、髓质激素和胰高血糖素的生物学作用和分泌调节。

了解

1. 甲状腺素的合成、碘代谢、血中存在的形式。

2. 甲状旁腺、降钙素、1,25 二羟维生素 D3 的生物学作用及分泌调节。

3. 褪黑素、胸腺素、前列腺素和瘦素的生物学作用。

- 能力目标：

1. 运用内分泌激素的生物学作用,描述内分泌系统疾病常见的特征和体征特点,解释发病机制。

2. 运用已有的生理学知识解释临床上长期应用糖皮质激素的患者,应该如何停药。

- 素质目标：

1. 通过本章内分泌知识的学习,激发学生学习内分泌系统的兴趣,培养学生的探究精神。

2. 通过分析长期服用糖皮质激素的患者停药的过程,帮助学生建立临床思维模式,使其成为既有一定理论水平又有较高实践技能的一线护理人才。

导入情景与思考

　　小王是某医科大学护理学院新入学大学生。有一天他突然接到了父亲的电话,电话中父亲告诉他:妈妈最近很能吃,变瘦了,怕热,出汗多,脾气变大,睡眠也不好,容易被惊醒。去医院做了检查,诊断为"甲亢",正用药治疗。小王很担心妈妈病情。

　　试根据该案例思考:

　　1. 什么是甲亢?

　　2. 哪些原因可导致甲亢?

第一节　内分泌与激素

一、内分泌与内分泌系统

(一) 内分泌

　　机体的腺细胞存在两种分泌方式,即内分泌与外分泌。**外分泌**(exocrine)是腺泡细胞将所产生物质通过导管分泌到体内管腔或体外的分泌活动方式,如胰腺等消化腺将消化液分泌到消化道腔内发挥作用,汗腺将汗液分泌到体外,这些腺体称为外分泌腺。**内分泌**(endocrine)是指内分泌细胞将所产生的的活性物质,即激素直接分泌到体液中,并以体液作为媒介对靶细胞产生调节效应的一种分泌形式。内分泌细胞集中的腺体称为内分泌腺(endocrine gland),其分泌活动不需要类似外分泌腺的导管结构。广义的内分泌概念现指机体的一种功能活动调节方式。

(二) 内分泌系统

　　内分泌系统(endocrine system)是由内分泌腺和散在分布的内分泌细胞组成。人体主要的内分泌腺有垂体、甲状腺、甲状旁腺、肾上腺、胰岛、性腺、松果体和胸腺等。内分泌腺与外分泌腺不同之处在于内分泌腺没有导管,分泌物直接进入血液或组织液。散在于组织器官中的内分泌细胞分布非常广泛,如消化道黏膜、心、肾、肺、下丘脑以及胎盘等器官的某些细胞都具有内分泌功能。

　　内分泌系统通过分泌多种激素调节机体功能活动。在整体情况下,许多内分泌腺都直接或间接地受神经系统的控制,因此,内分泌系统在功能上与神经系统紧密联系、相辅相成,共同维持内环境的稳态,使机体更好地适应环境的变化。

二、激素的信息传递方式及分类

　　激素(hormone)是由内分泌腺或内分泌细胞分泌的高效能的生物活性物质。激素可经组织液或血液传递信息而发挥其调节作用。

(一) 激素的信息传递方式

　　目前认为激素在细胞之间传递信息主要有以下几种方式(图 11-1):多数激素通过血液的运输到达远距离的靶器官、靶组织或靶细胞而发挥作用,称为**远距分泌**(telecrine),如生长素、甲状腺激素等。有些激素通过细胞间液弥散到邻近的细胞发挥作用,称为**旁分泌**(paracrine),如胃肠激素。有些内分泌细胞分泌的激素,在局部弥散又返回作用于该内分泌细胞而发挥反馈作用,称为**自分泌**(autocrine)。神经细胞分泌的**神经激素**(neurohormone)通过轴浆运输至神经末梢释放,经血液运输再作用于靶细胞,称为**神经分泌**(neurocrine),如下丘脑的一些神经元既能产生和传导神经冲动,又能合成和分泌激素。

(二) 激素的作用

　　内分泌系统通过各种激素调节发挥机体多种功能的作用,大致有以下几个方面:①调节内环境稳态;②调节新陈代谢;③调节生长发育;④调节生殖活动。

A. 内分泌(远距离分泌)B. 神经内分泌 C. 内在分泌 D. 自分泌 E. 旁分泌。

图 11-1　激素传递信息的主要方式

(三) 激素的分类

1. 按照分子结构和化学性质分类

(1)含氮激素:此类激素分子结构中含有氮元素,包括蛋白质、肽类激素(胰岛素、甲状旁腺激素、腺垂体激素、下丘脑调节肽、垂体后叶激素、降钙素等)、胺类激素(如肾上腺素、去甲肾上腺素和甲状腺激素)。体内多数的激素属于含氮激素,这类激素易被消化液分解而破坏(甲状腺激素例外),故不宜口服。

(2)类固醇激素:此类激素常以胆固醇为原料合成,分子结构均为 17 碳环戊烷多氢菲母核(四环结构)加上一些侧链分支,故也称甾体激素。包括肾上腺皮质激素(如皮质醇、醛固酮)和性激素(如雌激素、孕激素、雄激素)。这类激素不易被消化液破坏,可以口服用药。

(3)固醇激素:包括维生素 D_3、25- 羟维生素 D_3 和 1,25- 二羟维生素 D_3。

(4)脂肪酸衍生物:这类激素的前体是细胞膜的磷脂,如前列腺素。

2. 按照来源分类

(1)腺体激素:由内分泌腺细胞分泌的激素称为腺体激素。人体内存在一些内分泌腺如下丘脑、垂体及甲状腺等,因其血液供给特别丰富,内分泌腺细胞易于从血液摄取原料以合成激素,合成的激素也易于进入血液和周围的组织液,从而发挥作用。

(2)组织激素:由散在分布于组织器官(如消化道黏膜、肾等)中的内分泌细胞分泌的激素,称为组织激素。这些散在分布的内分泌细胞在细胞化学、超微结构和功能等方面都有共同的特征,称为 **APUD 细胞** (amine precursor uptake decarboxylation cell),它们都含有胺和(或)摄取胺前体,进行脱羧,合成和分泌胺类和(或)多肽类激素。

三、激素的作用机制

激素与靶细胞上的受体结合后把信息传递到细胞内,经过受体识别、信号转导、细胞反应、效应终止四个连续的环节,产生调节效应。激素化学性质不同,其作用机制也不同。现将含氮激素和类固醇激素的作用机制分别叙述如下:

(一) 含氮激素的作用机制——第二信使学说

Sutherland 于 1965 年提出的第二信使学说认为,含氮激素随血液循环运输到达靶细胞,与细胞膜上的特异性受体结合后,可激活膜上的鸟苷酸结合蛋白,即 **G 蛋白**(G protein),继而激活膜上的**腺苷酸环化酶**(adenylate cyclase,AC),在 Mg^{2+} 参与下,促使 ATP 转变为**环磷酸腺苷**(cyclic adenosine monophosphate,cAMP)。cAMP 再通过激活细胞内的蛋白激酶系统,使蛋白质磷酸化,从而诱发靶细胞内特有的生理效应,如腺细胞分泌、肌细胞收缩、细胞内某些酶促反应和细胞膜通透性的改变等(图 11-2)。在含氮激素的作用过程中,激素将信息传至靶细胞,而 cAMP 则将此信息在细胞内传播,因此,激素被称为第一信使,而将 cAMP 称为**第二信使**(second messenger)。

H. 激素;R. 受体;AC. 腺苷酸环化酶 PDE. 磷酸二酯酶;Pka. 活化蛋白激酶;
cAMP. 环磷 - 酸腺苷;G. 鸟苷酸调节蛋白。

图 11-2　含氮类激素的作用机制示意图

以后的研究进一步丰富了第二信使学说,发现可作为第二信使的物质还有:**环磷酸鸟苷**(cyclic guanosine monophosphate,cGMP)、**三磷酸肌醇**(inositol-1,4,5,triphosphate,IP3)、**二酰甘油**(diacylglycerol,DG)和 Ca^{2+} 等。

(二)类固醇激素作用机制——基因表达学说

Jesen 和 Gorski 于 1968 年提出的基因表达学说认为,类固醇激素分子较小,且具有脂溶性,这类激素可扩散进入细胞内,先与胞质受体结合成复合物,使受体分子发生变构,同时获得穿过核膜的能力而进入细胞核内。在核内,激素 - 胞质受体复合物与核受体结合,转变为激素 - 核受体复合物再与染色质的非组蛋白的特异位点结合,从而启动或抑制该部位的 DNA 转录,促进或抑制某种 mRNA 的形成,结果增加或减少某种蛋白质(主要是酶)的合成,而引起相应的生理效应(图 11-3)。有的类固醇激素也可直接进入细胞核内与核受体结合,调节基因表达。

上述含氮激素与类固醇激素的作用机制,并不是绝对的。如甲状腺激素虽属含氮激素,却可进入细胞内,通过调节基因表达而发挥作用。某些类固醇激素(如糖皮质激素)也可作用于细胞膜结构,引起非基因效应。某种激素携带的信息也并非只有一条转导途径,如胰岛素可激活细胞内三条转导途径,胰高血糖素激活腺苷酸环化酶后不仅可以调节酶的活性,还可以影响基因转录过程。这都充分体现了激素作用的多样性。

四、激素作用的一般特征

激素种类很多,作用复杂,但在对靶组织发挥调节作用的过程中,具有以下共同特征。

(一)特异作用

某种激素有选择地作用于某些靶器官或靶细胞的特性,称为激素的特异性。被激素作用的器官、内分泌腺和细胞分别被称为**靶器官**(target organ)、**靶腺**(target gland)和**靶细胞**(target cell)。激素特异性的本质是因为靶细胞膜或胞质内存在有能与激素结合的特异性受体。激素作用的特异性是内分泌系统实现其调节功能的基础。

①～⑥为激素进入细胞至产生生物效应的全过程;HRE:激素反应元件;DNA:脱氧核糖核酸;mRNA:信使核糖核酸。

图 11-3　类固醇激素的作用机制示意图

各种激素作用的特异性差别较大。有些激素只局限作用于某一靶组织或某一种靶细胞,如腺垂体的促甲状腺激素,只作用于甲状腺的腺泡细胞;而有些激素的作用范围较大,其靶器官和靶细胞较多,且分布较广,如性激素、生长素及甲状腺激素等。

(二) 信使作用

如前所述,无论是含氮激素还是类固醇激素,在实现其调节作用的过程中,激素本身并不直接参与细胞的物质与能量代谢反应,只是将调节信息以化学方式传递给靶细胞,从而使靶细胞原有的生理生化过程得以增强或减弱。激素并不引起新的功能活动,也不为原有功能活动提供能量,只是作为细胞的信息传递者,起着"信使"的作用。在完成信息传递后,激素即被分解灭活。

(三) 高效作用

在生理状态下,激素在血液中的含量很低,一般在 nmol/L 甚至 pmol/L 数量级,但其作用显著。例如,1mg 的甲状腺激素可使机体产热增加约 4 184kJ。这是因为激素与受体结合后,可引起一系列酶促反应,产生瀑布式级联效应,形成效能极高的生物放大系统(图 11-4)。

例如,一分子的胰高血糖素,通过 cAMP-蛋白激酶等逐级放大,最后可激活一万个分子的磷酸化酶;一分子的促甲状腺素释放激素,可使腺垂体释放十万个分子的促甲状腺激素。因此,激素稍有增多或减少,便可引起该激素所调节的功能明显异常,临床上分别称为该内分泌腺的功能亢进或功能减退。

(四) 相互作用

各种激素之间的作用可以相互影响,从而维持机体功能活动的稳态。①协同作用:表现为多种激素联合作用时所产生的总效应大于单独激素作用时所产生的效应之和。如生长素和甲状腺素等,虽然作用于不同的代谢环节,但都可使血糖升高。②拮抗作用:如胰岛素能降低血糖,这与甲状腺激素和糖皮质激素等的升高血糖作用相对抗。③允许作用:是指某些激素本身并不能对某器官或细胞直接发挥作用,但它的存在却使另一种激素产生的效应明显增强,这种现象称为激素的**允许作用**(permissive action)。例如,糖皮质激素本身并不能引起血管平滑肌收缩,但只有它存在时,去甲肾上腺素才能更有效地发挥缩血管作用。这可能是由于糖皮质激素能够调节肾上腺素能受体的数量或影响受体后信息的传递（如影响腺苷酸环化酶的活性和 cAMP 生成等环节）。激素的相互作用说明机体对某一生理功能的调节是多方面、多机制的，而且对人体每项功能都存在着精确的调节，与机体的生命状态相适应。

图 11-4　激素生物放大作用的示意图

五、激素分泌的调节

激素在内分泌细胞内合成后，以胞吐方式出胞，称为激素的分泌或释放。正常情况下，内分泌腺都保持着一定的分泌活动，称为基础分泌。人体在对自然环境和社会环境的长期适应过程中，许多激素的基础分泌表现为日、月或年等周期性变化，这种周期性活动对于维持人体一些基本功能活动和内环境稳态，起着十分重要的作用。当内外环境因素改变时，在基础分泌的基础上，分泌激素的活动可加强或减弱，使激素的量增加或减少，从而使靶细胞和靶器官的活动与内外环境的变化相适应。一般来说，当血液中某种激素的含量超过一定的水平或受其控制的某种物质在血液中超过一定浓度时，通过负反馈调节可抑制这一内分泌腺的活动，使其激素的合成和分泌减少；反之，当该激素或受激素控制的物质在血液中的浓度低于某一水平时，则负反馈作用降低，该激素的分泌就增加。例如，正常情况下体内甲状腺激素、糖皮质激素浓度的相对恒定，就是负反馈调节的结果。

下丘脑是神经系统与内分泌系统活动相互联系的重要枢纽，下丘脑的传入与传出通路广泛而又复杂，内外环境中各种形式的刺激都可通过这些通路影响下丘脑神经内分泌细胞的分泌活动，发挥其对内分泌系统和整体功能活动的高级整合作用。体内许多内分泌腺的活动也都直接或间接受到神经的调控。

此外，人生活在社会环境中，不同的社会 - 心理因素均可作为刺激作用于人体，影响激素的分泌。例如，少数妇女可因紧张、焦虑等出现月经失调或闭经，可能是社会 - 心理因素通过下丘脑干扰了性腺激素的合成和释放所造成的。

知识拓展

内分泌失调

内分泌失调是一个很大的概念，并不是一个单一的疾病。常见的内分泌失调为性激素、肾上腺皮质激素、胰岛素和甲状腺素等方面的失调。所有的激素出现异常都可以称为内分泌失调。

临床表现：①皮肤变化，表现为皮肤出现色斑，面色发暗；②脾气急躁，情绪变大，易出汗；

③肥胖；④女性体毛增多，出现胡须、喉结等男性化的体征；⑤妇科疾病，常见的有月经不调、痛经、子宫内膜异位症、乳房胀痛、乳腺增生甚至乳腺癌，还有一部分女性表现为不孕；⑥白发和早衰。

常见疾病：①垂体疾病：垂体功能亢进或低下，垂体肿瘤；②甲状腺疾病：甲状腺功能减退（甲减）或甲状腺功能亢进（甲亢）；③肾上腺疾病：肾上腺皮质功能减退症（艾迪生病）、皮质醇增多症（库欣综合征）和醛固酮增多症等；④男性睾丸内分泌异常的病变：原发性睾丸功能低下和继发性睾丸功能低下。

治疗原则：调节内分泌，使各种激素重新恢复稳态。针对不同病因采取相应的方法，通常对激素分泌过多造成的功能亢进，以抑制和消减为原则，可以采取手术切除内分泌肿瘤，或用药物抑制激素的分泌与合成；对激素分泌过少造成的失调，原则上是补充其不足，包括补充生理剂量激素，器官移植等。

第二节　下丘脑与垂体内分泌

下丘脑（hypothalamus）位于丘脑的下部，第三脑室周围，被第三脑室分为左右两半，是两侧对称的结构。它包括视交叉、漏斗、灰结节和乳头部。**垂体**（hypophysis，pituitary body）为功能复杂的内分泌腺，位于大脑下部，埋藏于蝶骨鞍内，以垂体柄与第三脑室底部相连，其体积很小，质量约 0.6g，人垂体可分为腺垂体和神经垂体两大部分。

一、下丘脑与垂体的功能联系

下丘脑和垂体在结构和功能上有着密切的联系，共同组成**下丘脑 - 垂体功能单位**（hypothalamus-hypophysis unit）。腺垂体是内分泌细胞构成的腺组织，通过垂体门脉接受来自下丘脑的激素信息，组成**下丘脑 - 腺垂体系统**（hypothalamo-adenohypophysis system）。神经垂体是神经组织，接受下丘脑视上核和室旁核来的神经纤维，组成下丘脑 - 神经垂体系统。

下丘脑的一些神经元兼有神经元和内分泌细胞的功能，其分泌的信息物质可直接进入血液，因此，可将来自中枢神经系统其他部位的神经活动电信号转变为激素分泌的化学信号，以下丘脑为枢纽协调神经调节与体液调节的关系。因此，下丘脑 - 垂体功能单位是内分泌系统的调控中枢（图 11-5）。

（一）下丘脑 - 腺垂体系统

下丘脑与腺垂体之间没有直接的神经纤维联系，而是通过特殊的血管系统，即垂体门脉系统（hypophyseal portal system）发生功能联系，构成了下丘脑 - 腺垂体系统。

目前认为，在下丘脑基底部，主要包括正中隆起、弓状核、视交叉上核、腹内侧核和室周核等核团，分布有小细胞神经元，分泌**下丘脑调节肽**（hypothalamic regulatory peptides，HRP）。HRP 通过门脉系统到达腺垂体，调节腺垂体的内分泌活动。因而习惯上将这些神经元胞体所在部位合称为"促垂体区（hypophysiotropic area）"。"促垂体区"的神经元既具有典型神经元的功能，与来自中脑、边缘系统及大脑皮层的神经纤维构成突触，接受传来的神经冲动，又具有内分泌细胞的作用，分泌调节肽（神经激素）。由此可见，"促垂体区"的神经元可把神经信息转变为激素信息，起到换能的作用，从而以下丘脑为枢纽，把神经调节与体液调节紧密联系起来。

已知下丘脑调节肽主要有 9 种，其化学性质和主要作用见表 11-1。

1. 单胺能神经元;2、3、4、5. 下丘脑各类肽能神经元。

图 11-5 下丘脑 - 垂体功能单位模式图

表 11-1 下丘脑调节肽的种类、化学本质及作用

种类	化学性质	主要作用
促甲状腺激素释放激素(TRH)	3 肽	促进促甲状腺激素的分泌
促性腺激素释放激素(GnRH)	10 肽	促进黄体生成素、促卵泡激素的分泌
生长素释放激素(GHRH)	44 肽	促进生长素的分泌
生长抑素(GHIH/SS)	14 肽	抑制生长素的分泌
促肾上腺皮质激素释放激素(CRH)	41 肽	促进促肾上腺皮质激素的分泌
催乳素释放肽(PRP)	31 肽	促进催乳素的分泌
催乳素释放抑制因子(PIF)	多巴胺	抑制催乳素的分泌
促黑激素释放因子(MRF)	肽	促进促黑激素的分泌
促黑激素释放抑制因子(MIF)	肽	抑制促黑激素的分泌

下丘脑调节肽的分泌,一方面受高级神经中枢的控制,另一方面又受靶腺激素的反馈调节。大脑皮层、边缘系统以及间脑都有神经纤维与下丘脑联系。这些神经末梢通过释放神经递质(如去甲肾上腺素、多巴胺、5- 羟色胺及乙酰胆碱)调节下丘脑激素的合成和释放。

(二)下丘脑 - 神经垂体系统

下丘脑与神经垂体有着直接的神经联系。下丘脑的视上核和室旁核有神经纤维下行到垂体后叶,构成了下丘脑 - 垂体束(图 11-5)。现已知神经垂体所释放的激素(抗利尿激素与催产素),实际上是在下丘脑视上核和室旁核的神经元中合成,通过下丘脑 - 垂体束运输到神经垂体贮存并释放的。

二、腺垂体

腺垂体是人体内最重要的内分泌腺之一,它能合成和分泌 7 种激素:促甲状腺激素、促肾上腺皮

质激素、促卵泡激素、黄体生成素、生长激素、催乳素和促黑(素细胞)激素。前 4 种均有各自的靶腺，分别形成下丘脑 - 腺垂体 - 甲状腺轴、下丘脑 - 腺垂体 - 肾上腺皮质轴和下丘脑 - 腺垂体 - 性腺轴。腺垂体分泌的促甲状腺激素、促肾上腺皮质激素、促卵泡素、黄体生成素均可促进靶腺的生长发育和增强靶腺的功能活动，故称为"促激素"(图 11-6)。关于"促激素"的生理作用及分泌调节则在相关腺体中介绍，这里将重点介绍生长激素、催乳素和促黑激素。

(一) 生长激素

生长激素(growth hormone，GH)是腺垂体中含量最多的激素，其特异性较强，从其他哺乳动物(猴除外)提取的生长激素对人类无效。人生长激素(human growth horomone，hGH)由 191 个氨基酸组成，是分子量为 22kD 的蛋白质。血中 GH 以结合型和游离型两种形式存在，结合型 GH 占总量的 40%~45%。正常成人空腹血浆 GH 的含量为 1~5μg/L，平均为 3μg/L。近年已利用 DNA 重组技术可以大量生产 GH 供临床使用。

图 11-6 腺垂体激素作用的示意图

1. **生长激素的生物学作用** GH 是调节物质代谢的重要激素，对机体的生长发育及各组织的蛋白质、糖、脂及水盐代谢均有影响。此外 GH 还参与机体的应激反应与免疫调节。

(1)促进生长：人体的生长受甲状腺激素、性激素及 GH 等多种激素的影响，但 GH 起关键作用。GH 对各组织和器官的生长均有促进作用，尤其是对骨骼、肌肉及内脏器官作用更为显著，因此生长激素也称为躯体刺激素(somatotropin)。GH 可以刺激机体组织的发育和生长，对骨的刺激作用表现在骨的长度和直径的增加，但对骨的成熟作用较小(骨的成熟主要是甲状腺激素的作用)。实验表明，幼年动物切除垂体后，生长即停止，如及时补充 GH，仍可正常生长。人在幼年时期若缺乏 GH，将出现生长停滞，身材矮小，但智力正常，称为**侏儒症**(dwarfism)；如幼年期 GH 分泌过多，则出现生长发育过度，导致**巨人症**(gigantism)。成年人如 GH 分泌过多，因骨骺已钙化闭合，长骨不再增长，但可刺激肢端部的短骨和颌面部的扁骨的增生，且肝、肾等内脏器官也增大，称为**肢端肥大症**(acromegaly)。在营养充足的条件下，GH 能诱导靶细胞(如肝、肾细胞等)产生一种小分子多肽物质，称为**胰岛素样生长因子**(insulin-like growth factor，IGF)，因其化学结构与胰岛素相似而得名，曾称**生长激素介质**(somatomedin，SM)。IGF 能促进硫酸盐和氨基酸进入软骨细胞，加速蛋白质的合成，促进软骨增殖与骨化，使长骨加长；IGF 对肌肉等组织也有类似作用，但对脑组织的生长发育无影响。饥饿或缺乏蛋白质时，GH 不能刺激 IGF 生成，故营养不良的儿童生长较正常儿童迟缓。总之，生长激素与其受体结合后，即可直接促进生长发育，也可以通过靶细胞生成 IGF，间接促进生长发育。

(2)对物质代谢的影响：①对蛋白质代谢的影响：GH 对蛋白质的合成有强烈的催化作用，在它的作用下，体内蛋白质贮存增加，分解减少。实验中，将 GH 注入鼠体，观察肝组织内蛋白合成情况时发现，首先出现 mRNA 和 rRNA 增多，然后是蛋白质合成增多，因此可以认为 GH 促进蛋白质合成的关键在于促进了细胞核内 DNA 和 rRNA 的转录；同时 GH 还可以促进氨基酸向细胞内的转运，为蛋白质的合成提供原料。GH 促进蛋白质合成是促进生长作用的基础分子量为 22kD。②对脂肪代谢的影响：GH 主要促进脂肪分解，使脂肪组织减少，特别是四肢的脂肪减少，增强脂肪酸氧化利用。由于脂肪分解提供了能量，血中游离脂肪酸的增加还可抑制糖的氧化，减少糖的利用，使血糖升高分子量为 22kD。③对糖代谢的影响：GH 既抑制了外周组织对葡萄糖的氧化利用，又增加了肝糖原的分解释放，使血糖升高。因此，GH 分泌过量导致的血糖升高称为"垂体性糖尿病"。低血糖时 GH 分泌增加,使脂肪组织分解,为外周组织提供能量,减少对糖的消耗,节省下来的葡萄糖供给脑组织利用。

2. 生长激素分泌的调节

(1)下丘脑对生长激素分泌的调节:GH 分泌受下丘脑 GHRH 与 GHIH 的双重调节,GHRH 促进 GH 分泌,而 GHIH 则抑制 GH 的分泌。GH 呈脉冲式分泌,每隔 1~4h 出现一次波动,这是由于下丘脑 GHRH 的脉冲式释放决定的。一般认为,GHRH 是 GH 分泌的经常性调节者,而 GHIH 则在应急情况下 GH 分泌过多时,才抑制 GH 分泌,二者相互配合,共同调节 GH 的分泌。

(2)反馈调节:血中 GH 含量降低时,可反馈性引起下丘脑 GHRH 的释放增多。IGF 对 GH 的分泌也有负反馈调节作用,IGF 即可以抑制培养的垂体细胞 GH 的基础分泌,也可以抑制由 GHRH 刺激的 GH 分泌,还能刺激下丘脑释放 GHIH,从而抑制 GH 分泌,说明,IGF 可通过下丘脑和垂体两个水平对 GH 分泌进行负反馈调节。

(3)睡眠的影响:人在觉醒的状态下 GH 分泌较少,进入慢波睡眠后,GH 分泌明显增加,约在 60min 左右达到高峰;转入异相睡眠后,GH 分泌又减少。

(4)代谢因素的影响:血中糖、氨基酸与脂肪酸的含量均能影响 GH 的分泌,其中以低血糖对 GH 分泌的刺激作用最强,血中氨基酸与脂肪酸增多也可引起 GH 分泌增加,有利于机体对这些物质的代谢与利用。

(5)激素的作用:甲状腺激素、雌激素、睾酮和糖皮质激素等均能刺激 GH 的分泌。在青春期,血中雌激素和睾酮水平升高,GH 的分泌也增加。

此外,运动、禁食、应激等状态所致机体能量缺乏均可刺激 GH 分泌的增加。

(二)催乳素

人催乳素(prolactin,PRL)是含有 199 个氨基酸残基的糖蛋白,相对分子量为 22kD,其分子序列 92% 与人 GH 相同,故二者的作用有交叉。成人垂体中的催乳素含量极少,只有 GH 的 1/100。妊娠期和哺乳期血中催乳素水平显著增高。

1. 催乳素的生理作用

催乳素作用广泛,对乳腺和性腺的发育,以及对分娩后泌乳具有重要作用。此外,还参与对应激和免疫反应的调节。

(1)调节乳腺的生长和活动:青春期女性乳房的发育主要是间质和脂肪组织,这时,雌激素、孕激素、生长素、糖皮质激素、甲状腺激素和催乳素对乳腺的发育均起重要作用。而泌乳的腺泡只在妊娠期才发育,此时催乳素、雌激素及孕激素分泌增多使乳腺进一步发育,但同时血中雌、孕激素浓度很高,又抑制催乳素的泌乳作用,因此,这时乳房虽然有泌乳能力却不泌乳。在分娩后,血中雌激素和孕激素水平明显降低,催乳素才发挥始动和维持泌乳的作用。雌激素和催乳素在乳房发育上有协同作用,而在分泌乳汁上有拮抗作用。

(2)对性腺的作用:在女性,催乳素对卵巢有一定影响。随着卵泡的发育成熟,卵泡内的催乳素含量逐渐增加,在颗粒细胞上出现催乳素受体,催乳素与受体结合,可刺激黄体生成素受体生成,黄体生成素与受体结合,可促进排卵、黄体生成、孕激素和雌激素的分泌,同时还可以降低黄体酮的分解。但催乳素分泌过多时,可反馈抑制下丘脑 GnRH 的分泌,使腺垂体分泌 FSH 和 LH 减少,导致无排卵及雌激素水平低下,表现为闭经、溢乳和不孕,临床上称为闭经溢乳综合征。在男性,催乳素可促进前列腺和精囊腺的生长,促进睾酮的合成。

(3)参与应激反应:在许多应激状态下,如麻醉、外科手术以及剧烈运动等,血中催乳素浓度升高,且往往与 ACTH 和生长素浓度的增加同时出现,刺激停止数小时后才逐渐恢复到正常水平。

(4)免疫调节作用:研究发现切除垂体可引起胸腺萎缩,补充催乳素和生长素则可以防止,可见内分泌系统和免疫系统关系密切,由此提出了神经 - 免疫 - 内分泌网络的概念。实验证明,催乳素对体液及细胞免疫都有促进作用,可以直接或间接促进 B 淋巴细胞分泌 IgM 和 IgG 等,增加抗体生成量。同时,如 T 淋巴细胞和胸腺淋巴细胞,也可以产生催乳素,免疫细胞上也有催乳素受体,催乳素对免疫细胞有旁分泌和 / 或自分泌的功能。

2. 催乳素分泌的调节 催乳素的分泌受下丘脑催乳素释放因子(PRF)与催乳素释放抑制因子(PIH)的双重调节。前者促进催乳素分泌,后者抑制其分泌。在生理情况下以抑制作用占优势,催乳素释放因子的作用可能不大。催乳素释放抑制因子的作用主要是防止催乳素的过量分泌。某些下丘脑损伤的病人血浆催乳素水平也较高。体外将下丘脑提取物加入培养的垂体细胞中,催乳素的分泌受抑制。

(三) 促黑激素

促黑激素(melanocyte-stimulating hormone, MSH)的主要作用是促进黑素细胞中的酪氨酸酶的合成和激活,从而促进酪氨酸转变为黑色素,使皮肤与毛发等的颜色加深。研究发现白种人和黑种人血中的促黑激素浓度基本相同,且因病切除垂体的黑种人其肤色并不改变,因此认为人体肤色与促黑激素关系不大。但在病理情况下,如肾上腺皮质功能过低(艾迪生病)时,血中的 ACTH 和 MSH 均增多,患者皮肤色素沉着可能与此有关。

促黑激素的分泌主要受下丘脑促黑激素释放因子(MRF)与促黑激素释放抑制因子(MIF)的双重调节,前者促进促黑激素分泌,而后者抑制其分泌,

三、神经垂体

神经垂体不含腺细胞,本身不能合成激素,但能储存和释放两种垂体后叶激素:**抗利尿激素**(antidiuretic hormone, ADH),也称**血管升压素**(vasopressin, VP)和**催产素**(oxytocin, OXT)也称**缩宫素**(oxytocin, OT)。这两种激素由下丘脑的视上核和室旁核合成,视上核主要合成抗利尿激素,室旁核主要合成催产素。合成的激素沿下丘脑 - 垂体束通过轴浆运输到神经垂体贮存,在刺激作用下释放入血。

(一) 抗利尿激素

抗利尿激素是含 9 个氨基酸的多肽。由于抗利尿激素分泌明显增加时可收缩血管,发挥血压升高的作用,因此也称为血管升压素。抗利尿激素是调节机体水平衡,维持循环血量的重要激素之一。生理情况下,血浆中抗利尿激素浓度较低,仅 1~4ng/L,抗利尿作用十分明显,而对血压没有调节作用。但在大失血的情况下,血中抗利尿激素浓度显著升高,表现缩血管作用,对维持血压有一定的意义,同时,由于抗利尿激素与催产素在结构上有同源性,故也有微弱的催产和泌乳的作用。关于抗利尿激素的作用与分泌的调节机制,见循环系统和泌尿系统。

(二) 催产素

催产素也是一种含有 9 个氨基酸的多肽,其化学结构与抗利尿激素极为相似,因此这两种激素的生理作用有重叠现象。

催产素的主要靶器官是乳腺和子宫。哺乳期的乳腺在腺垂体分泌的催乳素的作用下,不断分泌乳汁贮存于乳腺腺泡,维持泌乳功能。催产素则可促进乳腺腺泡周围的肌上皮细胞收缩,使乳汁排入乳腺导管或射出。哺乳时,吸吮乳头产生的感觉信息经脊髓 - 丘脑束传至下丘脑,下丘脑视上核的催产素神经元兴奋,继而释放催产素,乳腺内压增高,乳汁排出,称为排乳反射。排乳反射是典型的神经 - 内分泌反射,极易建立条件反射,例如母亲看见婴儿或听见婴儿的哭声,可以引起排乳反射。此外,催产素还能促进子宫平滑肌收缩,但非孕子宫对催产素敏感性很低,妊娠晚期的子宫对催产素的敏感性大大提高。在分娩过程中胎儿对子宫、宫颈和阴道的牵拉刺激可反射性地引起催产素分泌增加,促使子宫收缩加强,有利于分娩。

下丘脑视上核和室旁核的催产素神经元受到脑内多种神经递质(5-HT、多巴胺、去甲肾上腺素、乙酰胆碱和谷氨酸等)的影响,同时脑脊液中某些成分的改变也可以影响到催产素的释放,如脑脊液中钙离子浓度可促进催产素的释放。

Note:

第三节 甲 状 腺

甲状腺是人体最大的内分泌腺,分左右两叶,中间以峡部相连,成人甲状腺的平均质量为20~25g。腺泡是甲状腺结构和功能单位,腺泡数量约300万个。腺泡上皮细胞是甲状腺激素合成与释放的部位,而腺泡腔的胶质是激素的贮存库,甲状腺是唯 将激素储备在细胞外的内分泌腺。甲状腺激素是调节人体代谢和生长发育的重要激素。甲状腺组织中的腺泡旁细胞(又称甲状腺C细胞)可以合成和分泌降钙素,参与机体钙磷代谢的调节。

一、甲状腺激素的合成与代谢

甲状腺分泌两种具有生物活性的含碘氨基酸,一种是**甲状腺素**,又称**四碘甲腺原氨酸**(3,5,3′,5′-tetraiodothyronine,T_4),另一种是**三碘甲腺原氨酸**(3,5,3′-trⅡodothyronine,T_3)。分别约占总分泌量90%与9%。T_4、T_3都是酪氨酸的碘化物。此外,还有不具有生物活性的含碘化合物,例如**一碘酪氨酸**(3-monoiodotyrosine,MIT)、**二碘酪氨酸**(3,5-dⅡodotyrosine,DIT)和**逆 - 三碘甲腺原氨酸**(3,3′,5′-trⅡodothyronine,rT_3)等,他们是合成甲状腺激素的前身或代谢产物。

(一)甲状腺激素的合成

甲状腺激素合成的原料为碘和甲状腺球蛋白,所需的碘来自食物,人体每天从食物中摄取的碘量为100~200μg,其中1/3被甲状腺摄取。世界卫生组织推荐的每日碘摄入量为成人150μg/d,妊娠和哺乳期间200μg/d。低于50μg/d,甲状腺将不能维持甲状腺激素的正常分泌量。但摄入过量也将造成甲状腺功能异常。碘主要通过肾脏排泄,少量碘也可以随乳汁、唾液和汗腺排泄。甲状腺含碘量占全身总碘量的90%。甲状腺激素的合成过程包括3个步骤(图11-7)。

1. **腺泡聚碘** 血中的碘以I^-的形式存在,浓度约为250μg/L。甲状腺内I^-浓度比血液高20~25倍,且甲状腺上皮细胞静息电位为-50mV,低于细胞间质和腺泡腔内胶质的电位。因此,甲状腺对碘的摄取是逆电化学梯度的主动转运过程。实验证明,用哇巴因抑制Na^+-K^+-ATP酶,甲状腺聚碘的能力减弱。目前认为,甲状腺上皮细胞膜的基底面存在Na^+-I^-**同向转运体**(sodium-iodide symporter),不断将I^-转运入细胞,同时Na^+也随之进入细胞内,能量来自钠泵活动造成的膜外Na^+的高势能,故腺泡的聚碘属于继发性主动转运。临床上常采用测定甲状腺摄取放射性碘的能力来判断甲状腺的功能。

2. **I^-的活化** 由腺泡上皮细胞摄取的I^-并不能与酪氨酸结合,首先需要在过氧化酶催化下,在腺泡上皮细胞顶端质膜微绒毛与腺泡腔交界处,被H_2O_2氧化成活化碘。活化的形式尚未确定,可能由I^-变成I_2、**碘自由基**(iodine-free radical),或者与过氧化酶形成复合物。

3. **酪氨酸碘化** 与甲状腺激素的合成I^-活化后立即取代甲状腺球蛋白分子上酪氨酸残基上的氢原子而发生碘化。"活化碘"可以取代酪氨酸苯环上3,5位上的氢,形成MIT和DIT,然后再两两耦联成T_4或T_3,还可合成少量的rT_3。一般一个甲状腺球蛋白分子上T_4与T_3之比为20:1,因此甲状腺分泌的激素主要是T_4。

I^-的活化、酪氨酸碘化和耦联的过程主要发生在腺泡上皮细胞顶缘微绒毛处,都是在**甲状腺过氧化酶**(thyroperoxidase,TPO)的催化下完成。TPO是由甲状腺上皮细胞合成的一种含铁的血红蛋白类物质,它的辅基可能是血红蛋白的辅基。TPO的活性受促甲状腺激素的调控。硫氧嘧啶和硫脲类药物能够抑制TPO的活性,有阻断T_4和T_3合成的作用,可用于治疗甲状腺功能亢进。

(二)甲状腺激素的贮存、分泌、运输与代谢

1. **贮存** 甲状腺激素是唯一储存于细胞外的激素,它以甲状腺球蛋白的形式贮存于腺泡腔内,是构成腺泡腔胶质的主要成分。甲状腺激素贮量非常大,可供人体利用50~120d,是体内贮存量最多的激素,因此,应用抗甲状腺药物治疗甲状腺功能亢进时,需要较长时间才能显效。

MIT：一碘酪氨酸残基；DIT：二碘酪氨酸残基。

图 11-7 甲状腺激素合成、贮存和释放的示意图

2. 分泌 当受到适宜刺激时，甲状腺腺泡上皮细胞通过入胞作用将腺泡腔内的甲状腺球蛋白吞入细胞内，在溶酶体蛋白水解酶的作用下，将 MIT、DIT、T_4 和 T_3 从甲状腺球蛋白分子中水解下来。甲状腺球蛋白分子大，不易进入血液，被蛋白酶水解的 MIT 和 DIT 的分子虽小，但很快在脱碘酶的作用下脱碘，脱下的碘可被再利用或者漏出细胞外；对脱碘酶不敏感的 T_4 和 T_3 则释放入血。甲状腺分泌的激素主要是 T_4，约占总量的 90%，T_3 分泌量少，但其活性是 T_4 的 5 倍。同时还有少量 rT_3、MIT 和 DIT 也可被释放入血。

3. 运输 进入血液的甲状腺激素，以结合型和游离型两种形式运输，99% 以上和某些血浆蛋白结合，游离的不到 1%，然而，只有游离型激素才能进入组织细胞发挥作用。结合型的生理意义主要有：①结合型激素可以防止从尿中丢失；②结合型激素可以看作是暂时的贮存形式；③结合型与游离型之间可以互相转换，使游离型激素在血液中保持一定浓度。临床上可通过测定血液中 T_4 和 T_3 的含量了解甲状腺的功能，正常成人血清 T_4 浓度约为 51~142nmol/L，T_3 浓度约为 1.3~3.4nmol/L。

4. 代谢 甲状腺素主要在肝、肾和骨骼肌等部位降解。血浆 T_4 的半衰期为 7d，T_3 为 1.5d。在外周组织，80% 的 T_4 在脱碘酶的作用下转变为 T_3（占 45%）或 rT_3（占 55%），T_4 脱碘转化为 T_3，实际是使甲状腺素进一步活化，被看作活化脱碘。T_4 脱碘转化的产物取决于机体的功能状态，当生理活动需要更多的甲状腺素的时候，T_4 转变为 T_3 的比例就增多；反之，转变成 rT_3 的比例则增加。T_3 或 rT_3 再经脱碘失活，产物由尿液排出。

二、甲状腺激素的生理作用

甲状腺激素在体内有广泛的生理作用，几乎对全身各组织细胞均有影响，其主要作用是促进入体新陈代谢和生长发育的过程，这些效应绝大多数是通过与核受体结合，调节基因转录和蛋白质表达而实现的。因此，甲状腺激素是维持机体功能活动的基础性激素。

（一）调节新陈代谢

1. 增强能量代谢 甲状腺激素显著增加绝大多数组织细胞的耗氧量和产热量，以心脏、肝脏、骨骼肌和肾脏最为显著，但脑、肺、性腺、脾、淋巴结和皮肤等器官不受其影响。1mg T_4 可使人体产热量增加 4 184kJ，基础代谢率提高 28%，甲状腺激素的产热效应是多种机制的综合结果，与 Na^+-K^+-ATP 酶的活性明显升高有关；甲状腺激素也可增加线粒体的数量、大小、膜面积，并增加线粒体解耦联蛋白（uncoupling protein，UCP）的表达及一些关键的呼吸酶的表达。UCP 可使氧化磷酸化过程中释出

Note:

的化学能不能用于 ATP 的合成,而以热能的形式释放。甲状腺激素功能亢进(甲亢)的病人,因产热增加而怕热、喜凉和多汗,基础代谢率常比正常值高出 25%~80%;甲状腺功能减退(甲减)的病人则产热量减少,喜热畏寒,基础代谢率可比正常值低 20%~40%。

2. **调节物质代谢**　甲状腺激素对三大营养物质的合成与分解代谢均有影响,但可因血中浓度的不同而效应有所差异。

(1)糖代谢:甲状腺激素促进小肠黏膜对葡萄糖的吸收,增强糖原的分解,抑制糖原的合成;甲状腺激素还可协同肾上腺素、胰高血糖素、皮质醇和生长激素等,使血糖升高;同时,甲状腺激素又能加强外周组织对糖的利用,使血糖降低;但总的来说,升血糖作用大于降血糖作用。甲状腺功能亢进时,血糖升高,甚至出现糖尿。

(2)蛋白质代谢:适量的甲状腺激素通过核受体,激活 DNA 转录过程,促进 mRNA 形成,加速蛋白质和各种酶的合成,有利于机体的生长和发育。甲状腺激素分泌过多时,则加速蛋白质分解,特别是骨骼肌蛋白质大量分解,甚至出现肌肉消瘦和肌无力,同时动员骨蛋白分解,而导致高血钙、高尿钙和骨质疏松,生长发育停滞;当甲状腺激素分泌不足时,蛋白质合成减少,但细胞间的黏液蛋白增多,由于黏液蛋白可吸附一部分水和盐,在皮下形成一种特殊的、指压而不会凹陷的水肿,称为黏液性水肿。

(3)脂类代谢:甲状腺激素既能加速脂肪的动员,脂肪酸的氧化,促进肝对胆固醇的降解,同时还可协同儿茶酚胺和胰高血糖素的降脂作用;又能促进脂肪和胆固醇的合成。但总的效果是分解大于合成。因此,甲亢患者血胆固醇常低于正常,反之,甲减患者血胆固醇高于正常,甚至成为动脉粥样硬化的病因。

(二) 促进生长发育

甲状腺激素促进机体生长和发育,特别是对婴儿脑和长骨的生长发育影响大。先天性甲状腺功能不全的婴儿,在出生后数周即可出现生长停滞,如果不能及时补充甲状腺激素,则将由于脑与长骨生长发育的障碍而出现智力低下和身材矮小等现象,称为**呆小病(克汀病,cretinism)**,一岁以后再补充甲状腺激素则很难逆转。成年人因脑已发育成熟,甲状腺功能减退的患者仅表现为反应迟钝、动作笨拙和记忆减退等,但智力基本不受影响。

甲状腺激素影响生长和发育的机制,与它可促进神经细胞的生长和分化、胶质细胞生长与髓鞘形成、神经生长因子和某些酶的合成、以及长骨骨骺的发育和骨的生长有关。此外,甲状腺激素还对生长激素有允许作用,缺乏甲状腺激素,生长激素便不能很好发挥作用,而且生长激素的合成与分泌也减少。

(三) 其他作用

1. **对中枢神经系统**　甲状腺激素不仅能促进神经系统的发育和成熟,而且可提高已分化成熟的中枢神经系统的兴奋性。因此,甲亢病人多有注意力不易集中、烦躁不安、多言多动、喜怒无常和失眠多梦等症状。甲减病人则有言行迟钝、记忆减退、表情淡漠和少动思睡等表现。甲状腺激素对低级中枢也有影响,例如甲亢时骨骼肌牵张反射的反射时缩短,而甲减时,反射时延长。临床上,曾以踝反射的反射时作为甲状腺功能的辅助诊断指标。

2. **对心血管系统**　甲状腺激素对心血管活动也有明显的影响。甲状腺激素可以增加心肌细胞膜上 β 受体的数目以及与儿茶酚胺的亲和力,从而导致心率加快、心肌收缩力增强、心排血量加大以及心脏做功增加。同时,机体代谢加强,耗氧量增加,产热量也增加,这些可以使小血管扩张,外周阻力降低,导致收缩压升高,舒张压正常或稍低,脉压增大。甲亢病人可出现心动过速、心肌肥大,甚至充血性心力衰竭。

3. **对性腺的影响**　甲状腺激素是维持性腺功能所必需的激素。在甲减女性,可发生不同程度的卵巢活动改变,表现为不同程度的月经不规则;而甲亢时,以月经稀少或闭经较为多见。在严重的甲减患者,可影响精子生成,睾丸、阴茎和阴囊发育不全,副性征不出现或不明显,同时性欲下降,精子数量降低。

此外,甲状腺激素对内分泌系统的其他部分也有影响。例如,甲状腺激素增加腺垂体生长激素的生成,而降低催乳素的生成。甲状腺激素可增加男性雌激素与雄激素的比值。

三、甲状腺激素分泌的调节

甲状腺激素分泌活动主要受下丘脑 - 腺垂体 - 甲状腺轴的调节,此外,甲状腺还有一定程度的自身调节。

(一)下丘脑 - 腺垂体 - 甲状腺轴

下丘脑分泌的**促甲状腺素释放激素**(thyrotropin-releasing hormone,TRH)的主要作用是促进促甲状腺激素的合成和释放。TRH 为三肽激素,其分泌后经垂体门脉系统到达腺垂体,从而调控促甲状腺激素的活动。在整体情况下,下丘脑神经元可受内外环境因素的影响而改变促甲状腺素释放激素的分泌量,从而影响甲状腺的分泌活动。寒冷、多巴胺和去甲肾上腺素能促进 TRH 的释放,而 5-HT 则抑制 TRH 的释放。例如寒冷刺激的信息到达中枢后,通过一定的神经联系使促甲状腺素释放激素分泌增多,继而通过促甲状腺激素的作用,促进甲状腺激素的合成和分泌,结果产热量增加,有利于御寒。

促甲状腺激素(thyroid-stimulating hormone,TSH)是腺垂体合成并分泌的一种糖蛋白,其主要作用是通过与甲状腺腺泡上皮细胞上的促甲状腺激素受体结合,从而促进甲状腺激素的合成与分泌。TSH 的释放呈脉冲式,每 2~4h 出现一次高峰;在脉冲的基础上还呈现日周期变化,清晨高而午后低。实验表明,在给予动物 TSH 数分钟内,其甲状腺腺泡上皮细胞聚碘、I^- 活化、酪氨酸碘化以及耦联的过程均加速,使甲状腺激素分泌增多。此外,TSH 还能刺激甲状腺腺泡上皮细胞中核酸与蛋白质的合成,使腺泡上皮细胞增生,腺体增大。TSH 的分泌受甲状腺功能状态、禁食、视交叉上核活动的影响。

(二)甲状腺激素对腺垂体和下丘脑的反馈性调节

血液中游离的 T_4 和 T_3 浓度变化,对腺垂体 TSH 的合成与分泌起着经常性的负反馈调节作用。当 T_4 和 T_3 增高时,抑制 TSH 的分泌,同时还可降低垂体对 TRH 的反应性,减弱 TRH 对垂体的作用,最终导致 T_4 和 T_3 分泌减少,反之亦然。这是体内 T_4 和 T_3 浓度维持正常生理水平的重要机制。如当饮食中缺碘造成 T_4 和 T_3 合成分泌减少时,T_4 和 T_3 对腺垂体的负反馈作用减弱,使 TSH 分泌量增多,TSH 刺激甲状腺细胞增生肥大,导致甲状腺肿大,临床上称为地方性甲状腺肿或单纯性甲状腺肿。

(三)甲状腺的自身调节

在 TSH 浓度不变或完全缺乏时,甲状腺能根据血碘水平来调节自身摄碘及合成甲状腺激素的能力。当碘供应不足时,甲状腺对碘的转运机制加强,以保证 T_4、T_3 合成与释放不致减少。而当碘的供应增多时,最初 T_4、T_3 合成有所增加,但当碘的供应超过一定限度时,T_4、T_3 的合成与释放将减少。甲状腺对碘供应量的适应性改变称为自身调节。与下丘脑 - 腺垂体 - 甲状腺轴的调节相比,自身调节的范围较小,且速度缓慢。

临床上利用甲状腺的自身调节作用,在甲亢病人手术前口服碘剂,可使甲状腺的功能受到抑制,导致甲状腺变小、变硬且血流减少,抑制甲状腺激素的释放,以利于手术安全。

(四)自主神经对甲状腺活动的调节

甲状腺受交感神经和副交感神经的双重支配。电刺激交感神经可使甲状腺激素合成与分泌增加;电刺激副交感神经则使甲状腺激素的分泌减少。

总之,甲状腺功能的调节机制包括下丘脑 - 腺垂体 - 甲状腺轴的调节、甲状腺激素的负反馈调节和甲状腺的自身调节,它们的主要作用是使血中的甲状腺激素的浓度维持相对稳定,而自主神经对甲状腺活动的调节主要作用是使甲状腺激素的分泌适应各种内外环境的急剧变化,由此确保甲状腺激素的分泌无论在安静状态还是在紧急状态,都能适应机体内环境、外环境变化的需求。

第四节 肾 上 腺

肾上腺位于肾脏的上方,重 8~10g,分为皮质和髓质两部分,两者在发生、结构与功能等方面都不同,因而实质上是两个独立的内分泌腺。肾上腺皮质的功能受下丘脑和腺垂体的调节,形成下丘脑 - 腺垂体 - 肾上腺皮质轴;肾上腺髓质受交感神经节前纤维的支配,构成交感 - 肾上腺髓质系统。

一、肾上腺皮质

肾上腺皮质起源于中胚层,约占肾上腺体积的 80%,由外向内可分为球状带、束状带和网状带。球状带分泌的激素主要参与体内水盐代谢的调节,故称为**盐皮质激素**(mineralocorticoid),主要有醛固酮和去氧皮质酮。束状带分泌**糖皮质激素**(glucocorticoid),因为最早发现它有生糖作用,而实际上这类激素的生理作用是非常广泛的。网状带主要分泌**性激素**(gonadal hormones),以雄性激素为主,也有少量雌激素。

肾上腺皮质激素属类固醇类激素,其化学结构的核心是环戊烷多氢菲。由于结构上类似,各激素的生物活性有一定的交叉性。

(一) 糖皮质激素的生理作用

人体糖皮质激素以**皮质醇**(cortisol)分泌量最大(200mg/d),作用最强,几乎对全身所有细胞均有作用。

1. 调节物质代谢

(1) 糖代谢:皮质醇是调节糖代谢的重要激素之一。一方面,皮质醇能诱导肝脏内氨基酸异生葡萄糖的酶系,同时减少外周组织对氨基酸的利用,增加血浆中氨基酸的浓度,促进氨基酸进入肝细胞转变成葡萄糖。糖异生增强,导致血糖升高,糖原增多。另一方面,皮质醇又降低肌肉和脂肪组织对胰岛素的敏感性,使葡萄糖的利用减少,导致血糖升高。糖皮质激素分泌不足时,出现血糖降低,肝糖原减少;分泌过多则血糖升高,甚至出现糖尿,由此引起的糖尿称肾上腺糖尿。

(2) 蛋白质代谢:皮质醇促进肝外组织,特别是肌肉组织的蛋白质分解,抑制肝外组织对氨基酸的摄取,减少蛋白质合成。加速氨基酸入肝,成为糖异生的原料。因此,皮质醇分泌过多常引起生长停滞、肌肉消瘦、皮肤变薄、骨质疏松、淋巴组织萎缩及创口愈合延迟等现象。

(3) 脂肪代谢:皮质醇促进脂肪分解,增强脂肪酸在肝内氧化过程,有利于糖异生作用。糖皮质激素对身体不同部位的脂肪作用不同,四肢脂肪组织分解增强,而腹、面、肩及背有脂肪合成有所增加,肾上腺皮质功能亢进时,可以呈现面圆、背厚、躯干部发胖而四肢消瘦的特殊体形,称为满月脸、水牛背和"向心性肥胖"。

现将糖皮质激素对三大营养物质代谢的作用归纳如下(图 11-8)。

(4) 水盐代谢:皮质醇有弱的排钾保钠作用,这种作用仅为醛固酮的 1/500。还可降低肾小球入球小动脉的阻力,增加肾小球血浆流量而使肾小球滤过率增加,有利于水的排出。而且,皮质醇还可通过抑制抗利尿激素的分泌来调节肾脏对水的重吸收。如肾上腺皮质功能减退的病人常有水排出障碍,严重时可出现"水

图 11-8 糖皮质激素对三大营养物质代谢的作用

→ 表示促进;---> 表示抑制。

中毒",此时若补充适量的糖皮质激素,症状可获得纠正,而补充盐皮质激素却无效。

2. **参与应激反应** 当人体突然受到创伤、手术、寒冷、饥饿、疼痛、感染、紧张、焦虑和惊恐等不同的有害刺激时,血液中**促肾上腺皮质激素**(adrenocorticotropic hormone,ACTH)的浓度急剧增高,几分钟内糖皮质激素的分泌也大量增加,这种现象称为**应激反应**(stress)。引起应激反应的刺激,称为应激原。事实上,在应激反应中,除了促肾上腺皮质激素、糖皮质激素分泌增加外,其他许多激素如生长素、催乳素、抗利尿激素和醛固酮等分泌亦增加,交感 - 肾上腺髓质系统的活动也大大增强,血中儿茶酚胺含量也相应增加,说明应激反应是多种激素参与的一种非特异性全身反应。许多实验表明,在应激反应中,人体主要靠促肾上腺皮质激素和糖皮质激素的增加来渡过"难关"。例如,切除肾上腺髓质的动物可以抵抗应激刺激而不产生严重后果。而切除肾上腺皮质的动物,给予维持量的糖皮质激素,在安静环境中,动物可正常生存,一旦遭受上述有害刺激时则易于死亡。因此,糖皮质激素具有抵抗有害刺激伤害的作用,是维持生存必需的激素。

3. **对其他组织器官的作用**

(1)血细胞:皮质醇能刺激骨髓造血功能,使血液中红细胞和血小板的数量增多。同时它能促使附着在小血管壁的粒细胞进入血液循环,使血液中的中性粒细胞增多。皮质醇能同时抑制胸腺和淋巴组织细胞的有丝分裂,使淋巴细胞生成减少,使血中的淋巴细胞数量减少,还能抑制 T 淋巴细胞产生白细胞介素 -2(IL-2)。皮质醇对巨噬细胞系统吞噬和分解嗜酸性粒细胞的活动有增强作用,使血中嗜酸性粒细胞的数量减少。

(2)心血管系统:糖皮质激素对维持正常血压是必需的。糖皮质激素可增加血管平滑肌细胞上儿茶酚胺受体数量和调节受体介导的信息传递过程,提高血管平滑肌对儿茶酚胺的敏感性(允许作用),增强血管平滑肌的紧张性;抑制具有舒血管作用的前列腺素的合成;降低毛细血管壁通透性,减少血浆滤过,有利于维持血容量;对离体心脏有强心作用。因此,当肾上腺皮质功能低下时,毛细血管扩张,通透性增大,血压下降。

(3)神经系统:糖皮质激素可提高中枢神经系统的兴奋性。作为药物使用时,小剂量时可引起欣快感,大剂量时则引起思维不集中、烦躁不安和失眠等。

(4)消化系统:糖皮质激素能增加胃酸和胃蛋白酶的分泌,并使胃黏膜的保护和修复机能减弱,因此,长期大量服用糖皮质激素,可诱发或加剧胃溃疡,应予以注意。

糖皮质激素除上述作用外,还能抑制纤维细胞增生和胶原合成,使皮肤变薄,血管脆性增加;促进胎儿肺泡的发育及肺表面活性物质的生成;增强骨骼肌的收缩力;提高胃腺细胞对迷走神经及促胃液素的反应性,增加胃酸及胃蛋白酶原的分泌;抑制骨的形成且促进其分解等。大剂量的糖皮质激素及其类似物,还具有抗炎、抗过敏、抗毒和抗休克等作用。

(二)糖皮质激素分泌的调节

糖皮质激素分泌可表现为基础分泌和应激分泌两种情况,基础分泌指在正常生理状态下的分泌,应激分泌是指在应激刺激时机体发生适应性反应时的分泌,两者均受下丘脑 - 垂体 - 肾上腺皮质轴的调节。

1. **下丘脑促肾上腺皮质激素释放激素(CRH)的作用** 下丘脑分泌的 CRH 通过垂体门脉系统作用于腺垂体,促进促肾上腺皮质激素(ACTH)的合成和释放,影响糖皮质激素的分泌。分泌 CRH 的细胞主要位于下丘脑的室旁核,室旁核又接受边缘系统和低位脑干广泛纤维联系。可见,下丘脑 CRH 神经元可把许多脑区的神经信息转变成激素信息。人体处于应激状态时,各种应激性刺激传入中枢神经系统,最后信息汇集于下丘脑,使下丘脑 - 腺垂体 - 肾上腺皮质轴的活动加强,血中 ACTH 和糖皮质激素水平明显升高。

2. **腺垂体促肾上腺皮质激素(ACTH)的作用** 肾上腺皮质直接受腺垂体释放的 ACTH 的调节。它能促进糖皮质激素的合成和释放,也能促进束状带和网状带的生长发育,因此,当腺垂体功能低下时,ACTH 分泌减少,肾上腺皮质网状带和束状带萎缩。正常情况下,腺垂体每天分泌一定量的

Note:

ACTH,以维持糖皮质激素的基础分泌。ACTH 的分泌呈日周期节律波动。入睡后 ACTH 分泌逐渐减少,午夜最低,以后逐渐增多,至觉醒起床前达到高峰,白天维持在较低水平。ACTH 分泌的周期波动使血中的糖皮质激素水平发生相应变动。这种波动与睡眠中低水平血糖的维持、觉醒后高水平血糖(供能物质)需求相适应。早晨 ACTH 和糖皮质激素分泌的高峰,为新的一天机体活动提供足够的能量。

3. **糖皮质激素的负反馈控制** 当血液中糖皮质激素浓度升高时,通过反馈作用既可抑制腺垂体 ACTH 的分泌,又可作用于下丘脑使 CRH 分泌减少。此外,血中 ACTH 的升高还可通过反馈作用抑制 CRH 的释放。临床上长期大剂量使用糖皮质激素的患者,由于血中外源性糖皮质激素浓度增高,可因反馈抑制腺垂体分泌 ACTH 而致使肾上腺皮质逐渐萎缩,功能减退,内源性糖皮质激素分泌减少。若此时突然停药,可引起急性肾上腺功能不全的危险。因此,须在停药前一段时间内逐渐减量,最好在用药期间间断补充 ACTH,以免肾上腺皮质萎缩,引起严重后果。糖皮质激素的分泌调节如下(图 11-9)。

总之,糖皮质激素是维持生命活动的重要激素,其分泌直接受 ACTH 的调节,而 ACTH 的分泌又取决于 CRH 和血中糖皮质激素的浓度。正常情况下,下丘脑 - 腺垂体 - 肾上腺皮质之间密切地联系,协调统一,既维持血中糖皮质激素浓度相对稳定,又保证在应激状态下发生适应性变化。

CRH:促肾上腺皮质激素释放激素;ACTH:促肾上腺皮质激素;→ 表示促进;(−) 表示抑制。

图 11-9 **糖皮质激素分泌调节的示意图**

(三)肾上腺雄激素的作用

肾上腺雄激素(adrenal androgens)主要有脱氢表雄酮、雄烯二酮等。此激素生物学活性很弱,主要在外周组织转化为活性更强的形式而产生效应。

肾上腺雄激素对两性作用不同,对于性腺功能正常的男性作用甚微,但是如果过多,对男童却能引起性早熟性阴茎增大和第二性征过早出现。对于女性,肾上腺雄激素是体内雄激素的主要来源,在女性一生中都发挥作用,可促进女性腋毛和阴毛生长,维持性欲和性行为。分泌过量的女性可表现出痤疮、多毛和一些男性化的体征。

二、肾上腺髓质

肾上腺髓质起源于外胚层,其中的嗜铬细胞能合成并分泌**肾上腺素**(epinephrine,E)和**去甲肾上腺素**(norepinephrine,NE),两者都是儿茶酚胺的单胺类化合物,统称为儿茶酚胺。肾上腺髓质激素的合成与交感神经节后纤维合成去甲肾上腺素的过程基本一致,都是以酪氨酸为原料,在一系列酶的作用下生成的,不同的是嗜铬细胞的胞质中含有大量的苯乙醇胺氮位甲基转移酶,可使去甲肾上腺素甲基化而成为肾上腺素。正常情况下,髓质中肾上腺素和去甲肾上腺素的比例约为 4∶1,但在不同情况下,分泌的比例会发生变化。血中的肾上腺素主要来自肾上腺髓质;而去甲肾上腺素主要由交感神经末梢释放,仅少量来自肾上腺髓质。

(一)髓质激素的生理作用

肾上腺素能受体分布十分广泛,故肾上腺素和去甲肾上腺素对机体各器官系统、组织的作用也十分复杂,其对各器官系统的作用已在相关章节中介绍,现列表总结如下(表 11-2)。下面重点介绍它们在代谢和应急反应中的作用。

1. **调节物质代谢** 肾上腺素和去甲肾上腺素对代谢的调节可因对不同受体亲和力的差异而有所不同。对于糖代谢,肾上腺素主要促进肝糖原和肌糖原的分解,减少组织利用葡萄糖;去甲肾上腺素则主要促进糖异生,并使胰岛素分泌减少,结果均引起血糖升高。两者都能促进脂肪组织中的脂肪分解,增加组织耗氧量和产热量,升高基础代谢率。

表 11-2 肾上腺素与去甲肾上腺素的生理作用比较

器官	肾上腺素	去甲肾上腺素
心脏	心率增快,收缩力增强,心排血量增加	离体心率增加;在体心率减慢(压力感受性反射的作用)
血管	皮肤、胃肠、肾等血管收缩;冠状血管、骨骼肌血管舒张;总外周阻力稍减	全身血管广泛收缩,总外周阻力显著增加
动脉压	上升(主要因心排血量增加)	显著上升(主要因外周阻力增大)
支气管平滑肌	舒张	舒张,作用较弱
胃肠活动	抑制	抑制,作用较弱
代谢	血糖增高,血游离脂肪酸增多,产热作用增强	同肾上腺素,但作用弱
瞳孔	散大	散大

2. 参与应急反应 肾上腺髓质直接受交感神经节前纤维的支配,交感神经兴奋时,髓质激素分泌增多。肾上腺髓质激素的作用与交感神经兴奋时的效应相似,因此,把交感神经与肾上腺髓质在结构和功能上的这种联系,称为**交感 - 肾上腺髓质系统**(sympatho-adrenomedullary system)。当机体遭遇紧急情况时,如恐惧、焦虑、剧痛和失血等,这一系统的活动明显增强,肾上腺髓质激素大量分泌(可达基础分泌的 1 000 倍),此时中枢神经系统兴奋性增高,使人体处于警觉状态,反应灵敏,心率加快,心肌收缩力增强,心排血量增多,血压升高,全身血液重新调配,以保证心、脑等重要器官的血液供应;呼吸加深加快,肺通气量增大;代谢增强,血糖升高等,这些都有利于人体克服环境因素急变所造成的"困难"。这种在紧急情况下,通过交感 - 肾上腺髓质系统活动增强,所发生的适应性变化称为**应急反应**(emergency reaction)。

"应急"与"应激"的概念不同,两者既有区别又有联系。引起"应急"反应的各种刺激实际上也是引起"应激"反应的刺激,但"应急"是交感 - 肾上腺髓质系统活动加强,使血液中肾上腺髓质激素浓度明显升高,从而充分调动机体贮备的潜能,提高"战斗力",克服环境变化对机体造成的困难;"应激"是下丘脑 - 腺垂体 - 肾上腺皮质轴的活动加强,使血液中 ACTH 和糖皮质激素浓度明显升高,以增加机体对有害刺激的"耐受力"。两者相辅相成,共同提高机体抵抗病害的能力。

(二)髓质激素分泌的调节

1. 交感神经的作用 肾上腺髓质接受交感神经节前纤维支配,交感神经兴奋时,末梢释放乙酰胆碱,通过肾上腺髓质嗜铬细胞上 N 型胆碱能受体,使肾上腺素和去甲肾上腺素分泌增加。肾上腺髓质实际上相当于交感神经的节后部分,但它是内分泌腺。这是一种典型的神经 - 体液调节模式。

2. ACTH 的作用 实验表明,ACTH 可通过糖皮质激素间接刺激肾上腺髓质使髓质激素合成增加,也可直接作用。肾上腺皮质的血液经髓质后才流回循环,这一解剖特点有利于糖皮质激素直接进入髓质,调节儿茶酚胺的合成。

3. 反馈作用 当去甲肾上腺素合成达到一定量时,可抑制酪氨酸羟化酶,使去甲肾上腺素合成减少;肾上腺素过多时也能抑制苯乙醇胺氮位甲基移位酶,使肾上腺素合成减少。

第五节 胰　岛

胰岛是散在分布于胰腺外分泌细胞之间的许多内分泌细胞群的总称。人体约含 100 万 ~200 万个胰岛,占胰腺体积的 1%。胰岛内至少有五种功能不同的细胞:A 细胞约占胰岛细胞的 20%,分泌**胰高血糖素**(glucagon);B 细胞占 60%~75%,分泌**胰岛素**(insulin);D 细胞占 5%~10%,分泌生长

Note:

抑素(somatostatin,SS);其他细胞数量很少,D_1 细胞可能分泌**血管活性肠肽**(vasoactive intestinal polypeptide,VIP);F 细胞分泌**胰多肽**(pancreatic polypeptide,PP)。生长抑素最初是在下丘脑被发现和提纯的,它对生长素的合成和释放有抑制作用。目前认为,胰岛 D 细胞分泌的生长抑素并不进入血液循环,而是通过旁分泌抑制 B 细胞和 A 细胞的分泌。本节只介绍胰岛素和胰高血糖素。

一、胰岛素

胰岛素是由 51 个氨基酸组成的小分子蛋白质。分子量为 5.8kD,由 21 肽的 A 链和 30 肽的 B 链组成,两链之间借助于两个二硫键相连。常人空腹状态下血清胰岛素浓度为 35~145pmol/L,血液中胰岛素以与血浆蛋白结合和游离两种形式存在,只有游离的胰岛素才能发挥生物活性。胰岛素的半衰期为 5~6min,主要在肝内失活,肾脏和肌肉组织也可以使其失活。1965 年,中国科学院生物化学研究所率先人工合成了具有高度生物学活性的牛胰岛素结晶。

(一)胰岛素的生理作用

胰岛素通过与靶细胞膜上的胰岛素受体结合后发挥作用。胰岛素受体是酪氨酸激酶受体家族成员,几乎分布于机体所有细胞,但不同细胞胰岛素受体的数量可有显著差异。胰岛素是全面促进物质合成代谢的重要激素之一,与其他激素共同作用,调节机体能源物质的贮存,促进人体生长。它的靶器官主要是肝脏、脂肪组织和骨骼肌。

1. 调节糖代谢 胰岛素一方面促进全身组织对葡萄糖的摄取和利用,加速肝糖原和肌糖原的合成,并促进葡萄糖转变为脂肪;另一方面还抑制糖原分解和糖异生,因而能使血糖降低。胰岛素分泌不足最明显的表现为血糖升高,当血糖超过肾糖阈时,即可出现糖尿。部分糖尿病患者使用适量胰岛素,可使血糖维持正常浓度,但如使用过量,则可引起低血糖,乃至发生低血糖性休克。

2. 调节脂肪代谢 胰岛素能促进葡萄糖进入脂肪细胞,促进脂肪的合成与贮存,同时抑制脂肪的分解。胰岛素缺乏可造成脂肪代谢紊乱,脂肪的贮存减少,分解加强,血脂升高,可引起动脉硬化,进而导致心血管和脑血管系统的严重疾患。与此同时,由于脂肪酸分解的增多,生成大量酮体,可导致酮症酸中毒,甚至昏迷。这是糖尿病人比较严重的一种并发症。

3. 调节蛋白质代谢 胰岛素一方面能促进细胞对氨基酸的摄取和蛋白质合成,另一方面抑制蛋白质的分解,因而有利于生长。但是,生长素促进蛋白质合成的作用,必须在有胰岛素存在的情况下才能表现出来,因此,对人体的生长来说,胰岛素也是不可缺少的激素之一。

4. 参与能量平衡调节 胰岛素是已知调节机体能量平衡的重要激素。当脂肪合成增加到一定程度时,脂肪组织可产生瘦素,刺激胰岛素分泌。二者可与其他有关的调制物共同作用于中枢神经系统,产生多种调节效应。胰岛素不仅通过下丘脑抑制摄食活动,还可提高交感神经系统的兴奋性,增强能量代谢率,提高器官活动水平,提高体温等方式,消耗多余的能量,维护整体能量平衡。

总之,胰岛素是促进合成代谢的重要激素,其最明显的效应是降低血糖。当胰岛素分泌不足时,不仅血糖升高,而且可发生一系列代谢方面的障碍。

(二)胰岛素分泌的调节

1. 营养物质的调节 血糖浓度是调节胰岛素分泌的最重要因素。血糖升高可直接刺激 B 细胞,使胰岛素分泌增多,从而使血糖下降;血糖降低则可抑制胰岛素的分泌,促使血糖回升。血糖浓度对胰岛素分泌的负反馈作用是维持血中胰岛素以及血糖正常水平的重要机制。血浆中的氨基酸也能刺激胰岛素的释放,其中以精氨酸和赖氨酸作用最强。氨基酸刺激胰岛素的分泌与葡萄糖的刺激有协同作用,二者同时升高时,可使胰岛素的分泌大大增加。血中游离脂肪酸和酮体也有较弱的促进胰岛素分泌的作用。

2. 激素的调节 促胃液素、促胰液素、缩胆囊素和抑胃肽等胃肠激素,对胰岛素的分泌都有一定促进作用。胃肠激素与胰岛素分泌之间的关系形成肠 - 胰岛轴,其生理意义在于当食物尚在肠道内时即可前馈性促进胰岛素的分泌,更好地维持血糖的稳定。胰高血糖素在胰岛内既可通过旁分泌直接刺激 B 细胞分泌胰岛素,入血后又可通过提高血糖浓度而间接促进胰岛素的分泌。此外,甲状腺激素、生长素、皮质醇、黄体酮和雌激素等对胰岛素的分泌也有促进作用,肾上腺素、去甲肾上腺素和生长抑素等对胰岛素的分泌则有抑制作用。必须指出的是,上述任何一种促进胰岛素分泌的激素,长期大量分泌,或在临床上长期使用,都可能使胰岛 B 细胞衰竭而导致糖尿病,应予以注意。

3. 神经调节 胰岛受迷走神经和交感神经支配。迷走神经兴奋时,既可直接促进胰岛素分泌,又可通过胃肠激素间接促进胰岛素分泌;交感神经兴奋,刺激 B 细胞膜上的 α 受体,抑制胰岛素的释放,虽然也可刺激 B 细胞膜上 β 受体而使胰岛素分泌增加,但一般以 α 受体介导的抑制效应为主。

知 识 拓 展

高血糖与葡萄糖转运体

高血糖症是指患者血中葡萄糖含量长期持续高出正常水平。包括生理性高血糖和病理性高血糖。病理性高血糖常见于糖尿病。糖尿病是一组由遗传和环境相互作用,导致胰岛素分泌绝对和相对不足或(和)其生物作用受损而引起的代谢综合征。按其病因、机制临床表现等主要分为两类:Ⅰ型糖尿病和Ⅱ型糖尿病。Ⅰ型糖尿病以往通常被称为胰岛素依赖型糖尿病,是一种自身免疫性疾病,普遍认为其发病是在遗传易感性基础上,因感染或受毒性化学物质的影响,导致胰岛自身免疫性炎症。Ⅱ型糖尿病是由于胰岛素分泌不足及机体对胰岛素抵抗所引发。

病理性高血糖可引发多器官损害,导致眼、肾、神经、心脏、血管等组织、器官的慢性进行性病变,病情严重或合并应激时可发生急性严重代谢紊乱,如糖尿病酮症酸中毒、高血糖高渗状态。

葡萄糖的代谢取决于细胞对葡萄糖的摄取。但是,葡萄糖无法自由通过细胞膜脂质双分子层结构进入细胞,因此细胞对葡萄糖的摄入需要借助细胞膜上的葡萄糖转运蛋白(glucose transporters)简称葡萄糖转运体(GLUT)转运功能才能得以实现。

葡萄糖转运体存在于身体各个组织细胞中,它分为两类:一类是钠离子依赖的葡萄糖转运体(SGLT),以主动方式逆浓度梯度转运葡萄糖,主要发生在小肠黏膜细胞、肾小管上皮细胞等部位,如位于小肠黏膜中的葡萄糖转运蛋白家族,其中 SGLT1 在小肠葡萄糖的吸收中发挥重要作用。另一类为易化扩散的葡萄糖转运体(GLUT),以易化扩散的方式顺浓度梯度转运葡萄糖,其转运过程不消耗能量。目前已知的转运载体有 5 种,其具有组织特异性,如转运载体 -1(GLUT-1)主要存在于红细胞,而转运载体 -4(GLUT4)主要存在于脂肪组织和肌肉组织。

二、胰高血糖素

人胰高血糖素是由 29 个氨基酸残基组成的直链多肽,分子量 3.5kD。其血浆浓度为 50~100ng/L,胰高血糖素在血浆中以游离形式存在(不与血浆蛋白结合),半衰期 5~10min,主要在肝脏和肾脏失活。

(一)胰高血糖素的生理作用

胰高血糖素的作用与胰岛素相反,是一种促进分解代谢的激素。胰高血糖素促进肝糖原分解,升高血糖;同时还可以促进氨基酸、短链脂肪酸、丙酮酸和乳酸等生成葡萄糖,从而也升高血糖。它还能活化脂肪中的脂肪酶,促进脂肪的分解和脂肪酸的氧化,使血液酮体增多。胰高血糖素对蛋白质也有促进分解和抑制合成的作用,因而组织蛋白质含量下降,同时能使氨基酸迅速进入肝细胞,脱去氨基,异生为糖。

胰高血糖素对胃肠道蠕动和分泌有较强的抑制作用,抑制胃酸、消化酶和胰液的分泌,此外还可减少胃黏膜的血流量。对心肌细胞产生正性作用,使心跳加快,心排血量增加,平均动脉压升高。

Note:

（二）胰高血糖素分泌的调节

胰高血糖素的分泌与胰岛素相同，也主要受血糖浓度的影响。

1. 血糖与氨基酸水平的调节　血糖降低时，胰高血糖素分泌增加；反之则分泌减少。饥饿可促使胰高血糖素分泌增多，以维持血糖水平，从而保证脑的能量供应。与注射葡萄糖效应相反，注射氨基酸或高蛋白餐后，胰高血糖素分泌会增多。

2. 激素的调节　胰岛素和生长抑素可通过旁分泌直接作用于 A 细胞，抑制其分泌，也可通过降低血糖浓度而间接地促进胰高血糖素的分泌；缩胆囊素和胃泌素可促进胰高血糖素的分泌，而促胰液素则抑制其分泌。口服氨基酸比静脉输入氨基酸对胰高血糖素分泌的刺激作用更明显，提示胃肠激素对胰高血糖素的分泌同样有影响，CCK 和促胃液素可增加胰高血糖素的分泌，而促胰液素可以抑制其分泌。

3. 神经调节　迷走神经兴奋抑制其分泌，交感神经兴奋促进其分泌。

血糖浓度相对稳定是机体内环境稳态的内容之一，也是各组织器官获得能源物质的重要保证。血糖浓度主要受胰岛素和胰高血糖素调节，在不同的生理状态下，它们在血中的浓度维持不同的比值，而血糖浓度又对它们的分泌有调节作用，这就构成一个闭合的自动反馈系统，使血糖浓度稳定于正常水平。

第六节　甲状旁腺和甲状腺 C 细胞

甲状旁腺分泌的甲状旁腺激素、甲状腺 C 细胞分泌的降钙素和由皮肤、肝、肾等器官联合作用而形成的胆钙化醇（维生素 D_3）是共同调节机体钙和磷稳态的三种基础激素，称为钙调节激素。此外，雌激素、生长素、胰岛素和甲状腺素等也参与钙磷代谢的调节。成人含钙量约 0.7~1.4kg，99% 存在于骨，1% 分布于软组织与体液中。成人含磷量约 0.6kg，85% 存在于骨。血液中钙磷水平的相对稳定，是多种激素共同调节，成骨与溶骨过程处于动态平衡的结果。

一、甲状旁腺激素

甲状旁腺位于甲状腺背面，一般具有上下两对，总重约 120mg。腺体组织主要由主细胞和嗜酸细胞组成。**甲状旁腺激素**（parathyroid hormome，PTH）是由甲状旁腺主细胞分泌的 84 个氨基酸组成的直链多肽，分子量为 9.5kD。正常人血浆 PTH 浓度呈现日节律波动，清晨 6 时最高，以后逐渐降低，到下午 4 时达最低，以后又逐渐升高，范围在 10~50ng/L。PTH 半衰期为 20~30min，主要在肝脏水解灭活，经肾脏随尿液排出体外。

（一）甲状旁腺素的生理作用

甲状旁腺激素作用是升高血钙和降低血磷，是体内调节钙磷代谢的重要激素。它的主要调节途径有：在骨组织刺激溶骨过程，促进骨钙、磷的释放；在肾脏促进钙的重吸收，抑制磷的重吸收，使尿磷排出增加；促进 1,25- 二羟维生素 D_3 的生成和小肠对钙磷的吸收（图 11-10）。

1. 对骨的作用　骨是体内最大的钙储存库，体内 99% 以上的钙主要以磷酸盐的形式储存于骨组织中。PTH 可动员骨钙入血，提高血钙浓度。PTH 的这一作用包含快速效应和延缓效应两个时相，两个效应相互补充，不但能保证机体对血钙的急需，而且能使血钙较长时间维持在一定水平。因此，PTH 分泌过多可增强溶骨过程，导致骨质疏松。甲状腺手术时，如不慎误将甲状旁腺切除，将导致严重的低血钙，神经和肌肉的兴奋性异常增高，引起手足搐搦，甚至因呼吸肌痉挛而窒息致死。

2. 对肾的作用　近端小管和髓袢对钙的重吸收比较恒定且对 PTH 不敏感，远端小管对 PTH 敏感，是调节钙离子重吸收的主要部位。PTH 促进远曲小管对钙的重吸收，减少钙由尿中排出的量，以维持血钙浓度。同时，PTH 可抑制肾小管对磷的重吸收，使尿磷增多，血磷减少。

PTH 对肾的另一重要作用是激活 1α- 羟化酶，此酶可促进 25- 维生素 D_3 转化成 1,25- 二羟维生

素 D_3,进而间接促进小肠黏膜上皮细胞吸收钙和磷。

CT:降钙素;PTH:甲状旁腺素;1,25-(OH)$_2$D$_3$:1,25-二羟维生素 D$_3$;→表示促进。

图 11-10 调节钙磷代谢激素的主要作用环节

(二)甲状旁腺激素分泌的调节

1. 血钙浓度的反馈调节 PTH 对血钙浓度非常敏感,血钙浓度下降 1min,即可引起 PTH 分泌增加,长时间低血钙可使甲状旁腺腺体增生;反之,血钙浓度升高,则 PTH 分泌减少,腺体萎缩。这种负反馈调节作用是人体 PTH 分泌和血钙浓度维持于相对稳定水平的重要机制。

2. 其他因素的影响 血磷浓度升高可以间接刺激 PTH 分泌;血镁浓度降低至(<0.4mmol/L)时,可抑制 PTH 分泌;儿茶酚胺与主细胞膜上的 β- 受体结合,通过 cAMP 介导,可促进 PTH 分泌。

二、降钙素

降钙素(calcitonin,CT)是由甲状腺 C 细胞分泌的 32 个氨基酸组成的肽类激素,分子量为 3.4kD,正常血清浓度为 10~20ng/L,血液中的 CT 半衰期不足 1h,主要在肾降解并排出。

(一)降钙素的生理作用

1. 对骨的作用 成骨与破骨细胞均含有降钙素受体。通过抑制破骨细胞的活动,减弱溶骨过程,同时增强成骨过程,使骨组织中钙磷沉积增加,而血液中钙磷水平降低。不过,在成年人,由于溶骨的过程所能提供的钙非常少,因此降钙素对血钙水平影响不大,但在儿童时期,骨更新速度快,破骨细胞每天可提供较多的钙进入血液,所以 CT 对儿童血钙的调节有重要作用。

2. 对肾的作用 CT 能抑制肾小管对钙、磷、钠、氯等离子的重吸收,进而促进这些离子的排泄,从而使血钙、血磷降低。

(二)降钙素的分泌调节

降钙素的分泌主要是受血钙浓度的负反馈性调节,血钙浓度升高时,CT 分泌增多,反之则分泌减少。CT 对血钙的调节作用启动较快,在 1h 即可达到高峰,而 PTH 的调节则需要几个小时,PTH 可以部分或全部抵消 CT 的作用。

此外,进食和一些胃肠激素如促胃液素,促胰液素,胰高血糖素等都有促进 CT 分泌的作用。

第七节　其他内分泌腺

一、松果体

松果体位于丘脑后上部,有柄与丘脑相连,形似松果而得名。松果体分泌的激素主要有两类:吲哚类和多肽类。前者以**褪黑素**(melatonin,MT)为代表,后者以 8- **精催产素**(8-arginine vasotocin,AVT)为代表。

褪黑素的作用广泛,不仅抑制内分泌系统(性腺、甲状腺和肾上腺等)的活动,对生殖机能有显著影响,同时对衰老、免疫和生物节律都有重要的调节功能。切除幼年动物松果体的最突出表现是性早熟,性腺的重量增加,活动增强;甲状腺明显增大,摄取碘的能力明显增强,碘的更新率增加;肾上腺重量增加,血浆皮质醇含量升高,醛固酮含量也增加,并诱发实验性高血压。褪黑素既能直接清除自由基而延缓衰老,也可以调节机体的免疫功能而延缓衰老。褪黑素可以使紊乱的生物钟得以恢复或重建,也可以改善衰老时生物钟的不同步障碍。

褪黑素的分泌有明显的昼夜节律,白天分泌减少,夜晚分泌增加,峰值在凌晨 2 时。这可能与昼夜明 - 暗光刺激以及交感神经活动有关。实验表明,刺激交感神经可使松果体的活动增强,光照可抑制交感神经,使褪黑素合成减少。此外,褪黑素的分泌还有月、季、年周期节律,主要和生殖周期有关,如女性在排卵前夕血中褪黑素浓度最低,随后逐渐升高,至月经来潮时达顶峰,提示月经周期与松果体的活动节律可能有关。

二、胸腺

胸腺位于胸腔前纵隔,形状和大小随年龄而异。胸腺为淋巴器官,兼有内分泌功能,能合成分泌多种肽类物质,如**胸腺素**(thymosin)、**胸腺生长素**(thymopoietin)等。胸腺素的主要作用是使淋巴干细胞成熟,并转变为具有免疫功能的 T 淋巴细胞;胸腺生长素有促进 T 细胞分化成胸腺依赖细胞和阻断神经肌肉传递的作用。人类胸腺于 14~16 岁时发育成熟,胸腺素于儿童期分泌活跃,青春期分泌增多,以后随性腺的活动后开始退化和萎缩,由结缔组织和脂肪填充,至老年期胸腺素水平最低。一般认为,免疫缺陷及老年期易患感染性疾病可能与此有关。

三、前列腺素

前列腺素(prostaglandin,PG)是一组重要的组织激素,PG 是由花生四烯酸转化而成,由一个环五烷和两条侧链构成的二十碳不饱和脂肪酸,其基本结构是前列腺烷酸,按结构差异,前列腺素分为 $A \rightarrow I$ 等九种主型和多种亚型。体内许多组织均可合成前列腺素。除 PGA_2 和 PGI_2 等少数可经血液循环产生作用外,其余大部分前列腺素不进入血液循环,因此,血液中前列腺素浓度很低。前列腺素在局部产生和释放,并在局部发挥作用,属于局部激素。

前列腺素的作用广泛而复杂,各种类型的前列腺素对不同组织、细胞的作用不同,例如,血小板产生的血栓烷(TXA_2),能使血小板聚集;而由血管内皮细胞产生的前列环素(PGI_2),则抑制血小板聚集。对非孕子宫,PGE 抑制其收缩,而 PGF 促进其收缩;但对妊娠子宫,两者都促进其收缩。PGE 对胃液分泌有很强的抑制作用;对支气管平滑肌,PGE 可引起舒张,而 PGF 则引起收缩,现将前列腺素的主要作用总结如下(表 11-3)。

表 11-3 前列腺素的主要作用

器官系统	主要作用
循环系统	收缩或者舒张血管平滑肌,促进或抑制血小板聚集
呼吸系统	收缩或者舒张气管平滑肌
消化系统	抑制胃腺分泌,促进小肠运动
泌尿系统	调节肾脏血流量,促进钠水的排出
神经系统	调节神经递质的释放,影响下丘脑的体温调节,参与睡眠、疼痛与镇痛过程
内分泌系统	促进皮质醇的分泌,提高组织对激素的反应性,参与神经内分泌调节
生殖系统	提高精子的运动能力,参与调节月经、排卵和分娩等过程
防御系统	参与炎症反应
脂肪代谢	抑制脂肪分解

知 识 拓 展

瘦 素

瘦素(leptin)是由肥胖基因(ob gene)表达的蛋白质,人类循环血液中的瘦素是146肽,分子量为16kD。瘦素主要由白色脂肪组织合成与分泌,褐色脂肪组织、胎盘、肌肉和胃黏膜也能少量合成。瘦素的分泌具有昼夜节律,夜间分泌水平高。影响瘦素分泌的主要因素是体内脂肪储量,摄食可引起血清瘦素水平升高,禁食则降低。

瘦素的作用主要为调节体内的脂肪储存量,维持机体的能量平衡。瘦素直接作用于脂肪细胞,抑制脂肪的合成,降低体内脂肪的储存量,动员脂肪,使脂肪储存的能量转化和释放,避免肥胖的发生。瘦素主要作用于下丘脑弓状核,通过抑制神经肽Y神经元的活动,减少摄食量,与摄食平衡调节的兴奋性因素抗衡。此外,瘦素还影响下丘脑 - 垂体 - 甲状腺轴、下丘脑 - 垂体 - 肾上腺轴和下丘脑 - 垂体 - 性腺轴的活动。

(薛明明 姚齐颖)

思 考 题

1. 正常情况下,甲状腺激素的分泌是如何维持相对稳定的?
2. 为什么缺碘可以引起甲状腺肿大?
3. 何谓应激刺激?简述在应激刺激下,肾上腺髓质和皮质激素分泌的调节及生理意义。
4. 简述胰岛素和胰高血糖素的相互作用。

NURSING

第十二章

生 殖

12章

12章 数字内容

学习目标

- 知识目标：

  掌握

  1. 睾酮、雌激素和孕激素主要生理作用。

  2. 月经周期概念、月经周期中卵巢和子宫内膜变化。

  3. 妊娠、受精和着床概念。

  熟悉

  1. 睾丸功能的调节。

  2. 卵巢功能的调节。

  了解

  1. 避孕。

  2. 人类辅助生殖措施和原理。

- 能力目标：

  1. 能比较睾丸和卵巢功能的调节机制。

  2. 能比较月经周期和卵巢周期变化，掌握两者之间关系。

  3. 能用所学知识，解释月经周期中卵巢和子宫内膜变化。

- 素质目标：

  1. 通过本章学习培养学生科学思维习惯，培养分析问题、解决问题和理论应用于实践的能力。

  2. 通过学习人类生殖过程，感悟生命来之不易，体会妊娠分娩的艰辛，学会感恩。

  3. 通过本章学习，在今后的护理工作中重视医患关系和谐，尊重患者隐私。

导入情景与思考

某女,32岁,结婚3年未能怀孕。患者自诉既往无疾病,月经周期不规则,量少。常规体格检查显示无异常,女性外生殖器形态、子宫大小正常。盆腔彩超检查:双侧卵巢均匀性增大,内部回声强弱不均,可见多个大小不等的无回声区,考虑卵巢多囊样改变。初步诊断为不孕症。

试根据该案例思考:

1. 从生理学角度考虑,该妇女不孕的可能原因有哪些?

2. 患者丈夫是否需要进行生殖系统功能检查?

3. 对该患者可采取哪些护理措施?

生物体在生长发育成熟后,能够产生与自己相似子代个体的功能称为**生殖**(reproduction)。生殖是维持种系繁殖和生物绵延的重要生命活动。高等动物的生殖过程包括精子和卵子形成、交配、受精、着床、胚胎发育以及分娩等重要生理过程。人类生殖是由男性生殖和女性生殖共同完成。

第一节　男 性 生 殖

男性主性器官是**睾丸**(testis),附性器官包括附睾、输精管、精囊腺、射精管、前列腺、尿道球腺和阴茎等。男性生殖功能主要是睾丸产生精子及分泌雄激素,附性器官使精子成熟、贮存、运输和排放。

一、睾丸的生精功能

睾丸主要由曲细精管和**间质细胞**(Leydig cell)组成。睾丸既有生精功能,又有内分泌功能。曲细精管是生成精子部位,间质细胞具有合成和分泌雄激素功能。

(一) 精子生成过程

睾丸曲细精管上皮由**生精细胞**(spermatogenic cell)和**支持细胞**(Sertoli cell)构成。生精细胞发育成熟,即成为精子,支持细胞有支持和营养生精细胞作用,为生精细胞分化和发育提供相对稳定的微环境。原始生精细胞为精原细胞,紧贴于曲细精管基膜上,从青春期开始,精原细胞分阶段发育形成**精子**(sperm)。在曲细精管的管壁中,各种不同发育阶段的生精细胞顺次排列,由基膜至管腔,分别为精原细胞、初级精母细胞、次级精母细胞、早期精子细胞、晚期精子细胞、分化中的精子。精子发育成熟后,脱离支持细胞进入管腔,储存于附睾中。从精原细胞发育成为精子约需两个半月。

精子生成需要适宜温度。阴囊内温度较腹腔内温度约低2℃,适于精子生成。若由于某种原因在胚胎发育期间,睾丸不降入阴囊而停留在腹腔内或腹股沟内,称为隐睾症。隐睾症患者睾丸温度较高,会影响精子生成,是男性不育症的原因之一。此外,某些疾病、接触放射性物质、吸烟、酗酒、药物等可使精子活力降低、畸形率增加等,导致少精或无精。

(二) 精子运输和射精

新生精子进入曲细精管管腔后,本身并无运动能力,主要依靠管壁肌样细胞收缩以及管腔液移动而被运送至附睾。精子在附睾内进一步成熟,并获得运动能力。附睾内可贮存少量精子,大量精子则贮存于输精管及其壶腹部。在性生活中,精子通过输精管蠕动运送至尿道,与附睾、精囊腺、前列腺和尿道球腺分泌物混合形成**精液**(semen),在性高潮时排出体外。正常男子每次射出精液3~6ml。每毫升精液约含2 000万到4亿个精子,若少于2 000万精子,不易使卵子受孕。精液分析是临床上判断男性生育力的重要手段。

精子的功能活性在女性体内环境下可保持24~48h,如在这一时间段内与卵子相遇可发生受精。精子经严格的冷冻方法和程序,在−196℃液氮中可保存多年,复苏后仍具有受精能力。通过精液冷藏技术(精子库)可保存精子用于不育症或为特殊人群提供生育保障。

Note:

二、睾丸的内分泌功能

睾丸间质细胞分泌**雄激素**（androgen），以睾酮为主；支持细胞主要分泌抑制素。

（一）雄激素

1. 雄激素合成与代谢　雄激素是含 19 个碳原子的类固醇激素，主要有**睾酮**（testosterone，T）、**双氢睾酮**（dihydrotestosterone，DHT）、脱氢异雄酮和雄烯二酮。雄激素活性以 DHT 最强，其次为睾酮，其余均很弱。

在间质细胞内，胆固醇经羟化、侧链裂解形成孕烯醇酮，再经 17- 羟化并脱去侧链形成雄烯二酮，雄烯二酮再转化为睾酮。睾酮在某些靶器官（如附睾和前列腺）内，被 5α- 还原酶还原为双氢睾酮，再与靶细胞内受体结合而发挥作用。正常男性在 20~50 岁，血浆睾酮浓度为 22.7 ± 4.3nmol/L，有昼夜周期性波动。早晨醒来时最高，傍晚最低，但波动范围较小。50 岁以后随年龄增长，睾酮分泌量逐渐减少。

血液中 98% 睾酮与血浆蛋白结合，只有 2% 是游离的。在血浆中，一部分睾酮（约 65%）与性激素结合蛋白结合，而另一部分（约 33%）与白蛋白结合，结合状态的睾酮可以转变为游离状态，只有游离睾酮才有生物活性。血液中少量睾酮可在芳香化酶作用下转变为雌二醇，大部分睾酮主要在肝内被灭活，转化为 17- 酮类固醇由尿排出，少量经粪便排出。

2. 雄激素的主要生理作用

（1）促进男性附属性器官发育：睾酮能刺激阴茎、阴囊、尿道、前列腺等附性器官生长发育，并维持它们处于成熟状态。

（2）刺激男性副性征出现：在青春期后，男性外表开始出现一系列区别于女性的特征，称为男性副性征或第二性征。主要表现为胡须生长、嗓音低沉、喉结突出、汗腺和皮脂腺分泌增多、腹部和胸部毛发生长、骨骼粗壮、肌肉发达等，这些都是在睾酮刺激下产生并依靠它维持。

（3）维持生精作用：睾酮自间质细胞分泌后，进入曲细精管，直接或转变成双氢睾酮后与生精细胞相应受体结合，促进精子生成。支持细胞分泌**雄激素结合蛋白**（androgen-binding protein，ABP）可与雄激素结合，为生精细胞提供高浓度雄激素环境。

（4）对代谢影响：睾酮对人体代谢过程的影响，主要是促进合成代谢。①促进蛋白质合成，特别是肌肉和生殖器官的蛋白质合成；②参与水、电解质代谢调节，有利于水和钠等电解质在体内适度潴留；③促进骨骼生长与钙、磷沉积；④直接刺激骨髓，促进红细胞生成，使体内红细胞增多。男性在青春期，由于睾酮与腺垂体分泌生长激素的协同作用，会使身体出现一次显著的生长过程。

（5）维持正常性欲。作用于中枢神经系统，参与调节具有雄性特征的行为活动。

（二）抑制素

抑制素（inhibin）是睾丸支持细胞分泌的糖蛋白激素，由 α 和 β 两个亚单位组成。生理剂量的抑制素对腺垂体卵泡刺激素（follicle-stimulating hormone，FSH）合成和分泌有很强的抑制作用，而对黄体生成素（luteinizing hormone，LH）分泌无明显影响。此外，在性腺还存在由抑制素两个 β 亚单位组成的二聚体，称为**激活素**（activin），其作用与抑制素相反，可促进腺垂体分泌 FSH。

三、睾丸功能的调节

睾丸生精和内分泌功能均受到下丘脑 - 腺垂体调节，而睾丸分泌的激素又能反馈调节下丘脑 - 腺垂体的分泌活动，它们在功能上互相联系，互相影响，称为**下丘脑 - 腺垂体 - 睾丸轴**（hypothalamus-adenohypophysis-testes axis）。此外，睾丸还存在复杂的局部调节机制。

（一）下丘脑 - 腺垂体对睾丸活动的调节

下丘脑通过释放促性腺激素释放激素（gonadotropin releasing hormone，GnRH），调控腺垂体合成和分泌 LH 和 FSH，影响睾丸功能。LH 主要作用于间质细胞，FSH 主要作用于生精细胞和支持细胞。

1. **腺垂体对睾酮分泌调控**　LH 促进间质细胞合成与分泌睾酮,所以 LH 又称**间质细胞刺激素**(interstitial cell stimulating hormone,ICSH)。LH 与间质细胞膜上 LH 受体结合后,激活腺苷酸环化酶,使细胞内 cAMP 增加,进而激活依赖 cAMP 的蛋白激酶信号转导系统,促进胆固醇进入线粒体,从而加速睾酮合成。

2. **腺垂体对精子生成调控**　LH 与 FSH 对生精过程都有调节作用。LH 作用通过刺激间质细胞分泌睾酮而间接实现。FSH 与支持细胞上 FSH 受体结合后,经 cAMP- 蛋白激酶系统,促进支持细胞上蛋白质合成,这些蛋白质中,可能有启动精子生成的成分。如果生精过程已经开始,只要给予适量睾酮,生精过程便可维持;如果生精过程尚未开始,或因某种原因中断,仅有睾酮则难以使生精过程启动或恢复,该过程必须有 FSH 启动。可见,FSH 对生精过程有始动作用,而睾酮则有维持生精作用。

(二) 睾丸激素对下丘脑 - 腺垂体的反馈调节

血中睾酮达到一定浓度后,便可作用于下丘脑和腺垂体,抑制 GnRH 和 LH 分泌,产生负反馈调节作用,使血中睾酮稳定在一定水平。FSH 能刺激支持细胞分泌抑制素,后者对腺垂体 FSH 分泌有负反馈作用(图 12-1)。

(+): 促进;(–): 抑制。

图 12-1　睾丸功能的调节

知 识 拓 展

下丘脑 - 垂体功能单位与睾丸功能

1921 年有人发现损伤狗下丘脑可引起其睾丸萎缩。此后又有人发现下丘脑患病者会出现睾丸萎缩和功能丧失等现象,说明下丘脑对睾丸发育和正常功能起调节作用。实验条件下切除成年雄性动物脑垂体后,睾丸萎缩、变小、变软,某些动物的睾丸还退回到腹腔,附性器官完全萎缩;同时,睾丸生精过程停止,生精细胞和间质细胞数目均明显减少,并呈现退行性变,睾酮分泌也受到抑制。说明脑垂体对睾丸功能的维持至关重要。可见,睾丸精子生成和内分泌功能有赖于下丘脑 - 腺垂体 - 睾丸轴系统。

(三) 睾丸内的局部调节

在睾丸支持细胞与生精细胞之间、间质细胞与支持细胞之间,还存在着错综复杂的局部调节机制。例如,FSH 可激活支持细胞的芳香化酶,促进睾酮转变为雌二醇,它可降低腺垂体对 GnRH 的反应性,并能直接抑制间质细胞睾酮合成。此外,睾丸可产生多种肽类、GnRH、IGF 及白细胞介素等,这些物质可能以旁分泌或自分泌方式,在局部调节睾丸功能。

第二节　女 性 生 殖

女性主性器官是**卵巢**(ovary),附性器官包括子宫、阴道、输卵管和外生殖器等。女性生殖功能主要包括卵巢生卵、内分泌、妊娠与分娩等。

一、卵巢的生卵功能

卵巢生卵功能是成熟女性最基本的生殖功能。卵泡(follicle)是卵巢的基本结构和功能单位,具

Note:

有产生卵子和内分泌功能。女性在生育年龄,卵泡的生长发育、排卵与黄体形成呈现周期性变化,每月一次,周而复始,称为**卵巢周期**(ovarian cycle),一般分为卵泡期、排卵期和黄体期三个阶段。

(一)卵泡的发育过程

卵巢内存在大量处于不同发育阶段的卵泡。卵泡由**卵母细胞**(oocyte)和**卵泡细胞**(follicular cell)组成。出生时,两侧卵巢中约有 200 万个**原始卵泡**(primordial follicle),青春期减至 30 万 ~40 万个。原始卵泡是由一个初级卵母细胞和包围它的单层卵泡细胞构成。随着卵泡发育,卵母细胞逐渐增大,卵泡细胞不断增殖,由单层变为多层的**颗粒细胞**(granulosa cell),出现卵泡细胞腔和卵泡液。原始卵泡中的初级卵母细胞一直停留在减数分裂前期,直到卵泡排卵前完成第一次成熟分裂。原始卵泡经历初级卵泡、次级卵泡两个发育阶段,最后才成为成熟卵泡(图 12-2)。

图 12-2 卵泡发育

自青春期起,一般每月有 15~20 个卵泡开始生长发育,但通常只有 1 个卵泡发育成优势卵泡并成熟,排出其中的卵细胞,其余卵泡则退化闭锁。在女性一生中,只有 400~500 个卵泡可发育成熟并排卵。

卵泡的选择机制可用 FSH 阈值学说解释。FSH 阈值(FSH threshold)是指卵泡生长发育所需的血中 FSH 最小浓度,反映了卵泡对 FSH 的敏感性。卵泡期开始时,血中 FSH 水平升高,能达到一群(15~20 个)卵泡生长所需的 FSH 阈值。随着卵泡生长,雌激素合成分泌增加,卵泡抑制素对腺垂体负反馈调节等,FSH 分泌有所减少。这时,血中 FSH 浓度一般仅能满足一个发育最快、FSH 阈值最低的卵泡继续生长,其他卵泡则因得不到足够的 FSH 支持而发生闭锁。卵泡选择过程一般发生在月经周期 5~7d。

(二)排卵与黄体的形成

成熟卵泡壁发生破裂,卵细胞、透明带、放射冠随卵泡液一起排入腹腔,称为**排卵**(ovulation)。排卵多发生在两次月经中间,卵子可由两侧卵巢轮流排出,或由一侧卵巢连续排出。排卵由月经周期中的 LH 峰触发。

排卵后,残余的卵泡壁内陷,血管破裂,血液进入腔内凝固,形成血体。血液被吸收后,卵泡内膜细胞和颗粒细胞迅速增殖,血体转变为一个外观呈黄色的内分泌细胞团,故称为**黄体**(corpus luteum)。在 LH 作用下,黄体细胞分泌大量雌激素和孕激素。每个月经周期形成的黄体一般可维持 14 ± 2d。如果发生卵子受精,月经黄体将继续发育称为妊娠黄体,直到胎盘形成接替黄体的内分泌功能;若卵子没有受精,黄体在 2 周后开始退化,最后由结缔组织瘢痕取代,称为白体。

二、卵巢的内分泌功能

卵巢主要合成并分泌雌激素和孕激素。雌激素有三种:**雌二醇**(estradiol,E_2)、**雌酮**(estrone)和**雌三醇**(estriol),均属于类固醇激素。其中雌二醇分泌量最大,活性最强。雌酮生物活性仅为雌二醇 10%,雌三醇活性最低。孕激素主要为**孕酮**(progesterone)。此外,卵巢还能分泌抑制素和少量雄激素。

(一) 雌激素和孕激素的合成与代谢

卵巢性激素的生物合成是以胆固醇为原料,首先合成孕烯醇酮,再经不同转化途径合成雄激素、雌激素和孕激素。卵巢在排卵前由卵泡分泌雌激素,在排卵后由黄体分泌孕激素和雌激素。一般认为,卵泡内膜细胞和颗粒细胞共同参与雌激素合成。内膜细胞在 LH 作用下产生雄激素(雄烯二酮和睾酮),通过扩散转运至颗粒细胞,在 FSH 作用下增强颗粒细胞内芳香化酶活性,将雄烯二酮转变为雌酮,睾酮转变为雌二醇。这种由卵泡内膜细胞生成雄激素,再由颗粒细胞将雄激素转变为雌激素,称为雌激素合成的双重细胞学说。

在月经周期中,血中雌激素和孕激素呈周期性波动。雌激素浓度随卵泡发育而升高,在排卵前一周左右,卵泡分泌雌激素明显增多,血中的含量迅速上升,至排卵前一天达顶峰,旋即下降,而在黄体期,雌激素浓度再次升高。所以,在月经周期中,雌激素浓度形成两次高峰,但黄体期雌激素高峰较卵泡期低。血中孕激素浓度在卵泡期一直很低,排卵后随着黄体形成和发育,在排卵后 5~10d 出现高峰,以后降低。

血中雌、孕激素主要以结合型形式存在,少量为游离型。雌二醇和孕酮主要在肝中降解,分别生成雌三醇和孕二醇。这些代谢产物以葡萄糖醛酸盐或硫酸盐形式,随尿液和粪便排出体外。

(二) 雌激素的生理作用

雌激素(estrogen)主要促进女性生殖器官发育、副性征出现和维持,以及对新陈代谢产生影响。

1. 对生殖器官的作用　①雌激素可协同 FSH 促进卵泡发育,诱导排卵前 LH 峰出现,从而促进排卵;②促使输卵管上皮细胞增生,增强输卵管分泌和运动,有利于精子和卵子运行;③促进子宫发育,使子宫内膜发生增生期变化,子宫颈分泌大量清亮、稀薄黏液,其中的黏蛋白纵行排列,有利于精子穿行。雌激素也促进子宫肌增生,使子宫肌收缩力增强。分娩前,雌激素能增强子宫肌兴奋性,提高子宫肌对催产素的敏感性;④使阴道上皮细胞增生,糖原含量增加,表浅细胞角化,黏膜增厚并出现皱褶。糖原分解产物使阴道呈酸性(pH 4~5),有利于阴道乳酸杆菌生长,防止其他微生物繁殖,因此雌激素能增强阴道抵抗力。

2. 对乳腺和副性征的影响　雌激素刺激乳腺导管和结缔组织增生,促进乳腺发育、乳房增大,长出阴毛和腋毛、体态丰满、声音尖细、骨盆宽大、臀部肥厚等女性特有的体貌特征。

3. 对代谢的作用　雌激素对新陈代谢作用比较广泛,主要有:①促进蛋白质合成,特别是促进生殖器官细胞增殖与分化,增强转录过程,加速蛋白质合成,促进生长发育;②影响钙磷代谢,刺激成骨细胞活动,加速骨骼生长,同时也促进骨骺愈合。因此,在青春期早期女孩生长一般较男孩快,但最终身高矮于男性。而在绝经期后,随着雌激素水平降低,骨骼中钙容易流失,发生骨质疏松,易导致骨折;③雌激素可促进肾对钠和水重吸收,导致体内钠水潴留;④提高血中高密度脂蛋白含量,降低低密度脂蛋白含量,改善血脂成分,所以雌激素是抗动脉硬化的重要因素之一。

4. 对中枢神经系统的影响　雌激素对腺垂体 FSH 和 LH 分泌有负反馈和正反馈两种作用。雌激素还可以促进神经细胞的生长、分化、再生、突触形成,调节神经递质合成与释放等。

(三) 孕激素的生理作用

孕激素主要作用于子宫内膜和子宫肌,适应受精卵着床和维持妊娠。由于孕酮受体含量受雌激素调节,所以孕酮的绝大部分作用都必须在雌激素作用基础上才能发挥。

1. 维持妊娠　孕激素刺激子宫内膜分泌受精卵所需的营养物质,能降低子宫肌兴奋性和对各种刺激的敏感性,从而使子宫处于安静状态,抑制母体免疫反应,防止对胎儿排斥反应的发生。

2. 对子宫的作用　孕激素促使增生期子宫内膜进一步增厚,呈现分泌期改变,为受精卵着床做好准备。此外,孕激素还可减少子宫颈黏液分泌量,使黏液变稠,不利于精子穿透,抑制输卵管节律性收缩。

3. 对乳腺的作用　在雌激素作用基础上,孕激素主要促进乳腺腺泡发育,为分娩后泌乳做好准备。

4. 抑制排卵　负反馈抑制腺垂体 FSH 和 LH 分泌,妊娠期间女性血中高浓度的孕激素使卵泡发育和排卵受到抑制,不会发生二次受孕。

5. 产热作用　女性基础体温在卵泡期较低,排卵前最低,而在排卵后升高 0.5℃左右,并在黄体期一直维持在此水平。临床上常将这一基础体温双相变化,作为判断排卵标志之一。女性在绝经或卵巢切除后,这种双相体温变化消失。

6. 其他作用　促进钠、水排泄,可使血管和消化道肌张力下降,故妊娠期易发生静脉曲张、痔疮、便秘等。

(四) 雄激素的生理作用

女性体内有少量雄激素,由卵泡内膜细胞和肾上腺皮质网状带细胞产生。适量的雄激素配合雌激素可刺激阴毛及腋毛生长,并能增强女性性欲,维持性快感。女性雄激素过多时,可引起男性化与多毛症。

三、卵巢功能的调节

(一) 下丘脑 - 腺垂体对卵巢活动的调节

卵巢功能也受下丘脑 - 腺垂体调节,三者具有密切的功能联系,形成**下丘脑 - 腺垂体 - 卵巢轴**(hypothalamus-adenohypophysis-ovaries axis)。

青春期后,下丘脑正中隆起脉冲式释放 GnRH,调节腺垂体 FSH 和 LH 分泌。FSH 是卵泡生长发育的始动激素,而卵泡最终成熟需要 FSH 和 LH 共同调控。FSH 能增加颗粒细胞芳香化酶活性,促进雌激素生成和分泌。FSH 还能使颗粒细胞上出现 LH 受体,与 LH 结合后可使颗粒细胞形态及激素分泌能力向黄体细胞转化,形成黄体。排卵前 LH 分泌高峰能诱发成熟卵泡排卵,排卵后 LH 又可维持黄体细胞持续分泌孕激素。

(二) 卵巢激素对下丘脑 - 腺垂体的反馈作用

下丘脑及腺垂体均存在雌、孕激素受体。雌、孕激素可反馈性地调节下丘脑和腺垂体激素分泌,这种反馈作用既有负反馈,又有正反馈,作用性质主要取决于血浆中雌激素浓度。孕激素对下丘脑和腺垂体主要起负反馈调节作用。雌激素反馈调节方式相对复杂,在黄体期,血液雌激素以负反馈方式抑制下丘脑 GnRH 释放;而在卵泡成熟期,血液中雌激素处于长时间高水平时,可促进 GnRH 释放,引起排卵前 LH 和 FSH 释放,以血中 LH 浓度增加最明显,形成 **LH 峰**(LH surge)(图 12-3)。雌激素这种促进 LH 大量分泌作用,称为雌激素正反馈效应。在月经周期大部分时间内,卵巢激素可反馈抑制促性腺激素分泌。故当卵巢切除或卵巢功能低下及绝经后,体内性激素水平下降,而 LH 和 FSH 水平则明显升高。

四、月经周期

(一) 月经周期的概念

女性自青春期起,随着卵巢功能周期性变化,在卵巢激素作用下,子宫内膜发生周期性脱落,产生出血现象,称为**月经**(menstruation)。因此,女性卵巢周期在子宫表现为子宫周期,也称为**月经周期**(menstrual cycle)。

月经一般一个月出现一次,月经周期的长短因人而异,一般为 21~35d,成年妇女平均为 28d。但每个女性自身的月经周期是相对稳定的。第一次月经来潮称为月经初潮。月经初潮的平均年龄约为 13 岁,也可早在 10 岁或迟至 18 岁。初潮后一段时间内,月经周期可能不规律,一般 1~2 年逐渐规律起来,持续整个性成熟期。至 50 岁左右,月经停止,称为**绝经**(menopause)。

(二) 月经周期中卵巢和子宫内膜的变化

月经周期中卵巢和子宫内膜都出现一系列形态和功能变化。根据子宫内膜变化,可将月经周期分为三期:

1. **月经期**　月经周期第 1~5d,从月经开始至出血停止,称为**月经期**(menstrual phase),相当于卵泡期早期。本期的主要特点是子宫内膜脱落、阴道流血。由于排出的卵子未受精,黄体于排卵后8~10d 开始退化、萎缩,孕激素、雌激素分泌迅速减少。子宫内膜由于失去了雌、孕激素支持,使内膜血管痉挛,导致内膜缺血、坏死、脱落和出血,即月经来潮。

从子宫内膜开始剥脱出血到结束,一般持续 3~5d。月经期出血量因人而异,20~100ml,平均约50ml。月经血呈暗红色,除血液外,还有子宫内膜的碎片、宫颈黏液及脱落的阴道上皮细胞。因子宫内膜组织中含有丰富的纤溶酶原激活物,使经血中的纤溶酶原被激活成纤溶酶,降解纤维蛋白,故月经血不凝固。月经期内,子宫内膜脱落形成创面容易感染,应注意保持外阴清洁,并避免剧烈运动。

2. **增生期**　月经周期第 6~14d(一般以月经开始的第 1d 算为月经周期第 1d),从月经停止之日起到卵巢排卵之日止,这段时间称为**增生期**(proliferative phase),相当于卵泡期晚期。本期的主要特点是子宫内膜显著地增生。此期内,卵巢中的卵泡处于发育和成熟阶段,并不断分泌雌激素。雌激素促使月经后的子宫内膜修复增殖,其中的血管、腺体增生,但腺体尚不分泌。此期末卵巢中的卵泡发育成熟并排卵(图 12-3)。

3. **分泌期**　月经周期第 15~28d,从排卵日起到月经到来日止,称为**分泌期**(secretory phase),相当于黄体期(luteal phase)或排卵后期。本期的主要特点是子宫内膜腺体出现分泌现象。在此期内,排卵后的残留卵泡细胞增殖形成黄体,分泌雌激素和大量孕激素。这两种激素,特别是孕激素能促使子宫内膜进一步增生变厚,血管扩张充血,腺体增大,腺细胞胞质出现许多颗粒,内膜呈现高度分泌状态(图 12-3)。子宫内膜变得松软并富含营养物质,子宫平滑肌相对静止,为胚泡着床和发育做好准备。

如果排出的卵子受精,月经黄体则不退化而生长发育形成妊娠黄体,继续分泌孕激素和雌激素,子宫内膜继续增厚形成蜕膜,月经不再来潮,月经周期停止,进入妊娠状态。直至分娩以后,月经周期再逐渐恢复。

(三) 月经周期形成的机制

在月经周期形成过程中,子宫内膜周期性变化是由卵巢分泌的激素引起的。其中,增生期变化是雌激素作用所致,分泌期变化是雌激素和孕激素共同作用结果,月经期出现则是由于子宫内膜失去雌激素和孕激素支持所致。

1. **增生期形成**　青春期前,下丘脑、腺垂体发育尚未成熟,GnRH 分泌很少,腺垂体 FSH、LH 分泌极少,不足以引起卵巢和子宫内膜周期性变化。随着青春期到来,下丘脑发育成熟,下丘脑分泌GnRH 增多,使腺垂体分泌 FSH 和 LH 也增多,FSH 促使卵泡生长发育成熟,并与 LH 配合,使卵泡分泌雌激素。在雌激素作用下子宫内膜发生增生期变化。在增生期末,约相当于排卵前一天左右,雌激素在血中的浓度达到高峰,通过正反馈作用使 GnRH 分泌进一步增加,进而使 FSH 和 LH 分泌增加,尤其以 LH 分泌增加更为明显,形成 LH **峰**(LH surge)。在高浓度 LH 的作用下,引起已发育成熟的卵泡破裂排卵。

2. **分泌期和月经期形成**　卵泡排卵后,在 LH 作用下,其残余部分形成月经黄体,继续分泌雌激素和大量孕激素。这两种激素,特别是孕激素,使子宫内膜发生分泌期变化。随着黄体不断增长,雌激素和孕激素分泌也不断增加,到排卵后 5~10d 血中浓度达到高水平,通过负反馈作用使下丘脑和腺垂体受到抑制,导致 GnRH、FSH 和 LH 分泌减少。由于 LH 减少,黄体开始退化、萎缩,故而雌激素和孕激素分泌减少。子宫内膜由于失去了这两种激素支持,便脱落、出血,引起月经期变化。

随着血中雌激素、孕激素浓度降低,对下丘脑、腺垂体抑制作用解除,腺垂体分泌 FSH 和 LH 逐渐增多,新的月经周期便又开始。

图 12-3　月经周期与卵巢周期变化

月经周期是较容易受社会和心理因素影响并对身体健康状况较敏感的生理过程。强烈的精神刺激,急剧的环境变化以及体内其他系统的严重疾病,都可引起月经失调。妇女到 50 岁左右,卵巢功能退化,对腺垂体促性腺激素的反应性降低,卵泡停止发育,雌激素、孕激素分泌减少,子宫内膜不再呈现周期性变化,月经停止,进入绝经期。

知 识 拓 展

卵巢与女性的一生

卵巢是女性生殖系统的中心。从卵巢功能变化角度,女性的一生从胚胎期到老年可分为:胚胎胎儿期、新生儿期、儿童期、青春期、性成熟期、更年期和老年期。①胚胎胎儿期:形成原始卵泡,数量 600 万~700 万;②新生儿期:卵巢处于幼稚状态,约有 200 万以上卵母细胞;③儿童期:卵母细胞继续退化,大量卵泡闭锁;④青春期:月经初潮是青春期到来的标志。卵巢功能逐渐成

Note:

熟,身体增长明显,生殖器官和副性征进一步发育。月经初潮时,卵巢尚有30万~40万卵母细胞;⑤性成熟期:也称育龄期。青春期后性功能成熟并有生育能力,历时约30年。卵巢周期性排卵并分泌性激素;⑥围绝经期:从性成熟期到老年期的过渡阶段。卵巢功能逐渐衰退并终止,卵母细胞数目明显减少到基本耗尽;⑦老年期:约65岁后进入老年期,卵巢功能消失,内分泌功能低落,各器官发生老化性改变。

第三节 妊娠与分娩

一、妊娠

妊娠(pregnancy)是指在母体内胚胎形成及胎儿生长发育过程,包括受精、着床、妊娠维持、胎儿生长发育及分娩。卵子受精是妊娠开始,胎儿及其附属物从母体娩出是妊娠终止。妊娠全过程平均约280d,是一个非常复杂、变化极为协调的生理过程。

(一) 受精

精子射出后经阴道、子宫颈、子宫腔到达输卵管,精子和卵子在输卵管壶腹部相遇,精子穿入卵细胞使二者互相融合,称为**受精**(fertilization)。

1. **精子运行** 射入阴道的精子在女性生殖道内运行过程较为复杂,需要穿过子宫颈管和子宫腔,并沿输卵管运行相当长的一段距离,才能到达受精部位。精子运行的动力一方面依靠其自身尾部鞭毛摆动,另一方面需借助于女性生殖道平滑肌运动和输卵管纤毛摆动。一次射精虽能排出数以亿计精子,但是,阴道内的精子绝大部分被阴道内的酶杀伤失去活力,存活的精子随后又遇到宫颈黏液拦截,故最后只有极少数活动力强的精子能到达受精部位,到达的时间约在性交后30~90min。精子在女性生殖道内受精能力大约只能保持48h。

2. **精子获能** 对于人类和大多数哺乳动物,精子必须在雌性生殖道内停留一段时间,方能获得使卵子的受精能力,称为**精子获能**(capacitation)。精子经过在附睾的发育,已经具备受精能力,但在附睾与精浆中存在去能因子,它与精子结合后,可使精子失去受精能力。当精子进入雌性生殖道后,去能因子作用可被去除,从而使精子恢复受精能力。获能的主要场所是子宫,其次是输卵管。

3. **受精过程** 卵子由卵泡排出后,很快被输卵管伞摄取,依靠输卵管平滑肌蠕动和上皮细胞纤毛摆动将卵子运送到受精部位。精子与卵子在女性生殖道中保持受精能力时间很短,精子1~2d,卵子仅6~24h。精子与卵子在输卵管壶腹部相遇后,尚不能立即结合,精子顶体外膜与头部细胞膜首先融合,继之破裂,形成许多小孔,释放出顶体酶,以溶解卵子外周的放射冠及透明带,这一过程称为**顶体反应**(acrosome reaction)。顶体反应是精子受精时的关键变化,只有完成顶体反应的精子才能与卵细胞融合。顶体反应中释放出的酶,协助精子进入卵细胞。当精子进入卵细胞后,卵内 Ca^{2+} 浓度升高,激发卵母细胞颗粒释放,释放物与透明带反应,封锁透明带,使其他精子难以再进入。因此,到达受精部位的精子虽然有数个,但一般只有一个精子能与卵子结合(图12-4)。Ca^{2+} 浓度升高也导致精卵激活,形成雌雄原核。雌雄原核融合形成一个新的细胞,即合子,来自雌雄配子的染色体合在一起,重新构成23对染色体。

(二) 着床

着床(implantation)是胚泡植入子宫内膜的过程,也称为植入,包括定位、黏着、穿透三个阶段。受精卵在移动至子宫腔途中,继续进行细胞分裂。大约在受精后第4d抵达子宫腔,此时,受精卵已经形成胚泡。进入宫腔后的胚泡,开始时处于游离状态,大约在受精后第8d,胚泡吸附在子宫内膜上,通过与子宫内膜相互作用而逐渐进入子宫内膜,于受精后10~13d,胚泡完全被植入子宫内膜中(图

Note:

12-4）。着床必须具备的条件有：①透明带必须消失；②胚泡滋养层细胞迅速增殖分化，形成合体滋养层细胞；③胚泡与子宫内膜必须同步发育和相互配合；④着床成功的关键在于胚泡与子宫内膜同步发育。体内必须有足够孕激素，并在雌激素配合下，使子宫出现一个极短的敏感期，称为着床窗口。只有在着床窗口期，子宫才能接受胚泡着床。着床窗口一般在月经周期第 20~23d。在实施试管婴儿技术时，胚胎移植也必须在此时间段进行。

图 12-4　排卵、受精与着床

（三）妊娠的维持及激素调节

正常妊娠维持有赖于垂体、卵巢和**胎盘**（placenta）分泌的各种激素相互配合。受精和着床之前，在腺垂体 FSH 和 LH 控制下，卵巢黄体分泌大量孕激素和雌激素，导致子宫内膜发生分泌期变化，以适应妊娠需要。如果受孕，在受精后第 6d 左右，胚泡滋养层细胞便开始分泌人绒毛膜促性腺激素，以后逐渐增多，刺激卵巢的月经黄体变为妊娠黄体，继续分泌孕激素和雌激素。

胚泡着床后，自蜕膜中获取大量营养物质迅速生长发育，滋养细胞侵入子宫，穿透进入子宫肌层内 1/3，形成胎盘。胎盘形成后，妊娠黄体逐渐退化。在妊娠期间，胎盘形成了两个各自独立的胎儿和母体循环系统，母血和胎血均流经胎盘，并通过胎盘屏障彼此分隔，同时又能进行选择性物质交换。母血循环中的水、电解质、氧气及各种营养物质均通过胎盘提供给胎儿，满足其生长发育需要。

胎盘形成后，即成为妊娠期一个重要的内分泌器官，它能分泌大量蛋白质激素、肽类激素和类固醇激素，以适应妊娠需要和促进胎儿生长发育。胎盘所分泌的激素主要包括四种，即**人绒毛膜促性腺激素**（human chorionic gonadotropin，hCG）、**人绒毛膜生长激素**（human chorionic somatomammotropin，hCS）、孕激素和雌激素。

1. **人绒毛膜促性腺激素（hCG）**　hCG 是由胎盘绒毛组织的合体滋养层细胞分泌的一种糖蛋白激素。受精后第 6d 左右，滋养层细胞开始分泌 hCG，随后其浓度迅速升高，至妊娠 8~10 周达顶峰，然后又迅速下降，在妊娠 20 周左右降至较低水平，并一直维持至分娩（图 12-5）。分娩后，如无胎盘残留，于产后 4d 血中 hCG 消失。在妊娠过程中，尿 hCG 含量动态变化与血液相似。因为 hCG 在妊娠早期即出现，所以检测母体血中或尿中 hCG，可作为诊断早孕的准确指标。

hCG 生理作用主要有：①在妊娠早期刺激母体的月经黄体转变为妊娠黄体，并使其继续分泌大量雌激素和孕激素，以维持妊娠过程顺利进行；②抑制淋巴细胞活力，防止母体对胎儿产生排斥反应，具有"安胎"作用。

2. **人绒毛膜生长激素**　人绒毛膜生长激素（human chorionic somatomammotrophin，hCS）是由胎盘合体滋养层细胞分泌的一种单链多肽，含 191 个氨基酸残基，其中 96% 与人生长激素相同，因此具有生长激素样作用，可调节母体与胎儿的糖、脂肪与蛋白质代谢，促进胎儿生长。hCS 在妊娠第 4 周开始分泌，以后稳步增多，到第 34 周左右达到高峰，直至分娩。

IU 为国际单位；雌激素的量相当于雌二醇活性的量。

图 12-5 妊娠期人绒毛膜促性腺激素、雌激素和孕酮分泌的变化

3. 雌激素和孕激素 胎盘与卵巢黄体一样，能够分泌雌激素和孕激素。在妊娠两个月左右，人绒毛膜促性腺激素分泌达到高峰，以后开始减少，妊娠黄体逐渐萎缩，由妊娠黄体分泌的雌激素和孕激素也减少。此时胎盘所分泌的雌激素和孕激素逐渐增加，接替妊娠黄体功能以维持妊娠，直至分娩（图 12-5）。

在整个妊娠期内，孕妇血液中雌激素和孕激素都保持在高水平，对下丘脑 - 腺垂体系统起着负反馈作用。因此，卵巢内没有卵泡发育、成熟和排卵，故妊娠期不来月经。

胎盘所分泌的雌激素中，主要成分为雌三醇（E_3），其前体大部分来自胎儿，所以雌三醇是由胎儿和胎盘共同参与合成。如果在妊娠期间胎儿死于子宫内，孕妇血液和尿液中雌三醇会突然减少，因此，检测孕妇血液或尿液中雌三醇含量，有助于了解胎儿存活状态。

（四）社会和心理因素对妊娠的影响

社会和心理因素对妊娠的影响是多方面的，包括对妊娠发生、发展、母体健康和胎儿发育等。

1. 对妊娠发生的影响 长期忧虑、抑郁或恐惧，可以造成不孕。这种情况的不孕一般是可逆的，当不利的精神因素解除后，可恢复受孕能力。

2. 对妊娠过程的影响 良好的心境，融洽的周围环境，可使妊娠全过程顺利进行；恶劣的社会环境如战争、动乱和自然灾害等以及紧张、恐惧等心理状态，都可影响胚胎发育，甚至出现流产。

3. 对胎儿发育的影响 社会和心理因素不但可以影响孕妇本人，而且还可影响胎儿生长发育。

良好的家庭和社会环境，健康的心理状态，有利于妊娠过程顺利发展，也有利于胎儿发育；不良的社会和心理因素则会引起相反结果。因此，作为一个医务工作者，不但要自己懂得，更有责任指导他人，在妊娠期间应做到乐观地调适自我，保持良好情绪和平和心境，积极地适应社会，适时进行产前检查，从而达到优生优育，提高我国人口素质的目标。

二、分娩与授乳

分娩（parturition）是指成熟胎儿及其附属物从子宫娩出母体的过程。人类孕期约为 280d（从末次月经第一天算起）。子宫节律性收缩是将胎儿及其附属物从子宫逼出的主要力量。分娩发动机制尚不清楚，催产素、雌激素及前列腺素等是调节子宫肌肉收缩的重要因素。此外，在妊娠妇女血中可出现一种称为**松弛素**（relaxin）的肽类激素，它主要由卵巢妊娠黄体分泌，但在子宫蜕膜与胎盘也能产生。松弛素的主要作用是使妊娠妇女骨盆韧带松弛，胶原纤维疏松，子宫颈松软，以利于分娩进行。

妊娠后，由于催乳素、雌激素、孕激素分泌增加，使乳腺导管进一步增生分支，并促进腺泡增生发育,但并不泌乳。因为此时母体血中雌激素、孕激素浓度过高,抑制催乳素的泌乳作用。分娩后,由于胎盘娩出,雌激素和孕激素浓度大大降低,对催乳素的抑制作用解除,乳腺开始泌乳。在哺乳过程中,婴儿吸吮乳头,引起排乳反射,促使乳汁排出。

由哺乳引起的高浓度催乳素,对促性腺激素分泌具有抑制作用。因此,在哺乳期间可出现月经暂停,一般为 4~6 个月,起到自然调节生育间隔的作用。但其中也有部分妇女,在激素作用下,卵泡又开始发育并排卵,此时也可能不出现月经,但仍有受孕可能,这种现象也应予以注意。

第四节　避孕与人类辅助生殖

一、避孕

避孕(contraception)是指采用一定的方法使妇女暂不受孕。理想的避孕方法应该安全可靠、简便易行。一般通过控制以下环节来达到避孕目的:①抑制精子或卵子生成;②阻止精子与卵子相遇;③使女性生殖道内环境不利于精子生存和活动;④使子宫内环境不适于胚泡着床与生长等。

在生活中,可以利用月经周期中基础体温的变化预测排卵日期,在安全期进行性生活,而达到避孕目的(安全期避孕)。目前应用的女性全身性避孕药,多为人工合成的高效能性激素,包括雌激素(炔雌醇、炔雌醚等)和孕激素(炔诺酮等)。应用这些药物后,体内雌激素和孕激素的浓度明显升高,通过负反馈作用抑制下丘脑-腺垂体-卵巢轴功能,从而干扰卵泡选择,抑制排卵;孕激素还可减少子宫颈黏液分泌,使黏稠度增加,不利于精子通过。也可将避孕环等宫内节育器放置在宫腔内,造成不利于胚胎着床和生存的环境,以能达到避孕的目的。男性常用避孕方法是使用安全套,除能达到避孕目的外,尚能预防性病传播。

二、人类辅助生殖

如前所述,两性生殖任一环节出现问题,如生精生卵功能障碍、射精障碍、输卵管堵塞等导致受精过程障碍,或着床障碍等发生导致精卵不能结合,或胚胎不能发育等均可导致不能产生子代个体,发生不孕不育。随着科技发展,现在可以用人类辅助生殖技术实现妊娠。

人类辅助生殖技术(assisted reproductive technology,ART)指采用医疗辅助手段使不育夫妇妊娠的技术,包括人工授精(artificial insemination,AI)和体外受精-胚胎移植(in vitro fertilization and embryo transfer,IVF-ET)及其衍生技术两大类。

(一)人工授精

人工授精是以非性交方式将精子置入女性生殖道内,使精子与卵子自然结合,实现受孕的方法。人工授精根据精子来源分为丈夫精液人工授精(artificial insemination by husband semen,AIH)和供精人工授精(artificial insemination by donor semen,AID)。根据授精部位有包括阴道内人工授精、宫颈内人工授精、宫腔内人工授精和输卵管内人工授精等。

在自然受精过程中,精子是在穿过宫颈黏液及在输卵管内停留等候卵子的过程中先"获能",然后才能实现精卵结合。因此,不论实施 AIH 还是 AID 治疗,受精前精子都须进行优选诱导"获能"处理,其作用是去除含有抑制与影响受精成分的精浆,激活诱导精子获能。

受精时间应根据女方的排卵监测,选择在排卵前 48h 至排卵后 12h 之间进行。受精部位目前常用的是将精子注入宫颈,或在严格无菌措施下注入宫腔。

(二)体外受精-胚胎移植

体外受精-胚胎移植(IVF-ET)是将从母体取出的卵子置于培养皿内,加入经优选诱导获能处理的精子,使精卵在体外受精,并发育成前期胚胎后移植回母体子宫内,经妊娠后分娩婴儿。由于胚胎最初 2 天是在试管内发育,因此又称试管婴儿技术(test-tube baby technology)。体外受精/胚胎移植及其衍生技术目前主要包括体外受精/胚胎移植、配子/合子输卵管内移植或宫腔内移植、卵胞质内单精子注射、植入前胚胎遗传学诊断、卵子赠送、胚胎赠送等。

体外受精-胚胎移植（IVF-ET）一般包括以下几个基本过程，其实施过程必须遵守《人类辅助生殖技术管理办法》《人类精子库管理办法》等相关技术规范、基本标准和伦理原则。

1. **取卵**　在进行体外受精-胚胎移植中，一般首先要取女性发育成熟卵子。若按自然周期取卵，一次周期一般只能得到一个卵。为提高妊娠率，目前多采用控制性超排卵法，应用人类促性腺激素增强与改善卵巢功能，使一次周期能有多个卵泡发育，可收集多个卵子供受精，以获得较多供移植的胚胎。

2. **体外授精**　将取到的卵泡液注入培养皿，快速辨认含卵细胞及其外周透明带、放射冠的卵冠丘复合物。在确认有卵细胞存在后，置入 CO_2 培养箱培养 4~8h，再根据复合物形态变化选择成熟卵细胞。然后按每个卵细胞配 10 万~20 万个精子比例，投入经过洗涤优选已诱导获能的精子。受精后16~18h 观察情况，将受精卵移入培养试管/皿内培养。

3. **胚胎移植**　在取卵后 48h，胚胎发育成 2~8 个细胞阶段，或在取卵后 72h，胚胎发育至 8~16 个细胞时植入子宫。后者较符合自然受精胚胎进入子宫的时间，且胚胎多健康，故移植成功率高。

4. **胚胎移植后监测**　胚胎移植后 14d 验晨尿，若 hCG 阳性为妊娠成功。

人类辅助生殖技术对于治疗生殖障碍、优生优育具有重要意义，同时也是人类生殖过程、遗传病发病机制、干细胞定向分化等研究的基础。人类辅助生殖技术将为这些重大课题的深入研究创造条件，推动生命科学及医学不断发展进步。人类辅助生殖技术涉及社会、伦理、法律等诸多问题，属于限制性应用的特殊临床诊疗技术。

（金宏波　吕春梅　姚齐颖）

思　考　题

1. 何谓月经周期？月经周期的形成机制如何？如何注意月经周期的护理？
2. 何谓妊娠？妊娠期的护理应注意哪些环节？
3. 胎盘可分泌哪些激素？各有何作用？
4. 根据所学的生殖生理学知识，试述避孕的方法和原理。
5. 根据所学的生殖生理学知识，试述人类辅助生殖技术的基本过程。

第十三章

人体几个重要阶段的生理特征

13章 数字内容

学习目标

- 知识目标：

掌握

1. 婴儿期体格生长及各系统的生理特点。

2. 老年期各系统的生理特点。

熟悉

1. 男、女青春期的生理特点。

2. 解男、女更年期的生理特点。

了解

衰老的生物学理论中各学派的主要观点

- 能力目标：

能简述人体几个重要阶段的心理特点。

- 素质目标：

通过本章节的学习,培养学生树立身心并护的护理观。

导入情境及思考

85 岁的李大爷,3 个月前妻子去世,仅有一子在外地工作,目前独自居住。李大爷经济状况尚好,自理能力比较差,平素体健,近几个月来体重下降 5kg 左右,到医院体检后显示无明显器质性病变。自诉妻子过世后较少外出,食欲减退,无明显饥饿感,食量减少。

试根据上述案例思考:

1. 结合生理和心理因素,分析该老人消瘦的原因有哪些。

2. 采用什么措施可以改善老人的营养状况。

人体从出生、生长发育、成熟到衰老直至死亡是一个循序渐进的生理过程。在不同的生命阶段中,人体的生长与发育、形态与功能都发生了相应变化,呈现出不同的生理和心理特征。学习和掌握这些知识,将有助于临床医疗及护理工作的顺利开展。本章将对人体婴儿期、青春期、更年期、老年期这几个阶段的生理特点进行简要论述。

第一节　婴　儿　期

从出生到满 1 周岁为**婴儿期**(infant period),此期内生长发育特别迅速,是体格和智力发育的关键时期,身长平均每月增长 2cm 左右,1 岁时身长可达出生时的 1.5 倍,体重达出生时的 3 倍,这个时期大脑发育最快,是脑潜能最大,脑可塑性最强的时期。值得注意的是,从出生至生后 28d 为**新生儿期**(neonatal period),是从母亲子宫内到外界生活的适应期,新生儿的生存方式和生活环境发生了巨大改变,如肺脏开始换气,血液循环开始独立运行,靠自己进食来维持生存,环境温度冷热多变,接触到无数致病菌等,此时由于各脏器系统发育尚未成熟,生理调节能力较差,因此新生儿期的患病率和死亡率较高。新生儿期是婴儿期的一个重要而特殊的阶段。

婴儿时期是人生的基础阶段,也是一个非常特殊的阶段,此期内各器官系统处于快速生长发育的过程中,其生理特点与成人有很大不同。因此,在临床医疗及护理工作中掌握婴儿的生理特点非常重要。

一、婴儿期体格生长的特点

婴儿阶段是生长发育最为迅速的阶段,体格生长表现在速率上的特点为:先快后慢,即年龄越小,生长速度越快。婴儿出生后的前 3 个月生长速度最快,后 9 个月次之,1 岁后生长速度逐渐减慢,至青春期时则再次出现一次生长高峰。婴儿出生时头长占身长的 1/4,呈头大、身体小、肢体短的体型。随着年龄的增长,头部领先生长,躯干的生长先于四肢,肢体近端的生长先于远端。

(一) 体重

正常新生儿出生时**体重**(weight)平均约为 3kg,由于出生后摄入不足、胎便排出、体表水分丢失等因素,生后数天内会出现暂时的生理性体重下降,为出生时体重的 5%~10%,可于第 7~10d 恢复至出生时的水平。婴儿期前 3 个月体重增长较快,约等于后 9 个月的增长值,即 3 个月时体重可达到出生时的 2 倍,约为 6kg,1 岁时体重达出生时 3 倍,约为 9kg。体重能灵敏地反映出婴儿的营养状况,观测婴儿体重增长的趋势,可了解婴儿近期的营养状况。

(二) 身长(身高)

身长(recumbent length)指头顶至足底的长度,身长增长的规律与体重相似。正常新生儿出生时身长平均约为 50cm。出生后 1 年内增长最快,其中前 3 个月增长 11~13cm,约等于后 9 个月的增长值,至 1 周岁时身长可达到约 75cm。身长受种族、遗传和环境的影响较为明显,受近期营养因素的影响不明显,但与远期营养状况有关。

（三）头围

头围（head circumference）即经眉弓的上方、枕后结节绕头一周的长度。正常新生儿头围平均约为34cm；头围在婴儿期增长较快，前3个月头围增长约6cm，约等于后9个月头围的增长值，1周岁时头围可达到46cm左右。头围的大小与颅骨及脑的发育程度密切相关。

（四）胸围

胸围（chest circumference）即沿乳头下缘平绕胸一周的长度，出生时比头围小1~2cm，为32~33cm；1周岁时胸围与头围相等，约46cm；以后则超过头围。头围与胸围的交叉时间与婴儿的营养状态有密切关系，营养状况良好时，胸廓发育好，胸围可提前超过头围。胸围的大小与胸廓及肺的发育程度密切相关。

体格生长虽然有一定的规律，但在一定范围内受到遗传、性别、营养、疾病及环境等因素的影响，在婴儿的生长发育过程中存在着相当大的个体差异。

二、婴儿期各系统的生理特点

（一）神经系统

新生儿脑的重量平均约为390g，占体重的1/8左右，1岁时脑的重量达到平均约900g。出生时的活动主要由皮层下中枢调节，这是由于大脑皮层发育尚未成熟，而丘脑、苍白球等皮层下中枢已较成熟，随着脑的逐渐发育，活动的调节中枢将转变为大脑皮层。出生时脑干中循环、呼吸、吞咽等生命中枢已发育成熟，脊髓也已具备了相应功能。婴儿期小脑功能尚未发育成熟，共济运动较差。神经传导系统发育不成熟，外层髓鞘的形成还不完善，神经冲动传导效率较低。新生儿出生后即可出现角膜反射、瞳孔反射及吸吮、拥抱、握持等反射。

（二）循环系统

1. **心率**　婴儿的新陈代谢较为旺盛，各器官组织需要大量的血液供给，但是心脏较小，心肌纤维细弱，心脏收缩能力较差，每搏输出量较低，因此需要提高心率来增加单位时间内输出血量以满足机体的需要。新生儿心率120~140次/min，1岁时为110~130次/min，心率随年龄增长而逐渐减慢。

2. **血压**　婴儿的每搏输出量较少，血管口径较大，管壁柔软、弹性较好，因此动脉血压较低，新生儿收缩压60~70mmHg，1岁时为70~80mmHg，动脉血压随年龄的增长而逐渐增加。

（三）呼吸系统

1. **呼吸频率、节律及类型**　婴儿的肺容量较小，每次呼吸通气和换气的气体量非常有限，但是由于此时机体的代谢非常旺盛，对于氧气的需求量很大，因此，婴儿通过提高呼吸频率来吸入更多的氧气和呼出更多的二氧化碳，呼吸频率远快于成年人，新生儿40~44次/min，1岁时降至30次/min左右。婴儿的呼吸中枢发育不成熟，呼吸调节能力差，容易出现呼吸节律不齐、间歇性呼吸甚至呼吸暂停，尤其以新生儿表现的最为明显。婴儿的呼吸肌发育不完全，容易疲劳，呼吸时胸廓的活动范围很小，主要靠膈呼吸，其呼吸类型为腹膈式呼吸。

2. **呼吸功能特点**　潮气量与年龄呈正相关，年龄越小，潮气量越少。新生儿为15~20ml，1岁时为30~70ml。由于婴儿的呼吸频率较快，其每分通气量若按体表面积计算与成人相近。婴儿气管管径细小，其气道阻力较大，随着年龄的增长，气管管径逐渐增大，气道阻力也随之递减。

（四）消化系统

婴儿出生后由于各消化腺（包括唾液腺、肝、胰腺及消化管壁内腺体）发育不完善，各种消化液分泌不足，加之婴儿消化道肌层发育不成熟，自主神经调节能力有限，容易发生消化系统功能紊乱，此期消化吸收功能较差。另外，婴儿的肠壁薄，屏障作用较差，肠内毒素、消化不全产物和过敏原等物质容易进入机体，可导致变态反应疾病和全身感染。

（五）泌尿系统

1. **肾功能**　婴儿的肾小球数目与成人相近，但肾小球滤过率较低，水分和溶质的排出量有限。

出生时,新生儿肾小球滤过率平均约为 20ml/(min·1.73m²),生后一周为成年人的 1/4,6~12 个月时达到成年人的 3/4。同时,由于婴儿肾小管功能不完善,水钠调节能力差,选择性重吸收的能力有限,容易发生水和电解质紊乱。

2. 尿液特点　新生儿出生后 2~3d 尿液稍混浊,颜色较深,含有较多的尿酸盐,放置后可出现红褐色沉淀的尿酸盐结晶。数天后尿色可变淡透明。新生儿 3~10d 尿量为 100~300ml/d,10d~2 个月为 250~400ml/d,2 个月 ~1 岁为 400~500ml/d。新生儿尿渗透压平均约为 240mmol/L,随着年龄增长逐渐增高,1 岁后接近成年人水平。

(六) 造血系统

1. 造血特点　骨髓是婴儿出生后造血的主要器官。婴儿期所有骨髓腔都充满了红骨髓,全部参与造血,具有极为旺盛的造血能力,以满足机体生长的需要,然而,由于缺少黄骨髓,导致了此期的造血储备能力很低,当造血的需求增加时,就会出现**骨髓外造血**(extramedullary hemopoiesis)。骨髓外造血是指在疾病的状态下(如严重感染、贫血等),造血的需要增加,骨髓造血已不能满足机体的需要,此时,肝、脾、淋巴结将恢复胎儿时期的造血功能,表现为肝、脾和淋巴结肿大。当病因去除后,骨髓外造血即停止,又恢复到正常的骨髓造血。

2. 血液特点　新生儿出生时红细胞数可达 $5×10^{12}~7×10^{12}$/L。但由于体内存在的胎儿时期的红细胞寿命较短,大量的红细胞自行破坏溶解,出现"生理性溶血";另外,婴儿生后开始自主呼吸,血氧含量较胎儿期明显增加,促红细胞生成素水平出现显著下降;再加上婴儿生长发育较快,机体循环血量快速增多,以上这些原因使婴儿出生后 8~12 周出现"生理性贫血"。此后,促红细胞生成素生成增加,血液中红细胞的数量和血红蛋白含量将逐渐回升。出生时白细胞数为 $15×10^9~20×10^9$/L,出生后数小时白细胞的数量显著增加,可达到 $21×10^9~28×10^9$/L,此后白细胞数量逐渐减少,出生 1 周后下降到 $12×10^9$/L 左右,整个婴儿期将维持在 $10×10^9$/L 左右。婴儿血小板数量与成人相似,为 $150×10^9~250×10^9$/L。

三、婴儿期的心理特点

婴儿期阶段,婴儿大脑的发育特别迅速,对社会环境高度敏感。目前有关婴儿心理发展的研究已经取得了很大进展,包括婴儿认知能力、语言能力以及情绪调节能力等方面的研究。在婴儿心理发展的过程中,婴儿与他人进行互动的天性在其中起到了根本性的作用。在这个阶段,婴儿形成了对其照看者的依恋模式,依恋是婴儿心理发育的基础,不同的依恋模式决定了婴儿的心理是否能够健康发展。总之,婴儿期是个体心理发展的一个至关重要的阶段,对今后的成长将产生深远而持久的影响。

第二节　青春期

青春期(adolescence)是指从儿童步入成年的中间过渡阶段,此期中枢神经系统及下丘脑迅速发育成熟,性发育变化显著。通常将青春发育征象开始出现,到生殖功能发育成熟为止的一段时期称为青春期。进入青春期后身体迅速生长发育,出现生长发育的第二个高峰,突出表现在运动系统、生殖系统的发育和心智的发展等方面。青春期出现的早晚因人而异,一般将青春期分为三期:即青春早期,大约女性从 10 岁开始,男性从 12 岁开始,表现为生长突增;青春中期,表现为第二性征发育;青春晚期,生长发育稍缓慢,此时性发育成熟,第二性征发育如成人,体格发育逐步完全,最后发育达到成人水平(图 13-1)。每期持续 2~4 年。

一、男性青春期

(一) 男性生殖器官的发育

青春期前,睾丸很小,曲细精管管壁上的各类细胞尚未分化,其间有少量的原始生精细胞。男性青春期最早的变化是睾丸体积增大,这主要是由于曲细精管发育所引起的。进入青春期后,在腺垂体促性腺激素的作用下,睾丸曲细精管的各类细胞迅速分化增生,从基膜至管腔可见排列有序地处于不同发育阶段的各种生精细胞;间质细胞则开始分泌雄激素,主要为睾酮,并逐渐增多。

(二)男性第二性征发育

青春期在性激素的作用下,开始出现第二性征(副性征)。男性第二性征是指除生殖器官以外的男性所特有的外部特征。男性第二性征主要表现为:声音低沉、变粗,喉结突出,长出胡须、腋毛和阴毛(呈菱形),骨骼粗壮、肌肉发达健壮,脸和背部皮脂腺分泌活跃,常出现痤疮,并出现男人特有的气味。

图 13-1 男女青春期发育过程中部分生殖器官的变化

二、女性青春期

(一)月经初潮

第一次月经来潮称为月经初潮,是女性青春期到来的特征。月经初潮的平均年龄约为 13 岁,也可早在 10 岁或迟至 18 岁。月经初潮开始后一段时间,因卵巢并未完全成熟,功能并不稳定,月经周期往往不规律,多为无排卵性月经,但部分女性在月经初潮后,可很快进入有排卵的月经周期,并具有受孕的能力。月经初潮的年龄受种族、地区、环境、遗传、营养状况及生活条件等社会因素的影响。

(二)女性生殖器官的发育

女性生殖器官在青春期前发育缓慢,基本处于幼稚状态。进入青春期后,下丘脑-垂体-卵巢轴发育渐趋成熟,女性体内雌激素、孕激素与雄激素水平增高。在性激素的作用下,生殖器官发育增大,逐渐趋于成熟。可见阴阜隆起,出现阴毛,大阴唇变肥厚,小阴唇变大且有色素沉着,处女膜变厚,前庭大腺功能开始活跃。阴道长度与宽度均增加,阴道黏膜变厚,出现褶皱,黏液腺发育并有分泌物排出。子宫增大,尤其是子宫体增大明显,宫颈宽度增加,宫颈管变大,腺体增生,腺上皮产生大量透明分泌物。输卵管变长增粗,卵巢增大呈扁圆形。卵巢内有不同发育程度的卵泡,青春期后由于排卵和卵泡破裂后修复,表面开始变得凹凸不平。

(三)女性第二性征发育

女性第二性征主要表现为:声调变高,乳房发育并逐渐丰满而隆起、乳头增大。骨盆的发育在 10 岁以前男女之间几乎无差异。青春期女性骨盆发育明显较男性快,骨盆更加宽大,骨盆横径发育大于前后径发育,腋毛、阴毛(呈倒三角形)出现。脂肪分布于肩、胸、臀部而形成女性特有的体态,并出现女性特有的气味。

三、青春期体格形态的变化

(一)身高

进入青春期后,生长发育明显增快,是出生后体格发育的第二高峰,称为**青春期生长突增**(adolescent growth spurt)。骨骼生长速率增快,面部变长。女性青春期生长突增开始较早,男性的青春期生长突增开始的年龄平均比女性晚 2 年。在促进青春期生长的性激素中,女性主要是雌激素,以雌二醇最为重要;而男性则主要是雄性激素(睾酮),雌二醇也起作用。此外,青春期生长突增与甲状腺激素、生长激素、肾上腺皮质激素、胰岛素等激素的分泌水平,及其与促性腺激素、性激素的协同作用均有关。

(二)机体构成比

青春期男性和女性在机体构成比方面变化十分显著。发育成熟前,两性的净体重、骨量和身体的脂肪量基本相同。但青春期后,骨中有机物质和无机物质含量发生变化,骨的硬度加大,体重增加,男性肌肉明显增粗,男性的净体重、骨量和肌肉重量为女性的 1.5 倍;而女性皮下脂肪沉积,因而皮肤弹性较男性大,其脂肪含量则为男性的 2 倍。

四、青春期性成熟的调节

在青春期前,下丘脑 - 腺垂体和性腺功能活动处于低水平状态,GnRH 分泌量微小且呈无脉冲式释放,故 LH 与 FSH 水平较低,性腺不活跃,性器官发育缓慢。此时下丘脑 – 腺垂体对性激素的敏感性较高,低水平的性激素就可以反馈抑制下丘脑 GnRH 的分泌,使垂体促性腺激素维持在较低水平,血浆中性激素水平也较低。

进入青春期后,在中枢神经系统影响下,下丘脑 - 腺垂体功能逐渐成熟,下丘脑分泌 GnRH 增加,刺激腺垂体促进 FSH 和 LH 的合成与释放。下丘脑 - 腺垂体分泌活动增强对青春期的生理变化起着启动作用。此时下丘脑 - 腺垂体对性激素的敏感性降低,GnRH 分泌增多且呈脉冲式释放,腺垂体分泌 FSH 和 LH 随之增多,从而促进性腺发育和性激素的分泌,性腺和性器官逐渐发育成熟。

此外,肾上腺皮质的功能也与性成熟有关。临床上可见,性腺功能不全的患者在青春期仍有阴毛和腋毛的生长,而肾上腺皮质功能低下者,几乎没有阴毛和腋毛,提示青春期阴毛和腋毛的生长与肾上腺皮质功能有关,而与性腺功能关系不明显。

五、青春期的心理特点

青春期既是身体发育的重要阶段,又是心理发育、智力发展的关键时期,其心理和行为会发生很大程度的变化。在青春期,人的精力充沛、追求新奇、对周围的事物有强烈的兴趣,富于想象力、有很强的独立意向和求知欲。人的情绪变化大,往往是处于半独立、半依赖、半成熟,充满困惑和幻想的心理状态。青春期生理的成熟通常早于心理和对社会认知的成熟。心智的发展和成熟又受到社会、文化、教育、经济、环境等诸多因素的影响,个体发展差异性很大。为了保护青少年身心健康,有利于青少年健康成长,应对青少年进行健康教育,适时传授性卫生知识,合理营养膳食,加强体育锻炼,加强道德法制教育。

第三节 更 年 期

更年期(climacteric age)是指由成年期步入老年期的过渡阶段,此时期的性腺功能开始逐渐衰退。此时由于下丘脑 - 垂体功能的改变,人体性腺、性器官结构与功能出现了由旺盛到衰老的过程。女性出现月经周期紊乱甚至闭经,男性出现性功能减退,同时伴随一系列生理、心理变化和精神、神经症状,称为**更年期综合征**(climacteric syndrome)。

一、男性更年期

男性更年期(male menopause)的年龄没有明确的界定,主要与男性性腺结构和功能出现由强到弱的演变过程有关,高峰年龄在 50 岁以后,也可提前至 40 岁左右。与女性相比,男性更年期是一个渐进性的漫长演变过程。如果说女性更年期存在着一定的个体差异,那么男性更年期个体差异更大,相当一部分人尚未意识到它的存在就已进入老年期。因此,并未体会到男性更年期综合征所带来的不适。

(一)男性更年期性腺结构与功能变化

1. **睾丸变化** 男性 50 岁以后睾丸体积缓慢减少,60 岁以后更加明显,70 岁时相当于 11~12 岁男孩睾丸的大小。50 岁以后睾丸曲细精管开始萎缩,70 岁时明显缩小,生精能力下降。睾丸间质细胞常有变性改变,同时对促性腺激素的应答能力减弱。

2. **雄激素变化** 大多数 50~60 岁的男性尿中雄激素水平约为青年时期的 1/2,到 60~70 岁时,少于 1/2;50 岁后雄激素活性逐渐降低,60~70 岁时其活性减至青年期的 1/3。

3. **功能变化** 伴随着性激素水平和活性的变化,出现性欲减退、性活动减少、勃起不坚,易出现勃起功能障碍。随着年龄的增大,前列腺变化较为显著,前列腺上皮逐渐改变,从柱状到立方形,基质中的胶原纤维增多,腺腔内凝固体增多,分泌能力降低。

(二)男性更年期症状特点

男性更年期综合征的症状表现,一般分为三大类:

1. **精神、神经系统症状** 表现为不同程度的焦虑、抑郁或偏执状态,严重者可出现自伤、自杀企图等行为。

2. **全身症状** 可出现心悸、胸闷、胸痛、呼吸不畅、眩晕、失眠、多汗、阵发性面部潮红、四肢麻木、食欲减退、胃肠功能紊乱等。

3. **性功能方面的症状** 表现为性功能减退,自感有勃起功能障碍、性欲降低、性交次数明显减少、射精强度减弱或不射精。这种性功能减弱有生理原因,也有精神、心理方面的原因。

二、女性更年期

女性更年期是指从卵巢功能开始衰退到完全停止的阶段。卵巢功能衰退是女性衰老的最早表现。由于它是一个逐步发展的过程,并且存在很大的个体差异。目前使用**围绝经期**(perimenopause)一词代替更年期。

(一)围绝经期的性腺结构与功能变化

围绝经期指绝经过渡期至绝经后一年的时间范围。围绝经期一般始于 45 岁左右,由于个体差异很大,也可在 40 岁左右出现。

1. **绝经过渡期** 指月经周期开始变化到最后一次月经前的时期。在此时期,由于卵巢功能逐步衰退,排卵变得不正常,卵泡虽能发育,但难以发育至成熟卵泡,而是发育到一定程度就萎缩了。这期间,下丘脑与垂体功能仍属于正常,主要表现在卵巢对腺垂体促性腺激素的敏感性降低。此期偶尔会出现排卵与不健全黄体,大多数属于无排卵的月经周期。

2. **绝经期** 指卵巢功能的进一步减退而使月经永远停止。从女性最后一次月经开始,在没有病理或其他生理原因的影响下,若连续闭经 12 个月,才算绝经。此期卵巢功能减退,卵泡对促性腺激素刺激不敏感,卵泡不能发育而退化。血中雌激素减少,不足以刺激子宫内膜生长,月经停止来潮。绝经年龄有种族、个体差异,并与初潮年龄、孕产次数、营养状况、生活习惯、遗传、社会、心理等因素有关。

(二)围绝经期症状特点

围绝经期症状是指在绝经前后出现的一系列以自主神经系统功能紊乱为主的症候群,传统习惯称为更年期综合征。大多数妇女围绝经期症状轻微,在不知不觉中度过,但也有些人症状严重,影响了正常工作和生活,需要进行治疗。

世界卫生组织(WHO)将与绝经有关的症状概括为以下四个方面:①血管舒缩症:潮热、夜间出汗;②泌尿生殖器官萎缩,性交困难、排尿困难、尿痛、尿急或应力性尿失禁;③月经不规律;④其他症状,包括抑郁、精神紧张、心慌、头痛、失眠、乏力,注意力不集中和头晕、皮肤感觉异常等。

围绝经期症状的发生机制还不十分清楚。除了与社会文化、心理、饮食习惯等因素有一定关系外,主要是由于缺乏雌激素,内分泌平衡的改变导致自主神经系统功能失调而产生不同程度的症状。

三、更年期的心理特点

机体在进入更年期后,由于内分泌系统功能下降,激素分泌紊乱,人体的某些机能和性机能开始减退,有些人因此表现出自主神经功能失调的症状,同时伴随出现各种心理问题,包括情绪不够稳定,易激动,易怒,易紧张焦虑;注意力不够集中;心理敏感性增强;记忆力减弱等。更年期的某些生理与心理的失调是暂时性的、功能性的,因此精神乐观、情绪稳定是顺利度过更年期最重要的心理条件。

第四节　老　年　期

人体进入到**老年期**(old age),是生命的最后阶段。我国中华医学会老年医学学会根据我国情况研究确定,60 岁以上作为我国划分老年人的标准。具体划分为:45~59 岁为老年前期;60~89 岁为老年期;90 岁以上为长寿期。老年人的年龄范围可达 30~40 年。在老年期机体内部发生衰变,机体细胞的形态、代谢和功能均发生明显变化,所有细胞都出现不同程度的功能不全,这就是通常称为的衰老。衰老的生物学基础包括细胞和细胞外基质的衰老。细胞的衰老导致器官、系统的衰老,最终导致整个机体衰老直至死亡。

一、老年期体格形态的变化

(一) 形体的变化

呈现老年人的外貌特征,如毛发变白,牙齿脱落,肌肉萎缩,头顶有的出现半秃或全秃,额纹增多、变深、变厚,皮肤老化、弹性降低、松弛、失去光泽、粗糙、色素沉着、老年斑增多,眼睑下垂或眼球凹陷,身高、体重下降。人体身高在 20 岁左右达到顶点,从 35 岁开始,每 10 年平均降低 1cm。这是由于椎间盘脱水变薄,出现萎缩性变化,脊柱弯曲度增加以及下肢弯曲所致。骨质疏松,细胞和脏器组织萎缩、脱水等导致体重下降。

(二) 身体构成成分的变化

1. **体液减少**　成年男性体液量约占体重的 60%,女性约占 55%,60 岁左右老年人体液占百分比下降 10% 左右。老年人体液的减少主要为细胞内液的减少。

2. **细胞及细胞外基质改变**　人体老化时脏器组织中的细胞数量减少,细胞体积缩小,导致机体脏器的重量减轻及功能减退。细胞间质中胶原纤维增加,弹性纤维变性。

二、老年期各系统的生理特点

(一) 神经系统

老年期大脑、脊髓及周围神经都有衰老的变化。大脑的体积变小,重量减轻。大脑皮层变薄,脑回缩小变窄,脑沟增宽加深,脑室壁凸凹不平明显,侧脑室扩大,脑脊液增多。脑灰质和小脑变硬萎缩,脑的水分减少。神经细胞数 40 岁后逐渐减少,每增长 1 岁丧失成年初期的 0.8% 左右。神经细胞脂褐素的含量增多,以上橄榄核、脊髓前角细胞为显著,当其增加到一定程度时可导致细胞萎缩与死亡。在周围神经系统,神经束内结缔组织增生,神经内膜增生、变性,神经传导速度减慢,感觉迟钝、信息处理功能和记忆功能减退,出现注意力不集中、性格改变、应急能力差、运动障碍等。

(二) 循环系统

老年期心血管系统将发生一系列退行性改变和适应性改变。心房增大,心室容积减少,瓣环扩大,瓣尖增厚成为老年人心脏改变的四大特点。心脏功能、血管功能、心血管活动的调节功能均减弱。心肌纤维数量减少,心肌间胶原纤维量逐渐增多和弹性纤维变性。心瓣膜硬化、纤维化并有钙盐沉着。传导系统中的窦房结起搏细胞、传导细胞和传导纤维束数目减少。冠状动脉扭曲、硬化。心收缩力降低,心排血量减少。大动脉壁中层进行性增厚,管壁僵硬度增加,弹性减弱。组织器官单位面积内有功能的毛细血管数量减少、代谢率下降,微循环发生衰老性改变。

(三) 呼吸系统

老年人胸廓常变形,多呈桶状胸。肋软骨钙化及骨化,胸廓僵硬度增大。肺组织弹性纤维减少,肺泡张力减低而肺泡扩大,肺泡壁变薄,肺泡融合。胸廓和肺的顺应性降低,呼吸肌力量减弱,肺的通气功能下降。肺毛细血管减少,血管内膜增生,管壁变厚,气体交换功能降低,易造成机体缺 O_2 和 CO_2 潴留。呼吸道黏膜萎缩,黏膜腺退化,分泌水分和黏液功能下降。上皮细胞的纤毛部分粘连和排列紊乱,不利于异物、黏液的清除和排除。黏膜的分泌物中含有免疫球蛋白,由于分泌的减少,对入侵的细菌和病毒的局部防御作用降低,呼吸系统容易感染。

(四)消化系统

老年期人体会出现消化系统形态与功能的改变,主要表现在消化液的分泌减少与消化道运动功能的降低。在口腔,牙齿逐渐脱落,唾液分泌减少。食管括约肌松弛。胃黏膜萎缩,胃液分泌功能降低;胃平滑肌层变薄,收缩力降低,胃排空时间延长。肠黏膜萎缩,有效吸收面积减少,消化和吸收功能降低;肠道平滑肌退化,运动功能减退。肝体积缩小,重量减轻,肝细胞体积变大但数量减少,对药物代谢速度减慢,代偿功能降低。胰液分泌量减少,消化酶含量少,活力降低。胆汁分泌减少变浓,胆固醇含量增多,故老年人易形成胆结石。

(五)泌尿系统

老年人肾体积缩小,重量减轻。正常肾小球与肾单位逐渐减少,正常成年人每肾有100万~120万个肾单位,70~90岁时可减少1/2~2/3。肾脏尿液浓缩与稀释功能、酸碱平衡调节能力减退。肾的动脉呈螺旋状改变,与肾小球无关的小动脉增加,肾皮质血流量减少。肾脏排泄代谢废物和产生生物活性物质的功能减退。膀胱容量变小,出现不可控制的收缩,膀胱肌肉萎缩,肌层变薄,肌肉松弛萎缩无力。膀胱既不能充满,又不能排空完全,残余尿增多,夜尿增多,排尿反射减弱,缺乏随意控制的能力,可出现尿失禁。女性尿道球腺分泌功能减退,抗菌能力下降,尿道感染发生率增加。

(六)生殖系统

老年男性睾丸逐渐萎缩、纤维化,生精能力以及精子活性降低,性激素分泌减少。性兴奋功能渐退,性欲反应迟钝,不应期延长,肌肉张力减弱,性器官组织弹性低,力度不足。但老年人性能力个体差异很大,男子究竟在多大年龄完全丧失性能力,现无明显界定。

老年女性卵巢萎缩,重量逐渐减轻,原始卵泡明显减少,卵母细胞完全消失,内分泌功能减退,性功能下降。外阴皮下脂肪减少、弹性纤维消失,大阴唇变薄,皮肤皱缩,阴毛稀疏灰白、时而脱落,阴道变短、变窄。阴道黏膜变薄失去弹性,分泌物减少,易患老年性阴道炎。子宫变小,内膜萎缩,子宫腺体数目减少,子宫韧带松弛,肌肉萎缩无力,盆腔支持组织松弛,易出现子宫脱垂。

三、老年期的心理特点

进入老年期,随着机体结构与生理功能的衰变,人的心理活动也会出现相应的改变。心理能力和心理特征的改变主要体现在智力、记忆力、思维、人格、情感和意志的变化等。这些变化有很大的个体差异,其特点如下:身心变化不同步;心理发展仍具有潜能和可塑性;心理变化体现出获得和丧失的统一。健康老人的心理状态应该是:智力正常、情绪稳定、心情愉快、意志坚定、反应适度、心理协调。

四、衰老的生物学理论

自19世纪末应用实验方法研究**衰老**(senescence)以来,先后提出20余种学说,很多学说并没有得到实验研究的支持。衰老的生物学理论概括起来主要有遗传学派和差错学派两大类。遗传学派强调衰老是遗传决定的自然演进过程,一切细胞均有内在的预定程序决定其寿命,而细胞寿命又决定种属寿命的差异,主要包括基因程控学说、神经内分泌学说、免疫学说、端粒 - 端粒酶学说等。差错学派强调衰老是由于细胞中各种错误积累引起的,认为细胞衰老是各种细胞成分在受到内外环境的损伤作用后,因缺乏完善的修复,使"差错"积累,导致细胞衰老,主要包括自由基学说、代谢废物积累学说、大分子交联学说、体细胞突变学说等。目前的研究认为,衰老是多种因素综合作用的结果,需要由两种学派的理论共同阐释。本章从两种学派中分别选出有代表性的学说稍作介绍。

(一)基因程控学说

很多研究认为,在一定环境条件下,每一个生物种类的个体寿命较为一致。例如,果蝇的寿命约为30d,大鼠的寿命约为3年,而人的最长寿命可达110岁左右,这些都是由其遗传基础所决定的。也就是说每个生物种类从出生、发育、成熟、衰老、死亡有其固定的时间表。这个时间表由类似"生物钟"的基因控制着,按规定的时间依次完成。有些基因控制着机体的衰老过程,有些基因启动或促进细胞的衰老、死亡过程,两类基因相互作用,精确调控着细胞发育、衰老、死亡的进程。

(二) 自由基学说

该学说认为,衰老过程中的退行性变化是由于细胞正常代谢过程中产生的自由基的有害作用造成的。自由基是新陈代谢的中间产物,具有较强的氧化作用。正常情况下,机体在自由基的生成和清除之间存在着和谐的动态平衡。但随着年龄的增长,机体清除自由基的能力下降,而在代谢的过程中会连续不断产生的自由基开始在体内积累,从而使细胞的生物膜受损,尤其是对线粒体、内质网、高尔基复合体、溶酶体的膜系统造成严重损害,导致细胞衰老死亡。

（刘　伟　姚齐颖）

思 考 题

1. 在护理工作中应注意婴儿的生理特点有哪些?
2. 男性及女性青春期的生理变化主要有哪些?
3. 进行临床护理时应注意女性围绝经期的症状特点有哪些?
4. 在临床护理工作中应注意老年期的生理变化有哪些?

D

E

G

H

K

N

S

W

Z

NURSING 参考文献

［1］唐四元. 生理学 [M]. 4 版. 北京: 人民卫生出版社, 2017.

［2］朱大年, 王庭槐. 生理学 [M]. 9 版. 北京: 人民卫生出版社, 2018.

［3］KIM E B, SUSAN M B, SCOTT B, et al. Ganong's Review of Medical Physiology. 26th ed. California: McGraw—Hill Education, 2019.

［4］MATTHEW N L, BRUCE M K, BRUCE A S. Berne and Levy principles of physiology [M]. 4th ed. Saint Louis: Mosby, 2006.

［5］KARL S, GLENN M C, PHILIP A M, et al. BRENNER & RECTOR'S THE KIDNEY [M]. 10th ed. Philadelphia: WB Sauders, 2016.

［6］GUYTON A C, HALL J E. Textbook of Medical Physiology [M]. 14th ed. Philadelphia: Elsevier Saunders, 2021.